普通高等学校"十三五"省级规划教材
普通高等医学院校规划教材

药理学 第3版

主　　编　　郑书国　　洪宗元

执行主编　　杨解人　　宋建国

副主编　　汪五三　　丁伯平　　熊　波

编　　委　　丁伯平(皖南医学院)　　　　王　娟(皖南医学院)

　　　　　　王宏婷(皖南医学院)　　　　杨解人(皖南医学院)

　　　　　　李先伟(皖南医学院)　　　　汪五三(皖南医学院)

　　　　　　宋建国(皖南医学院)　　　　张俊秀(皖南医学院)

　　　　　　金欢欢(皖南医学院)　　　　郑书国(皖南医学院)

　　　　　　郝　伟(皖南医学院)　　　　洪宗元(皖南医学院)

　　　　　　郭莉群(皖南医学院)　　　　黄帧桧(皖南医学院)

　　　　　　韩　军(皖南医学院)　　　　熊　莺(皖南医学院)

　　　　　　熊　波(复旦大学附属肿瘤医院)

　　　　　　孔　祥(皖南医学院第一附属医院)

　　　　　　许金红(中国人民解放军海军安庆医院)

　　　　　　杨志敏(皖南医学院第一附属医院)

　　　　　　宋　珏(安徽医科大学)

U0258960

中国科学技术大学出版社

内 容 简 介

本书是在 2014 年中国科学技术大学出版社出版的《药理学》基础上,根据高等医学院校非临床医学专业人才培养目标并结合临床用药实际和相关学科最新进展修订而成的,为安徽省"十三五"省级规划教材。第二至四章着重介绍了药物效应动力学、药物代谢动力学及影响药物作用的因素等药理学基本理论与基本知识。第五至四十六章主要按照人体各系统疾病对常用药物进行分类编排,详细介绍了常用药物的药理作用、临床应用和不良反应等,其中对《国家基本药物目录(2018 年版)》收录的药物进行了标注和重点介绍。

本书内容丰富,科学性和知识性强,突出时效性和实用性,可作为高等医学院校相关专业的本科和专科教学参考用书。

图书在版编目(CIP)数据

药理学/郑书国,洪宗元主编. —3 版. —合肥:中国科学技术大学出版社,2020.8(2022.7 重印)

ISBN 978-7-312-04997-2

Ⅰ.药… Ⅱ.①郑… ②洪… Ⅲ.药理学—高等学校—教材 Ⅳ.R96

中国版本图书馆 CIP 数据核字(2020)第 109961 号

YAOLI XUE

出版	中国科学技术大学出版社
	安徽省合肥市金寨路 96 号,230026
	http://press.ustc.edu.cn
	https://zgkxjsdxcbs.tmall.com
印刷	合肥华苑印刷包装有限公司
发行	中国科学技术大学出版社
经销	全国新华书店
开本	787 mm×1092 mm 1/16
印张	26.5
字数	678 千
版次	2012 年 1 月第 1 版 2020 年 8 月第 3 版
印次	2022 年 7 月第 6 次印刷
定价	72.00 元

前　言

"药理学"是医药学教育的核心课程之一,是联系基础医学与临床医学、医学与药学的桥梁学科,在医药学教育中具有十分重要的地位。加强药理学教材建设,是深化药理学教学改革、提高教学质量、培养高素质创新型医药学人才的重要环节之一。

本书是以2014年中国科学技术大学出版社出版的《药理学》为基础,总结多年使用经验,并结合临床实际和相关学科最新进展修订而成的,现为安徽省"十三五"省级规划教材。在本书修订过程中,编委会严格遵循突出重点、锤炼精品、改革创新、凸现特色的原则,准确阐释药理学基本理论与概念。通过广泛的临床调研,充分把握临床用药实际情况,对第2版中已淘汰或濒临淘汰的药物予以删除,并充分吸纳国内外最新研究成果,以保证教材的时效性和科学性,为培养创新型医药学人才奠定基础。

全书共分四十六章,其中第一至四章为药理学总论部分,简要介绍了药理学的学科性质与任务、药理学基本理论与概念及影响药物作用的因素等。第五至四十六章为分论部分,介绍了临床常用药物的体内过程特点、药理作用、临床应用和不良反应。在各类药物编排中,根据《国家基本药物目录(2018年版)》,对国家基本药物加以标注,并在书中重点介绍,对其他同类药物则简要介绍其特点,以方便学生对重点药物的学习和掌握,利于将来从事与医药学相关方面的工作。

本书的编写得到皖南医学院多个部门及教研室老师们的帮助与支持,在此一并表示感谢!

由于编者水平有限,书中难免存在疏漏之处,恳请广大读者批评指正。

编　者
2020年4月

目　录

第一章 绪 论

一、药物与药理学

药物(drug)是指可以用于预防、诊断或治疗疾病的物质。药物可以调节机体生理功能并有相应的适应证、剂量和用法。正确地使用药物,可以使机体紊乱的功能或病理过程得到纠正,抑制和消除致病因素,使机体康复。但药物是一把"双刃剑",使用不当可能给患者造成不良反应,甚至引起药源性疾病(drug-induced diseases)。因此,全面地、辩证地认识药物的作用和由药物引发的不良反应,是保证临床安全合理用药的前提。

药物经过相应的加工制成制剂后称为药品。药品作为一种特殊的商品,有不同于一般商品的特殊性:① 应用范围的专一性,药物仅适用于适应证患者;② 用药后果的双重性,药物在治疗疾病的同时也有可能会造成不良反应;③ 保存时间的有限性,药物仅在有效期内方能使用;④ 质量标准的唯一性,药品只有合格与不合格之分,不能有次品和等外品;⑤ 鉴定评价的权威性,须经专业人员按法定标准和专业测试方法,才能对药品质量做出鉴定结论。

药理学(pharmacology)是研究药物与机体(含病原体)相互作用及作用规律的科学。药理学研究主要包括两方面:一方面是研究药物对机体的作用及其机制,称为药效学(pharmacodynamics)。通过药效学的研究和学习,掌握药物的临床作用及各种可能发生的不良反应,掌握药物的适应证和禁忌证,掌握药物的临床用法、剂量、时间与疗效之间的关系,以指导临床正确选择和使用药物。另一方面是研究机体对药物的处置,即研究药物在体内的吸收、分布、代谢和排泄过程及其规律,称为药动学(pharmacokinetics)。药动学的研究和发展,推动药理学研究由定性向定量发展,为临床用药剂量个体化奠定了基础。

二、药理学的学科任务与研究方法

药理学的学科任务主要有以下几方面:① 阐明药物的作用及作用机制、作用规律,为临床合理用药提供理论依据,以最大限度地发挥药物疗效,减少不良反应;② 研究开发新药物,发现药物的新用途;③ 为其他相关生命科学的研究提供依据和方法。

药理学既是一门理论科学,又是一门实践科学。药理学研究,应当在严格控制的条件下,从整体、器官、组织、细胞以至分子水平,研究药物的作用及其机制。药理学既依托其他生命科学及化学、物理学的理论与知识,又具有自身的特点和重点。随着学科间的相互交叉与渗透,越来越多的新技术、新方法被引入药理学的研究,如计算机技术、分子生物学技术、基因工程等,极大地提高了研究水平。

根据研究对象不同,药理学研究可分为基础药理学(basic pharmacology)研究和临床药理学(clinical pharmacology)研究两类。基础药理学以实验动物为研究对象,其中以正常动物(包括麻醉状态下动物)、正常器官、组织、细胞或受体分子为研究对象的称为实验药理学,常用于研究药物作用、作用机制及药动学;以病理模型动物或器官组织为研究对象的称为实验治疗学,常用于观察药物的治疗作用,对肿瘤细胞、细菌、病毒等病原生物的体外实验,也属于该范畴。临床药理学以健康志愿者或患者为研究对象,研究药物与人体相互作用的规律,阐明药物在人体内的药效学、药动学特征及不良反应。研究的主要目的是对药物的有效性和安全性做出科学评价,确保安全合理用药,推动药物研发。

三、药理学在医药相关专业中的地位

药理学是医学教育与药学教育的核心课程,是一门理论性和实践性都很强的学科。药理学既是药学和医学之间的桥梁学科,又是基础医学与临床医学之间的桥梁学科。药理学的基本理论以生理学、生物化学、病理学及病原生物学等医学知识为基础,为临床药物治疗和药物监护提供理论依据和指导。在药学的教学与研究中,药理学也是承前启后的课程,它既以药物化学、药剂学等主干学科为基础,又是这些学科的指导和研究目的。因此,学习并掌握药理学的基本知识,是学好医药相关学科的基础和前提。

四、如何学好药理学

药理学是医药学及医药相关专业教育的重要课程,为了学好这门课程,应重视和掌握以下学习方法:

1. 纵向联系地学习

学习药理学应以药物的作用机制及主要作用特点为中心,掌握药物的药理作用、临床用途、不良反应及注意事项。通过纵向联想,举一反三,切忌死记硬背和不求甚解。

2. 横向对比地学习

学习中应重点掌握各章节具有代表性的典型药物,对比其他同类药物的主要特点,掌握各类药在临床选用及联合用药时的主要依据。

3. 前向发展地学习

随着科学的发展,人们对药物作用机制的认识不断深入,新药层出不穷,老药也会不断被发现有新用途或新的不良反应。所以,学习药理学一方面要重视理论的学习,重视对具体药物的了解;另一方面更应重视对基本原理和学习方法的掌握,努力提高分析问题、解决问题的能力。

4. 全面辩证地学习

应当用全面的、辩证的观点认识各类药物,要充分理解药物既有防治疾病、解除患者病痛的有益作用,又可能有干扰机体正常功能、对患者造成不良反应的负面作用。牢固树立安全合理的用药理念,为今后的工作打下良好的基础。

(宋建国)

第二章 药物效应动力学

药物效应动力学,简称药效学,是研究药物对机体的作用及作用机制的科学。药效学主要研究药物对机体产生的生理生化效应和产生这些效应的机制,以及药物效应与药物剂量之间的关系。药效学是药理学的重要理论基础,也是临床合理用药的主要依据之一。

第一节 药物的基本作用

一、药物作用与药物效应

药物作用(drug action)是药物对机体的初始作用,**药物效应**(drug effect)是药物作用引起的机体的继发反应和表现。例如,肾上腺素对气管的初始作用是激活支气管平滑肌细胞膜上的 β_2 受体,经一系列生化反应,最终产生支气管平滑肌松弛的效应。

一般来说,药物作用决定药物的效应和临床疗效,但并非药物具有某种效应就一定有相应的疗效。与药物效应不同,临床疗效是指药物治疗某种疾病的良性效果。例如,有降低血压作用的药物并不一定都是良好的抗高血压药。如神经节阻断药有明显的降压作用,即使对高血压危象患者也可在短期内控制血压,但由于其作用过快、过强、过短,有严重的不良反应,故这类药物多数已被淘汰。

二、药物作用的基本类型

1. 兴奋作用与抑制作用

药物作用是在机体原有的生理生化功能基础上产生的,其结果有两种:使机体功能增强的作用,即**兴奋作用**(excitation),如药物使腺体分泌增加、呼吸加深加快、肌肉收缩等;使机体功能减弱的作用,即**抑制作用**(inhibition),如药物使酶活性降低、呼吸变浅变慢、平滑肌松弛等。主要引起兴奋作用的药物称为兴奋药,主要引起抑制作用的药物称为抑制药。但是,药物的兴奋作用与抑制作用并非一成不变,在一定条件下,兴奋药可产生抑制作用,抑制药也可产生兴奋作用。例如,中枢兴奋药尼克刹米用量过大可致呼吸中枢抑制,镇痛药吗啡可兴奋胃肠道平滑肌使其蠕动减弱而引起便秘。

2. 局部作用与全身作用

局部作用（local action）是指药物在用药部位产生的作用，如硫酸镁口服后在胃肠道不被吸收，产生导泻作用。**全身作用**（general action）是指药物被吸收进入血液循环后产生的作用，也称吸收作用，如硫酸镁注射用药可产生抗惊厥和降血压作用。

3. 选择作用与普遍作用

药物对机体不同器官、组织的作用强度不完全相同，对某些组织的作用明显强于其他部位，称为药物的**选择作用**。例如，奥美拉唑只抑制胃酸分泌，但对胃蛋白酶分泌及胃平滑肌没有影响。有些药物对所接触的器官、组织作用相似，称为药物的**普遍作用**，如消毒防腐药均可使细菌和人体蛋白质变性。

一般来说，药物作用特异性高，其药理效应的选择性也较高，但两者并不完全平行，如阿托品特异地阻断 M 胆碱受体，对心脏、血管、腺体、平滑肌及中枢神经有广泛作用，但对某些器官呈兴奋作用，某些则呈抑制作用。这是由于决定药物效应选择性的因素除了与药物化学结构有关外，还受药物受体在不同器官分布不均匀等因素的影响。

药物的选择作用具有重要的临床意义。药物的选择性高，临床应用范围窄，不良反应较少；药物选择性低，临床应用范围广，不良反应多。需要指出的是，药物的选择性是相对的。某些情况下，随着用药剂量的增大，药物作用范围逐渐扩大，选择性逐渐降低，如尼可刹米主要兴奋延髓呼吸中枢，但用量过大，也可兴奋脊髓，导致惊厥。

三、药物作用的双重性

药物作用具有双重性：一方面，药物可改变机体的生理生化过程或病理过程，有利于疾病的治疗；另一方面，药物也可引起机体生理生化过程紊乱或组织结构改变，危害机体。药物对疾病的治疗作用称为疗效（therapeutic effect），而对机体所产生的无益有害的作用称为不良反应（adverse reaction）。

（一）治疗作用

药物的疗效表现为药物对疾病的预防和治疗作用，其中治疗又分为对因治疗（etiological treatment）和对症治疗（symptomatic treatment）。**对因治疗**是指药物可消除原发致病因子，治愈疾病，又称"治本"，如抗生素的杀菌作用。**对症治疗**是指药物可改善疾病症状或增强机体的抵抗力，但不能祛除病因，称"治标"，如阿司匹林的镇痛、退热作用。对因治疗和对症治疗具有同等重要性。能对因治疗固然理想，但当病因未明或患某些重危急症（如休克、惊厥、高热、剧痛等）时，对症治疗也至关重要。一般提倡"急则治标，缓则治本，标本兼治"的治疗原则。

有些药物虽不能消除致病因子，也不是简单地改善临床症状，但是能阻断发病机制的中间环节，如溶栓药溶解血栓使组织免于坏死，抗酸药通过降低胃酸治疗消化性溃疡等。还有一些药物通过补充体内缺乏的代谢物质以治疗疾病，如铁剂治疗缺铁性贫血，胰岛素治疗糖尿病等。

（二）不良反应

药物引起的不符合用药目的甚至给患者带来痛苦的有害反应统称为不良反应。多数不良反应是药物固有效应所致,可以预知。少数较严重的不良反应难以逆转,称为药源性疾病,如庆大霉素引起的神经性耳聋等。不良反应可分为以下几种类型:

1. 副作用(side effect)

药物在治疗量时产生的与治疗目的无关的不适反应称副作用。由于药物作用选择性低或同时有多种效应,当其中某一效应作为治疗目的时,其他效应就成为副作用。如阿托品用于治疗胃肠痉挛时有口干、心悸、便秘等副作用;而用于抑制腺体分泌时,又有肠胀气等副作用。副作用一般较轻微,且可预知,但常难以避免。

2. 毒性反应(toxic reaction)

药物剂量过大或用药时间过久对机体造成的危害反应。毒性反应一般较严重,可引起机体的病理性改变,有些难以逆转。因短时间大剂量用药引起的毒性反应称为急性毒性(acute toxicity),多损害呼吸、循环及神经系统功能;因长期药物蓄积引起的毒性反应称为慢性毒性(chronic toxicity),多损害肝、肾、骨髓、内分泌等功能。

"三致"反应是指药物引起的致癌、致畸、致突变等慢性毒性。致癌是某些药物影响遗传物质,导致恶性肿瘤;致畸是某些药物能影响胚胎的正常发育,导致胎儿畸形。妊娠早期(怀孕3个月内)胎儿对药物的致畸作用特别敏感,易导致胎儿畸形,如腭裂、唇裂、骨骼及身体发育不全等,故妊娠早期用药应十分慎重;致突变是某些药物使 DNA 碱基对排列顺序发生改变,造成基因突变。

3. 后遗效应(residual effect)

药物停用后,血药浓度降至阈浓度以下时所残存的药理效应。如服用苯巴比妥催眠时,次晨会有乏力、困倦等"宿醉"现象。

4. 停药反应(withdrawal reaction)

长期用药后突然停药,原有疾病复发或症状加重。如长期服用降压药可乐定,停药次日血压可回升甚至超过用药前水平。

5. 变态反应(allergic reaction)

患者用药后所产生的异常免疫反应。许多药物可作为半抗原与机体蛋白质结合成为抗原引起变态反应。变态反应的临床表现因人而异,严重程度也各不相同,从轻微的皮疹、水肿、药热到肝、肾功能损害、造血系统抑制,甚至休克等。变态反应性质与药物原有效应不同,与用药剂量关系不大,药理拮抗药无效,症状一般停药后可逐渐消失,再用再发。导致变态反应的物质可以是药物或其代谢物,也可以是药物中的杂质。变态反应往往难以预测,青霉素等药物虽可进行皮肤过敏试验,但仍需警惕假阳性或假阴性反应。

6. 特异质反应(idiosyncratic reaction)

极少数人对某些药物特别敏感,药物反应与一般人不同,但这类反应与药物的药理作用基本一致,反应程度与剂量成正比,并可用药理拮抗药对抗。药物的特异质反应多与遗传缺陷有关。如对琥珀胆碱有特异质反应的患者是由于其先天性血浆胆碱酯酶缺乏。

第二节 药物剂量与效应的关系

一、剂量与效应关系

在一定范围内,药物效应与剂量(或浓度)成正比,随着剂量增加,效应不断增强。准确地说,药物效应强度与靶器官药物浓度正相关,但多数药物在体内分布达到平衡时,靶器官药物浓度与血浆药物浓度平行变化,故可用血药浓度间接反映靶器官的药物浓度,用于分析药物的剂量与效应关系。

随着剂量增加,药物效应经历了从无到有、从小到大,直至产生毒性反应的过程。根据药物所产生的效应性质,可将用药剂量依次称为无效量、最小有效量、常用量、极量、最小中毒量、最小致死量(图 2.1)。最小有效量与最小中毒量之间的范围为药物的安全范围,该范围越大,说明药物越安全。为确保用药安全,规定最大治疗量为极量。临床常用量为最小有效量与极量之间的剂量,除特殊需要外,一般用药剂量不宜超过极量。

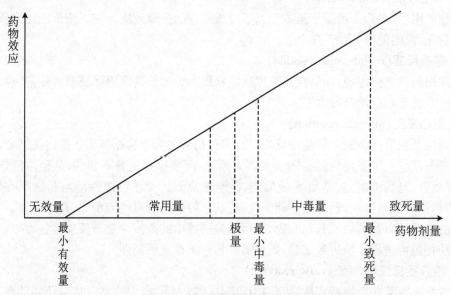

图 2.1 药物的剂量与效应关系

药物剂量的增加,不仅可表现为效应强度的增大,也可表现为作用性质的改变。如苯巴比妥随剂量的增加,其效应依次表现为镇静(15 mg/kg)、催眠(30 mg/kg)、麻醉(60 mg/kg)、昏迷(120 mg/kg),更大剂量可致呼吸衰竭甚至死亡。故临床用药切忌盲目增加剂量。

二、量效曲线

以药物剂量(D)为横坐标,药物效应(E)为纵坐标作图,绘制的曲线称量效曲线(图 2.2)。

根据药效性质不同,量效曲线可分为量反应量效曲线和质反应量效曲线两类。

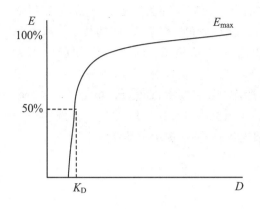 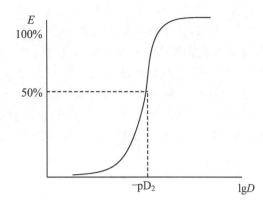

(a) 横坐标为剂量(D)时,量效曲线为双曲线　　(b) 横坐标为对数剂量(lgD)时,量效曲线为"S"形曲线

图 2.2　药物作用的量效曲线

(一) 量反应量效曲线

药理效应随用药剂量增减呈连续变化,这类反应称量反应(graded response)。例如呼吸、心率、血压、血糖等,此类药效强度可用具体数值分级记录,当药物剂量由小到大增加时,药效相应由弱到强,直至达到最大效应。低剂量时,药效随药量增加的趋势明显,以后药效增加趋势逐渐减弱,达某一程度时,既使剂量再增加,效应增大也不明显。如将药物剂量转换成对数值,可得对称的"S"形曲线。量效曲线中段基本呈直线,其斜率(slope)平缓提示药效温和,陡峻则提示药效剧烈。由量效曲线可获得以下信息:

1. 最小有效量(minimal effective dose)

即引起可观测药效的最小剂量,又称阈剂量(threshold dose)。

2. 效能(efficacy)

药物所能产生的最大效应(E_{max})。效能由药物本身的内在活性决定,是药物的重要特征。镇痛药与解热止痛药的主要区别之一就是前者的效能高,能解除剧痛;后者效能较低,仅能解除钝痛或中度疼痛。

3. 半最大效应剂量(dose for 50% of maximum effect)

即引起 50% 最大效应的剂量或药物浓度。

4. 效价强度(potency)

即引起等效反应(常用 50% 最大效应)的药物剂量或浓度。效价强度反映药物与受体的亲和力,其值越小表明药物的效应强度越大。评价药物优劣时应兼顾药物的效能及效价强度,并非效价强度高就一定优于他药。例如,环戊噻嗪 1 mg 能引起相当于呋塞米 100 mg 的排钠利尿效应(图 2.3),即前者的效价强度为后者的 100 倍。但前者的排钠利尿效能却远不如后者,所以临床上在应用噻嗪类无效时改用呋塞米常能奏效。

(二) 质反应量效曲线

药物效应随剂量增减呈全或无、阴性或阳性反应者,称质反应(qualitative response)或计数反应,如动物存活或死亡、惊厥或不惊厥等。由于药物引起此类反应需达到某一临界值

才能产生,且同一剂量对不同个体的作用有差异,因此该临界剂量必须通过多个或多组实验才能获得。测定反应百分率,以对数剂量为横坐标,以累加阳性率为纵坐标作图,可获得对称的"S"形曲线,即为质反应量效曲线(图 2.4)。该曲线具有如下特点:① 曲线中段基本呈直线,表明在此范围内反应阳性率与对数剂量成正比,且反应敏感。因此,以能引起 50% 动物产生阳性反应的剂量反映药物的效应最为合理。若反应指标为药效,则称半数有效量(median effective dose,ED_{50});若反应指标为毒性,则称半数中毒量(median toxic dose,TD_{50});若反应指标为死亡率,则称半数致死量(median lethal dose,LD_{50})。② 曲线中段斜率不仅反映药效强度,也反映受试个体差异的离散度,斜率陡峻提示标准差较小。

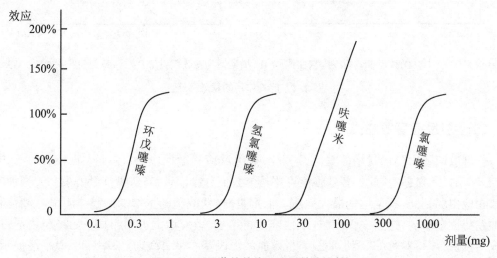

图 2.3 利尿药的效价强度及效能比较

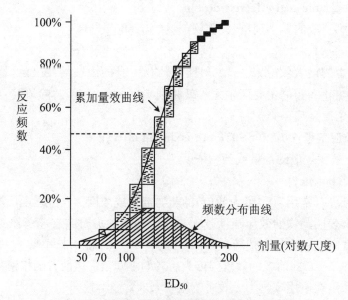

图 2.4 质反应频数分布曲线和累加效应曲线

频数分布曲线:反应剂量分布情况(常态分布);

累加效应曲线:频数分布曲线中每个长方形的累加曲线

三、药物安全性评价

研究药物的剂量与效应关系,对于评价药物的安全性有重要意义。常用的评价药物安全性的指标,主要有以下几种:

1. 半数致死量(median lethal dose,LD$_{50}$)

最常用的评价药物毒性的指标。LD$_{50}$值越小,说明药物的毒性越大。但由动物实验测得的药物 LD$_{50}$,对临床安全性判断只有参考意义。

2. 治疗指数(therapeutic index,TI)

即 LD$_{50}$与 ED$_{50}$的比值。TI 越大,说明药物的有效量与毒性量间距离越大,药物越安全,但以 TI 评价药物的安全性也并不全面。有的药物可能有多个效应,ED$_{50}$值及 TI 值也会有多个。此外,各药的药效及毒效的量效曲线斜率各不相同,所以,即使两药的 TI 相等,它们的毒性也有可能不同。

3. 可靠安全系数(certain safety factor,CSF)

即 1％致死量(LD$_1$)与 99％有效量(ED$_{99}$)的比值,若 CSF>1,表示药物较为安全。

第三节　用药时间与效应的关系

一、时效曲线

药物在用药后大致可经历药效呈现、达到药效峰值、效应消失、药物从体内消除的过程,这种效应随时间推进而变化的关系,称药物的时效关系。时效关系大致可分为三期:从用药开始到效应出现为潜伏期;从效应出现到效应消失为持续期;从效应消失到体内药物完全消除为残留期,此期体内残留的药物虽不能产生明显的效应,但对随后用药可产生影响(图 2.5)。一般情况下,药物的时效关系与药物的体内过程密切相关,也往往与血药浓度密切相关。但有些前体药物需在体内转化成活性药物后才产生疗效,也有些药物的代谢物仍具有药理活性,这些药物的时效关系可能与其血药浓度关系不明显。

二、时间药效学

时间药效学(temporal pharmacodynamics)是在对药物作用的时间生物学研究的基础上发展起来的药理学新分支。大量事实证明:机体对药物的反应性受体内生物钟的影响,呈时间节律性变化。例如,皮内注射利多卡因,其局麻作用可因用药时间不同而变化,早上用药,作用仅维持 20 min,而相同剂量在下午用药,可维持 50 min。药物的毒性作用也因用药时间不同而有很大的差异。例如,茶碱、普萘洛尔等药物对小鼠的急性毒性白天(休息期)均高于夜间(活动期)。

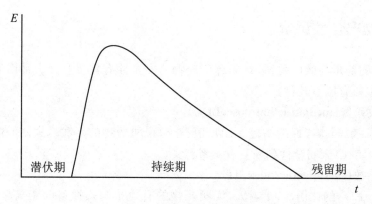

图 2.5　药物的时效曲线

　　药物的时间敏感性常与受体的敏感性节律变化有关。例如,多巴胺受体阻滞剂氟哌啶醇对大鼠的镇静作用及其激动剂阿扑吗啡对大鼠的行为影响,都呈昼夜节律性改变,但两药在脑内的浓度并无昼夜差异,现已证实,这种差异与脑内多巴胺受体的昼夜节律性变化有关。药物的时间敏感性也与机体的生理生化功能的生物节律有关。研究发现,傍晚时小鼠脑啡肽水平高于早晨,对疼痛的敏感性也在下午较低,使其对镇痛药的反应呈周期性差异。

　　时间药理学研究表明,在制订用药方案时,不但应选择合理的用药剂量和疗程,还应根据机体敏感性节律变化以及药物的时间药理学特征,选择合理的用药时间。择时用药对实现临床安全用药有重要意义。

第四节　药物作用的受体学说

　　不同药物有不同的作用,但就其机制而言,一般均是通过改变机体原有的生理、生化过程而发挥作用的。有的药物通过改变作用部位的理化环境发挥疗效,如抗酸药中和胃酸治疗溃疡病;有的药物参与或干扰细胞的物质代谢,如维生素、铁剂、磺胺类药物;有的药物影响酶的活性,如新斯的明抑制胆碱酯酶活性,使体内乙酰胆碱堆积;有的药物影响细胞膜上的离子通道,如钙通道拮抗剂,等等。许多药物通过与受体结合,经细胞生物信号转导而产生药理效应。

一、受体的基本概念

　　1878 年英国学者 Langley 在研究匹罗卡品与阿托品对猫唾液腺分泌的影响时,提出了这两种药是与细胞上的特异物质结合而发挥作用的观点,其后又证实两种药是通过作用于神经肌肉间的某种接受物质发挥作用的。该学说得到 Erhlich 等人的支持,认为药物必须与受体结合才能发挥作用。1926 年 Clark 提出了药物与受体结合的"占领学说",奠定了受体学说的基础。

　　受体(receptor)是一类介导细胞信号的功能蛋白质,它们能识别某些微量化学物质,并特异地与之结合,通过中介信息放大系统,触发后续的生物效应。能与受体特异性结合的物质称为配体(ligand),包括体内的神经递质、激素、自身活性物质及外源性药物等。受体上具有高度选择性的立体构型,称为受点(receptor site),能准确识别配体并与之结合。

受体具有以下特性:① 灵敏性高,受体在组织中含量极微,但它对配体识别能力很强,配体浓度在 $10^{-12} \sim 10^{-15}$ mol/L 即可被识别,并与之结合,产生效应。反应过程中,配体是"化学信号",受体是"识别器"并通过细胞内第二信使的信号转导及放大系统发挥作用。② 选择性强,引起同一类反应的药物结构相似,光学异构体的改变可导致反应改变甚至消失,同系化合物往往表现出明显的构效关系。③ 反应性专一,同类型的激动剂与同类型的受体结合时产生的效应相似。④ 可逆性,配体与受体的结合是可逆的,复合物可以解离成原来的配体。⑤ 饱和性,受体数目固定,其与配体结合具有饱和性和竞争性。

二、受体动力学

(一) 药物与受体的结合

药物与受体结合大致分为两个步骤:初始作用,药物与受体结合形成复合物;继发作用,药物受体复合物激活细胞内生化反应系统,使信息被传递、放大,引起生物效应。

药物依靠其化学结构的特异性与受体可逆结合。结合方式主要是通过分子间引力、氢键、离子键、共价键等,其中分子间引力、氢键、离子键的键能较小,与受体结合不牢固,容易解离,故药物效应持续时间较短;共价键的键能较大,结合较牢固,不易解离,药物效应较持久。如酚妥拉明和酚苄明均为 α 受体拮抗药,前者以氢键、离子键与受体结合,作用短暂,一次用药作用仅维持 1.5 h 左右;后者以共价键与受体结合,作用持久,一次用药作用可维持 $3 \sim 4$ d。

相对于小分子药物而言,受体数目有限,当药物浓度过大时,药物与受体结合达到饱和状态,并达到药物的最大效应。

药物与受体结合后引起的药物作用称为受体后效应(post receptor events),主要表现如下:① 改变细胞膜对离子的通透性,影响细胞功能。如乙酰胆碱作用于 N_2 胆碱受体后,使细胞膜对 Na^+、Ca^{2+} 的通透性增加,引起骨骼肌收缩。② 激活细胞膜上的酶,通过第二信使让生物放大系统产生效应。如儿茶酚胺与肾上腺素 β 受体结合后,激活靶细胞膜上的腺苷酸环化酶(AC),使三磷酸腺苷(ATP)变为环磷酸腺苷(cAMP),通过生物放大效应,产生药理作用。③ 促进 mRNA 及蛋白质合成。如肾上腺糖皮质激素作用于靶细胞的胞浆受体后,促进多种 RNA 和蛋白质合成,从而引起各种生理效应。

(二) 药物与受体作用的动力学

药物与受体作用取决于药物分子向受体的扩散速度、作用过程和效应强度。根据受体占领学说(occupation theory),药物(D)与受体(R)结合有以下关系:

$$D + R \underset{k_2}{\overset{k_1}{\rightleftharpoons}} DR \xrightarrow{\alpha} E \tag{2.1}$$

其中,DR 为药物-受体复合物,E 为效应,k_1 为结合速率常数,k_2 为解离速率常数。当反应达平衡时,药物和受体的结合与解离速率相等:

$$k_1[D][R] = k_2[DR] \tag{2.2}$$

平衡解离常数 K_D 为

$$K_D = k_2/k_1 = \frac{[D][R]}{[DR]} \tag{2.3}$$

设受体总量 $[R_T]=[R]+[DR]$，代入(2.3)式，得

$$[DR]/[R_T] = \frac{[D]}{K_D + [D]} \tag{2.4}$$

由于仅 DR 型药物才能产生效应，所以，效应(E)的强弱与受体被结合的数目成比例，且只有当全部受体被占领时才呈现最大效应(E_{max})，所以

$$\frac{E}{E_{max}} = \frac{[DR]}{[R_T]} = \frac{[D]}{K_D + [D]} \tag{2.5}$$

由(2.5)式可知：当$[D]=0$时，$E=0$，即无药物时不产生效应；当$[D]\gg K_D$时，$[DR]$近似等于$[R_T]$，受体几乎全部被药物占领，E接近E_{max}，达到最大效应；当50%受体与药物结合时，$[DR]/[R_T]=50\%=[D]/(K_D+[D])$，此时$K_D=[D]$。所以，平衡解离常数$K_D$值等于50%受体被占领时的药物剂量，即产生$50\%\ E_{max}$时的药物剂量（图 2.2(a)）。

药物与受体结合的能力称亲和力(affinity)，它决定药物效价强度。亲和力大小与药物的平衡解离常数K_D有关，即K_D与亲和力成反比，K_D越大，亲和力越小。令$pD_2 = -lgK_D = lg(1/K_D)$，则$pD_2$与亲和力成正比。$pD_2$称亲和力指数，是受体动力学研究中常用的参数之一（图 2.2(b)）。

药物与受体结合后产生效应的能力称内在活性(intrinsic activity, α)，它决定药物的最大效能。内在活性值满足$0\leqslant\alpha\leqslant1$。

可见，若两种药的亲和力相等，则其效应强度取决于各药内在活性的强弱；若两种药内在活性相等，则取决于各药的亲和力大小。

将药物的内在活性α引入(2.5)式，则

$$\frac{E}{E_{max}} = \frac{\alpha[DR]}{[R_T]} = \frac{\alpha[D]}{K_D + [D]} \tag{2.6}$$

（三）受体激动剂与拮抗剂

根据药物与受体结合后所产生效应的不同，可将作用于受体的药物分为三类。

1. 激动剂(agonist)

药物与相应的受体有较强的亲和力和内在活性($\alpha=1$)，能与受体结合并激动受体，产生效应。

2. 拮抗剂(antagonist)

药物与相应的受体有较强的亲和力，能与受体结合但缺乏内在活性($\alpha=0$)，又称受体阻断药。拮抗剂虽然能与受体结合，但不能激动受体，却又占据了受体，阻碍激动剂与受体结合，表现为拮抗作用。拮抗剂根据其与受体结合的性质，可分为竞争性拮抗剂和非竞争性拮抗剂两类。

（1）竞争性拮抗剂(competitive antagonist)　多数拮抗剂与受体呈可逆性结合，能与激动剂竞争受体，使激动剂的量效曲线平行右移，最大效应不变（图 2.6(a)）。

竞争性拮抗剂的作用强度可用拮抗参数(pA_2)表示。在竞争性拮抗剂存在时，激动剂浓度增加1倍才能达到单用激动剂时的效应水平，此时拮抗剂浓度的负对数值即为pA_2。pA_2

值越大,拮抗作用越强。测定 pA_2 的意义是:① 用于判断药物的特异性拮抗和非特异性拮抗作用。② 用于比较不同组织中受体性质,用同一对拮抗剂和激动剂测定不同组织的 pA_2,若 pA_2 相近,表明各组织的受体性质相似。③ 观察多种激动剂是否作用于同一受体,用同一种拮抗剂分别测各激动剂的 pA_2,若结果近似,表明这些激动剂可能作用于同一受体。④ 验证药物是否为竞争性拮抗。

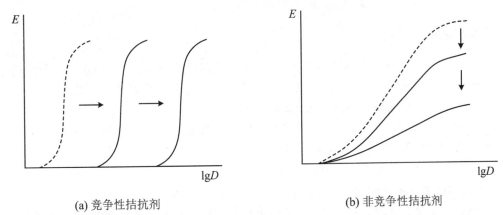

(a) 竞争性拮抗剂　　　　　　　　　(b) 非竞争性拮抗剂

图 2.6　竞争性拮抗剂、非竞争性拮抗剂对激动剂量效曲线的影响(虚线表示单用激动剂)

（2）非竞争性拮抗剂(noncompetitive antagonist)　有些拮抗剂以共价键与受体牢固结合,解离缓慢难以逆转,干扰了激动剂与受体的结合,生理功能恢复往往依赖于受体新生,其结果相当于受体总数减少。非竞争性拮抗剂不影响激动剂与受体的亲和力,即 K_D 不变。但即使增加激动剂的用量,也难以达到单用激动剂时的最大效应,使 E_{max} 降低,量效曲线右移并变得低平(图 2.6(b))。

3. 部分激动剂(partial agonist)

有些药物与受体有较强的亲和力而内在活性较弱($0<\alpha<1$),称部分激动剂。部分激动剂单用时表现为激动效应,而与激动剂合用时,则可拮抗激动剂的部分效应,如喷他佐辛为阿片受体的部分激动剂。

(四) 占领学说的修正与发展

受体占领学说揭示了药物与受体作用的本质,奠定了受体动力学的基础,但也存在一定缺陷和局限性。随着研究的深入,不断有人对占领学说做出修正,提出新的观点,使受体学说日臻完善。

1. 储备受体(spare receptor)

受体占领学说强调药物所占领的受体数量与效应成正比,但实际上并非激动剂占领全部受体才能产生最大效应。一些活性高的药物在产生最大效应时,尚有 $95\%\sim99\%$ 受体未被占领,这些未被结合的受体称为储备受体。储备受体的存在,使不到半数的受体被占领就能达到 50% E_{max}(EC_{50}),即 $EC_{50}<K_D$。但拮抗剂必须完全占领受体后才能发挥其最大拮抗效应。

2. 速率学说(rate theory)

药物的效应不但与药物结合受体数目有关,也与药物和受体结合后解离的速率有关。药物与受体每结合一次,即产生一定量的刺激,其最大平衡效应与解离速率常数成比例。解离快的药物为强激动剂,解离慢的药物效应也弱;难解离的药物,则为拮抗剂。

3. 二态模型学说(two model theory)

受体蛋白有两种可以互变的构型:静息态(R)和激活态(R^*)。静息时受体蛋白构型趋向 R,无活性,也不产生效应;活化时受体蛋白构型趋向 R^*,有活性,可引起药理效应。根据与这两种受体构型的亲和力不同,药物可分为激动剂($R^*>R$)、拮抗剂($R^*=R$)、超拮抗剂($R^*<R$)。超拮抗剂与受体结合后可引起与激动剂相反的效应。该学说较好地解释了个别患者服用安定类药物后出现中枢兴奋症状的现象。

(五)受体的调节

在各种生理和药理因素的影响下,受体的数量、亲和力和效应会发生改变。受体的这种自我调节是维持机体内环境平衡的重要方式。受体的调节有脱敏和增敏两种方式。

1. 受体脱敏(receptor desensitization)

长期使用受体激动剂后,受体对药物的敏感性和反应性下降。若只对一种受体激动剂反应性下降,称激动剂特异性脱敏(agonist-specific desensitization);若同时对其他类激动剂反应性也下降,则称激动剂非特异性脱敏(agonist-nonspecific desensitization)。

2. 受体增敏(receptor hypersensitization)

长期使用受体拮抗剂,可引起受体的敏感性和反应性增高。如长期使用 β 受体拮抗药普萘洛尔,突然停药时可出现停药反跳现象。

若受体脱敏或增敏是由于受体数量改变而引起的,则称为受体下调(down-regulation)或受体上调(up-regulation)。

三、受体的类型

根据受体的结构、信号转导过程、效应性质、受体位置等特征,受体大致可分成五类。

1. 配体门控离子通道受体

离子通道按生理功能可分为配体门控离子通道及电压门控离子通道两类。配体门控离子通道受体由配体结合部位及离子通道两部分组成,当配体与其结合后,受体变构使通道开放或关闭,改变细胞膜离子流动状态,从而传递信息,如 N 型乙酰胆碱受体、γ-氨基丁酸受体等。电压门控离子通道受体结构为肽链,往返穿透细胞膜形成亚单位,由 4～5 个亚单位组成穿膜离子通道。受体激动时离子通道开放,细胞膜去极化或超极化,引起兴奋或抑制效应。

2. G-蛋白耦联受体

此类受体目前发现最多,包括数十种神经递质及多肽激素受体,如肾上腺素、多巴胺、阿片类、前列腺素类受体等。受体结构由单一肽链形成 7 个 α 螺旋往返穿透细胞膜而成,N 端在细胞外,C 端在细胞内。G 蛋白是由 α、β、γ 三种亚单位组成的三聚体,静息态时与 GDP 结合。当受体激动时,GDP-αβγ 复合物在 Mg^{2+} 参与下,GDP 与胞质中的 GTP 交换,GTP-α 与 βγ 分离并激活效应器蛋白。G 蛋白分为兴奋型 G 蛋白、抑制型 G 蛋白、磷脂酶 C 型 G 蛋白和转导素 G_t 及 G_o。

3. 酪氨酸激酶受体

此类受体本身具有酪氨酸激酶活性,其内源性配体是多肽激素,如胰岛素、表皮生长因子、血小板生长因子等。受体由胞外配体结合区、跨膜区和胞内酶活性区三个区段组成多肽链。受体与配体结合后,使本身酪氨酸残基发生磷酸化而增强酪氨酸激酶活性,继而激活细胞内其他底物,促使酪氨酸磷酸化,从而产生细胞生长分化效应。

4. 细胞内受体

又称基因活性受体,属可溶性 DNA 结合蛋白,可以调节某些特殊的基因转录而加速效应蛋白的合成。由此类受体激发的细胞效应,一般缓慢而持久。甾体激素、甲状腺激素、维生素 A 及维生素 D 的受体均属于此类。

5. 其他酶类受体

鸟苷酸环化酶(GC)也是一类具有酶活性的受体,分别存在于细胞膜或细胞质中,心钠肽可以兴奋 GC,促使 GTP 转化为 cGMP 而产生效应。

四、第二信使及细胞内信号转导

受体是细胞的一个微小组成部分,它们能极敏锐地识别微量配体,并引起广泛而复杂的效应,这主要是通过细胞内第二信使实现的。作为第一信使的神经递质、多肽激素、细胞因子等物质作用于受体后,第二信使可将受体所接收的生物信号整合、放大并传递给效应器,从而发挥其特定的生理或药理效应。现已确认的第二信使主要有以下几种:

1. 环磷腺苷(cAMP)

cAMP 是 ATP 经 AC 催化的产物,它能使蛋白激酶 A(PKA)磷酸化而激活胞内许多蛋白激酶,发挥放大及分化作用。β 受体、D_1 受体、H_2 受体的激动剂通过 Gs 活化 AC 而增加细胞 cAMP;α 受体、D_2 受体、阿片受体等激动剂通过 Gi 抑制 AC 而减少细胞内 cAMP;茶碱抑制磷酸二酯酶(PDE),减少 cAMP 灭活而增加 cAMP。cAMP 引起的效应主要有肝糖原分解、脂肪水解、肾脏保水、心力加强、血管舒张、血钙上升及钙通道开放等。

2. 环磷鸟苷(cGMP)

cGMP 是 GTP 经 GC 催化的产物。cGMP 激活蛋白激酶 C(PKC)引起效应,与 cAMP 作用大致相反,cGMP 引起的效应主要有心脏抑制、血管扩张、血压下降、肠腺分泌等。

3. 肌醇磷脂

肾上腺素($α_1$)、乙酰胆碱(M_2)、5-羟色胺、组胺等受体通过 G-蛋白激活磷脂酶 C(PLC)促进二磷酸肌醇磷脂(PIP_2)水解,水解产物 1,4,5-三磷酸肌醇(IP_3)和二酰甘油(DAG)也是重要的第二信使。IP_3 能引起肌浆网等胞内钙池释放 Ca^{2+}。DAG 则在 Ca^{2+} 协同下激活 PKC,使许多靶蛋白发生磷酸化引起效应,如腺体分泌、血小板聚集、细胞生长等。DAG 由磷脂酶 A_2(PLA_2)水解或经磷酸化后,重新生成肌醇磷脂循环使用。

4. 钙离子

细胞内 Ca^{2+} 浓度仅为胞外的 0.1%,但对细胞功能如肌肉收缩、腺体分泌、白细胞和血小板活化及胞内多种酶的激活有重要的调节作用。胞外 Ca^{2+} 可通过钙通道进入胞内,也可由肌浆网钙池释放,两种途径相互促进,增加调控效率。钙通道受膜电位、受体、G 蛋白及 PKA 等调控。胞膜上还有钙泵,受 ATP 酶激活,对 Ca^{2+} 呈双向调控。很多药物是通过影响细胞内 Ca^{2+} 而发挥药效的。

近年来证实,一些生长因子、转移因子等可以传递细胞核内外信息,参与基因调控、细胞增殖及分化、肿瘤形成等过程,被称为第三信使。

(宋　珏)

第三章　药物代谢动力学

药物代谢动力学,简称药动学,主要研究机体对药物的处置过程(吸收、分布、代谢和排泄)及体内药量的经时变化规律。药动学不仅定性探讨药物体内过程的特点及影响因素,而且运用数学原理和方法定量研究体内药物浓度随时间变化的规律。把握药物的药动学特点,有利于合理设计药物的剂型和给药途径,制定科学的用药方案,以充分发挥药物疗效,减少药物不良反应。此外,药动学的定量规律也为临床用药监测、个体用药剂量调整、药物不良反应预测提供了重要的理论依据,对临床合理用药具有重要指导意义。

第一节　药物的跨膜转运

药物在进入体内、到达效应部位和代谢器官、排出体外等过程中均涉及跨越生物膜的过程,其中细胞膜是药物体内转运的基本屏障。不同药物由于理化性质的差异,其通过细胞膜的方式和速率也各不相同,并直接影响了药物体内过程及药效的发挥。

一、被动转运

药物分子顺浓度梯度由高浓度侧向低浓度侧转运,不消耗能量,也不需载体参与,不能逆浓度差转运,转运结果是两侧浓度达到相等。被动转运(passive transport)可分为简单扩散和滤过两种形式。

1. 简单扩散(simple diffusion)

又称脂溶性扩散,是指脂溶性药物分子直接溶解于细胞膜的脂质层,并通过随机分子运动从高浓度侧向低浓度侧扩散的过程。简单扩散是药物跨膜转运的最主要方式,绝大多数药物通过此种方式通过细胞膜。简单扩散的速度除取决于膜的通透性、面积及膜两侧的浓度差外,还与药物的性质有关,脂溶性高、分子量小的药物较易通过简单扩散方式跨膜转运。然而,由于药物必须先溶解于体液才能到达细胞膜实现跨膜转运,故水溶性太低也不利于药物快速通过细胞膜。

多数药物为弱酸性或弱碱性有机化合物,在体液中以解离型(离子型)及非解离型(非离子型)两种形式存在。其脂溶性与离子化程度有关,非离子型药物脂溶性高,可穿透细胞膜;而离子型药物极性大、脂溶性低,难以跨越细胞膜,被局限于膜的一侧,这种现象称为离子障。

药物的离子化程度受其 pK$_a$(弱酸性或弱碱性药物解离常数的负对数值)及溶液 pH 的影响。在溶液中,弱酸性或弱碱性药物的解离规律遵循 Handerson-Hasselbalch 方程。

弱酸性药物解离

$$10^{pH-pK_a} = \frac{[离子型]}{[非离子型]}$$

弱碱性药物解离

$$10^{pK_a-pH} = \frac{[离子型]}{[非离子型]}$$

由上述公式可见,药物简单扩散具有以下规律:

(1)弱酸性药物在酸性体液中易于跨膜扩散,弱碱性药物则在碱性体液中易于跨膜扩散。

(2)弱酸性药物易由酸性侧向碱性侧扩散,而弱碱性药物易由碱性侧向酸性侧扩散。

(3)在分布达到平衡后,弱酸性药物在酸性侧总浓度低于碱性侧,弱碱性药物在碱性侧总浓度低于酸性侧。

2. 滤过(filtration)

又称膜孔扩散,指水溶性药物在渗透压梯度或流体静水压作用下,随体液通过生物膜的水性通道进行跨膜转运,也称为水溶性扩散(aqueous diffusion)。由于多数组织的细胞膜膜孔小(直径 0.8 nm 左右),因此仅有少数小分子药物能通过这种方式跨膜转运。毛细血管内皮细胞的膜孔较大(6~12 nm),多数药物易于通过。肾小球滤过膜细胞膜孔更大,且有静水压参与,使扩散速率加快,所以大多数药物及其代谢物可通过肾小球滤过排泄。

二、载体转运

细胞膜上存在特殊的跨膜蛋白(trans-membrane protein),控制某些内源性生理物质的跨膜转运(carrier-mediated transport),这些跨膜蛋白称为转运体。部分药物也可借助于转运体进行跨膜转运。转运体在细胞膜的一侧与被转运药物结合后发生构型转变,然后在细胞膜的另一侧将药物释出。根据转运过程是否消耗能量,载体转运可分为主动转运和易化扩散两种形式。

1. 主动转运(active transport)

药物借助于载体从低浓度侧向高浓度侧进行的跨膜转运,这种转运方式的特点是消耗能量,载体对药物具有选择性,且有竞争及饱和现象,如传出神经末梢突触前膜主动摄取儿茶酚胺类药物、肾脏近曲小管上皮细胞主动排泄青霉素及丙磺舒等均属于主动转运。

2. 易化扩散(facilitated diffusion)

药物借助于细胞膜上的载体或通道顺浓度梯度或电位梯度进行的跨膜转运,其过程不需要消耗能量,但不能逆电化学梯度进行转运。在小肠上皮细胞、脂肪细胞、血脑屏障血液侧的细胞膜中,单糖、氨基酸、季铵盐类药物的转运均属于易化扩散,维生素 B$_{12}$ 在胃肠道的吸收、葡萄糖进入红细胞内等也属于易化扩散。通过同一载体易化扩散的两种药物可出现竞争性抑制现象。

三、膜动转运

膜动转运(membrane moving transport)是指某些物质可借助于细胞膜的运动而进行跨膜转运,包括胞吞和胞吐。

1. 胞吞(endocytosis)

又称入胞,指某些大分子物质接触细胞膜时,膜的局部向内凹陷并包裹胞外物质形成小泡进入胞内。根据细胞内吞(internalization)物质的性状不同,入胞可分为吞噬(phagocytosis)和吞饮(pinocytosis,胞饮)两种类型。如进入的物质为固态,称为吞噬,形成的小泡叫吞噬体;如进入的物质为液态,则称为吞饮,形成的小泡叫吞饮泡。如脑垂体后叶粉剂可从鼻黏膜给药以胞吞方式被吸收。此外,某些大分子物质可与细胞膜表面的受体结合形成复合物,继而该处胞膜向内凹陷包裹被吞物质形成小泡,这种方式称为受体介导的胞吞(receptor-mediated endocytosis)。

2. 胞吐(exocytosis)

又称出胞,指细胞内的大分子物质先由内膜包被形成小泡,小泡再移至质膜下方并与质膜发生融合,最终形成裂口将内容物排出胞外。

第二节　药物的体内过程

药物的体内过程包括吸收(absorption)、分布(distribution)、代谢(metabolism)和排泄(excretion)四个环节,其中,代谢和排泄均是使体内药量减少、药物浓度下降的过程,又合称为消除(elimination)。

一、吸收

药物自用药部位进入血液循环的过程称为吸收,吸收的快慢和多少直接影响药物的起效时间和作用强度。经血管给予的药物直接进入血液循环,不经历吸收过程,作用快而强。经血管外途径给药,药物须经过跨膜转运才能吸收入血,其吸收较血管内给药慢,且易受多种因素的影响。

(一)药物的理化性质和制剂特点

一般来说,分子越小、脂溶性越高,药物越易吸收;反之,则吸收较慢。注射给药时,水溶液制剂吸收较快,油剂及混悬剂因在注射部位滞留,吸收较慢。口服给药时,各种剂型的吸收由快到慢依次为水溶液、粉剂、胶囊、片剂。

（二）给药途径

1. 口服给药

口服是最常用的给药途径。由于药物需要经过口腔、食管、胃、肠、肝脏等脏器才能进入全身循环，故吸收速率较慢，影响因素较多。小肠 pH 近中性，黏膜面积大，而且肠道的缓慢蠕动增加了黏膜与药物接触机会，是药物吸收的主要部位，大多数药物在小肠以简单扩散的方式被吸收。药物在小肠的吸收受多种因素的影响，如服药时饮水量、是否空腹、胃肠蠕动度、药物剂型、药物颗粒大小及同服药物或食物之间的相互作用等。虽然口服给药方便有效，但有些药物吸收缓慢且不完全，有些药物对胃刺激性大，均不宜口服给药。口服用药也不适用于昏迷者及婴儿等。此外，胃肠道分泌的消化酶、消化液等也可影响药物的吸收，如青霉素、多肽类激素等在胃肠道易被胃酸、消化酶等破坏，不适于口服给药。

首过消除（first pass elimination）也是影响药物口服吸收的重要因素。经胃肠道吸收的药物，从门静脉进入肝脏，在进入体循环之前会被胃肠黏膜和肝脏破坏，使进入全身血液循环的药量减少，这一现象称为首过消除，也叫首过效应（first pass effect）。首过消除高时，机体可利用的有效药量减少，为了达到有效药物浓度就必须加大给药剂量。此时药物代谢产物也会明显增多，可能出现代谢产物引起的不良反应。为了避免首过效应，通常采用舌下或直肠给药，以使药物吸收过程不经过胃肠道和肝脏，直接进入全身血液循环发挥作用。如硝酸甘油口服，首过消除高达 80% 以上，难以有效发挥其抗心绞痛作用，故不宜口服给药，而应采用舌下含服。

2. 注射给药

静脉注射（intravenous injection，iv）可使药物迅速进入全身血液循环，无吸收过程，因此起效最快。肌内注射（intramuscular injection，im）和皮下注射（subcutaneous injection，sc）的药物主要通过局部毛细血管以简单扩散和滤过的方式吸收，吸收速率受局部血流量及药物剂型的影响，一般吸收较口服快，也较完全。水溶液吸收迅速，油剂、混悬剂吸收慢，作用持久。若注射液中含有缩血管药物则可延缓药物吸收，使药物的局部作用延长。动脉注射可将药物直接输送至该动脉分布部位发挥局部疗效以减少全身反应，如某些抗癌药物可通过动脉给药以增强疗效，减少不良反应。

3. 呼吸道吸入给药

某些气态及挥发性药物（如麻醉药）可经呼吸道吸入给药。由于肺泡表面积大，血流量丰富，进入肺泡的药物吸收迅速、起效快，仅次于静脉给药。

4. 经皮给药

脂溶性高的小分子药物可缓慢透过皮肤吸收，如有机磷酸酯类农药可经皮吸收中毒。近年来，随着透皮吸收促进剂（penetration enhancers）的发展，研制成功多种药物的透皮吸收制剂，通过皮肤贴敷可在体内达到一定的血药浓度，产生稳定持久的药理效应，如硝酸甘油贴片、芬太尼透皮贴剂等。

5. 舌下给药

药物直接通过舌下毛细血管网吸收入血，虽给药量有限，但药物吸收速度较快，且可避免肝脏的首过消除，常用于急救给药，如硝酸甘油舌下片。

此外，直肠给药吸收也较迅速，且可防止药物对上消化道的刺激，并可在一定程度上避免肝脏的首过消除。直肠中、下段毛细血管静脉血液经由直肠下静脉等进入髂内静脉，然后进入下腔静脉,其间不经过肝脏。若将栓剂塞入直肠上段,则吸收的药物随血液经直肠上静脉进入门静脉至肝脏。因此,直肠给药时应将药物塞入直肠中、下段为宜。

二、分布

药物吸收进入血液循环后随血液转运到全身各组织器官的过程称为分布,药物分布速度越快,起效越迅速。通常情况下,药物可迅速在血液和组织之间分布达到动态平衡。药物在体内分布的速度和程度主要取决于器官血流量、药物与组织及血浆蛋白亲和力、体液 pH、生物屏障等多种因素。

(一)组织器官血流量

流经各组织器官的动脉血流量是影响药物分布的重要因素之一。一般情况下,组织器官血流量越丰富,药物分布速度越快,转运量越多;反之,则分布速度越慢,转运量越小。在脑、肝、肾、肺等器官,由于血液循环速度快,药物可在这些组织快速分布,随后再重新向亲和力高的组织器官转移,这种现象称为再分布(redistribution)。如硫喷妥钠静脉注射后首先分布到血流量最大的脑组织,发挥麻醉效应,随后快速再分布到亲和力高的脂肪等组织,使脑组织中药物浓度迅速下降,药物作用消失。

(二)血浆蛋白结合率

大多数药物吸收入血后会不同程度地与血浆蛋白结合形成结合型药物(bound drug),并与游离型药物(free drug)共同存在于血液中,两者之间保持动态平衡。弱酸性药物多与清蛋白结合,弱碱性药物多与 α_1 酸性糖蛋白结合,脂溶性药物主要与脂蛋白结合,少数药物可与球蛋白结合。结合型药物不能跨膜转运,一般不产生药效,也不能被代谢和排泄。仅游离型药物可跨膜转运至作用靶位产生药效,其效应大小与游离型药物浓度成正比。当游离药物被代谢和排泄后,结合型药物逐渐释放出来。所以,药物与血浆蛋白结合起到"贮存"和缓冲作用。

药物与血浆蛋白的结合是可逆的,特异性低,并存在饱和与竞争现象。当两种或两种以上与相同血浆蛋白结合的药物合用时可发生竞争性置换,如抗凝血药双香豆素血浆蛋白结合率为 99%,解热镇痛药保泰松血浆蛋白结合率为 98%,当两药合用时,后者可将前者从结合部位置换下来,使游离双香豆素浓度显著升高,抗凝作用增强,引起严重出血。药物与内源性物质也可发生竞争性置换作用,如磺胺异噁唑(sulfisoxazole,SIZ)可将游离胆红素从血浆蛋白结合部位置换下来,导致血液游离胆红素浓度升高。新生儿由于肝功能及血脑屏障发育不完善,因此在使用该类药物时可发生致死性核黄疸。然而,药物在血浆蛋白结合部位的竞争并非都有临床意义,一般而言,只有血浆蛋白结合率高、分布容积小、消除缓慢且作用剧烈的药物之间才会产生具有临床意义的竞争性置换作用。

(三)组织细胞亲和力

部分药物与机体某些组织细胞具有特殊亲和力,可使这些组织中药物浓度显著高于血浆和其他组织,药物的分布呈一定选择性,如氯喹在肝和红细胞内分布浓度高,碘主要储存于甲状腺细胞中,四环素可与钙等金属离子形成配合物沉积于骨骼和牙齿。

（四）体液 pH 和药物解离度

生理情况下,细胞内液 pH 为 7.0,细胞外液 pH 为 7.4。当药物在体内分布平衡时,弱酸性药物由于在细胞外液中解离度较高,使细胞外液中药物浓度高于细胞内,弱碱性药物则刚好相反。因此,当弱酸性药物如巴比妥类中毒时,采用碳酸氢钠碱化血液可促使脑细胞内的药物向血液转运;同时尿液 pH 也升高,巴比妥类药物在肾小管的重吸收减少,药物排泄加快,这是临床抢救巴比妥类药物中毒的措施之一。

（五）体内屏障

1. 血脑屏障（blood-brain barrier）

指血液与脑组织、血液与脑脊液及脑脊液与脑组织之间的屏障,其作用是限制血液和脑组织之间的物质交换、防止有害物质进入脑组织,从而保持脑组织内环境的相对稳定。血脑屏障的解剖学基础是脑组织内毛细血管内皮细胞间的紧密连接及其周围包裹的星形胶质细胞,这种结构使某些大分子、水溶性或解离型药物难以进入脑组织,而脂溶性高的小分子药物则可以简单扩散方式直接通过血脑屏障。但在某些病理状态如脑膜炎时,血脑屏障的通透性会增大,一般不易通过血脑屏障的药物（如青霉素等）进入脑脊液的量明显增加,有利于发挥药物的治疗作用。

2. 胎盘屏障（placental barrier）

正常妊娠期间,胎盘中有母体与胎儿各自独立的循环系统,两者互不干扰,同时又进行选择性的物质交换,这一现象称为胎盘屏障,其解剖学基础是胎盘绒毛组织与子宫血窦间的屏障。胎盘屏障对药物的转运无屏障作用,其对药物的通透性与一般毛细血管无明显区别,母体内的药物可很快在胎盘和胎儿之间达到平衡,因此孕妇用药应特别谨慎,禁用有致畸作用或对胎儿有毒性的药物。

3. 血眼屏障（blood-eye barrier）

血液与视网膜、房水、玻璃体之间存在屏障作用,这些组织中的药物浓度远低于血药浓度,尤其是水溶性或大分子药物更难以透过屏障进入上述组织。因此,眼用药物多采用滴眼、结膜下注射、球后注射等局部给药方式。

（六）痕迹分布

药物在毛发、骨、齿等组织的生长过程中因分布而形成的痕迹记录,称为痕迹分布。药物痕迹分布在法医鉴定及药动学检测中具有重要价值。唾液中的药物浓度也是一种实时性的痕迹分布,可借此进行体内药量的监测。

三、代谢

代谢是指药物在体内经酶或其他作用发生的一系列化学反应、导致化学结构改变的过程,也称为生物转化（biotransformation）。大多数药物经代谢后活性降低或消失,但也有部分药物经转化后活性增高、毒性加大,或原本无活性,须经代谢后才能产生药理活性。须经活化才产生药理活性的药物称为前药（prodrug）,如可的松须在肝脏转化为氢化可的松而生效。药物代谢的主要器官是肝脏,其代谢能力反映了机体对药物的处置能力。绝大多数药物经代谢后水溶性增加,有利于排泄,部分药物不被代谢,以原形排出体外。

(一) 药物代谢时相

药物代谢包括Ⅰ相反应和Ⅱ相反应。Ⅰ相反应通过氧化、还原、水解等反应,在药物分子中引入或脱去—OH、—NH$_2$、—SH等功能基团,生成水溶性增高的代谢产物。Ⅱ相反应是结合反应,是药物分子与内源性物质如葡萄糖醛酸、甘氨酸、硫酸等结合,使药物的水溶性进一步增加,以利于通过肾脏排泄。

(二) 药物代谢酶

除少数药物代谢可在体内自发进行外,绝大多数药物的代谢均需药物代谢酶(drug metabolizing enzyme)的参与。肝脏中药物代谢酶种类繁多、含量丰富,是药物代谢的主要器官。肝脏药物代谢酶主要包括细胞色素 P$_{450}$ 单加氧酶系(cytochrome P$_{450}$ monooxygenases,CYP$_{450}$,CYP)、含黄素单加氧酶系(flavin-containing monooxygenases,FMO)、环氧化物水解酶系(epoxide hydrolases,EH)、结合酶系(conjugating enzymes)和脱氢酶系(dehydrogenases)等,其中 CYP 是一类亚铁血红素-硫醇盐蛋白的微粒体酶超家族,目前已发现 18 个家族,42 个亚家族,64 种酶,介导人体内绝大多数药物的代谢。CYP 对代谢底物选择性低,不同亚型的 CYP 可催化同一底物,多种底物也可被同一 CYP 所代谢,其催化作用易受遗传、年龄、性别、疾病状况等多种因素影响。了解每一 CYP 催化代谢的药物,对于阐明药物在代谢环节的相互作用、保障临床合理用药具有重要意义。

(三) 影响药物代谢的因素

1. 遗传因素

药物代谢的个体差异主要由药物代谢酶的个体差异引起,而遗传因素是引起药物代谢酶个体差异的主要原因。不同种族间由于药物代谢酶的遗传特性差异或同一种族不同个体由于基因多态性,均可导致药物代谢酶活性的差异。如异烟肼大部分在肝脏被乙酰化酶代谢为乙酰异烟肼等产物,其乙酰化速度有明显的人种和个体差异,分为快代谢型和慢代谢型,在中国人中慢代谢型约占 25%,而在白种人中则占 50%~60%,其原因是在白种人中乙酰化酶活性较低。

2. 肝药酶的诱导与抑制

许多药物在长期使用后可影响肝药酶的活性或酶量,进而影响药物代谢的速率。能使肝药酶活性增加或酶合成量增加、药物代谢加快的药物叫酶诱导剂(enzyme inducer),如苯巴比妥、苯妥英钠、利福平等;能使肝药酶活性降低或酶合成量减少、药物代谢减慢的药物称为酶抑制剂(enzyme inhibitor),如异烟肼、氯霉素、西咪替丁等。酶诱导剂一方面可使其自身代谢加快,效应下降,产生耐受性,另一方面也可使合用的其他药物代谢加快,药效降低,如苯巴比妥可加快抗凝血药双香豆素的代谢,使凝血酶原时间缩短,引起出血倾向。酶抑制剂可使药物自身或合用的其他药物代谢减慢,体内药物浓度升高,引起作用增强和不良反应增加,如氯霉素可抑制甲苯磺丁脲的代谢,导致后者降糖作用过强,引起低血糖。

3. 其他因素

肝脏血流量是影响肝脏药物清除率的重要因素之一,某些病理因素或药物可影响肝脏血流量而影响药物代谢速率。此外,环境因素、昼夜节律、生理因素等均可影响药物代谢。

四、排泄

药物以原形或代谢产物的形式从体内排出体外的过程称为排泄,肾脏是最主要的排泄器官,消化道、肺、汗腺等也可排泄部分药物。

(一)肾脏排泄

肾脏对药物的排泄包括肾小球滤过和肾小管分泌两种形式,其中肾小球滤过是大多数药物及其代谢产物从肾脏排泄的主要方式。

1. 肾小球滤过与肾小管重吸收

血液中游离药物及其代谢产物可经肾小球滤过进入肾小管。随着原尿中水分的重吸收,肾小管腔内药物浓度逐渐升高,当超过血浆药物浓度时,极性小、脂溶性高的药物可通过简单扩散的方式被重吸收进入血液循环,未被吸收的药物或代谢产物随尿液排出体外。药物在肾小管的重吸收受尿液酸碱度的影响,弱酸性药物在碱性尿液中重吸收减少,排泄加快,而弱碱性药物在酸性尿液中重吸收减少。临床常应用碳酸氢钠、氯化铵等药物调整体液及尿液的 pH,以促进弱酸或弱碱性药物经肾排泄,抢救药物过量引起的急性中毒患者。

2. 肾小管分泌

近曲小管细胞存在两种特异性转运通道,可分别将弱酸性药物和弱碱性药物分泌入肾小管,并随尿液排出体外。经同一转运通道排泄的药物间可产生竞争性抑制,通常分泌速度慢的药物可抑制分泌速度较快的药物排泄,如丙磺舒为弱酸性药物,通过酸性药物转运通道分泌,可竞争性抑制青霉素类抗生素的转运,使后者排泄减慢,血药浓度升高,药效增强。

(二)消化道排泄

部分药物及其代谢产物可由肝细胞分泌进入胆汁,并经胆道及胆总管排入小肠,然后随粪便排出体外。随胆汁排入小肠的药物可被水解为游离型,并被小肠上皮细胞重新吸收经门静脉进入肝脏,这一过程称为肝肠循环或肠肝循环(enterohepatic circulation)。肝肠循环可明显延长药物的血浆半衰期和作用持续时间,如阻断其肝肠循环,则半衰期和作用时间均明显缩短。如胆道引流病人应用有肝肠循环过程的药物(如洋地黄、氯霉素等)时,其血浆半衰期会明显缩短。

此外,药物可通过胃肠黏膜细胞脂质膜以简单扩散方式排入胃肠腔内,位于肠上皮细胞膜上的 P-糖蛋白也可直接将药物及其代谢产物从血液分泌入肠道,随粪便排出体外。

(三)其他途径排泄

某些挥发性药物,如吸入性麻醉药主要经肺排泄,肺功能是影响此类药物排泄的重要因素。脂溶性高或弱碱性药物(如吗啡、阿托品等)可由乳汁排泄,哺乳期女性应慎用相关药物。部分脂溶性药物可以简单扩散方式通过腺上皮细胞,由汗液、唾液、泪液等分泌排泄,如利福平经汗液、唾液排泄可引起体液呈红色;苯妥英钠可经唾液排泄刺激胶原组织增生,长期用药引起牙龈增生。

第三节 体内药量-时间关系

体内药量的经时变化过程是药动学研究的中心问题。血浆药物浓度随时间的推移而发生变化的规律称为时量关系，以时间（T）为横坐标，血浆药物浓度（C）为纵坐标作图，可绘制出血药浓度-时间曲线，即时量曲线（time-concentration curve）。

一、单次给药的时量曲线

单次给药后体内药量的经时变化过程如图 3.1 所示。血管外给药时量曲线的上升段主要反映药物的吸收与分布过程，下降段主要反映药物的消除过程。药物吸收后达到的最高浓度称血浆峰浓度（peak concentration，C_{max}），达到峰浓度的时间称达峰时间（peak time，T_{max}）。静脉注射的时量曲线包括急速下降的以分布为主的分布相和缓慢下降的以消除为主的消除相。

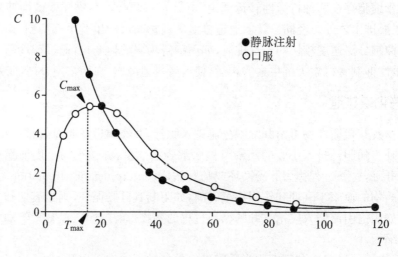

图 3.1 不同途径给药后时量曲线示意图

二、多次给药的时量曲线

药物的给药方案包括单次给药和多次给药两种。临床上仅少数药物，如镇痛药、麻醉药、诊断用药等，只需单次用药便能达预期疗效，多数需重复多次给药方能达预期血药浓度，并维持在有效治疗浓度范围内。重复多次给药后，体内药量蓄积逐渐增加。一定时间后，机体内药物进出平衡，此时体内药量和血药浓度在一定范围内波动，维持于稳定水平，这一稳定水平即为稳态血药浓度（C_{ss}）。C_{ss}的波动范围及其均值与药物的疗效和毒性密切相关，因而也成为制订和调整用药方案的理论基础（图 3.2）。

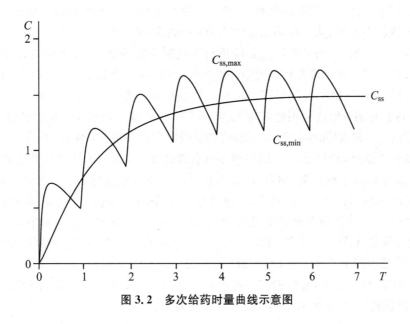

图 3.2 多次给药时量曲线示意图

第四节 常用药动学参数及其意义

一、与吸收相关的药动学参数

(一)生物利用度

生物利用度(bioavailability,F)是经血管外途径给药后吸收进入全身血液循环的相对量和速度,是评价药物制剂被机体吸收利用程度的重要参数。生物利用度可用下式表示:

$$F = \frac{A}{D} \times 100\%$$

式中,A 为吸收进入血液循环的药物总量,D 为给药剂量。

生物利用度可分为绝对生物利用度和相对生物利用度。静脉注射时药物的生物利用度为 100%,若将血管外给药的 AUC 与静脉给药的 AUC 比较,则可得药物的绝对生物利用度

$$F = \frac{AUC_{血管外给药}}{AUC_{静脉给药}} \times 100\%$$

若将某种药物的某一剂型作为标准制剂,该药物的不同剂型、不同药厂生产的同一剂型或同一药厂不同批次生产的同一剂型作为受试制剂,则采用同一血管外途径给药时,受试制剂的 AUC 占标准制剂 AUC 的百分比称为相对生物利用度

$$F = \frac{AUC_{受试制剂}}{AUC_{标准制剂}} \times 100\%$$

相对生物利用度是判定两种药物制剂是否具有生物等效性(bioequivalence)的重要依

据。不同药厂生产的同一剂型的药物,甚至同一药厂不同批次生产的同一制剂,其生物利用度均可能出现较大差异,从而影响临床用药的安全性和有效性。

为了确保用药安全,药品出厂前必须进行生物利用度测定,但在实际工作中,难以测得药物实际吸收量 A。由于静脉用药可以完全吸收,所以可用静脉给药的 AUC 与口服用药的 AUC 比值表示该药口服的吸收程度。相对生物利用度是相对于标准制剂而言的。一种药物,其合格制剂的相对生物利用度应为 $100\% \pm 5\%$,而绝对生物利用度则因药物不同而异。

峰浓度($C_{\max}$)和达峰时间($T_{\max}$)反映药物的吸收程度和速度(图 3.3)。$C_{\max}$ 是药物吸收后能达到的最大浓度,理论上,$C_{\max}$ 应超过最低有效浓度(MEC),否则难以产生理想的药效;$C_{\max}$ 又必须低于最低中毒浓度(MTC),否则有可能产生毒性反应。$T_{\max}$ 指自用药开始至达到 $C_{\max}$ 所需的时间,$T_{\max}$ 短,药物显效快。药物的 $C_{\max}$ 和 $T_{\max}$ 取决于药物的吸收程度(AUC)和吸收速率(K_a)。若药物吸收程度相同(AUC 相等),则 K_a 越大,$C_{\max}$ 就越高,$T_{\max}$ 越短。如图 3.3 所示,假定 A、B、C 三种制剂均 100% 吸收,若给药剂量相等,则三种制剂所得的 AUC 相等,但由于三种制剂 K_a 不等,时量曲线相差很大,产生的临床效果也完全不同。A 制剂 K_a 大,$C_{\max}$ 超出 MTC 水平,有可能产生毒性反应;C 制剂 K_a 过小,时量曲线始终处于 MEC 以下,难以发挥药效;B 制剂 K_a 适中,临床应用较为理想。

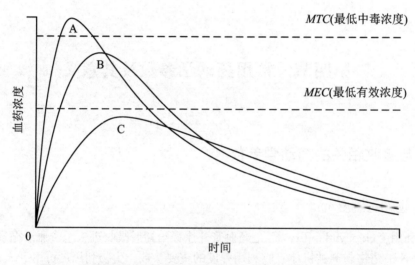

图 3.3　吸收速率对时量曲线的影响(吸收速率 A＞B＞C,AUC 相等)

二、与分布有关的药动学参数

(一)房室模型

药物分布于组织脏器的特点各不相同,为了便于分析,常将转运速率相同或相近的组织器官归为一个房室(compartment),通过对不同房室的分析,便可近似了解药物在体内的经时变化规律,这种数学分析方法称为“房室模型”法。当然,这些房室并不具有真实的解剖学空间及生理学意义。

1. 一室模型

药物在体内各器官转运速率相近,分布迅速达到平衡,并且各组织器官中的药物浓度与血浆药物浓度呈同步衰减,此时,可将机体看成一个均匀的房室(图3.4)。一室模型计算方便,临床上口服用药或多次用药体内药物已基本分布平衡时,可按一室模型计算药动学参数。

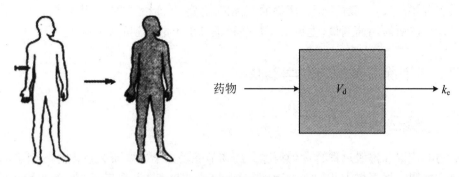

图3.4 一室模型模式图

2. 二室模型

多数药物静脉注射给药时,宜用二室模型描述,即将血流丰富、药物能迅速达到动态平衡的组织器官归为中央室;将血流较少、药物达到动态平衡较慢的组织器官归为外周室。药物首先进入中央室,在初始阶段,中央室的药物同时既向外周室分布,又可被代谢、排泄器官消除,所以血药浓度衰减很快,这一时相为"分布相";当中央室与外周室药物浓度达到平衡后,药物浓度同步衰减,这一时相血浆药物浓度的衰减主要取决于消除,故称"消除相"。二室模型同时考虑药物的分布及消除过程,能比较精确地反映体内药物浓度的动态变化(图3.5)。

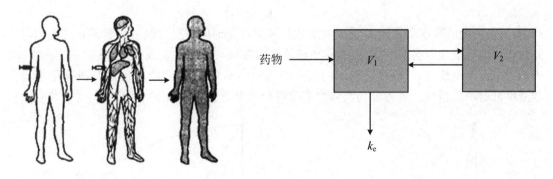

图3.5 二室模型模式图

静脉麻醉药物由于其本身理化性质的特点,单次用药后其体内转运特点符合三室及以上模型。一般而言,三室以上模型理论意义较大,实践中较少应用。

(二) 表观分布容积

表观分布容积(apparent volume of distribution,V_d)是指当血浆和组织内药物分布达到平衡时,体内药物按血浆药物浓度在体内分布所需的体液容积,可用下式表示:

$$V_d = \frac{A}{C_0}$$

式中,A 为体内药物总量,C_0 为药物分布达到平衡时的血浆药物浓度。由于药物在体内并非均匀分布,因此V_d不是生理性容积空间,而只是一表观数值。根据V_d的大小可以推测药物在体内的分布情况。药物的分布容积主要取决于药物本身的理化性质。同一个体,不同药物的分布容积可有很大差异,但同一药物在不同个体中其V_d大致相近。V_d对临床用药剂量调整具有重要意义,一般情况下,药物的V_d相对稳定,因此由文献查得V_d后,可根据有效治疗浓度计算出所需用药剂量,也可由用药剂量推算出可能达到的血药浓度。

三、与消除有关的药动学参数

(一) 消除动力学

药物的代谢和排泄过程合称为消除。药物消除动力学主要研究体内药物消除的经时变化特点和规律。根据体内药物消除速率与药量(或浓度)的关系,药物消除动力学可分为一级消除动力学、零级消除动力学和混合消除动力学三种类型。

1. 一级消除动力学

也叫恒比消除,是体内药物始终按恒定比例消除,其单位时间内消除的药量与血药浓度呈正比。微分方程为

$$\frac{dC}{dt} = -k_e C$$

积分得

$$C_t = C_0 e^{-k_e t}$$

取自然对数

$$\ln C_t = \ln C_0 - k_e t$$

式中,k_e是一级消除速率常数,C_t是t时的血药浓度,t是时间。呈一级动力学消除的药物,其体内血药浓度变化与时间呈指数关系,血压浓度对数值与时间呈直线关系(图3.6)。由于体内药物浓度不断变化,所以单位时间内消除的药量亦不断改变,药物浓度高时消除量多,药物浓度低时消除量少。大多数药物体内消除符合一级动力学过程。

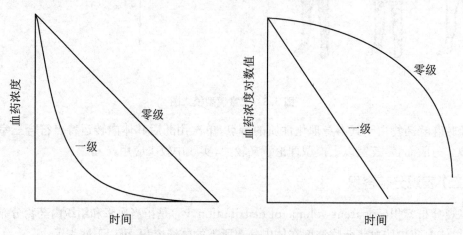

图3.6 一级动力学消除和零级消除动力学药物的C-t曲线
左图为常规坐标轴,右图为半对数坐标轴。

2. 零级消除动力学

也叫恒量消除，是药物在体内以恒定的速率消除，即不论血药浓度高低，单位时间内消除的药量不变。其血药浓度变化的微分方程为

$$\frac{\mathrm{d}C}{\mathrm{d}t} = -k_e C_0$$

将上式积分得

$$C_t = C_0 - k_e t$$

式中，k_e 是零级消除速率常数，C_t 是 t 时的血药浓度，t 是时间。以 t 为横坐标，C 为纵坐标作图呈一直线（图 3.6）。按零级动力学消除的药物，在单位时间内机体消除的药量或血药浓度为一定值。一些药物超大剂量给药时，体内药量远大于酶及其他消除机制的限量，此时即有可能出现零级动力学消除。

3. 混合消除动力学

某些药物当给药剂量过大，超过机体最大消除能力时，可表现为混合动力学消除，即开始时机体以最大消除能力即按零级动力学消除，当体内药量消除到一定程度时又转为按一级动力学消除，如苯妥英钠、水杨酸、乙醇等。药物的混合消除动力学与药物代谢限速酶或载体有关。当血药浓度超出酶或载体最大能力时，机体对该药消除已达极限，药物按恒量消除；当血药浓度降到低于消除极限后，药物按恒比消除。混合消除动力学过程可用米-曼（Michaelis-Menten）方程式表述

$$\frac{\mathrm{d}C}{\mathrm{d}t} = -\frac{V_{\max} \cdot C}{k_m + C}$$

式中，$V_{\max}$ 为最大消除速率，k_m 为米-曼常数，是在 50% 最大消除速率时的药物浓度，C 为药物浓度。当 $k_m \gg C$ 时，即机体对药物的消除能力远大于体内药量时，C 可以忽略不计，此时 $\frac{\mathrm{d}C}{\mathrm{d}t} = -\frac{V_{\max}}{k_m} \cdot C$，令 $\frac{V_{\max}}{k_m} = k_e$，即为一级动力学消除。若 $C \gg k_m$，即体内药量超过了机体最大消除能力，则 k_m 可以忽略不计，此时 $\frac{\mathrm{d}C}{\mathrm{d}t} = -V_{\max}$，表明体内消除药物的能力达到饱和，机体以最大能力消除，即为零级消除动力学过程。

（二）消除半衰期

呈一级消除的药物其血药浓度下降一半所需要的时间称消除半衰期（$t_{1/2}$）。

由公式 $C_t = C_0 e^{-k_e t}$ 可知，当 C_t 为 C_0 的一半时，即

$$\frac{C_0}{2} = C_0 e^{-k_e t_{1/2}}$$

$$t_{1/2} = (\ln 2)/k_e = 0.693/k_e$$

可见，呈一级动力学消除的药物，其 $t_{1/2}$ 为恒定值，与血药浓度高低无关。但是，零级动力学消除的药物，单位时间内药物消除量与药物浓度高低相关，血药浓度越高，消除一半的时间越长。因此，药物按零级动力学消除时不存在恒定的半衰期。

呈一级动力学消除的药物，其体内药物消除与其半衰期相关，不难证明：用药一个 $t_{1/2}$ 后，药物消除 50%；3.32 个 $t_{1/2}$ 后，药物消除 90%；6.64 个 $t_{1/2}$ 后，药物消除 99%。

（三）血浆清除率

血浆清除率（plasma clearance，CL）是机体消除药物速率的另一种表达方式，指机体单位

时间内能将多少容积血浆中的药物消除,常以血浆容积表示,单位为 $L \cdot h^{-1}$ 或 $L \cdot kg^{-1} \cdot h^{-1}$。呈一级消除一室模型药物的清除率

$$CL = V_d \times k_e$$

CL 在数值上等于分布容积与消除速率常数的乘积,它不能直接反映药物的 $t_{1/2}$,却能反映病人肝肾功能,CL 是药物肝肾清除率的总和,肝肾功能不佳时,CL 下降。

第五节　用药剂量的设计与优化

一、多次给药的稳态血药浓度

临床药物治疗常采用多次给药。重复多次给药后,体内药量逐渐增加。一定时间后,机体内药物进出平衡,此时体内药量和血药浓度呈水平波动,维持于稳定水平,此时的血药浓度称为稳态血药浓度(C_{ss})。

多次给药达 C_{ss} 的时间取决于药物的 $t_{1/2}$。一般来说,在给药剂量和给药间隔时间不变时,经 $4\sim5$ 个 $t_{1/2}$ 可分别达到稳态血药浓度的 94% 和 97%。提高给药频率或增加给药剂量均不能使稳态血药浓度提前达到,而只能改变体内药物总量(即提高稳态浓度水平)或峰浓度与谷浓度之差。

二、给药剂量与给药间隔的确定

设给药后预期达到血药浓度为 C_{ss},给予维持 C_{ss} 所需的药量即为给药剂量,又称维持量(maintenance dose,D_m)可按以下公式计算

$$D_m = \frac{CL \cdot C_{ss} \cdot \tau}{F}$$

式中,F 为生物利用度,CL 为血浆清除率,τ 为给药间隔。血管内给药时,$F=1$。因此,根据 F 和 CL 等参数,即可计算出维持剂量 D_m 与给药间隔 τ 的关系。确定其中一个,便可计算另一变量值。

三、首次剂量的确定

若按维持量、间隔 1 个 $t_{1/2}$ 给药,则需经过 $4\sim5$ 个 $t_{1/2}$ 才能基本达到稳态血药浓度,尤其当药物 $t_{1/2}$ 较长时,血药浓度需很长时间方能达到稳态。为迅速达到稳态血药浓度,及时控制病情,临床多采用负荷量(loading dose)给药法。所谓负荷量是指首次剂量加大,使血药浓度快速达到较高水平,然后再给予维持量,将血药浓度维持于稳态水平。当采用口服给药、给药间隔时间为 1 个 $t_{1/2}$ 时,负荷量可采用首剂加倍。若静脉滴注给药,可静推 1.44 倍第 1 个 $t_{1/2}$ 的静滴量作为负荷量。

采用负荷量给药也有明显的缺点:① 对于特别敏感的患者,血药浓度的突然升高可能引发严重不良反应。② 对于 $t_{1/2}$ 过长的药物,负荷量给药产生的过高血药浓度需很长时间才能下降到合适水平。③ 对于作用剧烈或安全性较低的药物,采用血管内给予负荷量时,容易在与血浆浓度迅速达到平衡的部位产生毒性作用。

四、用药方案的个体化与调整优化

药动学参数存在个体差异,制订用药方案时除根据已知药动学参数外,尚需根据病人的体质、病情及药效反应情况来选择合适的治疗剂量,称为剂量个体化。用药过程中,还应根据疗效的呈现、症状的改善、病情的变化及血药浓度的监测,进行用药剂量的调整优化。

临床用药监测调整通常是实测第 2 次和第 3 次给药前的存留浓度,与预期血药浓度相比,若实测浓度大于预期浓度,则提示患者消除较慢,应减少每日总量(延长给药间隔或减小每次量);反之则提示患者消除过快或吸收不良,应酌情增加每日总量。下式可供调整时参考:

$$应给剂量 = 原来剂量 \times \frac{预期药浓低限(C_{ss\,min})}{测算的药浓(C_t)}$$

$$C_t = \frac{C_1^2}{2C_1 - C_2}$$

式中,剂量为每次量,C_1 是第 2 次给药前存留浓度,C_2 是第 3 次给药前存留浓度。

(汪五三)

第四章 影响药物作用的因素

药物效应是药物与机体相互作用的综合结果,许多因素都可影响或干扰这个过程,使药物效应发生改变。影响药物效应的因素包括药物和机体两方面,药物方面的因素包括药物剂型、剂量、给药途径及联合用药引起的相互作用等,机体方面的因素包括年龄、性别、遗传因素及病理生理状态等。这些因素一方面会引起不同个体对药物的吸收、分布、代谢和排泄产生差异,导致药物在作用部位浓度不同,表现为药动学方面的差异;另一方面虽然药动学方面无明显差异,但机体对药物的反应性不同,表现为药效学方面的差异。因此,在临床药物治疗过程中,应综合考虑各方面因素,选择合适的剂型和剂量,并做到个体化用药,以充分发挥药物疗效,减少或避免不良反应,获得最佳治疗效果。

第一节 药物方面的因素

一、药物剂型与给药途径

药物可根据临床需要和其自身特点制成多种剂型,并通过不同途径给药,如供口服的片剂、胶囊剂、口服液等,供注射用的溶液剂、乳剂等。同一药物制成不同剂型、通过不同给药途径给药,其吸收速率、生物利用度均不同,药效也会产生差异。通常情况下,注射给药较口服吸收快,尤其是静脉注射,药物可迅速到达作用部位,因而起效快,作用显著。注射剂中水溶液较油剂和混悬剂吸收快,起效时间短。口服制剂中的溶液剂较片剂和胶囊剂容易吸收,起效更快。将半衰期短、临床需要频繁给药的药物制成缓释制剂,延缓药物的释药速率,可明显减少给药次数,降低药物进入血液循环的速率,减少普通剂型给药所表现的血药浓度峰谷波动现象,提高药物的安全性和有效性。控释制剂通过控释衣膜定时、定量、匀速地向外释放药物,使血药浓度恒定,无"峰谷"现象,可更好地发挥药物的治疗作用。

药物通过不同途径给药,除引起药效强弱差异外,有时还可产生不同性质的药理作用。如硫酸镁口服给药具有导泻和利胆作用,而注射给药则具有抗惊厥作用。利多卡因静脉给药具有抗心律失常作用,而局部注射或黏膜涂抹则具有局部麻醉作用。

二、给药剂量

药物剂量不同产生的效应也有差异。在一定范围内,药物的效应与用药剂量成正比,剂量越大,体内药物浓度越高,药物效应也就越强。但也有少数药物,会随着剂量变化,产生不同性质的作用,如小剂量阿司匹林(50~100 mg/d)具有抑制血小板的作用,用于防治缺血性心脏病、脑缺血病等的血栓形成,而常规剂量阿司匹林(1~2 g/d)具有解热、镇痛作用,用于发热及轻、中度疼痛。因此,临床用药时,应严格把握用药剂量,并根据药效及不良反应适当调整剂量,以更好地发挥药物的治疗作用。

三、给药时间

相同剂型和剂量的同一药物在不同时间给药,其效应会发生改变,因此临床应根据药物自身特性及用药目的等确定适宜给药时间,如胃肠动力药、胃肠解痉药、利胆药等宜饭前服用,驱虫药、盐类泻下药宜空腹服用,对胃刺激性大的药物宜饭后服用。

给药时间影响药物效应的另一方面是对昼夜节律的影响,这是时辰药理学(chrono-pharmacology)的主要研究内容之一。在生物钟调控下,机体生理功能和代谢状态均有生物周期性,如基础代谢、体温及血压变化、激素分泌及酶活性等均有昼夜节律性。这种节律性变化改变了药物在体内的药动学和药效学特点,致使药物的生物利用度、血药浓度、代谢和排泄及药物效应等也呈昼夜节律性变化。因此,准确把握药物体内过程及药物效应昼夜节律特点,选择科学合理的给药时间,可有效提高药物疗效,减少不良反应的发生。如吗啡于 21:00 给药镇痛作用最强,而在 15:00 给药镇痛作用最弱。人体糖皮质激素的分泌具有明显的昼夜节律,8:00 左右分泌水平最高,24:00 分泌水平最低。因此,对于糖皮质激素类药物,将全天剂量于早晨 7~8 时一次服用,可显著降低因负反馈引起的不良反应。依据时辰药理学原理制订的择时用药方案,将为临床安全合理用药提供新途径。

四、药物相互作用

两种或两种以上药物同时或相继使用时,药物之间可发生相互影响,使药物的体内过程或机体对药物的反应性发生变化,从而导致药物的效应或毒性发生改变,称为药物相互作用(drug interaction)。药物相互作用的结果包括两种情况:一种是药物作用增强,即药效增强和不良反应增加;另一种是药物作用减弱,包括药效减弱和不良反应减少。根据其发生机制,药物相互作用可分为三类。

(一) 药剂学相互作用

药剂学相互作用是指合用的药物制剂之间发生直接的物理、化学反应,导致药物在体外容器中出现沉淀、浑浊或变色等反应,也称为配伍禁忌。如 20% 磺胺嘧啶钠注射液(pH 9.5~11.0)与 10% 葡萄糖注射液(pH 3.2~5.5)混合,可致溶液 pH 降低,磺胺嘧啶结晶析出,若进入微血管可引起栓塞,导致周围循环衰竭。

（二）药动学相互作用

药动学相互作用是指合用的药物之间通过影响吸收、分布、代谢和排泄过程,改变药物在作用部位的浓度,从而影响药效和不良反应。如阿托品可抑制胃排空,影响合用的对乙酰氨基酚的吸收,导致起效延迟。水杨酸类与甲苯磺丁脲合用,由于相互竞争血浆蛋白结合,可致游离甲苯磺丁脲浓度升高,降糖作用过强,出现低血糖。氯霉素为肝药酶抑制剂,可使同用的双香豆素代谢减慢,血药浓度升高,抗凝作用过强,引发出血倾向。经肾小管分泌排泄的丙磺舒可竞争性抑制青霉素类药物的分泌排泄,延长药物的半衰期,增强其抗菌作用。

（三）药效学相互作用

药效学相互作用是指作用于同一受体或生理系统的药物间产生的协同作用（synergism）或拮抗作用（antagonism）,这类相互作用对药物的药动学过程和血药浓度无明显影响。如氯丙嗪可增强乙醇、镇静催眠药、镇痛药等的中枢抑制作用,呋塞米与氨基糖苷类合用可使耳毒性增加,沙丁胺醇舒张支气管作用可被 β 受体阻断药普萘洛尔所拮抗。

第二节　机体方面的因素

一、年龄

年龄是影响药物效应的主要因素之一,不同年龄段的患者,机体解剖生理特点和生化功能存在差异,药物的药动学过程及机体对药物的敏感性也会有所不同,从而导致药物效应产生差异。临床用药中尤其需要重视的是儿童和老年人,因其生理功能特点与普通成年人存在着很大差别,会明显影响药物效应的发挥。

1. 儿童

儿童时期,机体器官发育尚未完全成熟,各种生理生化功能及自身调节能力尚不完善,对多种药物的反应性和敏感性与成年人存在显著差异。

（1）婴幼儿肝、肾功能发育尚不完善,对药物代谢和排泄较慢。如新生儿肝脏缺乏尿苷二磷酸葡萄糖醛酸转移酶,对氯霉素解毒能力差,药物剂量过大可致灰婴综合征,出现循环衰竭、呼吸困难、进行性血压下降及发绀等。

（2）婴幼儿血脑屏障发育不完善,对中枢神经系统抑制药地西泮、麻醉剂、阿片类镇痛药等高度敏感,极易导致呼吸中枢抑制。

（3）儿童新陈代谢旺盛,体液所占比例大,可影响药物分布容积和药物效应强度,尤其对影响水盐代谢或酸碱平衡的药物敏感。如应用利尿剂极易导致低钠或低钾血症。

（4）婴幼儿血浆蛋白含量较低,结合药物能力较弱,多种药物如水杨酸类、磺胺类、维生素 K 等能与胆红素竞争血浆蛋白结合的部位,使血浆游离胆红素浓度升高,加之肝脏葡萄糖醛酸结合能力较低和血脑屏障发育不完善,易引起胆红素脑病。

（5）婴幼儿胃酸浓度偏低，胃酶活性较低，口服某些易受胃酸、胃酶影响的药物时，其生物利用度高于成年人，血药浓度也明显偏高。儿童皮肤娇嫩，血运丰富，药物容易透皮吸收，皮肤破损时吸收量更多，应慎用皮肤外用药物。

2. 老年人

随着年龄增长，老年人机体生理功能逐渐减退，对药物的处置及敏感性也发生明显改变，同时老年人常并发多种疾病，联合用药种类增多，药物相互作用发生率也明显增加。

（1）老年人胃肠道吸收功能减退。由于胃黏膜萎缩、胃酸分泌减少、胃肠血流量下降及胃肠运动减弱，老年人对口服药物吸收速率减慢，吸收量减少，一方面可引起药物效应减弱，另一方面导致胃肠道局部不良反应增加。

（2）老年人肝肾功能明显减退，药物消除速率下降。老年人肝脏重量减轻，功能性肝细胞数量减少，药物代谢明显减慢，同时肾功能也明显减退，肾小球数量、肾血流量、肾小球滤过率及肾小管的分泌能力下降。这些因素导致老年人对药物的消除速率明显下降，药物半衰期延长，临床用药时易引起药物蓄积，应适当减少剂量。

（3）机体组成成分明显改变。脂肪组织增加，地西泮等脂溶性药物分布容积增大，在体内滞留时间延长；细胞外液减少，地高辛、吗啡等水溶性药物分布容积减小，血药浓度增高，不良反应增加。血浆清蛋白含量下降，华法林、地西泮等血浆蛋白结合率高的药物游离浓度增加，药效增强，易引起严重不良反应。

（4）合用药物种类增多，不良反应风险升高。老年人常身患多种疾病，同时使用的药物种类增加，药物相互作用发生率明显升高。因此临床用药时应详细询问病史和用药情况，适当调整药物剂量，密切观察药物效应和不良反应，确保用药安全、有效。

（5）老年人对药物的敏感性发生改变。老年人肝脏功能减弱，凝血因子合成减少，同时维生素 K 吸收减少，加之血管病理改变增加，使用抗凝血药时发生自发性内出血的风险增加；老年人因中枢神经功能减退，对抗精神病药、抗抑郁药等中枢抑制药物特别敏感；老年人维持水电解质平衡的功能减弱，对利尿药敏感性增强。因此，临床用药时应充分考虑老年人生理病理特点，合理调整药物剂量，以充分发挥药物疗效，减少不良反应。

二、性别

性别不同，药物的药动学和药效学特点也存在差异，从而影响药物效应。如女性体重一般小于男性，女性使用较小剂量即可达到与男性使用较大剂量同等的药物效应，因此使用治疗指数低的药物时，女性应适当减小剂量；女性体脂率一般高于男性，脂溶性药物在体内存留时间及药效持续时间延长，如镇静催眠药唑吡坦在女性体内的作用时间及强度明显高于男性；女性胃酸分泌较男性低，对于需要在酸性环境下吸收的药物如抗真菌药酮康唑，其吸收量及药物效应低于男性；女性的某些肝药酶活性显著低于男性，对药物的代谢明显慢于男性，如使用相同剂量的美托洛尔，女性的血药浓度显著高于男性，而心率和血压下降更明显，其原因是女性美托洛尔相关代谢酶 CYP2D6 活性低于男性。

此外，女性在某些特殊生理时期对药物的反应性也会有所不同，甚至会受到药物影响，发生严重不良反应。如女性在月经期使用抗凝血药可能影响机体凝血功能，引起大出血，应避免使用；绝大多数药物可自由通过胎盘屏障，在妊娠期使用有致畸作用的药物或可影响母体进而间接影响胎儿的药物均可影响胎儿正常发育，应禁用；脂溶性高的药物如地西泮等可通过乳汁分泌,对哺乳期新生儿或婴儿造成不良影响,应谨慎使用。

三、遗传因素

不同种族或同一种族的不同个体对同一药物的反应会有所差异,该现象称为种族差异(racial difference)或个体差异(individual variation)。造成这种差异的原因包括遗传因素、内外环境改变、机体生理病理状态等,其中遗传因素是造成药物效应个体或种族差异的最主要原因。基因是药物代谢酶、药物转运蛋白及药物受体活性及数量的决定因素,直接影响药物的药动学过程及药效学特点。

1. 遗传多态性

遗传多态性(genetic polymorphism)也称基因多态性,是指在同一生物群体中,某个基因座上存在两种或两种以上基因型(genotype)或等位基因(allele),并由此产生多种表型,其发生机制是基因突变。表型是生物体个别或少数性状以至全部性状的表现,是基因型和环境条件共同作用的结果,环境因素是基因型得以发育其表型的必要条件。遗传多态性导致的药物代谢酶、药物转运蛋白及受体活性差异,是药物效应个体或种族差异的主要原因。迄今已发现数百种与药效相关的遗传多态性,并形成了药理学新分支——遗传药理学(genetic pharmacology)。如 N-乙酰基转移酶(N-acetyl transferase,NAT)是体内Ⅱ相反应乙酰化的催化酶,参与多种药物的代谢过程,其活性在人群中呈多态性分布,具有明显的个体和种族差异。根据 NAT 活性的大小,可将人群分为快代谢型者和慢代谢型者,亚洲人中慢代谢型者占 10%~30%,而欧美白种人中慢代谢型者占 40%~70%。这种基因多态性通过影响药物代谢而影响药物疗效和不良反应,如异烟肼在快乙酰化型患者肝脏毒性发生率高,而在慢乙酰化型患者则易引起多发性神经炎。

2. 种族差异

种族因素对药物效应的影响包括遗传和环境两方面。不同种族具有不同的遗传背景,其体内药物代谢酶活性及药物受体敏感性等可能均存在差异,从而引起药物效应的不同。长期生活环境和饮食习惯等也会对药物代谢酶和作用靶点的敏感性产生影响,产生药物效应的种族差异。如中国人体内乙醛脱氢酶活性明显低于欧美白种人,导致中国人对乙醇的耐受力明显低于白种人,服用等量乙醇后更容易出现面红、心悸等反应;不同种族对普萘洛尔的心血管反应敏感性不同,中国人最高,白种人次之,黑种人敏感性最低。因此,新药研发、药品临床试验及临床用药等均应充分考虑药物效应的种族差异,确保用药安全有效。

3. 特异质反应

特异质反应是指少数患者对某些药物的反应特别敏感,常规剂量即可引起特别强烈的反应,但反应性质与药物本身药理作用基本一致。发生特异质反应的根本原因是遗传异常,如极少数患者由于血浆中假性胆碱酯酶活性低下,在使用骨骼肌松弛药琥珀胆碱时可引起呼吸肌麻痹,出现窒息;个别患者由于红细胞内缺乏葡萄糖-6-磷酸脱氢酶(G-6-PD),在使用伯氨喹、磺胺类等药物时可引起溶血,导致严重贫血。

四、病理状态

疾病引起的病理生理学改变可从多个环节影响药物的药动学及药效学,使患者对药物的反应发生改变。肝脏和肾脏是药物消除的主要器官,肝肾功能减退,会显著延长药物半衰期,血药浓度升高,如慢性或严重肝脏疾病时,肝脏有效血流量降低,可使普萘洛尔等药物首过消除减少,血药浓度升高。低蛋白血症或肝脏疾病患者,由于血浆清蛋白水平降低,在使用华法林等药物时,游离药物浓度增加,可致严重出血倾向。治疗量强心苷对正常心输出量无明显影响,但能使心力衰竭患者心输出量明显增加。

五、心理因素

药物的疗效并非完全取决于药物本身,患者的心理因素也可对药物疗效产生明显影响。因此,使用安慰剂(placebo)对照是药物临床试验的基本原则之一,以排除心理因素的影响,从而科学、客观地评价药效。所谓安慰剂,是指由本身没有药理活性的中性物质如淀粉等制成的外形似药的制剂。由安慰剂产生的效应称为安慰剂效应(placebo effect),即患者在不知情的情况下服用完全没有药效的安慰剂,但由于相信或预料治疗有效,从而使疾病症状得到缓解的现象。安慰剂效应是一种潜意识的自我暗示,对于疼痛、高血压及焦虑症、强迫症等精神障碍的"疗效"尤为明显。此外,患者的精神状态也可影响药物疗效。患者若能以乐观态度对待疾病,不但可以减轻对疾病痛苦的主观感受,也能增强对疾病的抗御能力和药物的作用。相反,如果患者悲观失望,会极大降低药物的疗效。因此,在临床治疗时,医护人员应给予患者积极引导,树立战胜疾病的信心,以充分发挥药物的疗效。

六、长期用药引起的机体反应性变化

长期反复用药,机体(包括病原体)对药物的反应会发生改变,表现为机体对药物产生耐受性、耐药性和依赖性,突然停药还可发生停药综合征。

1. 耐受性和耐药性

耐受性(tolerance)是指长期用药后机体对药物的敏感性降低,需增加剂量才能达到原来效应的现象。如长期服用镇静催眠药地西泮后,药物的催眠效果会逐渐减弱,需加大剂量才能使患者入睡。部分药物如麻黄碱,在应用少数几次后即可产生耐受性,称为急性耐受性(acute tolerance)或快速耐受性(tachyphylaxis)。某些情况下,当机体对一种药物产生耐受性后,会对其他同类药物均产生耐受性,称为交叉耐受性(cross tolerance)。药物产生耐受性的机制包括受体脱敏、肝药酶诱导、作用底物耗竭等。

耐药性(drug resistance)指病原体或肿瘤细胞对反复应用的化疗药物敏感性降低,也叫抗药性。耐药性产生机制包括病原体产生抗菌药物灭活酶、改变胞膜通透性、改变靶位结构和代谢过程、增加药物外排等,尤其是在药物剂量、疗程不足时,更易产生耐药性。合理应用化疗药物是减少病原体产生耐药性的根本措施之一。

2. 依赖性和停药综合征

依赖性(dependence)也称成瘾性(addiction),指长期应用某种药物后,机体对药物产生了生理性或精神性的依赖和需求，停止用药可导致机体的不适和/或心理上的渴求，可分为生理依赖性（physiological dependence）和精神依赖性（psychological dependence）。生理依赖性也称躯体依赖性（physical dependence），指机体对药物产生了适应性改变，一旦停药则产生难以忍受的不适症状，轻者出现兴奋、烦躁、失眠、流泪、流涕、出汗、呕吐，重者可致抽搐、虚脱和意识障碍等，称为停药综合征或戒断症状（withdrawal syndrome）。精神依赖性也称心理依赖性，指对药物产生精神意识上的渴求，以获得服药后的特殊愉悦感，停药后一般仅表现为主观不适，不会出现严重的戒断症状和体征。

（宋　珏　宋建国）

第五章　传出神经系统药理概论

神经系统(nervous system)是机体对生理功能活动起主导调节作用的系统,可分为中枢神经系统(central nervous system)和外周神经系统(peripheral nervous system),前者包括脑和脊髓,后者包括与脑相连的脑神经和与脊髓相连的脊神经。外周神经系统根据其功能可分为传入神经和传出神经两类。

第一节　概　述

传出神经系统包括自主神经系统(autonomic nervous system)和运动神经系统(motor nervous system)两部分,前者又分为交感神经系统(sympathetic nervous system)和副交感神经系统(parasympathetic nervous system)两类,主要支配内脏平滑肌、心肌和腺体等,其活动为非随意性的,如血管舒缩、腺体分泌等;后者支配骨骼肌,通常为随意运动,如四肢运动、呼吸等。自主神经自脊髓或脑干发出后,在神经节内更换神经元到达效应器,因此,交感神经和副交感神经大多有节前纤维和节后纤维之分(图5.1)。运动神经自中枢发出后,不更换神经元,直接到达效应器,支配骨骼肌运动。

除上述分类法外,传出神经系统还可根据神经末梢释放的神经递质分为胆碱能神经(cholinergic nerve)和去甲肾上腺素能神经(noradrenergic nerve)两类,前者释放乙酰胆碱,后者释放去甲肾上腺素。胆碱能神经包括全部交感神经和副交感神经节前纤维、运动神经、全部副交感神经节后纤维和极少数交感神经节后纤维(支配汗腺分泌和骨骼肌血管舒张的神经),而去甲肾上腺素能神经则包括几乎全部交感神经节后纤维(图5.2)。

通常情况下,机体的多数器官同时接受交感和副交感神经的双重支配,两类神经兴奋时所产生的效应常相互拮抗,保持协调平衡,共同维持机体的正常功能活动。作用于传出神经系统的药物主要通过影响神经递质的合成、贮存、释放和代谢等过程或直接与受体结合而产生拟似或拮抗传出神经系统递质的效应而发挥药理作用。因此,熟悉传出神经系统解剖学和生理学特点,对于理解和掌握传出神经系统药物药理学具有重要意义。

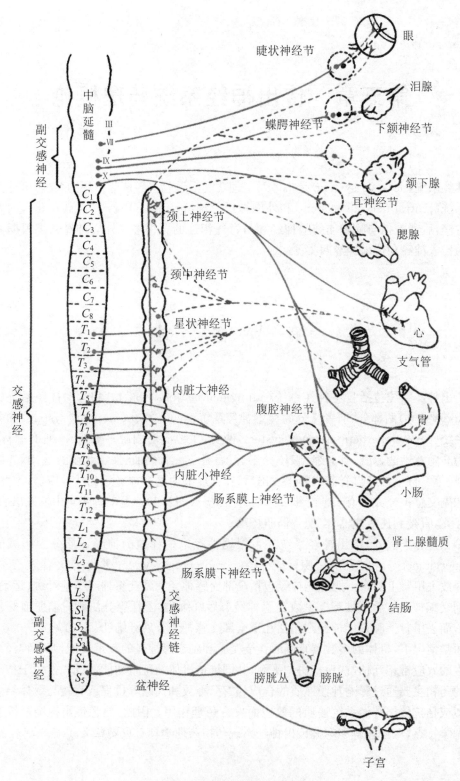

图 5.1　自主神经系统分布示意图

实线:节前纤维;虚线:节后纤维

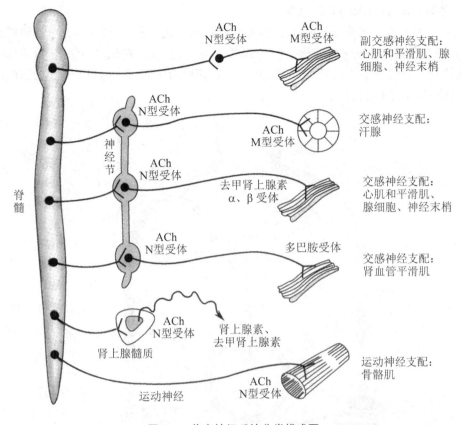

图 5.2 传出神经系统分类模式图

第二节 传出神经系统的递质和受体

突触(synapse)是神经元与神经元之间或神经元与效应细胞(肌细胞、腺细胞等)之间一种特化的细胞连接,是神经元之间联系和进行生理活动的关键结构。根据突触内信息传递方式的不同,可将突触分为化学突触(chemical synapse)和电突触(electrical synapse)两类,一般所说突触多指化学突触,由突触前膜、突触后膜和突触间隙三部分组成。递质(transmitter)是在突触中起信息传递作用的特定化学物质,主要由突触前神经元合成,并储存于神经末梢的囊泡内,在信息传递过程中由突触前膜释放到突触间隙,并与突触后膜或前膜上的特异性受体结合,产生相应生物学效应。

一、传出神经系统的递质

(一) 递质的生物合成与贮存

传出神经系统的递质主要有乙酰胆碱和去甲肾上腺素等。

1. 乙酰胆碱(acetylcholine,ACh)

ACh 主要在胆碱能神经末梢合成,少量在胞体内合成。合成 ACh 的原料是胆碱和乙酰辅酶 A,两者在胆碱乙酰化酶催化下合成 ACh。ACh 合成后,在囊泡 ACh 转运体作用下进入囊泡并与三磷酸腺苷(ATP)和囊泡蛋白结合而贮存于囊泡中,每个囊泡贮存 1000～50000 个 ACh 分子(图 5.3)。

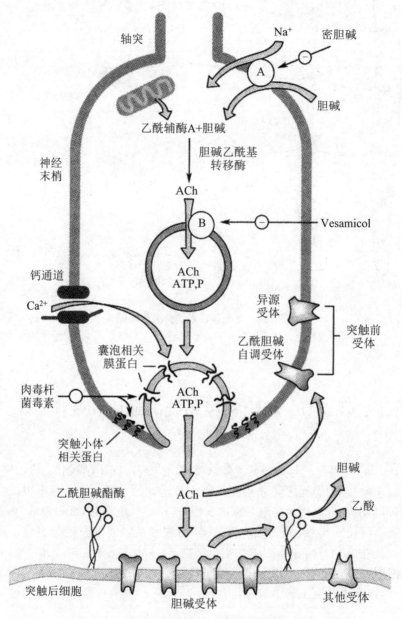

图 5.3 胆碱能神经末梢递质合成、贮存、释放和代谢示意图
ACh:乙酰胆碱;A:钠依赖性载体;B:乙酰胆碱载体;ATP:三磷酸腺苷;P:多肽

2. 去甲肾上腺素(noradrenaline,NA 或 norepinephrine,NE)

NA 主要在去甲肾上腺素能神经末梢合成。血液中酪氨酸(tyrosine)经钠依赖性转运体进入神经末梢后,在酪氨酸羟化酶作用下生成多巴(dopa),再经多巴脱羧酶催化生成多巴

胺(dopamine,DA),后者通过囊泡壁上特异性转运体进入囊泡,经多巴胺 β-羟化酶催化生成
NA 并与 ATP 和嗜铬颗粒蛋白结合,贮存于囊泡中(图 5.4)。在 NA 合成过程中,酪氨酸羟
化酶是限速酶,其活性受胞浆内 DA 或 NA 浓度的反馈调节。

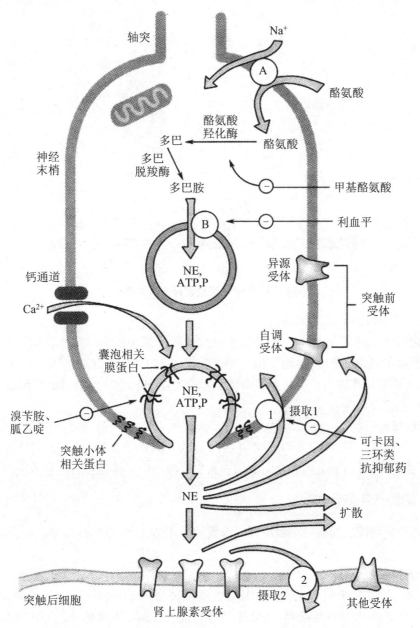

图 5.4　去甲肾上腺素能神经末梢递质合成、贮存、释放和代谢示意图
NE:去甲肾上腺素;ATP:三磷酸腺苷;P:多肽

(二)递质的释放

贮存于神经末梢囊泡内的递质排出到突触间隙的过程称为递质释放,具有如下特点:

1. 胞裂外排(exocytosis)

当神经冲动传至神经末梢时,膜上 Ca^{2+} 通道开放,Ca^{2+} 进入神经末梢,促使囊泡向突触前膜移动并与突触前膜融合,继而融合处出现裂口,囊泡内贮存的递质和其他内容物释放至突触间隙(图 5.5)。

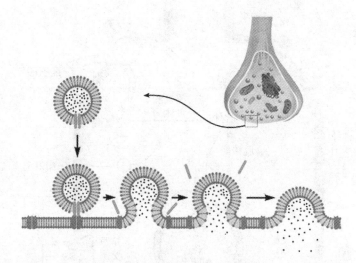

图 5.5 神经递质胞裂外排示意图

2. 量子化释放(quantal release)

量子化释放学说认为,囊泡是神经末梢释放递质的最小单元。在哺乳动物的骨骼肌和平滑肌细胞可记录到终板电位,这是由于静息状态下有少数囊泡释放 ACh 所致,但由于幅度较小,故不引起动作电位。当神经冲动传至末梢时,200~300 个囊泡同时释放,大量 ACh 可引发动作电位而产生效应。

3. 其他释放机制

某些药物如麻黄碱、间羟胺等除可直接激动肾上腺素受体外,还可被交感神经末梢摄取,贮存于囊泡中,并将囊泡内贮存的 NA 置换出来与相应受体结合而产生效应。

(三) 递质作用的消失

释放到突触间隙的递质与突触后膜或前膜的受体结合产生效应后,即迅速失活,作用也随之消失。

1. 乙酰胆碱

ACh 的失活主要依赖于突触间隙中乙酰胆碱酯酶(acetylcholinesterase,AChE)的水解。AChE 水解 ACh 的效率极高,一分子 AChE 能在 1 min 内水解 10^5 分子的 ACh。ACh 水解产物为胆碱和乙酸,大部分胆碱可被神经末梢摄取,用于重新合成 ACh。此外,少量 ACh 可从突触间隙扩散进入血液,继而被血液中假性胆碱酯酶水解。

2. 去甲肾上腺素

NA 失活主要依赖于神经末梢的摄取。释放到突触间隙的 NA 有 75%~90% 被神经末梢重新摄取,此为摄取-1(uptake-1),也称为神经摄取(neuronal uptake)。摄取进入神经末梢的 NA 可进一步转运进入囊泡贮存,少量未进入囊泡的 NA 可被线粒体膜上的单胺氧化酶(monoamine oxidase,MAO)代谢。除被神经末梢摄取外,小部分 NA 可被心肌、血管平滑肌等非神经细胞摄取,并在胞内由 MAO 或儿茶酚氧位甲基转移酶(COMT)代谢,此种摄取称为摄取-2(uptake-2),也称非神经摄取(non-neuronal uptake)。此外,少量 NA 可从突触间隙扩散进入血液,最后被肝肾等组织中的 COMT 和 MAO 代谢失活。

二、传出神经系统的受体

传出神经系统受体是指位于突触后膜或前膜、能与神经递质等发生特异性结合并引起相应生物效应的蛋白质。

(一)受体类型

传出神经系统受体根据能选择性地与之结合的递质而命名,主要有乙酰胆碱受体和肾上腺素受体等。

1. 乙酰胆碱受体

能选择性地与 ACh 结合的受体称为乙酰胆碱受体(acetylcholine receptor),简称胆碱受体(cholinoceptor)。根据受体对某些药物的反应性不同,又可分为两类。

(1)毒蕈碱型胆碱受体(M 胆碱受体)　研究发现,副交感神经节后纤维所支配的效应器细胞膜胆碱受体对毒蕈碱(muscarine)较为敏感,因此把这类胆碱受体称为毒蕈碱型胆碱受体,简称 M 胆碱受体或 M 受体。

近年来采用分子克隆技术发现了 5 种不同基因编码的 M 受体亚型,并根据配体对不同组织 M 受体相对亲和力的差异将这 5 种亚型分别称为 M_1、M_2、M_3、M_4 和 M_5。若根据 M 受体亚型的功能进行分类,可将其分为 3 种亚型:M_1 受体,主要分布于中枢(大脑皮质、海马、纹状体和低位脑干等)、神经节和胃黏膜等;M_2 受体,主要分布于心脏、小脑、低位脑干等部位;M_3 受体,主要分布于内脏平滑肌和腺体。

(2)烟碱型胆碱受体(N 胆碱受体)　位于神经节和神经肌肉接头的胆碱受体对烟碱(nicotine)较为敏感,故称为烟碱型胆碱受体,简称 N 胆碱受体或 N 受体。N 受体根据其分布部位又可分为神经节和中枢 N 受体,即 N_N 受体(或 N_1 受体),神经肌肉接头 N 受体,即 N_M 受体(或 N_2 受体)。

2. 肾上腺素受体

能选择性地与去甲肾上腺素或肾上腺素结合的受体称为肾上腺素(adrenaline)受体,可分为两型:

(1)α 肾上腺素受体(α 受体)　α 受体又分为 $α_1$ 和 $α_2$ 两种亚型,前者位于去甲肾上腺素能神经支配的效应器细胞膜上,后者主要位于突触前膜、脂肪细胞和某些血管平滑肌细胞膜上。

(2)β 肾上腺素受体(β 受体)　β 受体分为 $β_1$、$β_2$ 和 $β_3$ 三种亚型,$β_1$ 受体主要分布于心脏,$β_2$ 受体主要分布于平滑肌细胞膜上,$β_3$ 受体主要分布于脂肪细胞。

(二)受体功能及分子机制

1. M 胆碱受体

M 受体有 5 种亚型,各亚型的一级结构基本相似,均由 460~590 个氨基酸残基组成。M 受体为 G 蛋白耦联受体,其中 M_1、M_3、M_5 受体与 $G_{q/11}$ 蛋白耦联,受体激动后引起磷脂酶

C(phospholipase C)活化,促进细胞内第二信使 1,4,5-三磷酸肌醇(IP$_3$)和二酰基甘油(DAG)的生成,并可增加细胞内 Ca^{2+} 浓度;M$_2$、M$_4$ 受体与 $G_{i/o}$ 蛋白耦联,受体激动后可抑制腺苷酸环化酶(adenylyl cyclase,AC)及电压门控性 Ca^{2+} 通道活性,进而引起一系列生物效应。

2. N 胆碱受体

N 受体属配体门控离子通道受体,不同部位 N 受体分子结构相似,其中神经肌肉接头 N$_M$ 受体由 α、β、γ、δ 四种亚基组成,每个 N$_M$ 受体由两个 α 亚基和各一个 β、γ、δ 亚基组成五聚体,形成跨膜通道,即 N 受体离子通道。两个 α 亚基上有 ACh 结合位点,当 ACh 与 α 亚基结合后,可使离子通道开放,使膜外 Na^+、K^+、Ca^{2+} 进入细胞,引起细胞膜去极化。

3. 肾上腺素受体

α 和 β 肾上腺素受体结构相似,均由 400 多个氨基酸残基组成,具有 7 次跨膜螺旋结构,属 G 蛋白耦联受体。当激动剂与受体结合后,可引起 G 蛋白活化,其中 α$_1$ 受体激动后可激活磷脂酶(C、D、A$_2$),增加第二信使 IP$_3$ 和 DAG 水平;α$_2$ 受体激动可抑制腺苷酸环化酶(AC),使 cAMP 生成减少;β 受体激动可激活 AC,增加 cAMP 水平,从而产生相应效应。

(三)受体分布及其生理效应

受体在体内的分布极为广泛:一方面,受体分布于大多数组织和器官中,参与组织器官的功能调节;另一方面,受体也分布于神经末梢突触前膜,参与神经递质释放的调节。机体多数器官接受交感和副交感神经的双重支配,而两类神经兴奋所产生的效应又往往相互拮抗。当两类神经同时兴奋时,其综合效应视两类神经的优势而定。如在窦房结,去甲肾上腺素能神经兴奋时,心率加快,胆碱能神经兴奋时心率减慢。生理情况下胆碱能神经对窦房结的支配占优势,因此当两类神经同时兴奋时,则表现为心率减慢。传出神经系统受体分布及其生理效应见表 5.1。

表 5.1 传出神经系统受体分布及效应

器 官	交感神经		副交感神经	
	受体	效应	受体	效应
眼				
虹膜				
环状肌			M$_3$	收缩(扩瞳)
辐射肌	α$_1$	收缩(缩瞳)		
睫状肌	β	【舒张】	M$_3$	收缩(调节痉挛)
心脏				
窦房结	β$_1$	心率加快	M$_2$	心率减慢
传导系统	β$_1$	传导加快	M$_2$	传导减慢
心肌	β$_1$	收缩增强	M$_2$	收缩减弱(心房)

续表

器　官	交感神经		副交感神经	
	受体	效应	受体	效应
血管				
皮肤黏膜、内脏	α_1	收缩		
	β_2	【舒张】		
骨骼肌	β_2	舒张		
	α_1	【收缩】		
	M	舒张		
平滑肌				
支气管	β_2	舒张	M_3	收缩
胃肠壁	β_2	舒张	M_3	收缩
胃肠道括约肌	α_1	收缩	M_3	舒张
膀胱壁	β_2	舒张	M_3	收缩
尿道内括约肌	α_1	收缩	M_3	舒张
腺体				
消化道、支气管			M_3	分泌增加
汗腺				
体温调节			M_3	分泌增加
大汗腺	α_1	分泌增加		
代谢				
肝脏	$\beta_2，\alpha$	糖异生、糖原分解		
脂肪细胞	β_3	脂肪分解		
肾脏	β_1	肾素释放增加		

注：【】内为弱势效应。

第三节　传出神经系统药物基本作用及其分类

一、传出神经系统药物基本作用

(一) 直接作用于受体

许多传出神经系统药物可直接与胆碱受体或肾上腺素受体结合,产生拟似或拮抗神经递质的作用。若药物与受体结合后产生与递质相似的效应,称之为激动药(agonist);若药物与受体结合后不产生或较少产生拟似神经递质的作用,却可阻碍递质与受体结合产生效应,则称之为阻断药(blocker)或拮抗药(antagonist)。

（二）影响递质

1. 影响递质合成

密胆碱（hemicholine）可抑制 ACh 的生物合成，α-甲基酪氨酸可抑制 NA 的合成，但两药均无临床应用价值，仅作为科研工具药使用。

2. 影响递质释放

有些药物可促进递质释放，如麻黄碱和间羟胺可促进 NA 释放，卡巴胆碱可促进 ACh 释放；而有些药物则可抑制递质释放，如胍乙啶和碳酸锂均可通过抑制 NA 释放而产生效应。

3. 影响递质转运和贮存

有些药物可干扰神经递质的再摄取，如利血平抑制去甲肾上腺素能神经末梢对 NA 的摄取，使囊泡内 NA 贮存减少以致耗竭，丙米嗪、地昔帕明均可抑制神经末梢对 NA 的再摄取。

4. 影响递质生物转化

新斯的明能抑制胆碱酯酶活性，减少 ACh 水解，从而提高突触间隙 ACh 浓度而发挥拟胆碱作用；吗氯贝胺可抑制单胺氧化酶活性，从而提高脑内 NA、多巴胺和 5-羟色胺的水平，发挥抗抑郁作用。

二、传出神经系统药物分类

传出神经系统药物可按其作用性质及对不同受体的选择性进行分类，见表 5.2。

表 5.2　传出神经系统药物

拟似药	拮抗药
（一）胆碱受体激动药	（一）胆碱受体阻断药
1. M，N 受体激动药（乙酰胆碱）	1. M 受体阻断药（阿托品）
2. M 受体激动药（毛果芸香碱）	2. N 受体阻断药
3. N 受体激动药（烟碱）	（1）N_N 受体阻断药（美卡拉明）
（二）抗胆碱酯酶药（新斯的明）	（2）N_M 受体阻断药（琥珀胆碱）
（三）肾上腺素受体激动药	（二）胆碱酯酶复活药（氯解磷定）
1. α 受体激动药	（三）肾上腺素受体阻断药
（1）$α_1$、$α_2$ 受体激动药（去甲肾上腺素）	1. α 受体阻断药
（2）$α_1$ 受体激动药（去氧肾上腺素）	（1）$α_1$、$α_2$ 受体阻断药（酚妥拉明）
（3）$α_2$ 受体激动药（可乐定）	（2）$α_1$ 受体阻断药（哌唑嗪）
2. α、β 受体激动药（肾上腺素）	（3）$α_2$ 受体阻断药（育亨宾）
3. β 受体激动药	2. β 受体阻断药
（1）$β_1$、$β_2$ 受体激动药（异丙肾上腺素）	（1）$β_1$、$β_2$ 受体阻断药（普萘洛尔）

续表

拟似药	拮抗药
（2）β₁受体激动药（多巴酚丁胺）	（2）β₁受体阻断药（阿替洛尔）
（3）β₂受体激动药（沙丁胺醇）	（3）β₂受体阻断药（布他沙明）
	3.α、β受体阻断药（拉贝洛尔）

（郑书国）

第六章　胆碱受体激动药

胆碱受体激动药(cholinoceptor agonists)可直接激动胆碱受体,产生与乙酰胆碱类似的效应。由于胆碱受体包括 M 受体和 N 受体两种类型,因此胆碱受体激动药可根据其对受体的选择性分为 M、N 胆碱受体激动药、M 胆碱受体激动药和 N 胆碱受体激动药三类。

第一节　M、N 胆碱受体激动药

M、N 胆碱受体激动药多为胆碱酯类,对 M、N 受体均有激动作用,但一般以激动 M 受体为主,包括乙酰胆碱和合成的胆碱酯类如卡巴胆碱、贝胆碱等。

乙　酰　胆　碱

乙酰胆碱(ACh)为胆碱能神经递质,能广泛激动 M 和 N 受体,选择性低,加之其性质不稳定,极易被体内胆碱酯酶水解,因此无临床应用价值,仅作为科研工具药使用。但由于乙酰胆碱为胆碱受体的内源性配体,体内分布广泛,具有重要生理功能,因此熟悉其生理、药理作用有助于理解和掌握其他胆碱受体激动药。

【药理作用】　乙酰胆碱激动 M 受体和 N 受体,分别产生 M 样和 N 样作用。

1. M 样作用

(1)心脏　ACh 可激动窦房结、传导系统和心肌细胞 M_2 受体,引起心率减慢、传导减慢和心肌收缩力减弱。

(2)血管　激动血管内皮细胞 M_3 受体,诱导内皮细胞释放内皮依赖性舒张因子,即一氧化氮,后者迅速扩散进入邻近的血管平滑肌细胞,引起血管平滑肌松弛。如果血管内皮受损,则 ACh 的上述血管舒张作用消失,相反可引起血管收缩。

(3)平滑肌　ACh 可激动胃肠道、泌尿道等平滑肌细胞 M_3 受体,引起平滑肌兴奋、蠕动增加,同时括约肌松弛,以利于胃肠道、膀胱排空。此外,ACh 也可激动支气管平滑肌 M_3 受体,引起支气管收缩。

(4)腺体　使消化道腺体、呼吸道腺体、汗腺、泪腺等分泌增加。

(5)眼　激动瞳孔括约肌、睫状肌上 M_3 受体,引起瞳孔缩小、调节痉挛。

2. N 样作用

(1)神经节　ACh 可激动自主神经节 N_N 受体,引起交感和副交感神经兴奋。由于多数器官在接受交感和副交感神经双重支配时,常以一种神经支配占优势,因此,神经节兴奋引起的效应在不同器官有不同的表现,如在心血管系统主要表现为交感神经兴奋引起的心肌收缩力增强、小血管收缩、血压升高等,而在胃肠道、腺体则表现为副交感神经兴奋引起的平滑肌收缩、腺体分泌增加等。

(2)骨骼肌 ACh可兴奋神经肌肉接头处的 N_M 受体,引起骨骼肌收缩。

(3)肾上腺髓质 肾上腺髓质受交感神经节前纤维支配,其释放的ACh激动肾上腺髓质的 N_N 受体引起肾上腺素释放增加。

卡 巴 胆 碱

卡巴胆碱(carbachol)又名氨甲酰胆碱,为人工合成的胆碱受体激动药。对M、N受体的作用与ACh相似,但性质稳定,不易被胆碱酯酶水解,并有轻度抗胆碱酯酶作用,故作用时间较长。临床仅用于局部滴眼治疗青光眼,或眼前房内注射用于人工晶体植入、白内障摘除、角膜移植等需要缩瞳的眼科手术。

本品不良反应较多,常见的有视力模糊、多泪、眼痛、眼刺激或烧灼感,偶见眼睑抽搐、结膜充血或头痛等,一般均可自行消失。本品不得口服、肌内注射或静脉注射。

第二节 M胆碱受体激动药

M胆碱受体激动药主要为天然生物碱类,包括毛果芸香碱、毒蕈碱等。

毛果芸香碱[基]

毛果芸香碱(pilocarpine)又名匹鲁卡品,是从毛果芸香属(*Pilocarpus*)植物中提取的生物碱,现已人工合成,其水溶液性质稳定,药用为硝酸盐。

【药理作用】 毛果芸香碱能直接激动M胆碱受体,产生与节后胆碱能神经兴奋相似的效应,尤其对眼和腺体作用明显。

1. 眼

滴眼后可引起缩瞳、降低眼内压和调节痉挛等作用。

(1)缩瞳 虹膜内有两种平滑肌,一种是环状的瞳孔括约肌,受胆碱能神经支配,兴奋时瞳孔缩小;另一种为辐射状的瞳孔开大肌,受去甲肾上腺素能神经支配,兴奋时瞳孔扩大。毛果芸香碱能激动瞳孔括约肌上M受体,使瞳孔括约肌收缩,瞳孔缩小,局部滴眼后作用可持续数小时至1天。

(2)降低眼内压 房水由睫状体上皮细胞分泌及血管渗出至后房而形成,经瞳孔流入前房,最后到达前房角间隙,经小梁网流入巩膜静脉窦而进入血循环。房水能为虹膜、角膜和晶状体提供营养,同时也具有维持眼内压的作用。当房水产生过多或回流受阻时,可致眼内压升高,引起青光眼,表现为进行性视神经乳头凹陷及视力减退,严重者可致失明。毛果芸香碱能使瞳孔缩小,使虹膜向中心牵拉,虹膜根部变薄,虹膜周围的前房角间隙扩大,有利于房水通过小梁网和巩膜静脉窦进入血循环,使眼内压降低。

（3）调节痉挛　眼睛视近物时,通过晶状体聚焦,使物体成像于视网膜上,从而看清物体。眼的调节主要依赖于晶状体曲度的变化。晶状体富有弹性,有促使其本身恢复呈球形的倾向,但由于悬韧带的外向牵拉,使晶状体维持在较为扁平的状态。晶状体通过悬韧带连于睫状体。睫状体中有环状和辐射状两种平滑肌纤维,其中以动眼神经支配的环状肌纤维为主。毛果芸香碱能激动环状肌纤维上的 M 受体,使睫状体向瞳孔中心方向收缩,致使悬韧带松弛,晶状体由于自身弹性而变得较为圆凸,屈光度增加,此时视近物清楚,视远物模糊,这一作用称为调节痉挛(图 6.1)。

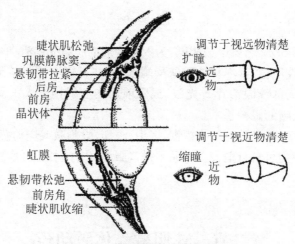

图 6.1　药物对眼调节作用的影响

2. 腺体

毛果芸香碱能直接激动汗腺、唾液腺、泪腺等腺体细胞 M 胆碱受体,使腺体分泌增加,其中以汗腺和唾液腺最为明显。

【临床应用】

1. 青光眼

青光眼可分为原发性、继发性和先天性三大类,其中原发性青光眼根据眼压升高时前房角的状态分为开角型青光眼和闭角型青光眼两种。毛果芸香碱滴眼后可使瞳孔缩小,前房角间隙扩大,促进房水回流,使眼内压下降,适用于闭角型青光眼。对于早期开角型青光眼也有一定疗效,但其机制未明。

2. 虹膜炎

与扩瞳药交替滴眼,可防止虹膜长时间停留于晶状体表面同一位置,避免虹膜与晶状体发生粘连。

3. 其他

口服用于头颈部肿瘤放疗后的口干症、药源性口干症及唾液腺疾患性口干症。此外,本品还可用于解救阿托品中毒。

【不良反应】

1. 局部反应

局部滴眼有刺痛、烧灼感、结膜充血、颞侧头痛或近视等,长期使用可出现晶状体混浊。滴眼时应压迫眼内眦 $1\sim2$ min,防止药液经鼻泪管进入鼻腔吸收而发生不良反应。

2. 吸收反应

过量吸收可出现恶心、呕吐、腹泻、流涎、流泪、呼吸困难和血压下降等,可采用阿托品对抗。如引起中枢兴奋、惊厥时,不宜使用阿托品,应采用东莨菪碱解救,因阿托品可引起中枢兴奋,加重中毒症状。

毒 蕈 碱

毒蕈碱由捕蝇蕈(amanita muscaria)分离提取,无临床应用价值,仅具毒理学意义。

毒蕈碱为经典的 M 胆碱受体激动剂,其效应与节后胆碱能神经兴奋症状相似。民间因食用野生蕈而中毒的病例时有发生,表现为流涎、流泪、恶心、呕吐、腹痛、腹泻、视觉障碍、心动过缓、血压下降和休克等。对于此类中毒患者,除采用支持疗法外,可使用阿托品进行对抗,每 30 min 肌注 1~2 mg,直至中毒症状完全缓解。

第三节　N 胆碱受体激动药

N 胆碱受体包括 N_M 和 N_N 两种亚型,N_M 受体分布于骨骼肌运动终板,N_N 受体分布于交感、副交感神经节和肾上腺髓质。N 胆碱受体激动药有烟碱、洛贝林(lobeline,山梗菜碱)等。

烟碱(nicotine,尼古丁)是从烟草中提取的一种液态生物碱,是烟草中主要致依赖性成分,也是烟草主要毒性成分之一,成人致死量为 50~70 mg。烟碱可选择性作用于自主神经节和神经肌肉接头的 N 受体,其作用呈双相性,即开始可呈短暂兴奋,随后转入持久抑制。由于烟碱作用广泛、复杂,加之毒性较大,因此无临床应用价值,仅具毒理学意义。

制剂与用法

1. 卡巴胆碱(carbachol)　注射剂:0.1 mg/mL。眼前房内注射,0.2~0.5 mL/次。

2. 氯卡巴胆碱(carbachol chloride)　滴眼剂:0.5%~1.5%。滴眼,2~3 次/d。

3. 硝酸毛果芸香碱(pilocarpine nitrate)　滴眼液:25 mg/5 mL、50 mg/5 mL、100 mg/5 mL、100 mg/10 mL。眼用凝胶:0.2 g/5 g。注射液:2 mg/1 mL。片剂:2 mg、4 mg。滴眼,慢性青光眼用 0.5%~2%溶液滴眼,每次 1 滴,每日 1~4 次。急性青光眼用 1%~2%溶液滴眼,每次 1 滴,每 5~10 min 1 次,3~6 次后每 1~3 h 1 次,直至眼压下降。口服,4 mg/次,3 次/日。皮下注射,一次 2~10 mg。

(金欢欢　郑书国)

第七章　抗胆碱酯酶药和胆碱酯酶复活药

抗胆碱酯酶药可与乙酰胆碱酯酶结合,使其水解乙酰胆碱的活性受到抑制,导致胆碱能神经末梢释放的乙酰胆碱蓄积,产生拟胆碱作用。

第一节　胆碱酯酶

胆碱酯酶(cholinesterase)是一类广泛存在于体内的糖蛋白,可分为真性胆碱酯酶和假性胆碱酯酶两类。真性胆碱酯酶也称乙酰胆碱酯酶(AChE),主要存在于胆碱能神经末梢突触间隙,是水解内源性 ACh 的必要酶,对 ACh 特异性较高。假性胆碱酯酶(pseudocholinesterase)广泛存在于神经胶质细胞、血浆及肝肾等组织中,对 ACh 特异性低,其生理功能尚未完全阐明,某些酯类药物如琥珀胆碱、普鲁卡因等依赖其催化水解。由于假性胆碱酯酶对水解突触间隙 ACh 不起主要作用,因此本章所述胆碱酯酶主要是指 AChE。

胆碱酯酶水解乙酰胆碱的过程可分为三个步骤:① ACh 分子结构中带正电荷的季铵阳离子头,以静电引力与 AChE 的阴离子部位相结合,同时 ACh 分子中的羧基碳与 AChE 酯解部位的丝氨酸的羟基以共价键形式结合,形成复合物;② ACh 的酯键断裂,乙酰基转移到 AChE 的丝氨酸羟基上,生成乙酰化 AChE,并释放出胆碱;③ 乙酰化 AChE 迅速水解,分解出乙酸,AChE 游离,酶活性恢复(图 7.1,图 7.2)。

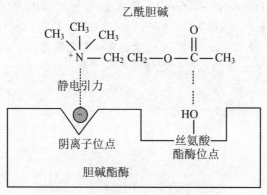

图 7.1　胆碱酯酶结合乙酰胆碱示意图

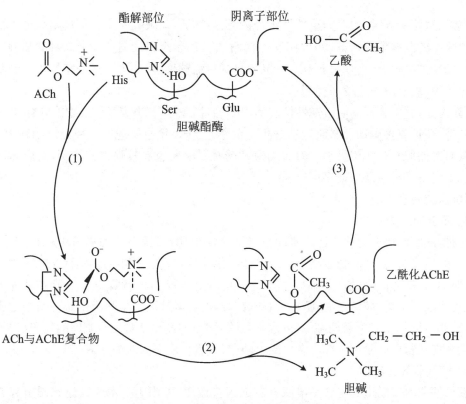

图 7.2　AChE 水解 ACh 过程示意图

第二节　抗胆碱酯酶药

抗胆碱酯酶药（anticholinesterase）同 ACh 一样能与 AChE 结合，但由于其结合较牢固，水解较慢，能使 AChE 暂时失去水解 ACh 的能力，从而使胆碱能神经末梢释放的 ACh 不能及时水解而蓄积，产生拟胆碱作用。根据药物与 AChE 结合后水解的快慢，可将抗胆碱酯酶药分为两类：易逆性抗胆碱酯酶药和难逆性抗胆碱酯酶药。

一、易逆性抗胆碱酯酶药

本类药物与胆碱酯酶结合后，可在一定时间内抑制胆碱酯酶的活性，导致胆碱能神经末梢突触间隙乙酰胆碱蓄积，产生拟胆碱作用。

新 斯 的 明[基]

新斯的明（neostigmine）为人工合成的 AChE 抑制药，与 AChE 结合后形成氨甲酰化胆碱酯酶，其水解速率约为乙酰化胆碱酯酶的 1％，故能较长时间抑制 AChE 活性，发挥拟胆碱作用。

【体内过程】 新斯的明为季铵类化合物,脂溶性低,口服吸收少且不规则。进入血液后可被血浆中的胆碱酯酶水解,亦可在肝脏代谢。以原形药和代谢产物形式经肾脏排泄,$t_{1/2}$约 1 h,肾功能减退时 $t_{1/2}$明显延长。本品不易透过血脑屏障,故无明显中枢作用。滴眼时不易透过角膜,故对眼作用较弱。

【药理作用】 新斯的明可逆性抑制 AChE 活性,致使 ACh 蓄积,表现出 M 样和 N 样作用。此外,还可直接激动骨骼肌运动终板上的 N_M 受体,并能促进运动神经末梢释放 ACh,因此其对骨骼肌兴奋作用最强。对胃肠道及膀胱平滑肌也有较强兴奋作用,对腺体、眼、心血管和支气管平滑肌及中枢作用较弱。

【临床应用】

1. 重症肌无力

为神经-肌肉接头冲动传递障碍的自身免疫性疾病,多数患者的血清中存在抗 ACh 受体的抗体,后者可与 ACh 受体结合引起受体内化并降解,从而导致突触后膜 ACh 受体数目减少,对 ACh 反应性降低。其临床主要特征是全身或局部骨骼肌易于疲劳并呈进行性加重,表现为眼睑下垂、肢体乏力、咀嚼和吞咽困难,严重者甚至发生呼吸困难。新斯的明通过抑制 AChE 活性,增加突触间隙 ACh 水平,从而增强神经冲动对无力肌肉的反复刺激,使重症肌无力症状得以改善。一般患者口服给药,严重者可皮下或肌内注射。

2. 腹气胀和尿潴留

新斯的明对胃肠道和膀胱平滑肌有较强兴奋作用,可用于手术或其他原因引起的腹部胀气和尿潴留。

3. 阵发性室上性心动过速

新斯的明可通过拟胆碱作用使心率减慢。

4. 竞争性(非去极化型)肌松药过量中毒

新斯的明可用于筒箭毒碱等竞争性(非去极化型)肌松药过量中毒,但禁用于非竞争性(去极化型)肌松药琥珀胆碱过量中毒解救,因可进一步加重琥珀胆碱的中毒症状。此外,还可用于手术结束时对抗竞争性肌肉松弛药的残留肌松作用。

【不良反应】 本品副作用较小,过量可致恶心、呕吐、腹痛、腹泻等 M 样症状,可使用阿托品对抗。严重过量可出现胆碱能危象,表现为 M 样症状,如呕吐、腹痛、腹泻、瞳孔缩小、多汗、流涎、心率减慢等,N 样症状如肌肉震颤、痉挛等以及中枢神经系统症状,如焦虑、失眠、精神错乱、抽搐、昏迷等,应立即停药或减量,并进行对症处理。

临床用于重症肌无力时应注意鉴别胆碱能危象与新斯的明剂量不足引起的肌无力危象,后者常表现为呼吸微弱、发绀、烦躁、吞咽困难、语声低微,严重者可致呼吸停止。两者的鉴别可采用依酚氯铵试验、阿托品试验或肌电图检查等。

新斯的明禁用于机械性肠梗阻、泌尿道梗阻和支气管哮喘等患者。

吡 斯 的 明[基]

吡斯的明(pyridostigmine)作用与新斯的明相似,既可抑制胆碱酯酶,也可促进运动神经末梢释放乙酰胆碱,并可直接激动骨骼肌细胞上 N_M受体。其作用较新斯的明弱,但较持久,主要用于治疗重症肌无力、术后功能性肠胀气及尿潴留等。

依酚氯铵

依酚氯铵(edrophonium chloride,腾喜龙)对 AChE 抑制作用较弱,但对神经肌肉接头处 AChE 选择性较高,因此对骨骼肌兴奋作用较强。本品起效快,维持时间短,注射后 30～60 s 显效,5～15 min 作用消失,因此不宜作为常规治疗用药。

依酚氯铵主要用于:① 诊断重症肌无力:先静注本品 2 mg,如 30～45 s 内无反应,再静注 8 mg,若给药后肌无力症状明显改善,同时未见舌肌收缩症状(此反应常见于非重症肌无力的其他患者),则提示诊断阳性;② 肌无力危象和胆碱能危象的鉴别:先注射 2 mg,若症状好转,再将其余 8 mg 注射完,诊断为肌无力危象;若注射 2 mg 后症状加重,应立即停止注射,诊断为胆碱能危象;③ 对抗筒箭毒碱等竞争性肌松药过量中毒:静脉注射 5～10 mg,必要时重复给药,总量可达 40 mg。不良反应与禁忌证同新斯的明。

毒扁豆碱

毒扁豆碱(physostigmine,eserine,依色林)是从西非毒扁豆种子中提取的生物碱,现已人工合成。本品为叔胺类化合物,口服、注射均易吸收,可通过血脑屏障进入中枢。外周作用与新斯的明相似,但对 M 受体无直接兴奋作用。局部滴眼,可引起缩瞳、眼内压降低和调节痉挛。临床主要用于青光眼,常用 0.25% 滴眼液或眼膏局部应用。

本品滴眼后可出现视力模糊、眼睑抽搐、眼痛、多泪、局部灼热或刺激性红肿等,出现症状应立即停药。过量吸收中毒可致呼吸麻痹,滴眼时应压迫眼内眦,以免药液流入鼻腔吸收。

石杉碱甲

石杉碱甲(huperzine A)为石杉科植物千层塔中提取的生物碱,脂溶性较高,口服吸收良好,易透过血脑屏障。本品进入中枢后主要分布于大脑额叶、颞叶、海马等与学习和记忆密切相关的区域,选择性抑制 AChE,增加中枢突触间隙 ACh 含量,增强神经元兴奋传导,从而提高认知功能、增强记忆保持和促进记忆再现。适用于良性记忆障碍,可提高患者指向记忆、联想学习、图像回忆及人像回忆等能力,也能改善痴呆患者和脑器质性病变引起的记忆障碍,对正常人的学习与记忆也有增强作用。此外,本品也可用于重症肌无力的治疗。不良反应较轻,剂量过大可引起头晕、恶心、胃肠道不适、乏力等,一般可自行消失,重者减量或停药后可缓解或消失。

加兰他敏

加兰他敏(galanthamine)为石蒜科植物中提取的生物碱,现已人工合成。作用与新斯的明相似,但较弱,对运动终板 N_M 受体也有直接激动作用。易透过血脑屏障,故中枢作用较强。临床用于轻、中度阿尔茨海默病、重症肌无力及脊髓灰质炎后遗症等的治疗。

二、难逆性抗胆碱酯酶药和胆碱酯酶复活药

难逆性抗胆碱酯酶药主要为有机磷酸酯类化合物,能持久抑制 AChE 活性,主要用作农业和环境杀虫剂,如敌百虫(dipterex)、乐果(rogor)、敌敌畏(DDVP)、内吸磷(systox

E1059)、对硫磷(parathion,1605)等，以及用作战争毒剂，如沙林(sarin)、梭曼(soman)和塔崩(tabun)等。本类药临床应用价值不大，仅具毒理学意义。有机磷酸酯类中毒临床较为常见，职业性中毒的常见途径是经皮肤或呼吸道吸入，而非职业性中毒则多经口摄入。

【中毒机制】　有机磷酸酯类中毒机制与易逆性抗 AChE 药相似，区别是其与 AChE 结合更为牢固、持久。有机磷酸酯类分子中的磷原子具有亲电子性，能与 AChE 酯解部位丝氨酸上的羟基以牢固的共价键结合，生成难以水解的磷酰化 AChE(图 7.3)，使 AChE 失去水解 ACh 能力，造成 ACh 大量蓄积，产生一系列中毒症状。若不能及时恢复 AChE 活性，AChE 将在几分钟或几小时内"老化"，即磷酰化 AChE 磷酰基上的一个烷氧基断裂，生成更加稳定的单烷氧基磷酰化 AChE。此时即使使用 AChE 复活药，也难以恢复酶的活性，必须等待新生 AChE 的形成，才能继续水解 ACh，而这一过程可能需要 15～30 d。因此一旦中毒，应迅速抢救，在磷酰化 AChE 老化之前，及早使用 AChE 复活药恢复 AChE 活性，以恢复其水解 ACh 的能力。

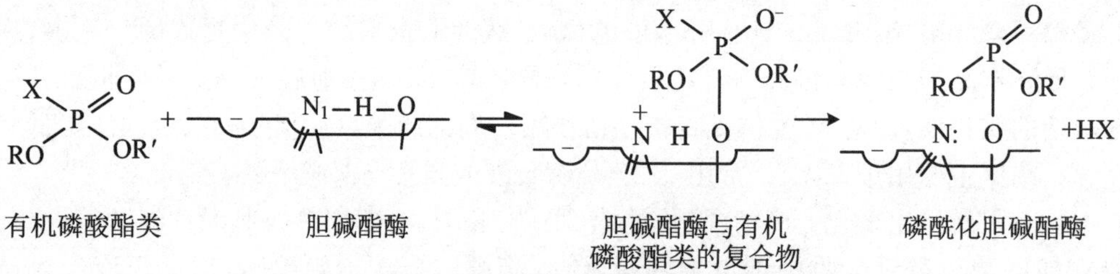

有机磷酸酯类　　　胆碱酯酶　　　胆碱酯酶与有机　　　磷酰化胆碱酯酶
　　　　　　　　　　　　　　　　　磷酸酯类的复合物

图 7.3　有机磷酸酯类与胆碱酯酶结合示意图

【中毒表现】　由于体内胆碱受体分布极为广泛，因此有机磷酸酯类中毒表现复杂多样，一般可分为 M 样和 N 样症状，严重者可出现中枢神经系统症状。

1. 急性中毒

有机磷酸酯类急性中毒时，轻者以 M 样症状为主，表现为恶心、呕吐、腹痛、腹泻、瞳孔缩小、视物模糊、出汗、流涎、心动过缓、血压下降等，中度中毒者除 M 样症状外，还可出现肌肉震颤、抽搐、心动过速、血压升高等 N 样症状，严重者还会伴有躁动不安、谵妄、惊厥、意识模糊、呼吸抑制、昏迷等中枢症状。

2. 慢性中毒

多发生于长期接触有机磷酸酯类的人员，其主要特征是血中胆碱酯酶活性持续明显下降，表现为头痛、头晕、视力模糊、多汗、失眠、疲倦等，偶见肌束颤动和瞳孔缩小。

3. 迟发性神经损害

少数有机磷酸酯类中毒患者在急性中毒症状消失 1～2 周或更长时间后，可出现感觉异常、肌肉疼痛、软弱、无力、麻痹甚至瘫痪等症状，目前认为其发生机制与抑制 AChE 无关，而可能与抑制神经病靶标酯酶(neuropathy target esterase，NTE)活性进而导致神经元发生退行性病变有关。

【急性中毒解救】

1. 清除毒物

对于急性中毒患者，应立即使其脱离毒源，去除污染衣物。对于经皮肤吸收者，应用温水和肥皂清洗皮肤，忌用热水；经口中毒者，应首先抽出胃液和毒物，并用 2‰碳酸氢钠溶液或 1‰食盐水重复洗胃，直至洗出液中不含农药味，然后再用硫酸镁导泻。敌百虫口服中毒时不能用碱性溶液洗胃,因其在碱性溶液中可转化为毒性更强的敌敌畏;眼部染毒,可用 2% 碳酸氢钠溶液或生理盐水冲洗数分钟。

2. 应用解毒药物

在清除毒物的同时,及早使用解毒药物是抢救成功的关键,常用的解毒药物是阿托品和胆碱酯酶复活药。

(1)阿托品 为治疗有机磷酸酯类中毒的特异、高效解毒药物,能迅速对抗 ACh 的 M 样作用,减轻或消除 ACh 蓄积引起的恶心、呕吐、腹痛、腹泻、流汗、流涎、瞳孔缩小、心率减慢和血压下降等症状。由于阿托品对中枢 N 受体无明显作用,加之其本身剂量过大也可引起烦躁不安等中枢症状,因此其对有机磷酸酯类引起的中枢神经系统症状,如惊厥、躁动不安等对抗作用较差。阿托品应尽早使用,开始时可用阿托品 2～4 mg 肌注或静脉注射,如无效,可每隔 5～10 min 肌注 2 mg,直至 M 受体兴奋症状消失或出现轻度阿托品中毒症状即"阿托品化",表现为瞳孔扩大、口干、皮肤干燥、颜面潮红、肺部啰音减少或消失、心率加快等。由于阿托品只能对抗蓄积的 ACh,不能恢复 AChE 活性,因此对于中度或重度中毒患者,在使用阿托品的同时必须合用 AChE 复活药。

(2)胆碱酯酶复活药 为肟类化合物,能使受有机磷酸酯类抑制的 AChE 恢复活性。由于本类药物仅对形成不久的磷酰化 AChE 有复活作用,而对老化的 AChE 无效,因此,应尽早应用该类药物。常用药物有碘解磷定和氯解磷定。

碘 解 磷 定[基]

碘解磷定(pralidoxime iodide,派姆,PAM)为最早应用的 AChE 复活药,水溶性较低,水溶液不稳定,久置可析出碘。

解磷定进入体内后,其带正电荷的季铵氮与磷酰化 AChE 的阴离子部位通过静电引力结合,继而使其肟基趋向磷酰化 AChE 中的磷原子并以共价键结合,生成磷酰化 AChE 和解磷定的复合物。此复合物可进一步裂解为磷酰化解磷定和游离 AChE,恢复 AChE 水解 ACh 的能力(图 7.4)。此外,解磷定还可与体内游离的有机磷酸酯类直接结合,生成无毒的磷酰化解磷定并经肾排出体外。

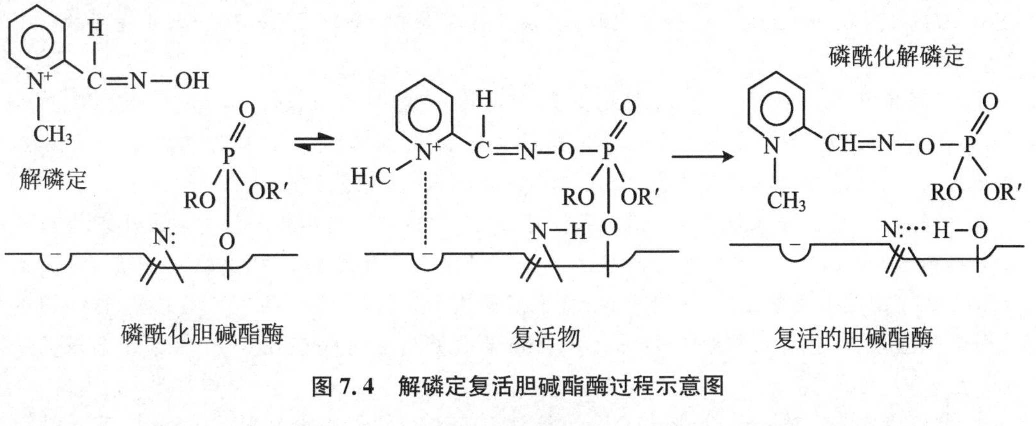

图 7.4 解磷定复活胆碱酯酶过程示意图

解磷定对骨骼肌作用最强,能迅速控制肌束颤动,但对自主神经和中枢神经系统症状作用较差。由于本品对体内蓄积的 ACh 无直接对抗作用,因此对中度、重度中毒者应合用阿托品。

解磷定对不同有机磷酸酯类中毒疗效存在差异,如对内吸磷、对硫磷中毒疗效较好,而对敌百虫、敌敌畏中毒疗效较差,对乐果中毒则无效。

本品治疗量不良反应较少,剂量超过 2 g 或静注速度过快时可引起头痛、眩晕、恶心、呕吐、乏力、视物模糊等症状。

氯 解 磷 定[基]

氯解磷定(pralidoxime chloride,PAM-Cl)药理作用与碘解磷定相似,但水溶性较好,性质稳定,可肌内或静脉注射给药,不良反应较小,为临床常用的 AChE 复活药。

戊 乙 奎 醚[基]

戊乙奎醚(penehyclidine)能拮抗 M、N 胆碱受体,对抗 ACh 和其他拟胆碱药物的毒蕈碱及烟碱样作用,并能透过血脑屏障,故同时具有较强、较全面的中枢和外周抗胆碱作用。对 M_2 受体无明显作用,故对心率无明显影响。临床用于麻醉前给药、有机磷酸酯类中毒急救治疗和中毒后期或 AChE 老化后维持阿托品化。常见口干、面红和皮肤干燥等反应,用量过大可出现头晕、尿潴留、谵妄及体温升高等症状,一般不需特殊处理,停药后可自行缓解。

制剂与用法

1. 溴新斯的明(neostigmine bromide)　片剂:15 mg,口服,15 mg,3 次/d,重症肌无力患者视病情调整用量。极量:一次 30 mg/次, 100 mg/d。

2. 甲硫酸新斯的明(neostigmine methylsulfate)　注射剂:0.5 mg/mL,1 mg/2 mL,皮下或肌内注射,0.25～1 mg/次,1～3 次/d。极量:1 mg/次,5 mg/d。

3. 溴比斯的明(pyridostigmine bromide)　片剂:60 mg。口服,60～120 mg/次,3～4 h 1 次。

4. 水杨酸毒扁豆碱(physostigmine salicylate)　眼膏或滴眼液:0.25%,滴眼。

5. 依酚氯铵(edrophonium chloride)　注射剂:10 mg/mL,100 mg/10 mL,诊断肌无力,先静注 2 mg,再静注 8 mg;对抗肌松剂,肌内注射 10 mg/次。

6. 氢溴酸加兰他敏(galanthamine hydrobromide)　片剂:4 mg,5 mg,8 mg。分散片:5 mg;口腔崩解片:4 mg。注射剂:1 mg/mL,2.5 mg/mL,5 mg/mL,6 mg/mL,12 mg/mL。口服,10 mg/次,3 次/d,儿童每日 0.5～1 mg/kg,分 3 次服;肌注或皮下注射,每次 2.5～10 mg,儿童每次 0.05～0.1 mg/kg,1 次/d。

7. 石杉碱甲(huperzine A)　片剂或胶囊:50 μg。注射剂:0.2 mg,0.4 mg。口服,0.1 mg～0.2 mg/次(2～4 片),2 次/d,一日量最多不超过 9 片,或遵医嘱;治疗良性记忆障碍:0.2 mg/次,1 次/d 或遵医嘱;治疗重症肌无力:0.2～0.4 mg/次,1 次/d 或遵医嘱。

8. 碘解磷定(pralidoxime iodide)　注射剂:0.5 g/20 mL。用葡萄糖注射液或生理盐水 20～40 mL 稀释后,于 10～15 min 内缓慢静脉注射,一般需重复给药。对于轻度中毒,首次剂量 0.4 g,必要时 2～4 h 重复 1 次;中度中毒,首次剂量 0.8～1.2 g,以后每 2～3 h 给药 0.4～0.8 g,共 2～3 次;重度中毒,首次剂量 1～1.2 g,30 min 后视病情可再给予 0.8～1.2 g,以后改为一次 0.4 g,共 4～6 次。

9. 氯解磷定(pralidoxime chloride)　注射剂:0.5 g/2 mL。肌内注射:0.25～0.75 g/次。一般中毒,肌内注射或静脉缓慢注射 0.5～1 g;严重中毒 1～1.5 g。以后根据临床病情和血胆碱酯酶水平,每 1.5～2 h 可重复 1～3 次。静脉注射,0.5～0.75 g/次,加进等渗盐水 500 mL 中,滴入。

10. 盐酸戊乙奎醚(penehyclidine hydrochloride)　注射液:0.5 mg/mL、1 mg/mL、2 mg/2 mL。肌肉注射,麻醉前给药:术前半小时,0.5~1 mg。中毒解救:轻度中毒1~2 mg,必要时合用氯磷定500~750 mg。中度中毒2~4 mg,同时合用氯磷定750~1500 mg。重度中毒4~6 mg,同时使用氯磷定1500~2500 mg。首次用药45 min后,如仅有恶心、呕吐、出汗、流涎等毒蕈碱样症状时,只应用盐酸戊乙奎醚1~2 mg;仅有肌颤、肌无力等烟碱样症状或AChE活力低于50%时,只应用氯磷定1000 mg。

（金欢欢　郑书国）

第八章　胆碱受体阻断药

胆碱受体阻断药能选择性地与胆碱受体结合,由于其自身无内在活性或内在活性极弱,不能激动胆碱受体,但却能阻碍乙酰胆碱(ACh)或其他胆碱受体激动药与受体结合,因而产生拮抗胆碱能神经的作用。根据药物对胆碱受体的选择性不同,可将胆碱受体阻断药分为M胆碱受体阻断药和N胆碱受体阻断药两类。

第一节　M胆碱受体阻断药

M受体阻断药能选择性阻断内脏平滑肌、腺体、心脏或中枢等部位的M受体,拮抗ACh或胆碱受体激动药的M样作用,其中阿托品采用较大剂量时对神经节N受体也有阻断作用。本类药物主要包括阿托品类天然生物碱和人工合成或半合成的化合物。

一、阿托品类生物碱

阿托品类生物碱包括阿托品、山莨菪碱和东莨菪碱等,主要存在于茄科植物颠茄(*Atropa belladonna*)、曼陀罗(*Datura stramonium*)、莨菪(*Hyoscyamus niger*)和唐古特莨菪(*Scopolia tangutica*)等之中。药用者可由植物中提取,也可人工合成。

阿　托　品[基]

天然存在的生物碱为不稳定的左旋莨菪碱,在提取过程中消旋化为消旋莨菪碱(dl-hyoscyamine),即阿托品(atropine),为托品酸的叔胺生物碱酯,性质稳定。

【体内过程】　口服易吸收,也可经黏膜吸收或少量经皮肤吸收。1 h后血药浓度达峰值,生物利用度约为50%。吸收后广泛分布于全身各组织,可透过血脑屏障,也可通过胎盘屏障进入胎儿体内。阿托品在体内消除迅速,约50%以原形经肾排泄,其余药物经水解或与葡醛酸结合后经肾排出,$t_{1/2}$为2~4 h。阿托品用药后,其对副交感神经功能的拮抗作用可维持3~4 h,但对眼(虹膜和睫状肌)的作用可持续72 h或更久。

【药理作用】　能竞争性阻断M受体,拮抗ACh或胆碱受体激动药对M受体的激动作用,大剂量阿托品也能阻断神经节N受体。阿托品对M受体的特异性较强,但对M受体各亚型及不同组织器官的M受体选择性较低,因此其作用广泛,随剂量增加可依次出现腺体分泌较少、瞳孔扩大和调节麻痹、心率加快、胃肠道及膀胱平滑肌抑制等,大剂量使用可出现中枢症状。

1. 抑制腺体分泌

阿托品能阻断腺体细胞膜上 M 受体,使腺体分泌减少,其中以唾液腺和汗腺最为敏感,0.5 mg 阿托品即可明显减少唾液腺和汗腺分泌,增加剂量抑制作用更为显著,同时泪腺和呼吸道腺体分泌也明显减少。较大剂量能抑制胃液分泌,但由于阿托品不能阻断组胺和胃泌素引起的胃酸分泌,并可抑制胃中 HCO_3^- 的分泌,因此对胃液酸度影响较小。

2. 对眼的作用

局部应用或全身给药时均可阻断瞳孔括约肌和睫状肌上 M 受体,引起扩瞳、眼内压升高和调节麻痹。

(1)扩瞳　阻断瞳孔括约肌细胞上的 M 受体,使去甲肾上腺素能神经支配的瞳孔开大肌作用占优势,引起瞳孔扩大。

(2)升高眼内压　由于瞳孔扩大,虹膜向四周边缘退缩,引起前房角间隙变窄,房水回流障碍,眼内压升高。

(3)调节麻痹　阻断睫状肌细胞上 M 受体,使睫状肌松弛而退向四周边缘,致使悬韧带拉紧,晶状体变得较为扁平,折光率下降,使近处物体成像于视网膜后,只适合于看远物,这一作用称为调节麻痹。

3. 松弛平滑肌

阿托品对胆碱能神经支配的多种内脏平滑肌均有松弛作用,尤其对活动过度或处于痉挛状态的平滑肌作用更为显著,而对正常状态的平滑肌影响较小。阿托品能解除胃肠平滑肌痉挛,降低其蠕动的幅度和频率,缓解胃肠绞痛,也可降低膀胱逼尿肌和尿道平滑肌张力和收缩幅度,但对胆道、支气管和子宫平滑肌作用较弱。

4. 解除迷走神经对心脏的抑制

(1)心率　阿托品对心脏的主要作用是加快心率,较大剂量阿托品可阻断窦房结 M_2 受体而解除迷走神经对心脏的抑制,使心率加快,心率加快程度取决于迷走神经张力的高低。阿托品在治疗量时(0.4～0.6 mg)对部分患者可表现为心率轻度减慢,其机制可能与阿托品阻断副交感神经节后纤维突触前膜 M_1 受体,减弱突触间隙 ACh 对递质释放的负反馈抑制作用,进而使 ACh 释放增加有关。

(2)房室传导　阿托品可拮抗迷走神经过度兴奋所致的房室传导阻滞,并可缩短房室结有效不应期,增加房颤或房扑患者的心室率。

5. 对血管和血压的影响

由于多数血管无明显的胆碱能神经支配,因此治疗量阿托品对血管及血压无明显影响,但它可完全拮抗胆碱酯类引起的血管舒张和血压下降。大剂量的阿托品可引起皮肤血管扩张,出现皮肤潮红、温热等症状,尤其当微循环血管痉挛时,其解痉作用更为明显,能有效改善微循环。阿托品扩张血管机制不明,一般认为可能与阿托品抑制汗腺分泌引起体温升高,进而使代偿性散热增加有关,也可能与阿托品直接扩血管作用有关。

6. 对中枢神经系统的影响

治疗量阿托品(0.5～1 mg)对中枢神经系统影响不明显。较大剂量(1～2 mg)可兴奋延髓和大脑,5 mg 时中枢兴奋作用显著增强,中毒剂量(10 mg 以上)可见明显中枢中毒症状,如烦躁、惊厥、呼吸抑制等,持续大剂量可使中枢由兴奋转为抑制,出现呼吸麻痹和昏迷,最后可死于呼吸和循环衰竭。

【临床应用】

1. 解除平滑肌痉挛

适用于各种内脏绞痛,对胃肠绞痛、膀胱刺激征如尿频、尿急等疗效较好;也可用于儿童遗尿症,可增加膀胱容量,减少排尿次数。阿托品对胆绞痛和肾绞痛疗效较差,需合用哌替啶等阿片类镇痛药。

2. 减少腺体分泌

用于全身麻醉前给药,以减少呼吸道腺体及唾液腺分泌,防止分泌物阻塞呼吸道及吸入性肺炎的发生;也可用于严重盗汗、流涎症等。

3. 缓慢型心律失常

可用于迷走神经过度兴奋所致的窦性心动过缓、窦房阻滞及房室阻滞等缓慢型心律失常;也可用于窦房结功能低下而出现的室性异位节律,但在使用时应适当调节剂量,防止阿托品加重心动过缓。

4. 感染性休克

大剂量阿托品可解除血管痉挛、改善微循环,用于中毒性菌痢、中毒性肺炎等所致的感染性休克,但对于休克伴高热或心率过快者,不宜使用。

5. 有机磷酸酯类中毒

能迅速对抗有机磷酸酯类中毒所致的 M 样症状,如腺体分泌增加、胃肠道及支气管平滑肌痉挛、瞳孔缩小等,并能部分解除 ACh 蓄积引起的中枢症状;大剂量阿托品还能阻断 N_N 受体,拮抗 ACh 蓄积引起的神经节兴奋。由于阿托品对神经肌肉接头 N_M 受体无阻断作用,因此对中毒所致的肌束颤动等症状无效,阿托品也不能使磷酰化胆碱酯酶复活,因此必须尽早合用胆碱酯酶复活药。

6. 眼科应用

(1) 虹膜睫状体炎　阿托品可使瞳孔括约肌和睫状肌松弛,活动减少,使之得以充分休息,有利于炎症消退;与缩瞳药交替使用,可防止虹膜与晶状体粘连。

(2) 验光配镜、眼底检查　阿托品滴眼后具有扩瞳和调节麻痹作用,可用于眼底检查和验光配镜。但由于阿托品作用持久,其调节麻痹作用可维持 2～3 d,因此目前已少用,一般常用短效扩瞳药后马托品等代替。儿童由于睫状肌调节功能较强,因此验光时仍需使用阿托品,以充分发挥其调节麻痹作用。

【不良反应】　阿托品对 M 受体各亚型无选择性,药理作用广泛,不良反应多。常见不良反应有口干、视力模糊、心率加快、瞳孔扩大、皮肤潮红等。随着剂量增大,可出现烦躁、谵妄、幻觉、惊厥等,严重者可由中枢兴奋转为抑制,出现昏迷和呼吸麻痹等。阿托品滴眼时,应压迫眼内眦,以防药液进入鼻腔吸收。阿托品最小致死剂量成人为 80～130 mg,儿童约 10 mg。

阿托品引起的一般不良反应停药后可逐渐消失,无需特殊处理。若过量中毒,应对症处理。若口服中毒,应立即洗胃、导泻,促进毒物排出,并使用毒扁豆碱(成人为 1～4 mg,儿童约 0.5 mg)缓慢静脉注射,并根据病情反复给药。若患者出现明显中枢兴奋症状,可使用地西泮对抗,不可使用吩噻嗪类药物。

【禁忌证】　青光眼、幽门梗阻及前列腺肥大者禁用。

山 莨 菪 碱[基]

山莨菪碱（anisodamine）是从茄科植物唐古特莨菪中提取的生物碱，为左旋体，简称654，人工合成的为消旋体，称为654-2。山莨菪碱的药理作用似阿托品但较弱，因其不易透过血脑屏障，故中枢兴奋作用弱。山莨菪碱对痉挛血管的解痉作用较强，临床主要用于感染性休克，也可代替阿托品用于内脏平滑肌痉挛绞痛。不良反应似阿托品但较轻，禁忌证同阿托品。

东 莨 菪 碱

东莨菪碱（scopolamine）的外周抗胆碱作用与阿托品相似，其抑制腺体分泌作用较强，而扩瞳、调节麻痹及对心血管系统作用较弱。东莨菪碱易于通过血脑屏障，其对中枢神经系统作用不同于阿托品，治疗量即可引起中枢神经系统明显抑制，表现为镇静、困倦等，剂量增大可产生催眠甚至麻醉作用。此外，东莨菪碱有致欣快作用，易于造成药物滥用。临床主要用于以下几方面：

1. 麻醉前给药

效果优于阿托品，因其不仅能抑制腺体分泌，且具有中枢抑制作用。

2. 晕动病

其机制可能与抑制内耳前庭功能或大脑皮质功能有关，与苯海拉明合用可增强疗效。本品应预防给药，如已出现恶心、呕吐等症状时再用药则疗效差；也可用于妊娠呕吐及放射病呕吐。

3. 帕金森病

东莨菪碱易于进入中枢，发挥中枢抗胆碱作用，可改善患者流涎、震颤和肌僵直等症状。

4. 中药麻醉

中药麻醉的主药为洋金花，其主要成分即为东莨菪碱，因此可采用东莨菪碱代替洋金花进行中药麻醉。

5. 戒毒

东莨菪碱能阻断参与吗啡耐受和依赖作用的 M 受体，并能促进吗啡的代谢和排泄，从而迅速控制戒断症状。

东莨菪碱不良反应和禁忌证同阿托品。

二、人工合成或半合成代用品

阿托品选择性低，作用广泛，不良反应较多，眼科用药作用时间过长。为了克服阿托品的缺点，通过改造其化学结构，合成了多种代用品，包括合成扩瞳药、合成解痉药和选择性 M 受体亚型阻断药等。

（一）合成扩瞳药

目前临床应用的合成扩瞳药主要有后马托品（homatropine）、托吡卡胺（tropicamide）、环喷托酯（cyclopentolate）和尤卡托品（eucatropine）等。与阿托品相比，这些药物的共同特点是扩瞳持续时间明显缩短，调节麻痹作用较弱，适合于一般眼科检查（见表8.1）。

表 8.1 常用扩瞳药作用时间

药物	扩瞳作用		调节麻痹作用	
	高峰(min)	持续(d)	高峰(h)	持续(d)
阿托品	30~40	7~10	1~3	7~12
后马托品	40~60	1~2	0.5~1	1~2
托吡卡胺	20~40	0.25	0.5	<0.25
环喷托酯	30~50	1	1	0.25~1
尤卡托品	30	1/12~1/4	无	无

(二)合成解痉药

合成解痉药能解除胃肠道、支气管等平滑肌痉挛,按其化学结构可分为季铵类解痉药和叔胺类解痉药两类。

1. 季铵类解痉药

本类药物脂溶性较低,口服吸收差,不易通过血脑屏障,无明显中枢作用。

异丙托溴铵[基](ipratropium bromide)为非选择性 M 受体阻断药,而噻托溴铵(tiotropium bromide)可选择性阻断 M_1 和 M_3 受体,两者均可舒张支气管平滑肌,并具有与阿托品类似的加快心率和抑制呼吸道腺体分泌等作用。临床主要用于缓解慢性阻塞性肺病(COPD)引起的支气管痉挛、喘息等症状,异丙托溴铵常以气雾剂吸入方式给药,而噻托溴铵则以干粉吸入方式给药。

溴丙胺太林(propantheline bromide,普鲁本辛)口服吸收不完全,食物可妨碍其吸收,故宜在饭前 0.5~1 h 服用,作用持续 6 h 左右。对胃肠道 M 受体选择性较高,其解除胃肠平滑肌痉挛的作用较强且持久,并可减少胃酸分泌,主要用于胃及十二指肠溃疡、胃肠痉挛及泌尿道痉挛等,也可用于遗尿症及妊娠呕吐。不良反应类似阿托品,剂量过大可阻断神经肌肉接头,引起呼吸麻痹。

此外,季铵类解痉药还有溴甲阿托品(atropine methylbromide)、溴甲东莨菪碱(scopolamine methylbromide)、奥芬溴铵(oxyphenonium bromide)、格隆溴铵(glycopyrronium bromide)等,均可用于缓解内脏平滑肌痉挛或辅助治疗消化性溃疡。

2. 叔胺类解痉药

本类药物脂溶性较高,口服易于吸收,能直接松弛平滑肌,解除胃肠道、泌尿道、胆道及子宫等平滑肌痉挛,如黄酮哌酯(flavoxate)、奥昔布宁(oxybutynin)、贝那替秦(benactyzine)等,其中贝那替秦兼具安定作用,可用于伴焦虑的消化性溃疡患者。此外,用于眼科的后马托品、环喷托酯也属于此类药物。

本类药物易于通过血脑屏障进入中枢,用于缓解帕金森病及抗精神病药引起的锥体外系副作用,如苯海索(benzhexol)、苯甲托品(benzatropine)等,详见抗帕金森病药。

(三)选择性 M 受体亚型阻断药

阿托品及其合成代用品大多对 M 受体亚型缺乏选择性,作用广泛,副作用仍较多。选择性 M 受体亚型阻断药能选择性阻断 M 受体的一种或几种亚型,而对其他亚型影响较小,因此副作用较少。

哌仑西平(pirenzepine)为三环类化合物,能选择性阻断 M_1 和 M_4 受体,而对 M_2 和 M_3 受体亲和力较低。替仑西平(telenzepine)为哌仑西平的类似物,对 M_1 受体选择性阻断作用更强。两种药均可抑制胃酸及胃蛋白酶的分泌,用于治疗胃及十二指肠溃疡,能明显缓解疼痛,降低抗酸药用量,在治疗剂量时较少出现口干和视物模糊等反应,也无阿托品样中枢兴奋作用。

索利那新(solifenacin)为选择性 M_3 胆碱受体阻断药,对膀胱平滑肌选择性较高,可抑制膀胱平滑肌的节律性收缩,缓解膀胱过度活动症伴随的急迫性尿失禁、尿急和尿频症状。耐受性良好,常见口干、便秘、恶心等。尿潴留、闭角型青光眼患者禁用。

第二节　N 胆碱受体阻断药

N 胆碱受体阻断药能选择性地与 N 受体结合,阻碍 ACh 或其他胆碱受体激动药对 N 受体的激动作用,按其对 N 受体亚型的选择性不同,可分为神经节阻断药和骨骼肌松弛药两类。

一、神经节阻断药

神经节阻断药(ganglionic blocking drugs)又称 N_N 或 N_1 胆碱受体阻断药,能选择性阻断神经节 N 受体,拮抗 ACh 对受体的激动作用,从而阻断神经冲动在神经节中的传导。

神经节阻断药对交感神经节和副交感神经节均有阻断作用,其综合效应在不同器官的表现,主要依两类神经对该器官的支配优势而定。如在血管,以交感神经对血管支配占优势,则用药后表现为血管舒张,外周阻力明显下降,加之静脉也扩张,回心血量和心输出量均下降,从而使血压明显降低;而在胃肠道、膀胱等平滑肌以及腺体等,以副交感神经支配占优势,则用药后引起平滑肌松弛、腺体分泌减少,出现口干、便秘、尿潴留等。

神经节阻断药曾用于高血压,但由于其作用广泛,副作用多,现已被其他降压药所取代。临床可用于麻醉时控制性降压,以减少手术区出血。也可用于主动脉瘤手术,尤其在不能使用 β 受体阻断剂时,使用该类药物既可降压,又能有效防止手术剥离牵拉组织所致的交感神经兴奋,使血压不致明显升高。目前所用的神经节阻断药仅有美卡拉明(mecamylamine,美加明)和樟磺咪芬(trimetaphan camsylate)。不良反应主要有嗜睡、口干、便秘、排尿困难及视力模糊等。

二、骨骼肌松弛药

骨骼肌松弛药(skeletal muscular relaxants)又称 N_M 或 N_2 受体阻断药,能作用于神经肌肉接头部位突触后膜的 N_M 受体,阻碍 ACh 对受体的激动作用,产生肌肉松弛作用,故也称为神经肌肉阻滞药(neuromuscular blocking agents)。根据药物作用机制不同,可将其分为去极化型肌松药(depolarizing muscular relaxants)和非去极化型肌松药(nondepolarizing muscular relaxants)两类。

(一)去极化型肌松药

去极化型肌松药也称为非竞争性肌松药(noncompetitive muscular relaxants),其分子结构与 ACh 相似,与 N_M 受体有较强亲和力,并具有较强的内在活性,能与 N_M 受体结合并激动受体,引起骨骼肌细胞去极化。由于该类药物不易被神经肌肉接头处的 AChE 水解,因而使骨骼肌细胞产生持久去极化,使神经肌肉接头后膜的 N_M 受体不能对 ACh 起反应,此时神经肌肉的阻滞方式由去极化转变为非去极化,前者称为 Ⅰ 相阻断,后者称为 Ⅱ 相阻断,引起骨骼肌松弛。

去极化型肌松药具有如下特点:① 用药初期常出现短暂肌束颤动,这与不同部位骨骼肌去极化的先后顺序不同有关;② 连续用药可产生快速耐受性;③ 抗胆碱酯酶药不仅不能拮抗其肌松作用,反而能增强其作用,因此本类药物中毒时不能用新斯的明解救;④ 治疗量时无神经节阻断作用。

琥 珀 胆 碱[基]

琥珀胆碱(suxamethonium)又名司可林(scoline),由琥珀酸和 2 分子胆碱组成,易溶于水,室温下易分解。

【体内过程】 口服不易吸收,静脉注射后绝大部分药物迅速被血液和肝脏中假性胆碱酯酶水解为琥珀酰单胆碱和胆碱,肌松作用明显减弱,琥珀酰单胆碱进一步水解为琥珀酸和胆碱,失去肌松作用。注射 10%～15% 的药物后到达神经肌肉接头处发挥肌松作用。约 2% 的药物以原形经肾排泄,其余药物以代谢产物形式从尿液中排出,$t_{1/2}$ 为 2～4 min。

【药理作用】 肌松作用快而强,持续时间短。静脉注射 10～30 mg 琥珀胆碱,20 s 内即可见肌束颤动,以胸腹部肌肉最明显,1 min 内出现肌肉松弛,2 min 肌松作用达高峰,多于 5 min 内消失。肌肉松弛顺序从颈部肌肉开始,迅速波及肩胛、腹部及四肢,其中以对颈部和四肢肌肉的松弛作用最强,面、舌、咽喉和咀嚼肌次之,对呼吸肌松弛作用不明显,但对喉头及气管肌作用强。

【临床应用】

1. 气管插管、气管镜、食管镜检查等

静脉注射后起效快,持续时间短,对喉肌松弛作用强,适用于气管插管、气管镜检查等短时操作。

2. 辅助麻醉

静脉滴注可维持较长时间的肌松作用,便于在较浅的麻醉状态下进行外科手术,减少麻醉药用量,保证手术安全。

【不良反应】

1. 窒息

本品可致喉肌麻痹,引起强烈的窒息感,清醒患者禁用。过量可致呼吸肌麻痹,多见于遗传性血浆假性胆碱酯酶活性低下患者,使用时应备有呼吸机及其他抢救器材,出现呼吸麻痹时,不可使用新斯的明等抗胆碱酯酶药对抗。

2. 肌痛

25%～50%的患者用药后可出现肩胛部、胸腹部肌肉疼痛,这可能是琥珀胆碱引起的肌束颤动损伤了肌梭所致,一般经 3～5 d 可自愈。

3. 血钾升高

由于骨骼肌细胞持久去极化而释放 K^+,可使血钾升高;严重烧伤、广泛软组织损伤、腹腔内感染及肾功能损害等时,在本品作用下可引起异常的大量 K^+ 外流而致高钾血症,出现严重室性心律失常甚至心脏骤停时,应禁用本品。

4. 其他

琥珀胆碱可引起眼内压升高、胃内压升高、恶性高热等。

(二) 非去极化型肌松药

非去极化型肌松药也称竞争性肌松药(competitive muscular relaxants),它能与 ACh 竞争结合于神经肌肉接头处的 N_M 受体,其本身无内在活性,但能阻碍 ACh 对 N_M 受体的激动作用,因而产生肌松作用。胆碱酯酶抑制药能对抗本类药物的肌松作用,故过量中毒时可用新斯的明解救。

本类药物多为天然生物碱及其类似物,按化学结构可分为苄基异喹啉类(benzylisoquinolines)和类固醇铵类(ammonio steroids),前者主要有筒箭毒碱、阿曲库铵、多库溴铵、米库溴铵等,后者包括维库溴铵、泮库溴铵、罗库溴铵[基]等。筒箭毒碱为经典的非去极化型肌松药,但由于其作用时间长,不良反应多,临床已少用。

筒 箭 毒 碱

筒箭毒碱(d-tubocurarine)为南美印第安人用数种植物制成的浸膏箭毒中提取的生物碱,右旋体具有活性,是临床应用最早的非去极化型肌松药。口服难以吸收,静脉注射后 4～6 min 起效,作用维持为 80～120 min,肾功能不全者作用时间延长。

筒箭毒碱能与运动终板上的 N_M 受体结合,阻止 ACh 对运动终板膜的去极化作用,使骨骼肌松弛。本品还可促进体内组胺释放,引起皮疹、支气管痉挛、血压下降等。

临床可用于麻醉中需要维持较长时间(>30 min)的肌松,也可用于电休克的对症处理。大剂量可致呼吸麻痹,目前临床已被其他药物代替(表 8.2)。

表 8.2　非去极化型肌松药作用特点比较

药　物	起效时间(min)	维持时间(min)	消除方式
筒箭毒碱	4～6	80～120	肝脏、肾脏
阿曲库铵	2～4	30～40	血浆假性胆碱酯酶水解
多库溴铵	4～6	90～120	肝脏、肾脏
米库溴铵	2～4	12～18	血浆假性胆碱酯酶水解
泮库溴铵	4～6	120～180	肝脏、肾脏
罗库溴铵	1～2	30～60	肝脏、肾脏
维库溴铵[基]	2～4	60～90	肝脏、肾脏

制剂与用法

1. 硫酸阿托品(atropine sulfate) 片剂:0.3 mg。注射剂:0.5 mg/mL,5 mg/mL,1 mg/2 mL。眼用凝胶:50 mg/5 g。眼膏:1%。口服,0.3～0.6 mg/次,3 次/d,极量:1 mg/次,3 mg/d;肌内或静脉注射,0.5 mg/次,极量:2 mg/次。

2. 消旋山莨菪碱(racanisodamine) 片剂:5 mg,10 mg。口服,5～10 mg/次,3 次/d。滴眼液:0.05%,滴眼,滴后闭眼 1 min,1～2 滴/次,2 次/d,一个月为 1 疗程。

3. 盐酸消旋山莨菪碱(racanisodamine hydrochloride) 注射剂:5 mg/mL,10 mg/mL,20 mg/mL。肌注:5～10 mg/次,1～2 次/d。

4. 氢溴酸山莨菪碱(anisodamine hydrobromide) 片剂:5 mg,10 mg。注射剂:5 mg/mL,10 mg/mL,20 mg/mL。口服,5～10 mg/次,3 次/d。肌内或静脉注射:5～10 mg/次,1～2 次/d。

5. 氢溴酸东莨菪碱(scopolamine hydrobromide) 片剂:0.3 mg。注射剂:0.3 mg/mL,0.5 mg/mL。口服,0.2～0.3 mg/次,3 次/d;极量:0.6 mg/次,2 mg/d。皮下或肌内注射:0.2～0.5 mg/次,剂量:0.5 mg/次,1.5 mg/d。

6. 氢溴酸后马托品(homatropine hydrobromide) 滴眼液:1%～2%,滴眼,1～2 滴/次。

7. 托吡卡胺(tropicamide) 滴眼液:0.25%,0.5%,滴眼,1～2 滴/次。如需产生调节麻痹作用,可用 1%浓度,1～2 滴,5 min 后重复一次,20～30 min 后可再给药一次。

8. 盐酸环喷托酯(cyclopentolate hydrochloride) 滴眼液:1%,滴眼,1～2 滴/次,4 次/d。

9. 异丙托溴铵(ipratropium bromide) 气雾剂:14 g(含异丙托溴铵 8.4 mg),喷雾吸入,一次 40～80 μg,一日 2～4 次。

10. 噻托溴铵粉(tiotropium bromide) 吸入剂:18 μg,临用前,取胶囊 1 粒放入专用吸入器的刺孔槽内,用手指撤压按扭,胶囊两端分别被细针刺孔,然后将口吸器放入口腔深部,用力吸气,胶囊随着气流产生快速旋转,胶囊中的药粉即喷出囊壳,并随气流进入呼吸道。成人:1 粒/次,1 次/d。

11. 溴丙胺太林(propantheline bromide) 片剂:15 mg,30 mg,口服,15 mg/次,3 次/d,餐前 30～60 min 服用,睡前口服 30 mg;治疗遗尿症,睡前口服 15～45 mg。

12. 溴甲东莨菪碱(methscopolamine bromide) 片剂:1 mg,口服,1 mg/次,1～3 次/d。

13. 盐酸贝那替秦(benactyzine hydrochloride) 片剂:1 mg,1～3 mg/次,3 次/d。

14. 双环维林(dicyclomine) 片剂:10 mg,口服,10～20 mg/次,3～4 次/d。

15. 盐酸哌仑西平(pirenzepine hydrochloride) 片剂:25 mg,口服,20～50 mg/次,2 次/d。

16. 琥珀酸索利那新(solifenacin succinate) 片剂:5 mg,10 mg,口服,5 mg/次,1 次/d。

17. 氯化琥珀胆碱(suxamethonium chloride) 注射剂:50 mg/mL,100 mg/2 mL,0.2～1 mg/kg体重静脉注射,也可用 5%葡萄糖溶液稀释为 0.1%溶液静脉滴注以延长肌松时间。

18. 氯化筒箭毒碱(tubocurarine chloride) 注射剂:10 mg/mL,手术中维持肌松,先静注 10～15 mg(0.2～0.3 mg/kg),药效持续 60～100 min,以后每隔 60～90 min 追加 5～10 mg;电休克,按体重 0.15 mg/kg,30～90 s 内静注,即可控制肌强直,一般先静注 3 mg,观察反应后,再决定进一步用量。

19. 罗库溴铵(rocuronium bromide) 注射剂:50 mg/5 mL,静脉注射初始剂量为 600 μg/kg,维持量 150 μg/kg,静脉滴注 300～600 μg/kg/h。

20. 维库溴铵(vecuronium bromide) 注射剂:4 mg,仅供静脉注射或静脉滴注,不可肌注。气管插管时用量 0.08～0.12 mg/kg,3 min 内达插管状态;肌肉松弛维持:在神经安定镇痛麻醉时为 0.05 mg/kg,吸入麻醉为 0.03 mg/kg。

21. 苯磺顺阿曲库铵(cisatracurium besilate)　　注射剂:5 mg,10 mg,25 mg,静脉注射:成人剂量为 0.3～0.6 mg/kg,维持 15～35 min;如需延长肌松时间,增补剂量用 0.1～0.2 mg/kg。静脉滴注:在长时间外科手术中,以 0.3～0.6 mg/kg 注射后,以每分钟 0.005～0.01 mg/kg 剂量持续滴注以维持肌松。

22. 泮库溴铵(pancuronium bromide)　　注射剂:4 mg,静脉注射,40～100 μg/kg。

（郑书国）

第九章 肾上腺素受体激动药

肾上腺素受体激动药(adrenoceptor agonists)是一类化学结构及药理作用与肾上腺素和去甲肾上腺素类似的药物,能与肾上腺素受体结合并激动受体,产生肾上腺素样作用,因此又称拟肾上腺素药(adrenomimetic drugs)。由于该类药物在化学结构上均属于胺类,其药理效应与交感神经兴奋的效应相似,因此该类药物又称为拟交感胺类(sympathomimetic amines),其中肾上腺素、去甲肾上腺素、异丙肾上腺素和多巴胺等具有儿茶酚结构(图9.1),又称为儿茶酚胺类(catecholamines)。

肾上腺素受体激动药的基本化学结构是β-苯乙胺(图9.2),当苯环、α位碳、β位碳或末端氨基上的氢被不同基团取代时,可形成多种肾上腺素受体激动药。这些取代基团既可影响药物的体内过程,也可影响药物对 α、β 受体的亲和力及内在活性。根据药物对肾上腺素受体亚型的选择性可将其分为三类:① α 肾上腺素受体激动药(α-adrenoceptor agonists,α 受体激动药);② α、β 肾上腺素受体激动药(α, β-adrenoceptor agonists,α、β 受体激动药);③ β 肾上腺素受体激动药(β-adrenoceptor agonists,β 受体激动药)。

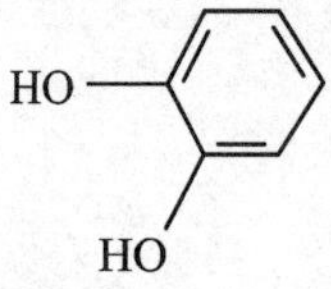

图9.1 儿茶酚 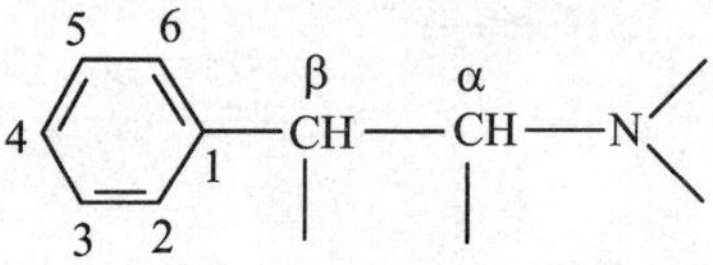　　　　图9.2 β-苯乙胺

第一节　α肾上腺素受体激动药

去甲肾上腺素[基]

去甲肾上腺素(noradrenaline, NA, norepinephrine, NE)是去甲肾上腺素能神经末梢释放的递质,也可由肾上腺髓质少量分泌。NA 化学性质不稳定,见光、遇热易分解,尤其是在碱性溶液中更易氧化变色而失效。药用的 NA 为人工合成品,常用其重酒石酸盐。

【体内过程】 口服后可使胃黏膜血管收缩而极少吸收,进入小肠易被碱性肠液破坏,故口服无效。皮下或肌内注射可使局部血管强烈收缩而吸收缓慢,并可致局部组织因缺血而坏死。静脉注射因消除迅速而作用短暂,故一般采用静脉滴注给药。NA 进入体内后,大部分被去甲肾上腺素能神经末梢主动摄取并进入囊泡贮存(摄取-1),少量由非神经细胞摄取后经儿茶酚氧位甲基转移酶(COMT)、单胺氧化酶(MAO)代谢失活。NA 不易透过血脑屏障,无中枢作用。

【药理作用】　主要激动 α 受体,对 α_1 和 α_2 受体无选择性,对心脏 β_1 受体作用较弱,对 β_2 受体几无作用。

1. 血管

激动血管平滑肌 α_1 受体,使血管收缩,以皮肤黏膜血管收缩最为明显,其次是肾脏血管。此外,脑、肝、肠系膜甚至骨骼肌血管也收缩,外周阻力明显升高。冠脉扩张,主要原因是心脏兴奋、心肌代谢产物如腺苷等增加所致,同时因血压升高,提高了冠脉的灌注压,冠脉流量增加。

2. 心脏

激动心脏 β_1 受体,使心肌收缩力增强,传导加速,心率加快,心排血量增加。但在整体情况下,心率常表现为减慢,这主要是由于外周阻力增加、血压升高、反射性引起心率减慢。剂量过大可致心脏自律性增加,引起心律失常,但发生率低于肾上腺素。

3. 血压

激动血管平滑肌 α_1 受体,使血管收缩,血压升高,升高的程度与剂量有关。小剂量时可使心脏兴奋,收缩压升高,而此时血管收缩不明显或仅轻度收缩,故舒张压变化不大,脉压差增大。较大剂量时血管强烈收缩,外周阻力明显增大,故舒张压也明显升高,脉压差变小。

4. 其他

可增加妊娠子宫的收缩频率,大剂量时可引起血糖升高。

【临床应用】

1. 休克

NA 在休克的治疗中已退居次要地位,目前仅限于早期神经源性休克及肾上腺嗜铬细胞瘤切除后或药物中毒引起的低血压,可短期小剂量应用,以保证重要器官组织的血液灌注。

2. 上消化道出血

以本品 $1\sim3$ mg 适当稀释后口服,在食管或胃内收缩局部黏膜血管,产生止血作用。

【不良反应】

1. 局部组织缺血坏死

静滴时间过长、浓度过高或药液外漏,可引起局部组织缺血坏死。静滴过程中如发现药液外漏或注射部位皮肤苍白,应停止注射或更换注射部位,并进行热敷,必要时使用酚妥拉明等 α 受体阻断剂局部浸润注射。

2. 急性肾衰竭

静滴时间过长或剂量过大,可致肾血管强烈收缩,出现少尿、无尿和肾实质损伤,因此用药过程中应监测尿量,当尿量少于 25 mL/h 时,应减量或停药。

高血压、动脉硬化症、器质性心脏病、少尿、无尿、严重微循环障碍患者及孕妇禁用。

间　羟　胺[基]

间羟胺(metaraminol,阿拉明,aramine)为人工合成品,化学性质较去甲肾上腺素稳定,主要激动 α 受体,对 β_1 受体作用较弱。此外,间羟胺也可被去甲肾上腺素能神经末梢摄取进入囊泡,通过置换作用促进 NA 释放,间接发挥作用。因此,若短时间内连续使用,可因囊泡内 NA 耗竭而致效应减弱,产生快速耐受;若适当加用小剂量 NA 可恢复或增强其升压作用。

与 NA 相比,间羟胺具有以下特点:① 不易被 MAO 破坏,作用弱而较持久;② 对心脏兴奋作用较弱,不易引起心律失常;③ 对肾脏血管收缩作用较弱,肾血流量减少不明显,较少引起少尿、无尿等症状;④ 除静脉滴注外,还可肌内注射,应用方便。目前主要用作 NA 的代用品,用于各种休克早期、手术或椎管内麻醉所致的低血压。

静滴时药液外漏或皮下注射可引起局部血管强烈收缩,引起组织坏死或红肿硬结;连续应用可产生快速耐受,长期应用时若突然停药可发生低血压;剂量过大可致严重高血压、心律失常等,此时应立即停药观察,血压过高者可用 5~10 mg 酚妥拉明静脉注射,必要时可重复给药。

去氧肾上腺素和甲氧明

去氧肾上腺素(phenylephrine,苯肾上腺素,新福林)和甲氧明(methoxamine)均为人工合成品,作用机制与间羟胺相似,可直接或间接激动 α_1 受体,又称 α_1 受体激动药,对 β 受体无明显作用。两者不易被 MAO 代谢,作用维持时间较长,具有下列作用和应用:① 升高血压,用于抗休克及防治椎管内麻醉、全身麻醉以及药物所致的低血压;② 收缩血管、升高血压能反射性兴奋迷走神经,使心率减慢,可用于阵发性室上性心动过速,应用时应防止血压过度升高(保持收缩压<160 mmHg);③ 局部滴眼可激动瞳孔开大肌上 α_1 受体,使瞳孔扩大,作用较阿托品弱,持续时间较短,可用于眼底检查,具有起效快、持续时间短、不升高眼内压和不引起调节麻痹等特点。

不良反应与去甲肾上腺素相似,高血压、动脉硬化、甲亢、糖尿病、心肌梗死者禁用,近两周内用过单胺氧化酶抑制剂者禁用。

羟甲唑啉

羟甲唑啉(oxymetazoline)为咪唑啉类衍生物,能直接激动血管平滑肌 α_1 受体而引起血管收缩,从而减轻炎症所致的黏膜充血和水肿,用于治疗急慢性鼻炎、鼻窦炎、过敏性鼻炎等所致鼻黏膜充血,常用 0.025%~0.05%溶液滴鼻。

本品不宜长期大量连续应用,每次连续使用时间不宜超过 7 d,不能与其他收缩血管类滴鼻剂合用,冠心病、高血压、甲状腺功能亢进、糖尿病患者慎用,鼻腔干燥、萎缩性鼻炎患者及 3 岁以下儿童、孕妇、哺乳期妇女禁用。

右美托咪定

右美托咪定(dexmedetomidine)为选择性 α_2 受体激动剂,具有抑制交感神经、镇静、催眠、镇痛和麻醉作用,用于气管插管、重症监护患者机械通气期间的镇静或其他手术术前、术后镇静,可明显减少麻醉药用量,抑制气管插管时的应激反应,减少麻醉恢复期的激动、恶心等反应。

中枢性 α_2 受体激动药可乐定(clonidine)和甲基多巴(methyldopa)见抗高血压药。

第二节　α、β肾上腺素受体激动药

肾 上 腺 素[基]

肾上腺素(adrenaline,epinephrine)是肾上腺髓质分泌的主要激素,药用肾上腺素可从家畜肾上腺提取,也可人工合成。肾上腺素性质不稳定,见光、遇热或在碱性溶液中易于氧化变质。

【体内过程】　口服后易被碱性肠液、肠黏膜和肝脏破坏,生物利用度低;皮下注射由于局部血管收缩,吸收缓慢,一般在 6~15 min 起效,作用维持 1 h 左右;肌内注射吸收较快,作用持续 10~30 min;静脉注射消除迅速,作用短暂。肾上腺素在体内的摄取及代谢途径与去甲肾上腺素相似。

【药理作用】　直接激动 α、β 受体,产生 α 和 β 样效应。

1. 心脏

激动心肌、窦房结和传导系统的 β_1 受体,使心肌收缩力增强、心率加快、传导加速、心排血量增加。肾上腺素能激动冠脉 β_2 受体,使冠脉扩张,改善心肌供血。但由于肾上腺素可提高心肌代谢,增加心肌耗氧量,如剂量过大或静脉注射过快,可引起心律失常,出现早搏甚至心室颤动等症状。

2. 血管

激动血管平滑肌细胞 α_1 受体,血管收缩;激动 β_2 受体,血管舒张。由于机体不同部位血管平滑肌 α_1 和 β_2 受体分布的相对密度不同,所以肾上腺素对不同部位血管可表现为不同的效应。皮肤、黏膜、肾脏和胃肠道等血管平滑肌 α_1 受体占优势,所以这些部位的血管表现为收缩,其中以皮肤黏膜血管收缩最为明显,内脏血管尤其是肾脏血管也明显收缩。在骨骼肌和肝脏血管,β_2 受体占优势,所以小剂量肾上腺素可使这些部位血管舒张。冠状动脉也明显舒张,其机制除与冠脉平滑肌 β_2 受体占优势有关外,其他机制同去甲肾上腺素。肾上腺素对脑和肺血管影响较小,静脉和大动脉平滑肌细胞肾上腺素受体密度较低,所以肾上腺素对其影响较小。

3. 血压

肾上腺素对血压的影响与剂量有关。治疗量的肾上腺素(0.5~1.0 mg)皮下注射或低浓度静脉滴注(10 μg/min)可以激动心脏 β_1 受体,使心肌收缩力增强,心输出量增加,所以收缩压明显升高。由于骨骼肌血管在全身血管中占很大比例,肾上腺素激动骨骼肌血管的 β_2 受体,其舒张作用抵消甚至超过了皮肤、黏膜血管收缩的影响,总外周阻力变化不大,故舒张压不变或稍微下降,脉压差变大,此时身体各部位血液重新分配,有利于紧急情况下能量供应的需要。较大剂量静脉注射时,心脏兴奋、收缩压升高,此时皮肤、黏膜、内脏血管强烈收缩,其对外周阻力的影响超过了骨骼肌血管的舒张作用,故舒张压也明显增高,脉压差变小。

4. 平滑肌

肾上腺素激动支气管平滑肌 β_2 受体,舒张支气管,对哮喘发作患者尤为明显。激动胃肠平滑肌 β_2 受体,其张力和收缩频率、收缩幅度降低。

5. 代谢

肾上腺素激动 α_1 和 β_2 受体,加速肝糖原和肌糖原分解,并能抑制外周组织对葡萄糖的摄取,使血糖升高,其升高血糖作用强于去甲肾上腺素。此外,肾上腺素可激活三酰甘油酯酶,加速脂肪分解,升高血中游离脂肪酸浓度。

6. 中枢神经系统

肾上腺素不易通过血脑屏障,使用治疗量时无明显中枢症状,大剂量使用可出现激动、呕吐、肌强直、惊厥等中枢兴奋症状。

【临床应用】

1. 心脏骤停

用于溺水、麻醉、药物中毒、传染病和心脏传导阻滞等所致的心脏骤停,可用肾上腺素 0.25~1.0 mg 心室内注射,同时进行有效的人工呼吸和心脏按压并纠正酸中毒。对于电击引起的心脏骤停,配合使用利多卡因或除颤器去颤后,再用肾上腺素可使心脏恢复跳动。

2. 过敏性疾病

(1)过敏性休克 激动 α_1 受体,收缩小动脉和毛细血管前括约肌,升高血压,降低毛细血管通透性,减轻支气管黏膜充血、水肿;激动心脏 β_1 受体,改善心脏功能,增加心排血量;激动 β_2 受体,舒张支气管、舒张冠脉、减少组胺等过敏介质释放,为过敏性休克首选药。

(2)支气管哮喘 常用于控制急性发作,皮下或肌内注射后数分钟内起效,但由于本品不良反应较多,不作常规治疗使用。

(3)其他过敏性疾病 可迅速缓解血管神经性水肿、荨麻疹、血清病及枯草热等过敏性疾病的症状。

3. 与局麻药配伍

局麻药中加入少量肾上腺素可使注射部位血管收缩,延缓局麻药吸收,延长作用时间,并降低局麻药吸收中毒的危险。但在肢体远端部位如手指、足趾、耳部等处手术时,局麻药中不宜加入肾上腺素,以免引起局部组织坏死。

4. 局部止血

用浸有 1∶2000 肾上腺素溶液的棉球或纱布填塞于出血处可用于治疗牙龈或鼻腔出血。

【不良反应】 常见心悸、头痛、烦躁、血压升高、四肢发凉等,剂量过大可致血压骤升,有诱发脑出血的危险。增加心肌耗氧量,可诱发心肌缺血和心律失常,严重者可由于心室颤动而致死,故使用时应严格掌握剂量。

高血压、动脉硬化、器质性脑病或心脏病、糖尿病和甲亢患者禁用。

多 巴 胺[基]

多巴胺(dopamine,DA)为去甲肾上腺素生物合成的前体,药用者为人工合成品。口服易在肠和肝中遭到破坏,静滴后分布广泛,迅速被 MAO 和 COMT 代谢失活,作用短暂,$t_{1/2}$ 约 2 min,主要以代谢产物形式经肾排泄。不易透过血脑屏障,外源性多巴胺对中枢神经系统无作用。

【药理作用】　多巴胺能激动 α、β 受体和外周多巴胺受体。

1. 小剂量(2～5 μg/kg/min)

主要激动肾脏、肠系膜和冠脉的多巴胺受体,使这些部位的血管舒张,肾血流量及肾小球滤过率增加,冠脉流量增加。

2. 中等剂量(5～10 μg/kg/min)

激动心脏 $β_1$ 受体,并能促进交感神经末梢释放去甲肾上腺素,使心肌收缩力增强,心输出量增加,此时收缩压升高,舒张压变化不大,脉压差增大。

3. 大剂量(10～20 μg/kg/min)

激动血管平滑肌 $α_1$ 受体,其缩血管作用超过激动多巴胺受体引起的血管舒张作用,导致血管收缩,外周阻力增加,收缩压和舒张压均明显升高;肾血管收缩明显,肾血流量及尿量减少。

【临床应用】

(1) 用于各种休克,如感染性休克、心源性休克、创伤性休克等。

(2) 可增加心排血量,用于强心苷类和利尿剂无效的心功能不全。

(3) 合用利尿药用于急性肾衰竭。

【不良反应】　可见胸痛、呼吸困难、心悸等,剂量过大可致血压升高、心动过速和肾血管收缩,导致肾功能下降等。

嗜铬细胞瘤患者禁用。室性心律失常、闭塞性血管病、心肌梗死、动脉硬化和高血压患者慎用。

麻　黄　碱[基]

麻黄碱(ephedrine)为中药麻黄中提取的生物碱,现已人工合成。口服易吸收,皮下或肌内注射吸收迅速,$t_{1/2}$ 为 3～6 h。可通过血脑屏障,主要以原形经肾排泄。

【药理作用】　既可直接激动 α 和 β 受体,也可被去甲肾上腺素能神经末梢摄取,促进去甲肾上腺素释放而间接发挥作用。与肾上腺素相比,麻黄碱具有以下特点:① 性质稳定,口服有效;② 作用较弱、缓慢而持久,一次给药可维持 3～6 h;③ 易通过血脑屏障,中枢兴奋作用明显;④ 易产生快速耐受性。

1. 心血管

激动心脏 $β_1$ 受体,使心肌收缩力增强,心排血量增加,血压升高,升压作用缓慢而持久。在整体情况下,因血压升高可反射性引起心率减慢,抵消了其直接加速心率的作用,故心率变化不明显。

2. 支气管平滑肌

激动支气管平滑肌 $β_2$ 受体,使支气管舒张,起效缓慢,作用较肾上腺素弱而持久。

3. 中枢神经系统

中枢兴奋作用明显,较大剂量可引起兴奋、不安、失眠等。

【临床应用】

1. 支气管哮喘

可预防支气管哮喘发作或用于对轻症的治疗,对于重症急性发作疗效较差。

2. 消除鼻黏膜充血引起的鼻塞

常用 0.5%～1% 溶液滴鼻。

3. 防治某些低血压状态

如硬膜外或蛛网膜下腔麻醉引起的低血压,可于麻醉前 15 min 肌注 15～30 mg;如已发生低血压,可肌内注射 30～50 mg 以纠正。

4. 用于某些变态反应性疾病

如荨麻疹、血管神经性水肿,可使血管收缩而缓解皮肤黏膜症状。

【不良反应】　麻黄碱中枢兴奋作用较强,晚间服药应合用地西泮等镇静催眠药以防止失眠;剂量过大或长期使用可引起头痛、心悸、血压升高、心动过速、震颤等,出现上述症状时应注意停药或减少剂量;滴鼻剂连续使用不宜超过 3 天,否则停药后鼻塞会进一步加重。

高血压、动脉硬化、心绞痛、甲亢等患者禁用。老年患者或前列腺肥大者使用本品可出现排尿困难,应慎用。

伪 麻 黄 碱

伪麻黄碱(pseudoephedrine)为麻黄碱的立体异构体,作用与麻黄碱相似,主要通过促进 NA 释放,间接发挥拟交感作用。伪麻黄碱对上呼吸道黏膜毛细血管选择性较强,能收缩血管,消除鼻黏膜充血、肿胀,减轻鼻塞症状;对其他部位的血管作用较弱,对心率、血压和中枢神经影响较小。常用于减轻感冒、过敏性鼻炎、鼻窦炎等引起的鼻黏膜充血症状。不良反应较少,可见轻度兴奋、失眠和头痛等。

第三节　β肾上腺素受体激动药

异丙肾上腺素[基]

异丙肾上腺素(isoprenaline)为人工合成品,是经典的 β 受体激动剂,药用其盐酸盐或硫酸盐。本品口服易在胃肠道遭破坏而失活,舌下给药及气雾吸入吸收迅速。不易通过血脑屏障,无明显中枢作用。

【药理作用】　主要激动 β 受体,对 β_1 和 β_2 受体选择性低,对 α 受体几乎无作用。

1. 心脏

激动心脏 β_1 受体,使心率加快、传导加快、心肌收缩力增强,其加快心率、加快传导作用强于肾上腺素,明显增加心肌耗氧量,也可引起心律失常。

2. 血管和血压

激动血管平滑肌 β_2 受体,使骨骼肌血管明显舒张,肾、肠系膜血管及冠脉亦不同程度舒张。此时,由于心脏兴奋、心排血量增加,使收缩压升高,而舒张压下降,脉压差增大;如较大剂量静脉注射,则可引起舒张压明显下降。

3. 支气管平滑肌

激动支气管平滑肌 β_2 受体,使支气管舒张,作用强于肾上腺素,并能抑制组胺等过敏介质释放,但对支气管黏膜血管无收缩作用,所以消除黏膜水肿、渗出作用不及肾上腺素,久用可产生耐受性。

4. 代谢

促进糖原和脂肪分解,升高血糖。

【临床应用】

1. 支气管哮喘

舌下含化或气雾吸入,因不良反应较多,仅用于控制哮喘急性发作。

2. 房室传导阻滞

舌下含化或静脉滴注,用于Ⅱ、Ⅲ度房室传导阻滞。

3. 心脏骤停

用于抢救溺水、电击、麻醉意外或其他原因引起的心脏骤停,常与肾上腺素或去甲肾上腺素合用进行心室内注射。

4. 休克

适用于中心静脉压高而心输出量低的感染性或心源性休克。

【不良反应】 常见心悸、头晕、头痛等,剂量过大易致心动过速。已有明显缺氧的哮喘病人,用量过大易致心肌耗氧量增加,引起心律失常。过多、反复应用气雾剂可产生耐受性。

高血压、心绞痛、心肌炎、甲亢和快速性心律失常患者禁用。

多巴酚丁胺[基]

多巴酚丁胺(dobutamine)为人工合成的多巴胺类似物,其化学结构和体内过程与多巴胺相似,口服无效,仅供静脉注射用。

本品为消旋体,其中右旋体能阻断 α_1 受体,而左旋体则激动 α_1 受体,因此对 α_1 受体的作用相互抵消。两者都能激动 β_1 受体,因此消旋体的作用主要表现为 β_1 受体激动作用,对 β_2 受体作用弱。激动心脏 β_1 受体,增强心肌收缩力,使心排血量增加。主要用于心肌梗死并发的心力衰竭,能增加心肌收缩力,增加心排血量和降低肺毛细血管楔压,并使左室充盈压降低,改善心功能。同时,由于心排血量增加,肾血流量及尿量增加,有利于消除水肿。

本品可引起血压升高、头痛、心悸等不良反应,偶致室性心律失常。由于本品可增加心肌耗氧量,引起心肌梗死面积增加,应引起重视。梗阻型肥厚性心肌病患者禁用。因其可促进房室传导,所以房颤病人禁用。

其他 β_1 受体激动药有普瑞特罗(prenalterol)、扎莫特罗(xamoterol)等,主要用于慢性充血性心力衰竭的治疗,β 受体激动药还包括选择性激动 β_2 受体的药物,如沙丁胺醇(salbutamol)、特布他林(terbutaline)、克仑特罗(clenbuterol)等,主要用于支气管哮喘的治疗,详见作用于呼吸系统药物。

米 拉 贝 隆

米拉贝隆(mirabegron)为选择性 β_3 肾上腺素受体激动药,激动膀胱平滑肌 β_3 受体,使平滑肌舒张,促进膀胱充盈并增加储尿量,延长排尿间期,同时抑制膀胱传入神经,缓解尿急症状。用于膀胱过度活动症,可有效改善尿频、尿急、尿失禁等症状。可引起恶心、皮疹、头痛、头晕等不良反应,重度高血压患者禁用。

制剂与用法

1. 重酒石酸去甲肾上腺素(noradrenaline bitartrate)　注射剂：2 mg/mL，10 mg/2 mL(2 mg 相当于 NA 1 mg)。静脉滴注，用 5％葡萄糖注射液或葡萄糖氯化钠注射液稀释后静滴，成人常用量：开始以 8～12 μg/min 速度滴注，调整滴速以使血压升到理想水平，维持量为 2～4 μg/min。

2. 重酒石酸间羟胺(metaraminol bitartrate)　注射剂：10 mg/mL，50 mg/5 mL。肌内注射，2～10 mg/次。静脉注射：初量 0.5～5 mg，继而静滴，用于重症休克。静脉滴注：15～100 mg 加入 5％葡萄糖液或氯化钠注射液 500 mL 中滴注，调节滴速以维持合适的血压。成人极量一次 100 mg(0.3～0.4 mg/min)。

3. 盐酸去氧肾上腺素(phenylephrine hydrochloride)　注射剂：10 mg/mL。升高血压，轻度或中度低血压，肌内注射 2～5 mg，再次给药间隔不少于 10～15 min。静脉注射：0.2 mg/次，按需每隔 10～15 min 给药一次；阵发性室上性心动过速，开始静脉注射 0.5 mg，20～30 s 内注入，以后用量递增，每次加药量不超过 0.1～0.2 mg；严重低血压和休克(包括与药物有关的低血压)，以 5％葡萄糖注射液或 0.9％氯化钠注射液每 500 mL 中加本品 10 mg(1∶50000)，开始时滴速为 100～180 滴/min，血压稳定后递减为 40～60 滴/min，必要时浓度可加倍；预防蛛网膜下腔麻醉期间出现低血压，可在麻醉前 3～4 min 肌内注射本品 2～3 mg；扩瞳，用 1％～2.5％溶液滴眼。

4. 盐酸甲氧明(methoxamine hydrochloride)　注射剂：10 mg/mL。肌内注射，10～20 mg/次。静脉注射，5～10 mg。静脉滴注，20～60 mg，稀释后缓慢滴注。极量：肌内注射，20 mg/次，60 mg/d，静脉注射，10 mg/次。

5. 盐酸羟甲唑啉(oxymetazoline hydrochloride)　滴眼液：0.025％，0.05％。滴鼻液：5 mg/10 mL，2.5 mg/5 mL，1.5 mg/3 mL。喷雾剂，0.025％，0.05％。滴鼻：成人和 6 岁以上儿童 1～3 滴/次，早晨和睡前各 1 次；喷鼻：成人和 6 岁以上儿童每次每侧 1～3 喷，早晨和睡前各一次。

6. 盐酸右美托咪定(dexmedetomidine)　注射剂：0.1 mg/mL、0.2 mg/2 mL。用 0.9％氯化钠溶液 4 μg/mL，以 1 μg/kg 剂量缓慢静注，输注时间需超过 10 min。

7. 盐酸肾上腺素(adrenaline hydrochloride)　注射剂：1 mg/mL，0.5 mg/mL。皮下或肌内注射，成人 0.5～1.0 mg/次，儿童每次 0.02～0.03 mg/kg，必要时 1～2 h 后重复给药。静脉或心内注射 0.5～1.0 mg/次，以生理盐水稀释 10 倍后注射，极量：皮下注射，1 mg/次。

8. 普鲁卡因肾上腺素(procaine adrenaline)　注射剂：2 mL(盐酸普鲁卡因 40 mg，肾上腺素 0.05 mg)，1 mL(盐酸普鲁卡因 20 mg，肾上腺素 0.05 mg)。用于浸润麻醉、封闭疗法或阻滞麻醉。

9. 盐酸多巴胺(dopamine hydrochloride)　注射剂：20 mg/2 mL。20 mg 加入 5％葡萄糖注射液 200～500 mL 内，静脉滴注，2～20 μg/min。极量：20 μg/kg/min。

10. 盐酸麻黄碱(ephedrine hydrochloride)　片剂：15 mg，25 mg，30 mg。注射剂：30 mg/mL，50 mg/mL。滴鼻剂：1％。口服，慢性低血压，25～50 mg/次，2～3 次/d；支气管哮喘，15～30 mg/次，3 次/d。极量：60 mg/次，150 mg/d。滴鼻，每鼻孔 2～4 滴/次，3～4 次/d。皮下或肌内注射，15～30 mg/次，2～3 次/d。极量：60 mg/次，150 mg/d。

11. 盐酸伪麻黄碱(pseudoephedrine hydrochloride)　片剂：30 mg，60 mg。口服，30～60 mg/次，3 次/d；缓释片：120 mg。口服，120 mg/次，2 次/d。

12. 硫酸异丙肾上腺素(isoprenaline sulfate)　注射剂：1 mg/2 mL。静脉滴注，以本品 0.5～1 mg 加 5％葡萄糖注射液 200～300 mL 内缓慢静滴；救治心脏骤停，0.5～1 mg 心室内注射。

13. 盐酸异丙肾上腺素(isoprenaline hydrochloride)　注射剂：1 mg/2 mL。用法同硫酸异丙肾上腺素；气雾剂：14 g(含盐酸异丙肾上腺素 35 mg)，每瓶 200 揿，每揿含盐酸异丙肾上腺素

0.175 mg,每次吸入 1～2 揿,2～4 次/d,喷吸间隔时间不得少于 2 h。片剂:10 mg,舌下含化,10 mg/次,3 次/d。

14. 盐酸多巴酚丁胺(dobutamine hydrochloride) 注射剂:20 mg/2 mL。5%葡萄糖液或0.9%氯化钠注射液中稀释后,以 2.5～10 μg/kg/min 滴入。

15. 米拉贝隆(mirabegron) 缓释片:25 mg,50 mg。口服,50 mg/次,1 次/d,餐后服用。

(郑书国)

第十章　肾上腺素受体阻断药

肾上腺素受体阻断药(adrenoceptor blocking drugs)又称肾上腺素受体拮抗剂(adreno-ceptor antagonists),能阻断肾上腺素受体,拮抗去甲肾上腺素能神经递质或肾上腺素受体激动药对受体的激动作用。根据药物对受体的选择性不同,可将肾上腺素受体阻断药分为α肾上腺素受体阻断药、β肾上腺素受体阻断药和α、β肾上腺素受体阻断药三类。

第一节　α肾上腺素受体阻断药

α肾上腺素受体阻断药能选择性地与α肾上腺素受体结合,拮抗去甲肾上腺素能神经递质或肾上腺素受体激动药对α受体的激动作用,从而产生抗肾上腺素作用。α肾上腺素受体阻断药能将肾上腺素的升压作用翻转为降压作用,这一现象称为肾上腺素作用的翻转(adrenaline reversal),其机制是α受体阻断药的选择性阻断了与血管收缩有关的α受体,而与血管舒张有关的β受体未被阻断,肾上腺素激动β受体引起的血管舒张作用占优势,从而引起血管舒张,血压下降。

根据α受体阻断药对α_1和α_2受体的选择性不同,可将药物分为三类,即非选择性α受体阻断药、选择性α_1受体阻断药和选择性α_2受体阻断药,其中选择性α_2受体阻断药育亨宾主要作为科研工具药。

一、非选择性α受体阻断药

酚　妥　拉　明[基]

酚妥拉明(phentolamine,regitine,立其丁)为短效α受体阻断药。口服生物利用度低,作用维持3~6 h,肌内注射起效快,作用维持30~45 min,大多以无活性代谢物形式经肾脏排泄。

【药理作用】

酚妥拉明与α受体结合较疏松,易于解离,能竞争性阻断α受体,又称竞争性α受体阻断药,其对α_1和α_2受体无选择性。

1. 血管和血压

阻断血管平滑肌α_1受体,使血管舒张,外周阻力下降,血压下降。

2. 心脏

兴奋心脏,使心率加快,心肌收缩力增强。这种兴奋作用主要与血管舒张、血压下降、反射性引起交感神经兴奋有关。此外,酚妥拉明阻断去甲肾上腺素能神经末梢突触前膜 α_2 受体,促进去甲肾上腺素释放,也是其兴奋心脏的原因之一。

3. 其他

有拟胆碱作用和组胺样作用,可使胃肠平滑肌兴奋、胃酸分泌增加。

【临床应用】

1. 外周血管痉挛性疾病

如肢端动脉痉挛(雷诺病)、血栓闭塞性脉管炎等。

2. 静滴去甲肾上腺素药液外漏

可用本品 5～10 mg,稀释后局部浸润注射,以对抗去甲肾上腺素的缩血管作用。

3. 抗休克

能舒张小动脉和小静脉,降低外周阻力,增强心肌收缩力,增加心排血量,改善微循环。适用于外周阻力高、心排血量低的感染性或心源性休克。但用药前须补足血容量,否则会导致血压进一步降低;也可与去甲肾上腺素合用,使去甲肾上腺素收缩血管作用不至过强,但保留其激动心脏 β_1 受体的作用,以增强心肌收缩力。

4. 肾上腺嗜铬细胞瘤

能明显降低嗜铬细胞瘤所致高血压,可用于肾上腺嗜铬细胞瘤的鉴别诊断、高血压危象及术前准备。

5. 顽固性充血性心力衰竭

心力衰竭时,由于心排血量不足,导致交感神经兴奋、外周阻力增高、肺淤血及肺动脉高压,易引起肺水肿。酚妥拉明能舒张血管,减少回心血量,降低外周阻力,使心脏前后负荷和肺动脉压降低,心排血量增加,心力衰竭症状得以改善。

6. 其他

酚妥拉明可用于拟肾上腺素药过量所致的高血压、新生儿持续性肺动脉高压症等,也可口服或直接阴茎海绵体注射,用于诊断或治疗男性勃起功能障碍。

【不良反应】 常见恶心、呕吐、腹痛、腹泻等,可诱发或加重消化性溃疡。剂量过大、注射速度过快可引起体位性低血压,也可诱发心绞痛或心律失常。严重低血压、消化性溃疡、动脉硬化等患者禁用。

酚 苄 明

酚苄明(phenoxybenzamine,苯苄胺)口服吸收 20%～30%,局部刺激性强,不做皮下或肌内注射。脂溶性高,进入体内后储存于脂肪组织,缓慢释放,用药 1 次,作用可维持 3～4 d。

酚苄明能与 α 受体形成共价键,结合牢固,为长效非竞争性 α 受体阻断药,作用强而持久。临床主要用于外周血管痉挛性疾病、休克、嗜铬细胞瘤及良性前列腺增生引起的排尿困难等。不良反应同酚妥拉明。

二、选择性 α_1 受体阻断药

选择性 α_1 受体阻断药对血管平滑肌细胞的 α_1 受体选择性较高,使血管平滑肌舒张,血压

下降。对去甲肾上腺素能神经末梢突触前膜 α_2 受体无明显作用,因此在降压的同时不促进去甲肾上腺素的释放,较少引起反射性心率加快及肾素释放等副作用。临床常用哌唑嗪(prazosin)[基]、特拉唑嗪(terazosin)[基]和多沙唑嗪(doxazosin)等,主要用于良性前列腺增生及原发性高血压(详见抗高血压药)。

坦 洛 新[基]

坦洛新(tamsulosin)为 α_1 肾上腺素受体亚型 α_{1A} 的特异性拮抗剂,其对 α_{1A} 受体阻断作用明显强于 α_{1B} 受体。由于尿道、膀胱颈部及前列腺平滑肌存在的 α_1 受体主要为 α_{1A} 受体,而血管平滑肌 α_1 受体主要为 α_{1B} 受体,所以坦洛新在改善前列腺增生患者排尿困难等症状时,对心血管系统影响较小。主要用于前列腺增生所致的排尿障碍等症状,如尿频、夜尿增多、排尿困难等。不良反应较少,偶致头晕、皮疹、胃肠道不适等。

第二节　β肾上腺素受体阻断药

β肾上腺素受体阻断药能选择性地与β受体结合,竞争性拮抗去甲肾上腺素能神经递质或肾上腺素受体激动药对β受体的激动作用。根据药物对β肾上腺素受体不同亚型的选择性,β肾上腺素受体阻断药可分为非选择性β受体(β_1 和 β_2)阻断药和选择性 β_1 受体阻断药两类。

【体内过程】

β受体阻断药口服后自小肠吸收,其吸收速率受药物脂溶性影响,部分药物首过消除明显,生物利用度个体差异大。如普萘洛尔口服吸收迅速而完全,但首过消除率达 $60\%\sim70\%$,生物利用度仅约 30%。脂溶性高的药物主要在肝脏代谢,代谢产物和少量原形药物经肾脏排泄,脂溶性低的药物主要以原形经肾脏排泄,血浆 $t_{1/2}$ 为 $3\sim6$ h,其中纳多洛尔 $t_{1/2}$ 可达 $10\sim20$ h,属长效β受体阻断药。

【药理作用】

1. β受体阻断作用

(1)心脏　阻断心脏 β_1 受体,使心率减慢、传导减慢、心肌收缩力减弱,心排血量减少,心肌耗氧量下降,尤其当交感神经张力增高时(如运动或病理状态),其抑制作用更为明显。β受体阻断药减弱心肌收缩力,对高血压患者具有降压作用,但对正常人血压无明显影响。

(2)血管　阻断血管平滑肌 β_2 受体,使 α_1 受体作用占优势,加之心肌收缩力减弱,反射性兴奋交感神经,引起血管收缩,外周阻力增加。

(3)支气管平滑肌　阻断支气管平滑肌 β_2 受体,引起支气管平滑肌收缩,呼吸道阻力增加。这一作用对正常人影响较小,但对支气管哮喘或慢性阻塞性肺病患者可诱发或加重哮喘。选择性 β_1 受体阻断药对支气管平滑肌影响较小。

(4)代谢　脂肪分解与激动 β_1 和 β_3 受体有关,长期应用本品可抑制脂肪分解,升高血浆甘油三酯和极低密度脂蛋白(VLDL),降低高密度脂蛋白(HDL),增加动脉粥样硬化危险。肝糖原分解与激动 α_1 和 β_2 受体有关,儿茶酚胺可增加肝糖原分解。在低血糖时,体内儿茶酚胺释放增多,激动 α_1 和 β_2 受体,增加肝糖原分解,升高血糖。本品不影响正常人血糖水平,也不影响胰岛素的降血糖作用,但能延缓使用胰岛素后血糖水平的恢复,这与其抑制低血糖引起儿茶酚胺释放和糖原分解有关。因此,β受体阻断药可掩盖低血糖症状,延误对低血糖的及时救治。

(5) 其他　β受体阻断药可阻断肾小球旁器细胞的 β_1 受体而减少肾素的释放,抑制肾素－血管紧张素－醛固酮系统活性,这也是其降压作用机制之一。β受体阻断药可抑制甲状腺素(T_4)转变为三碘甲腺原氨酸(T_3),并降低甲状腺功能亢进时机体对儿茶酚胺的敏感性,有效控制甲亢症状。此外,β受体阻断药可减少房水生成,降低眼内压,可用于治疗青光眼。

2. 膜稳定作用

部分β受体阻断药可降低细胞膜对离子的通透性,产生局部麻醉作用,称为膜稳定作用,其机制与阻断β受体无关。因膜稳定作用仅在高于临床有效血药浓度几十倍时才表现出来,因此一般认为这一作用与其治疗作用无明显关系。

3. 内在拟交感活性

部分β受体阻断药在阻断β受体的同时,对β受体又具有部分激动作用,称为内在拟交感活性(intrinsic sympathomimetic activity,ISA),如吲哚洛尔、醋丁洛尔等。由于这种激动作用较弱,通常被其β受体阻断作用所掩盖。具有内在拟交感活性的β受体阻断药在临床应用时,抑制心肌收缩力、减慢心率和收缩支气管平滑肌的作用相对较弱。

【临床应用】

1. 高血压

β受体阻断药是治疗高血压的基础药物,能有效控制原发性高血压,可单独使用,也可与利尿药、钙拮抗药、血管紧张素转化酶抑制药联合应用,以提高疗效,并减轻其他药物所引起的心率加快等不良反应。

2. 心绞痛和心肌梗死

β受体阻断药对心绞痛具有良好的疗效,对心肌梗死,早期、长期应用可降低复发和猝死发生率。

3. 心律失常

β受体阻断药对多种原因引起的快速型心律失常有效,尤其对交感神经过度兴奋所致的心律失常疗效较好。

4. 充血性心力衰竭

心力衰竭时应用β受体阻断药可阻断心脏β受体,拮抗过量儿茶酚胺对心脏的毒性作用,避免心肌细胞坏死,改善心肌重构;减少肾素释放,抑制肾素血管紧张素系统,减轻过量血管紧张素Ⅱ对心脏的损害;上调心肌细胞β受体,改善β受体对儿茶酚胺的敏感性。

5. 甲状腺功能亢进

甲亢时甲状腺激素分泌过多,导致去甲肾上腺素能神经活性增强。β受体可通过阻断β受体而控制患者的激动不安、心率过快等甲亢症状,并能降低基础代谢率。

6. 其他

β受体阻断药与咖啡因等合用治疗偏头痛,其机制可能与其抑制脑血管扩张有关。噻吗洛尔局部应用可减少房水形成,降低眼内压,用于治疗青光眼。

【不良反应】

1. 一般反应

常见恶心、呕吐、腹泻等,停药可消失。少数患者可出现幻觉、失眠、抑郁等症状。可掩盖低血糖引起的心悸等症状,延误低血糖的及时诊断和治疗。偶见过敏性皮疹、血小板减少、眼-皮肤黏膜综合征等。

2. 心血管反应

用药过量或静脉给药速度过快可致心脏功能抑制,尤其易发于心功能不全、窦性心动过缓和房室传导阻滞的患者。可阻断血管平滑肌细胞 β₂ 受体,引起外周血管收缩甚至痉挛,出现雷诺症状或间歇跛行,严重者可致足趾溃烂或坏死。

3. 诱发或加重哮喘

阻断支气管平滑肌细胞上 β₂ 受体,使支气管平滑肌收缩,可诱发或加重哮喘。选择性 β₁ 受体阻断药或具有内在拟交感活性的药物诱发支气管哮喘风险相对较小。

4. 反跳现象

长期应用 β 受体阻断药突然停药,可使原来疾病复发或病情加重,其机制与受体增敏有关,因此长期用药后应逐渐减量直至停药。

禁忌证:严重心功能不全、窦性心动过缓、重度房室传导阻滞和支气管哮喘等患者禁用。

一、非选择性 β 受体阻断药

普 萘 洛 尔[基]

普萘洛尔(propranolol,心得安)为等量左旋体和右旋体组成的消旋体,其中左旋体具有 β 受体阻断作用。

口服吸收率大于 90%,首过消除率为 60%～70%,生物利用度仅约 30%。脂溶性高,血浆蛋白结合率大于 90%,易于通过血脑屏障和胎盘屏障,也可分泌于乳汁中。代谢产物 90% 以上经肾排泄。生物利用度个体差异大,临床用药需实行剂量个体化,从小剂量开始,逐渐增加至适宜剂量。主要用于治疗心律失常、心绞痛、高血压及甲状腺功能亢进等。

吲 哚 洛 尔

吲哚洛尔(pindolol,心得静)作用似普萘洛尔,但对 β 受体的阻断作用较强,约为普萘洛尔的 6～15 倍。对血管平滑肌细胞 β₂ 受体具有较强的内在拟交感活性,有利于高血压的治疗,临床主要用于高血压、心绞痛、心律失常等。

噻吗洛尔[基]和卡替洛尔

噻吗洛尔(timolol,噻吗心安)为已知作用最强的 β 受体阻断药,能减少房水生成,降低眼内压,常用其滴眼液治疗青光眼。其特点为起效快,维持时间长,每日滴眼 2 次即可,且无缩瞳和调节痉挛等不良反应。

卡替洛尔对原发性开角型青光眼有良好的降眼压效果,对某些继发性青光眼、术后未完全控制的闭角型青光眼及其他药物无效的青光眼,加用卡替洛尔可增强降眼压效果。滴眼时应压迫眼内眦,以防药液吸收引起全身性反应。

此外,本类药物还有索他洛尔(sotalol)[基]、氧烯洛尔(oxprenolol)、布拉洛尔(bupranolol)、硝苯洛儿(nifenalol)等。

二、选择性 β1 受体阻断药

阿 替 洛 尔[基]

阿替洛尔(atenolol,氨酰心安)选择性阻断 β1 受体,对 β2 受体作用较弱,故增加呼吸道阻力作用较轻,但哮喘患者仍需慎用。口服吸收快,但不完全,作用维持时间长,可达 24 h。食物可降低其生物利用度,宜在餐前 30 min 或餐后 3 h 后服药。主要用于治疗高血压、心绞痛、心肌梗死,也可用于治疗心律失常、甲亢、嗜铬细胞瘤等。

常见心动过缓、低血压、头晕、乏力、抑郁、皮疹等不良反应,严重时会导致房室传导阻滞、心源性休克,严重窦性心动过缓者禁用。

美 托 洛 尔[基]

美托洛尔(metoprolol,美多心安)选择性阻断心脏 β1 受体,其药理作用及临床应用与阿替洛尔相似,但半衰期及作用持续时间较短。口服吸收完全,首过消除明显,生物利用度约为 20%,进餐时服药可使其生物利用度增加约 40%,血浆蛋白结合率约为 99%。常见不良反应有心动过缓、传导阻滞、低血压、头痛、眩晕、失眠等。

艾 司 洛 尔[基]

艾司洛尔(esmolol)选择性阻断心脏 β1 受体,起效快,维持时间短,治疗量无明显内在拟交感活性和膜稳定作用,静脉注射 $t_{1/2}$ 约 9 min。大剂量时可阻断支气管和血管平滑肌 β2 受体,主要用于心房颤动、心房扑动时控制心室率及窦性心动过速、围术期高血压等。

第三节　α、β肾上腺素受体阻断药

本类药物对 α、β 受体选择性低,能同时阻断 α 和 β 受体,临床主要用于治疗高血压。

拉 贝 洛 尔[基]

拉贝洛尔(labetalol,柳胺苄心定)口服吸收率为 60%～90%,首过消除明显,生物利用度约 30%。能通过胎盘屏障,也可经乳汁分泌。主要在肝脏代谢,$t_{1/2}$ 为 4～8 h,代谢产物和少量原形药物经肾脏和肠道排泄。

拉贝洛尔兼具 α 和 β 受体阻断作用,其阻断 β 受体作用为阻断 α 受体作用的 5～10 倍。临床主要用于中度、重度高血压,静注用于高血压危象,也可用于心绞痛、嗜铬细胞瘤等。

常见不良反应为眩晕、幻觉、抑郁、恶心、乏力等,少数患者可发生体位性低血压。脑出血、心动过缓、房室传导阻滞及支气管哮喘患者禁用,肝、肾功能不全者慎用。

此外,本类药物还有阿罗洛尔(arotinolol)、卡维地洛(carvedilol)等。

制剂及用法

1. 甲磺酸酚妥拉明(phentolamine methanesulfonate) 注射剂:5 mg/mL,10 mg/mL。片剂:40 mg。颗粒剂:60 mg。胶囊:40 mg。用于酚妥拉明试验,静脉注射5 mg,也可先注入1 mg,若反应阴性,再给5 mg。用于防止组织坏死,在每1000 mL含去甲肾上腺素溶液中加入本品10 mg静脉滴注,可作为预防之用。已经发生去甲肾上腺素外溢,用本品5～10 mg加10 mL氯化钠注射液作局部浸润。用于嗜铬细胞瘤手术,术时如血压升高,可静脉注射2～5 mg或滴注0.5～1 mg/min。用于心力衰竭时减轻心脏负荷,静脉滴注0.17～0.4 mg/min,肌内或静脉注射5 mg/次。口服,40 mg/次,在性生活前30 min服用,最多服用1次/d。

2. 盐酸酚苄明(phenoxybenzamine hydrochloride) 片剂:5 mg,10 mg。注射剂:10 mg/mL。口服,10～20 mg/次,3次/d。静脉滴注,0.5～1 mg/kg加入5％葡萄糖液200～500 mL中,最快也不得少于2 h滴完。

3. 盐酸坦洛新(tamsulosin hydrochloride) 缓释胶囊:0.2 mg。缓释片:0.2 mg。口服,0.2 mg/次,1次/d。

4. 盐酸普萘洛尔(propranolol hydrochloride) 片剂:10 mg。缓释片:40 mg,80 mg。缓释胶囊:40 mg。注射剂:5 mg/5 mL。抗心绞痛及抗高血压:口服,10～20 mg/次,3～4次/d,每4～5 d增加10 mg,直至80～100 mg/d,或至症状明显减轻或消失。抗心律失常:口服,10～20 mg/次,3次/d。缓释片或缓释胶囊,1片或1粒/次,1次/d。静脉滴注:2.5～5 mg/次,以5％葡萄糖液100 mL稀释静滴,按需要调整滴速。

5. 吲哚洛尔(pindolol) 片剂:5 mg。口服:5 mg/次,3次/d。

6. 噻吗洛尔(timolol) 滴眼液:0.25％。滴眼:每次1滴,1～2次/d。

7. 阿替洛尔(atenolol) 片剂:6.25 mg,12.5 mg,25 mg,50 mg,100 mg。口服,成人常用量开始每次6.25～12.5 mg,2次/d,按需要及耐受量渐增为50～200 mg。

8. 酒石酸美托洛尔(metoprolol tartrate) 缓释片:25 mg,50 mg,100 mg,150 mg。胶囊:50 mg。注射剂:5 mL(含酒石酸美托洛尔5 mg,氯化钠45 mg)。口服:50～100 mg/次,2次/d。静脉注射:5 mg/次。

9. 盐酸艾司洛尔(esmolol hydrochloride) 注射液:0.1 g,0.2 g。成人先静脉注射负荷量0.5 mg/kg/min,约1 min,随后静脉点滴维持量,自0.05 mg/kg/min开始,4 min后若疗效理想则继续维持,若疗效不佳可重复给予负荷量并将维持量以0.05 mg/kg/min的幅度递增。

10. 拉贝洛尔(labetalol hydrochloride) 片剂:50 mg,100 mg。注射液:25 mg/2 mL,50 mg/5 mL,50 mg/10 mL。口服,100 mg/次,2～3次/d,2～3 d后根据需要加量。常用维持量为200～400 mg/次,2次/d,饭后服用。静脉注射:20 mg或1 mg～2 mg/kg缓慢注射,必要时15 min后重复。静脉滴注,2 mg/min,根据反应调整剂量,总量可达300 mg。

(郑书国 孔 祥 杨解人)

第十一章 局部麻醉药

局部麻醉药(local anesthetics)简称局麻药,是一类局部应用于神经末梢或神经干周围的药物,能暂时性、完全性和可逆性阻滞神经冲动的产生和传导,使患者在意识清醒的情况下局部感觉(如痛觉)暂时消失,对各类组织无损伤性影响。当局麻药被吸收或直接注入血管时,其作用便不再限于局部,而会产生全身作用,对中枢神经系统、心血管系统等造成影响,临床应用时应尽量避免此类不良反应。

第一节 概 述

常用局麻药的化学结构由芳香基团、中间链和胺基团三部分组成。芳香基团为苯核,包括苯甲胺、苯胺,为局麻药分子亲脂疏水的主要结构,改变这部分的结构可产生不同脂溶性的局麻药;中间链由酯链($-COO-$)或酰胺链($-NHCO-$)组成,对局麻药的稳定和代谢极为重要;胺基团多为叔胺或仲胺,呈弱碱性,具有亲脂疏水性,但与 H^+ 结合后即具有疏脂亲水性,主要影响药物分子的解离度。根据中间链的结构,将局麻药分为酯类和酰胺类:酯类药物有普鲁卡因和丁卡因等;酰胺类药物有利多卡因、布比卡因和罗哌卡因等。脂溶性的大小和局麻作用强度相关,蛋白结合率可影响药物作用的实效。总体来说,酰胺类局麻药起效快,弥散广,阻滞明显,时效长,应用较为广泛。

【体内过程】 局麻药的吸收与给药部位有关,不同部位注射局麻药后,血药浓度递减顺序依次为:肋间＞骶管＞硬膜外＞臂丛＞蛛网膜下腔＞皮下浸润。局麻药的吸收速率与注射部位血流量有关,吸收后随血液循环迅速分布至全身。酯类药物主要经血浆假性胆碱酯酶水解,其产物经肾脏排出,部分以原形排出。酰胺类药物主要经肝微粒体酶及酰胺酶代谢,代谢产物及少量原形药经肾排泄,排出速率受尿液 pH 影响,pH 降低时,解离型增多,重吸收减少,排泄加快。

【药理作用】 局麻药可阻滞神经细胞膜上的电压门控 Na^+ 通道,阻止 Na^+ 快速内流,抑制动作电位的产生,确切机制尚不清楚。

在体液中,局麻药可发生如下解离:$B+H^+ \Leftrightarrow BH^+$。非解离性药物(B)具有脂溶性,进入细胞后,因胞内 pH 较胞外低,其碱性氨基可与 H^+ 结合成阳离子型(BH^+),后者脂溶性降低,但可与 Na^+ 通道膜内结合位点结合,使通道关闭,阻止 Na^+ 内流,从而阻滞神经传导功能。BH^+ 型是局麻药的主要作用成分,浓度越高,麻醉作用越强。因此,影响离子型浓度的因素诸如解离常数、所在体液的 pH 等,均可影响到局麻药的作用强度。

神经生理学研究表明,局麻药可从多个方面影响神经细胞的电生理特性。局麻药对静息电位几乎无影响,但可提高产生神经冲动所需的阈电位,随着局麻药浓度升高,0 相上升速率减慢、幅度降低、传导变慢,当阻滞作用进一步增强时,膜电位上升达不到阈电位,动作电位不能产生,兴奋性丧失,传导完全阻断,从而阻滞局部神经冲动的产生与传导。

局麻药的神经阻滞作用效果因神经纤维类别而异,阻滞无髓鞘神经纤维所需浓度较低,有髓鞘神经纤维所需浓度较高。此外,神经纤维的粗细亦可影响到局麻药作用效果,直径小的神经纤维发生阻滞较快,直径大的则较慢。局麻药必须与神经组织直接接触后才发生作用。浓度自低至高,痛觉最先消失,依次为冷热、触觉和深部感觉,最后才是运动功能。因此,局麻药对感觉神经的阻滞较运动神经快。若神经组织周围药物浓度较低,则有可能出现某一种或几种感觉神经被阻滞而运动神经不受影响的情况,称为"分离麻醉"。

【临床应用】

1. 表面麻醉(surface anesthesia)

将药物直接涂抹于黏膜表面,药物穿透黏膜使黏膜下神经末梢麻醉,称为表面麻醉,常用于眼、鼻、口腔、气管、食道及泌尿生殖道黏膜。能进行表面麻醉的药物常需要有较高的穿透能力,如丁卡因和局麻药混合乳剂(EMLA,由 2.5% 的利多卡因和 2.5% 的丙胺卡因组成),使用时须涂于皮肤表面,一般 30 min 起效。

2. 浸润麻醉(infiltration anesthesia)

将药物注入手术附近组织,使手术局部神经末梢麻醉。本法效果较佳,但用量较大,易产生全身毒性反应,麻醉区域较小。可根据需要在溶液中加入少量肾上腺素,以延长其作用时间,并减轻毒性。可选用利多卡因、普鲁卡因。

3. 传导麻醉(conduction anesthesia)

将药物注射于神经干周围,阻断神经干冲动传导,麻醉该神经所分布的区域。本法麻醉区域较大,用药量少,但所需浓度较高。可选用的药物有利多卡因、普鲁卡因及布比卡因。

4. 蛛网膜下腔麻醉(subarachnoid anesthesia)

又称脊髓麻醉或腰麻,是将药物注入腰椎蛛网膜下腔,麻醉该部位的脊神经根。药物在蛛网膜下腔内的扩散受病人体位、姿势、药量、注射力量及溶液比重的影响。本法常用于下腹部和下肢手术,其主要危险为呼吸麻痹和血压下降,可事先应用麻黄碱预防。

5. 硬膜外麻醉(epidural anesthesia)

将药液注入硬膜外腔,药物可沿神经鞘扩散,穿过锥间孔阻断神经根。由于硬膜外腔不与颅腔相通,药液不扩散至脑组织,无腰麻时的头痛等症状。本法可引起心血管抑制、血压下降,可应用麻黄碱防治,但若用药量大,误入蛛网膜下腔可引起严重毒性反应。

【不良反应】

1. 毒性反应

指局麻药自给药部位吸收入血或直接注入血液循环后引起的全身性毒性反应。为减少毒性反应,除了穿刺时需要回抽观察是否误入血管外,还可以在局麻药中加入肾上腺素,可以减慢局麻药吸收入血的速度。但需注意的是在侧支循环不足的四肢末端禁用。

(1)中枢神经系统毒性 轻中度中毒表现为兴奋症状:精神紧张、多言好动、气促、窒息感,继而烦躁不安、肌张力增高、震颤,甚至发生精神错乱和惊厥。严重者由兴奋转为抑制,出现昏迷和呼吸衰竭。一旦发生早期症状,立刻停止注射局麻药并给氧。若惊厥影响通气或发生惊厥持续状态,静注咪达唑仑(1～2 mg)抗惊厥处理。

(2) 心血管系统毒性　局麻药对心血管系统有直接抑制作用,可使心肌收缩力减弱、传导减慢及有效不应期延长。可导致难治性心律失常和周围血管张力丧失,引起心血管虚脱。布比卡因与细胞的钠通道亲和力高,抢救极其困难,罗哌卡因心血管毒性较小。一旦发生心血管系统毒性,立刻进行供氧、补液和使用缩血管药物以支持循环,必要时使用正性肌力药;发生室性心动过速时需要电复律;治疗布比卡因误入血管导致的室性心律失常,胺碘酮效果优于利多卡因。

2. 变态反应

局麻药引起的变态反应较少见,其中以酯类较多。轻者表现为皮肤斑疹或血管性水肿,重者则可能出现气道水肿、支气管痉挛、呼吸困难、低血压甚至发生肺水肿及循环衰竭,可危及生命。同类型的局麻药,由于结构相似可出现交叉变态反应,故对普鲁卡因发生反应,应避免使用丁卡因或氯普鲁卡因。变态反应的防治措施包括询问病人用药过敏史、皮试及小剂量、分次用药等。

3. 高敏反应

极少数病人在应用小剂量局麻药时,可突然发生晕厥、呼吸抑制甚至循环衰竭等,一旦发生应积极对症支持治疗。

第二节　常用局麻药

普 鲁 卡 因

普鲁卡因(procaine)又名奴佛卡因(novocaine),为短效局麻药。用于浸润麻醉、阻滞麻醉、蛛网膜下腔麻醉、硬膜外麻醉、局部封闭和静脉复合麻醉。局麻维持时间为 30～45 min,加用肾上腺素可延长其作用时间。因其脂溶性及穿透力较低,不适用于表面麻醉。

【不良反应】

1. 过敏反应

偶可发生,严重者会发生过敏性休克。使用前应询问过敏史,对过敏体质者应以 0.25% 溶液做皮试,反应阳性者禁用。给药期间,病人出现口内异常感、喘鸣、眩晕、便意、耳鸣及出汗等休克前驱症状,应立即停药,并迅速做好抢救准备。

2. 毒性反应

单位时间内用药过量或意外血管内注药,可产生中枢神经系统和心血管系统毒性反应。局部注射麻醉时宜缓慢,并注意有无回血情况,以免误注入血管。

3. 其他

硬膜外麻醉或腰麻时,可出现尿潴留、大小便失禁、头痛和背痛等。个别病人可出现溶血及高铁血红蛋白血症。

对本品有过敏史、恶性高热、败血症、脑脊髓病及心脏传导阻滞者禁用。过敏体质、重症肌无力、呼吸抑制、心律失常、老年人和孕妇慎用。

利 多 卡 因[基]

利多卡因(lidocaine)又名赛罗卡因,为中效酰胺类局麻药,其盐酸盐水溶液性质稳定,可耐高压灭菌和长时间贮存。

【临床应用】 局部麻醉作用较普鲁卡因强,维持时间为普鲁卡因两倍,毒性相应增大。其特点为麻醉强度大、起效快、弥散广、穿透力强及无明显血管扩张作用,用于传导麻醉、硬膜外麻醉、口咽部和气管内表面麻醉、臂丛或颈丛神经阻滞。因扩散能力强,毒性与血药浓度相关,一般不宜用作浸润麻醉。尚有抗室性心律失常作用,可用于对室性心律失常的治疗。

【不良反应】

1. 毒性反应

药物吸收过快或误入血管内或静注对中枢神经系统有明显的抑制与兴奋双相作用,血药浓度较低时,病人表现为镇静、嗜睡、痛阈提高,并能有效抑制咳嗽反射。超过 $7\ \mu g/mL$ 时,可出现兴奋症状,引起肌肉颤动和惊厥,并可导致心动过缓、房室传导阻滞或心脏停搏。

2. 过敏反应

罕见过敏性休克。病人如出现不适感、口内异常感、喘鸣、眩晕、耳鸣及出汗等休克前驱症状,应立即停药,并让病人卧床休息,密切监护,防止出现休克。

有癫痫大发作史、严重休克、感染、严重窦房传导阻滞、室上性心律失常、阿-斯综合征等患者禁用。肝肾功能不全、充血性心力衰竭、呼吸抑制、重症肌无力者慎用。

丁 卡 因

丁卡因(tetracaine)为长效局麻药,其盐酸盐水溶液不稳定,多次高压灭菌或放置时间过久均易变质,不宜使用。

【临床应用】 本品脂溶性高,对黏膜穿透力强,表面麻醉效果较佳。麻醉强度高,约为普鲁卡因的 10 倍。起效时间为 $10\sim15\ min$,作用维持时间可达 $2\sim3\ h$ 以上。用于黏膜表面麻醉、传导阻滞麻醉、硬膜外麻醉和蛛网膜下腔麻醉,也用于眼科和耳鼻喉表面麻醉,它的优点是不损伤角膜上皮、不升高眼压。但因其毒性大,较少用于浸润麻醉。

【不良反应】

1. 毒性反应

本品毒性较强,局部多次涂药或反复用于破损皮肤和伤口,或局部浸润注射速度过快,均可致血药浓度升高,以致产生严重中枢神经或心血管不良反应,甚至呼吸停止、心脏停搏,故在使用中应严格控制用量、浓度及注射速度。

2. 过敏反应

较少见,喷喉可致口腔黏膜疱疹,滴眼麻醉时偶可导致过敏性休克。眼科病人不可长期应用本品眼膏,否则可致角膜腐蚀而上皮脱落,用药后避免揉眼、触摸,以免造成损伤。

对 PABA 及其他类似物过敏人群、注射处有感染的患者、老年人、儿童和孕妇禁用。休克、严重心律失常和哺乳期者慎用。

布 比 卡 因[基]

布比卡因(bupivacaine)又称麻卡因(marcaine),为酰胺类长效局麻药。

【临床应用】　通过增加神经电刺激的阈值,减慢神经刺激的传播和减少动作电位的升高率来阻滞神经刺激的产生和传导。局麻作用较利多卡因强 4～5 倍,起效较快,持续时间长,可达 5～10 h,适用于局部浸润麻醉、传导麻醉及硬膜外麻醉。

【不良反应】

1. 毒性反应

血药浓度过高时可致心血管意外与惊厥,前驱症状有头昏、舌与咽麻木、耳鸣、漂浮感、兴奋及颤抖,严重时可出现肌颤、血压下降及心跳停止等。毒性反应发生时,应给予循环与呼吸支持,可用地西泮与硫喷妥钠预防和治疗惊厥。与短效局部麻醉药混合使用,可降低毒性反应的发生率。

2. 暂时性光感消失

眼科手术麻醉时可发生暂时性光感消失。硬膜外给药时,如药物注入蛛网膜下腔,可导致高位或全脊髓麻醉。为预防这一并发症,在开始注药前应回抽腰穿针。

肝肾功能严重不全、低蛋白血症、对本品过敏患者或对酰胺类局麻药过敏者及 12 岁以下儿童禁用。

罗 哌 卡 因[基]

罗哌卡因(ropivacaine)为酰胺类局麻药,主要成分为甲磺酸罗哌卡因。

【临床应用】　低浓度时对痛觉阻断作用较强而对运动作用较弱,较高浓度时阻滞作用相似。适用于外科手术麻醉、硬膜外麻醉(包括剖宫产术硬膜外麻醉)、局部浸润麻醉、急性疼痛控制、术后或分娩镇痛。与布比卡因相比,罗哌卡因对心脏毒性较小。本药有明显缩血管作用,使用时无需加用肾上腺素。

【不良反应】

1. 中枢神经系统

药物注入血管内可引起口周麻木、头昏、肌肉震颤、惊厥等反应,一旦发生以上反应立即停药,必要时可静脉注射地西泮 5～10 mg,中止惊厥发作。

2. 心血管系统

全身高浓度局麻药或硬膜外麻醉可引起低血压、心动过缓、心律失常甚至心跳停止。可静脉注射麻黄碱 5～10 mg 治疗,必要时 2～3 min 后重复给药。硬膜外麻醉时,可预先输液扩容或使用血管性增压药物,可减少低血压和心动过缓的发生。

3. 过敏反应

偶见过敏反应,重者可发生过敏性休克。

对酰胺类局麻药过敏者禁用。严重肝病、低血压、心动过缓、慢性肾功能不全者及孕妇慎用。

制剂与用法

1. 盐酸普鲁卡因(procaine hydrochloride)　注射剂:25 mg/10 mL,40 mg/2 mL,50 mg/10 mL,150 mg/支(粉剂)。浸润麻醉,0.5%～1%等渗液。传导麻醉、蛛网膜下腔麻醉和硬膜外麻醉,2%溶液,一次极量 1000 mg。蛛网膜下腔麻醉,不宜超过 200 mg。

2. 盐酸丁卡因(tetracaine hydrochloride)　注射剂:50 mg/5 mL。表面麻醉,0.25%～1%溶液。传导麻醉、蛛网膜下腔麻醉和硬膜外麻醉,2%溶液。蛛网膜下腔麻醉,不宜超过 6 mg。

3. 盐酸利多卡因(lidocaine hydrochloride)　注射剂:200 mg/10 mL,400 mg/20 mL。表面麻醉、传导麻醉、硬膜外麻醉,1%~2%溶液,极量500 mg/次。蛛网膜下腔麻醉,不宜超过100 mg。

4. 盐酸布比卡因(bupivacaine hydrochloride)　注射剂:12.5 mg/5 mL,37.5 mg/5 mL。浸润麻醉,0.25%溶液。传导麻醉,0.25%~0.5%溶液。硬膜外麻醉,0.5%~0.75%溶液。极量为200 mg/次,400 g/d。

5. 盐酸罗哌卡因(ropivacaine hydrochloride)　注射剂:常用浓度为0.5%~1%。浸润麻醉,0.5%溶液,总量100~200 mg。

（熊　波　杨解人）

第十二章　全身麻醉药

全身麻醉药(general anesthetics)简称全麻药,是指能可逆性地抑制中枢神经系统,引起意识消失或减轻伤害性刺激引起的感觉、反射,从而便于实施外科手术的药物。根据给药途径不同,可将全麻药分为吸入性麻醉药和静脉麻醉药两大类。

第一节　吸入性麻醉药

凡是经气道吸入而产生全身麻醉作用的药物称为吸入性全麻药,主要为挥发性的液体或气体。前者包括恩氟烷、异氟烷、七氟烷、地氟烷等卤代烷类药物,后者包括氧化亚氮、氙气等。乙醚、氯仿、氟烷等虽也曾用于临床,但由于其自身理化及生物特性等方面缺陷,现已渐被临床淘汰。

本类药物主要经呼吸道吸入体内,其麻醉深度可通过控制吸入性麻醉药物浓度(分压)来调节,并可以连续维持,使手术顺利进行。通常用于全麻的维持,也可用于麻醉诱导,尤其是儿童麻醉。

【体内过程】 吸入性麻醉药是具有挥发性的液体或气体,脂溶性高,容易经肺泡进入血液,随血液循环透过血脑屏障至中枢神经系统。当中枢神经系统达到一定的药物浓度时,即能产生麻醉作用。

1. 吸收

吸入性麻醉药进入肺泡后以扩散方式进入血液,其转运速率主要受肺泡气体中药物浓度(分压)的影响,浓度越高,吸收越快。其他影响因素包括:① 血/气分配系数(血中药物浓度与吸入气体中药物浓度达到平衡时的比值)。血/气分配系数越大的药物在血液中溶解度越大,表明该药在血液中的容量越大,在肺泡、血液和脑内的药物浓度上升越慢,诱导时间越长;② 第二气体效应。当笑气和强效吸入全麻药同时被吸入时,笑气的摄取使"第二气体"如七氟醚浓缩,通过加大吸入气体容量使第二气体进入肺泡的量增加。

吸入性麻醉药剂量通常以 MAC 表示,指在一个大气压下,能使50%病人对伤害刺激(如外科切皮)不再产生体动反应时呼气末该麻醉药的浓度,称为肺泡气最低有效浓度(minimal alveolar concentration,MAC)。MAC 可反映药物效价强度,类似于 ED_{50},MAC 值越小,药物的麻醉作用越强,各药均有恒定的 MAC 数值。

2. 分布

吸入性麻醉药在血液和特定组织的分压平衡速率依赖以下因素:① 组织血流;② 组织溶

解度,麻醉药在不同组织内溶解度不同,溶解度越高,平衡越慢;③ 动脉血和组织间分压梯度。

3. 消除

经呼吸道排出是吸入性麻醉药的主要消除途径,停药后,麻醉药的组织/肺泡分压减少,出现与麻醉诱导相反的过程。

【药理作用】 关于全麻药的作用机制至今仍未完全阐明,主要包括"脂质学说""相转化学说""突触学说""蛋白学说"等,其中脂质学说是各种学说的基础。脂质学说认为,全麻药的脂溶性较高,能溶入神经细胞膜的脂质层,引起胞膜理化性质改变,如膜受体及离子通道等构象和功能改变。全麻药也易进入细胞内,与细胞内的脂质结合产生理化反应,干扰神经细胞的功能,抑制细胞膜除极或影响递质的释放,导致神经冲动传递障碍,从而引起全身麻醉。

【临床应用】 目前临床常用的吸入性麻醉药主要分为卤代烷类和吸入性麻醉气体。卤代烷类包括恩氟烷、异氟烷、七氟烷及地氟烷等;吸入性麻醉气体主要有氧化亚氮等。

1. 恩氟烷(enflurane)

在室温下为无色透明液体,无明显刺激性,化学性质稳定,适用范围广,可用于各种年龄、各部位的大小手术。由于不增加心肌对儿茶酚类物质敏感性,因此很少引起心律失常。随着异氟烷和七氟烷等溶解性小的药物出现,其应用已日趋减少。

2. 异氟烷(isoflurane)

为恩氟烷同分异构体,与恩氟烷相似,但刺激性较高。本品具有众多优点,尤其是其对循环系统影响小,毒性低,可适用于各种年龄、各个部位以及各种疾病的手术。此外,异氟烷还可用于控制性降压。

3. 七氟烷(sevoflurane)[基]

结构与异氟烷相似,但其血/气分配系数在众多挥发性全麻药中最低,仅为 0.63。因此,七氟烷诱导、苏醒均迅速。目前适用于各种年龄、各个部位的手术。由于气味芳香,尤其适用于吸入诱导和儿童手术。支气管哮喘、嗜铬细胞瘤及需合用肾上腺素者亦可使用。

4. 地氟烷(desflurane)

血气分配系数低,故诱导、苏醒非常迅速。对于循环的影响呈剂量依赖性,诱导时能有效地抑制心动过速和高血压。可用于各种手术,尤其是门诊手术及其他小手术。但由于价格昂贵,加上所需药量大,对设备要求高,因此地氟烷的应用受限。

5. 氧化亚氮(nitrous oxide, N_2O)

为气体全麻药,俗名"笑气"。无色、无刺激,带有甜味,化学性质稳定。本药为一种古老的麻醉药,但因毒性低微、镇痛作用强、诱导和苏醒快、无刺激性和可燃性,故至今仍广泛应用。但麻醉效能低,需与其他麻醉药配伍,方可达到满意效果。现主要用于诱导麻醉或与其他麻醉药配伍使用,可加快诱导,并能够减少合用麻醉药物的剂量。

【不良反应】

1. 恩氟烷

吸入浓度较高时,尤其存在低二氧化碳血症时,脑电图易出现惊厥性棘波,因此不宜高浓度使用。全麻期间不宜过度通气,以免在苏醒过程中出现中枢兴奋或惊厥。吸入浓度增高时,容易出现动脉血 P_{CO_2} 增高、心排血量减少、血压下降、心率减慢,甚至发生室性期前收缩、房室传导阻滞等。可使脑血管扩张、脑血流增加,引起颅内压增高。由于呼吸抑制较强,术后应防止各种原因诱发的低氧血症,尤其是肥胖者或慢性阻塞性肺病患者。因此,应用本品麻醉后,必须待病人完全清醒后谨慎拔除气管内导管。

此外,本品可引起恶性高热,在麻醉中应加强观察,一旦出现症状,应立即停药并及时给予普鲁卡因胺和丹曲林,并给予吸氧、降温、监测尿量、纠正酸中毒和电解质失衡等。严重的心肺功能不全、肝或肾功能损害、癫痫发作及颅内压高、已知或怀疑为恶性高热的遗传性易感者禁用。休克、心功能不全及心肌损害、肾功能减退及妊娠期者慎用。

2. 异氟烷

毒性低,不良反应较少。对呼吸道有一定的刺激性,可引起咳嗽和屏气,故一般不用于麻醉诱导。高浓度吸入后可引起呼吸抑制、低血压、房性或室性心律失常,也可能产生冠脉窃血综合征。一旦发现患者出现肺通气量减少、心动过缓等情况,应迅速降低麻醉深度。必要时使用麻黄碱恢复循环功能。

术后可出现寒战、恶心、呕吐和分泌物增加等不良反应,偶见惊厥和恶性高热,极少见肝损害。高浓度吸入时能促进子宫平滑肌松弛,并使缩宫药减效,手术出血量增加。因此产科麻醉时,可在术前给予一定量的止血药,以减少子宫出血。

对本品或其他卤化物类麻醉药过敏者,患糖尿病、甲状腺功能亢进、冠心病者及老年人慎用。

3. 七氟烷[基]

主要不良反应为术后恶心、呕吐等。偶见血压下降、心律失常、呼吸抑制等,可通过降低麻醉深度解决。在麻醉维持阶段与干燥的钠石灰接触,会分解产生一种卤化乙烯物,称为复合物 A,可能具有剂量依赖性的肾毒性。因此在使用时,应将新鲜气流量调至 1 L 以上。

使用卤代类麻醉药后出现原因不明的黄疸和发热者、本人及家族中有对于卤代类麻醉药有过敏史或恶性高热者禁用。有肝胆疾病、肾功能低下患者慎用。

4. 地氟烷

可引起剂量依赖性血压下降和呼吸抑制,麻醉诱导时可出现咳嗽、屏气、分泌物增多、呼吸暂停和喉痉挛;术后可能会有恶心和呕吐;可升高脑脊液压力和颅内占位病人的颅内压;另可促进骨骼肌代谢亢进,导致氧耗增加,引起恶性高热,如突然发生以上情况,应立即停用,并给予丹曲林治疗。

对行产科手术、12 岁以下儿童、冠心病患者不应将本药作为单一的麻醉诱导药。麻醉后 24 h 内应避免驾驶和进行机械操作。对氟类吸入麻醉药敏感者、怀疑恶性高热的遗传易感者、以前用过氟类麻醉药后发生肝功能不良、不明原因的发热和白细胞增多者禁用。妊娠及哺乳妇女慎用。

5. 氧化亚氮

长时间吸入氧化亚氮的病人可出现血细胞减少,以多形核白细胞和血小板减少最先出现。骨髓涂片出现渐进性红细胞再生不良,与恶性贫血时的骨髓改变相似。还可能会引发维生素 B_{12} 失活所致的罕见巨幼细胞性贫血和脊髓病。因此,吸入 50% 氧化亚氮以限用 48 h 内为安全。

在患者苏醒过程中,体内氧化亚氮的弥散方向正好与诱导时相反。所以停止吸入后,由于血液和组织中的氧化亚氮大量溢出,冲淡了肺泡气中氧的浓度,导致短时间内缺氧,称弥散性缺氧,尤其在停药后 5 min 内最危险,所以应继续给纯氧吸入 5～10 min 以避免缺氧。

氧化亚氮弥散率大于氮气,故患有肠梗阻、空气栓塞、气胸等存在体内闭合空腔的患者禁用。

第二节 静脉麻醉药

凡是经静脉途径给药产生全身麻醉作用的药物,统称为静脉麻醉药。常用的静脉麻醉药有硫喷妥钠、氯胺酮、丙泊酚、依托咪酯等。

硫 喷 妥 钠

硫喷妥钠(pentothal sodium)是巴比妥类静脉麻醉药,为无色、透明、结晶性粉末,加水溶解后为无色澄清液体,有蒜臭气味。

【体内过程】 硫喷妥钠是超短效静脉麻醉药。脂溶性高,静脉注射后一个臂脑循环约 $10\,s$ 就能发挥作用,$30\,s$ 脑内达峰浓度而迅速产生中枢神经系统抑制。该药会很快向肌肉、脂肪组织转移,$5\,min$ 脑内浓度降至峰浓度的一半,$30\,min$ 进一步降至 10% 左右。因此,单次注药后会迅速苏醒,麻醉维持时间短,为超短时麻醉药。其血浆蛋白结合率为 $72\%\sim86\%$,主要在肝脏降解,形成更易溶于水的无活性代谢物从肾脏排出。

【药理作用】 通过突触前效应,减少兴奋神经递质乙酰胆碱的释放;通过突触后效应,减少抑制性神经递质 γ-氨基丁酸(GABA)从神经细胞膜受体解离的速度,从而增强 GABA 的中枢抑制作用。

【临床应用】 本药对呼吸和循环的抑制作用明显,镇痛效果差,肌松作用不完全且苏醒后嗜睡时间长,现已不单独用于麻醉。主要用于全麻诱导下做快速气管插管、控制惊厥以及颅脑手术时降低颅内压。

【不良反应】

1. 急性中毒

静注过快或反复多次给药可引起呼吸抑制和血压下降,表现为潮气量减少、呼吸频率下降,严重者会出现呼吸停止、循环衰竭、甚至心脏停搏。血容量不足或脑外伤时,易出现低血压和呼吸抑制,应严格控制剂量和注射速度。

本品过量无特效拮抗药,除立即停止给药外,还应给予循环支持,如输液、升血压,心功能抑制时给予强心药。

2. 喉及支气管痉挛

全麻诱导过程中可能出现气道痉挛或喉痉挛,多由麻醉过浅引起。即使已进入深麻醉状态,遇有痛刺激,仍可能出现不自主的乱动、呛咳。进行以上操作时,动作要轻快熟练,尽可能减少不良刺激。麻醉插管前,应给予阿托品,以减少气管内黏液的分泌,保持气道通畅,防止喉及支气管痉挛。

3. 局部血管收缩

由于制剂呈强碱性,误注入动脉或毛细血管可形成结晶,引起强烈动脉收缩、注射部位剧烈疼痛、皮肤苍白、动脉搏动消失,如处理不及时,可导致肢体坏死。注射时,应注意勿穿破血管使药液外漏,病人如主诉远端肢体(指或趾端)剧痛,可能误入动脉,应迅速停止注射,并用 1% 普鲁卡因注射液局部封闭止痛。

4. 重分布现象

本品静注后通过血—脑脊液屏障进入脑内出现全身麻醉,随后再分布到全身其他组织(主要是脂肪)中,从而使脑组织内浓度下降。倘若本品在其他组织内蓄积量大,又可再次经血液循环进入脑内,导致延迟性呼吸和循环抑制,这种现象称为"硫喷妥钠重分布现象",应予以重视。尤其用量较大时,蓄积量会增多,需要经12～24 h或更长时间才能完全排出。因此,同日内第二次给药时应更加慎重。

严重休克、哮喘、酸中毒、贫血、肝脏疾病、呼吸道梗阻、肺功能不全、大出血等患者及新生儿禁用。血容量不足、高钾血症、毒血症、分娩或剖宫产、肾上腺皮质功能不全、甲状腺功能不全等患者慎用。

氯　胺　酮[基]

氯胺酮(ketamine)为苯环己哌啶衍生物,临床所用的为右旋和左旋氯胺酮的消旋体。

【体内过程】　氯胺酮的脂溶性为硫喷妥钠的5～10倍,静脉注射后1 min或肌内注射后5 min,血药浓度达峰值。进入循环后迅速分布到血运丰富的组织,易于透过血脑屏障,脑浓度迅速增加,其峰浓度可达血药浓度的4～5倍。然后迅速从脑再分布到其他组织。主要经肝微粒体酶转化为去甲氯胺酮,其麻醉效价相当于氯胺酮的1/5～1/3,其消除半衰期更长。因此,氯胺酮麻醉苏醒后仍有一定的镇痛作用。去甲氯胺酮进一步转化为羟基代谢物,最后与葡萄糖醛酸结合成无药理活性的水溶性代谢物由肾排出。

【药理作用】　氯胺酮能特异性地与中枢兴奋性氨基酸递质 N-甲基-D-天冬氨基(NMDA)受体结合,产生麻醉作用,其镇痛效应与阻断脊髓网状结构束对痛觉的传入信号有关。氯胺酮的麻醉体征和传统的全麻药不同,单独注射后不产生类似自然睡眠状态,而是呈木僵状,意识消失但睁眼凝视,眼球震颤,角膜反射、对光反射、咳嗽和吞咽反射存在,肌张力增加,少数病人出现牙关紧闭和四肢不自主活动,这种麻醉现象称为"分离麻醉"。

【临床应用】　氯胺酮具有显著的镇痛效果,尤其是体表镇痛效果好且对呼吸系统和循环系统影响较轻,主要适用于短小手术、清创、儿童麻醉以及血流动力学不稳定患者的麻醉诱导。具有扩张支气管作用,可用于对支气管痉挛的患者行麻醉诱导,但应注意其口腔分泌物多的特点,以免引起喉痉挛。

【不良反应】

1. 精神运动反应

苏醒时间较长,一般为2～3 h,常伴有幻觉、梦幻及嗜睡,偶见躁动、颤抖、肌强直、颅压及眼压增高的情况,成人较儿童更易发生。在恢复期中,尽量让病人保持安静,如出现噩梦和错觉症状不能缓解,可使用咪达唑仑或丙泊酚维持镇静。氯胺酮反复多次给药,可发生快速耐受性和依赖性,梦幻或幻觉也增加,且以青壮年多见,有时可持续数日、数周,甚至几年,故被列为精神药品管理。

2. 心血管反应

常见血压升高、心排血量增加及脉搏加快、呼吸深度及频率降低等。对于休克病人可引起血压骤降、心动过缓甚至心脏停搏。

3. 腺体分泌增多

可使唾液分泌增多及咽喉反射减弱,故使用时应保持呼吸道通畅,备好吸引器。给药前给予阿托品,可减少腺体分泌。

4. 急性胃扩张

可发生在术中或术后,由于唾液及胃液分泌增加,咽喉反射消失,吞进大量气体或液体所致,应采取胃肠减压等措施。

精神分裂症、顽固性高血压、严重冠心病、近期内有心肌梗死、脑血管意外史、脑出血、青光眼患者以及妊娠及分娩时的妇女禁用。有惊厥史、眼压高、脑脊液压升高、精神失常及甲状腺功能异常升高人群,慎用。

丙 泊 酚^[基]

丙泊酚(propofol)又名异丙酚或二异丙酚,具有起效迅速、代谢清除率高等特点,长时间使用也不易蓄积,是目前临床上应用最广泛的静脉麻醉药。

【体内过程】 丙泊酚脂溶性高,达到峰效应的时间为 90 s。在血药浓度为 $20\ \mu L/mL$ 范围内,95%与血浆蛋白结合。主要在肝脏经羟化和与葡萄糖醛酸结合形成水溶性的化合物经肾脏排出。

【药理作用】 作用于 GABA 受体,激活 Cl^- 通道,增强抑制性突触传导。同时还能抑制 NMDA 受体,产生中枢抑制作用。

【临床应用】 丙泊酚作为一种快速、短效静脉麻醉药,苏醒迅速且完全,持续输注后不易积蓄,普遍用于麻醉诱导、镇静及维持。可用于门诊病人的胃、肠镜诊断性检查、人流手术等短小手术的麻醉;也可用于心脏、颅脑手术麻醉及 ICU 病人镇静以及保持机械通气病人的镇静等。

【不良反应】

1. 抑制呼吸和循环

其为最常见的不良反应,合并使用阿片类药物时可致呼吸暂停时间延长,且降低动脉压。

2. 刺激性

静脉注射局部可产生疼痛和静脉炎,为避免注射部位疼痛,可先注射 1%利多卡因注射液 2 mL,然后再注射本品。

3. 肌阵挛

注射后可出现四肢肌阵挛现象,一般可自行缓解,不需处理。癫痫患者使用后可能有惊厥的风险。

4. 丙泊酚输注综合征

是危重病人需要长期大剂量输注丙泊酚后出现的一种罕见但致命的综合征,包括横纹肌溶解、代谢性酸中毒、心力衰竭和肾衰竭等。

颅内压升高、脑循环障碍、产科麻醉、新生儿、低血压和休克者禁用。心脏疾病、呼吸系统疾病、肝脏或肾脏疾病、脂代谢紊乱、癫痫患者,3 岁以下儿童、孕妇和哺乳期女性慎用。

依 托 咪 酯

依托咪酯(etomidate)为咪唑类衍生物,安全性大,是麻醉诱导常用的药物之一。

【体内过程】 静脉注射后很快进入脑和其他血流丰富的组织,约 1 min 脑内浓度达峰值,3 min 达最大效应。催眠作用和脑内药物浓度呈线性相关,脑内药物浓度下降后,病人迅速苏醒。消除半衰期为 2.9～5.3 h,血浆蛋白结合率约为 76%,低蛋白血症病人需减量。

主要在肝脏经酯酶水解,绝大部分代谢产物随尿液排出。

【药理作用与应用】 依托咪酯静脉注射后起效迅速,病人可在一次臂脑循环内迅速入睡,作用强度约为硫喷妥钠的 12 倍,诱导期安静平稳,在临床剂量范围($0.1\sim0.4$ mg/kg)内经 $7\sim14$ min 自然苏醒。突出优点是对心功能无明显影响,血流动力学稳定,尤其适用于冠心病、心瓣膜病和心肺储备功能差的病人。不影响肝肾功能,不释放组胺,能快速降低眼内压,对眼部手术有利。

依托咪酯属于速效静脉麻醉药。因缺乏镇痛和肌松作用,临床主要用于麻醉诱导,适用于心血管疾病、呼吸系统疾病、颅内压高、血流动力学不稳的病人。

【不良反应】

1. 诱导期兴奋

可出现肌阵挛、肌强直等,严重者出现抽搐。可预先注射氟哌利多或者芬太尼,严重者需用其他全麻药控制。

2. 刺激性

可产生注射部位疼痛和局部静脉炎,多发生于小静脉。可预先注射 1% 利多卡因注射液 2 mL,然后再注射本品。

3. 抑制肾上腺皮质功能

依托咪酯可以减少氢化可的松释放,可能与抑制 11-β-羟化酶有关,故 ICU 病人不宜长期用于镇静。

4. 术后恶心呕吐

发生率约为 30%。

第三节 复合麻醉药

目前各种全麻药单独应用效果均不够理想,因此,常合用其他麻醉药或辅以其他药物,称为复合麻醉。常用复合麻醉药有以下几种:

1. 麻醉前给药

为了消除病人的紧张情绪,常在手术前夜给予地西泮等镇静催眠药,次晨再服地西泮以产生遗忘。另注射阿托品以减少腺体分泌,防止吸入性肺炎。

2. 基础麻醉

进入手术室前给予大剂量镇静催眠药,使病人达到深睡眠状态,减少麻醉药用量,常用于儿童手术,但应注意呼吸道保护,同时加强监护。

3. 诱导麻醉

应用起效迅速的丙泊酚或七氟烷,使病人迅速进入外科麻醉期,同时使用一定剂量的阿片类镇痛药和肌松药,以达到平衡麻醉的效果。

4. 低温麻醉

合用氯丙嗪配合物理降温,使体温降至较低水平,减少心、脑等器官的耗氧量,以便进行心脏直视手术。

5. 神经安定镇痛术

常用氟哌利多和芬太尼制成合剂静脉注射,使患者意识蒙眬,自主动作停止,痛觉消失,适用于外科小手术。

6. 控制性降压

加用短时血管扩张药使血压适度、适时下降,并抬高手术部位,以减少出血,常用于止血较困难的颅脑手术。

制剂与用法

1. 恩氟烷(enflurane) 溶液:150 mL。用量按需而定。

2. 异氟烷(isoflurane) 吸入剂:100 mL,250 mL。用量按需而定。

3. 七氟烷(sevoflurane) 吸入剂:100 mL,120 mL,250 mL。用量按需而定。

4. 地氟烷(desflurane) 溶液:240 mL。用量按需而定。

5. 氧化亚氮(nitrous oxide) 气体:钢瓶装液化气体。用量按需而定。

6. 硫喷妥钠(pentothal sodium) 粉针剂:0.5 g/瓶。使用前以注射用水配制成 2.5% 溶液,诱导时缓慢静脉注射,剂量依具体情况而定。静脉滴注时,一般用 5% 葡萄糖注射液稀释为 0.2%～0.4% 的溶液,滴速以 1～2 mL/min 为宜。

7. 盐酸氯胺酮(ketamine hydrochloride) 注射剂:100 mg/2 mL,100 mg/10 mL。静脉诱导,1～2 mg/kg,维持用量每次 0.5 mg/kg。儿童基础麻醉,肌肉注射 4～6 mg/kg。

8. 丙泊酚(propofol) 乳状注射液:200 mg/10 mL,500 mg/50 mL,1000 mg/50 mL。长中链脂肪乳注射液:100 mg/20 mL,200 mg/20 mL,500 mg/50 mL。麻醉诱导,1.0～2.5 mg/kg,静脉注射。镇静,25～75 μg/kg/min 持续静脉输注。麻醉维持剂量,100～150 μg/kg/min 持续静脉输注。

9. 依托咪酯(etomidate) 注射剂:20 mg/10 mL。麻醉诱导,0.15～0.3 mg/kg,静脉注射。

(熊 波 杨解人)

第十三章　镇静催眠药

镇静催眠药(sedative-hypnotics)是一类对中枢神经系统有普遍抑制效应,并能引起机体镇静和近似生理性睡眠的药物。小剂量镇静催眠药对中枢神经系统产生轻度抑制,可使躁动不安、兴奋激动的病人安静,表现为镇静作用;随着剂量的加大,依次出现催眠、抗惊厥等作用。

目前,常用的镇静催眠药物包括苯二氮䓬类、巴比妥类及其他类,其中苯二氮䓬类较巴比妥类安全性高、成瘾性小、戒断症状轻,常作为首选药物。

第一节　苯二氮䓬类

苯二氮䓬类(benzodiazepines,BZs)的毒性较小,临床效果好,用途广泛,是目前最常用的镇静催眠药。其基本化学结构为1,4-苯并二氮䓬,对其基本结构的不同侧链或基团进行改造或取代,可获得一系列衍生物,目前临床应用的有20多种。不同衍生物之间,其抗焦虑、镇静催眠、抗惊厥、肌肉松弛作用各有侧重。本节主要介绍用于镇静催眠的常用药物,按其作用持续时间的长短,可分为以下三类(表13.1)。

表 13.1　常用苯二氮䓬类药物

类　别	药　物	$t_{1/2}$(h)	口服剂量	
			镇　静	催　眠
长效类	地西泮	30～60	2.5～5 mg,3 次/d	5～10 mg
	氟西泮	30～100	—	15～30 mg
中效类	氯氮䓬	5～30	5～10 mg,2～3 次/d	10～20 mg
	艾司唑仑	10～24	1～2 mg,3 次/d	1～2 mg
	奥沙西泮	5～12	15～30 mg,3～4 次/d	15 mg
短效类	咪达唑仑	1.5～2.5	7.5～15 mg	7.5～15 mg
	三唑仑	1.5～5.5	—	0.25～0.5 mg

【体内过程】　口服吸收好,1～2 h 后即达血药峰浓度,其中三唑仑吸收最快,奥沙西泮

和氯氮䓬口服吸收较慢,地西泮肌内注射给药吸收较缓慢,且不规则,需快速显效时,应静脉注射。苯二氮䓬类脂溶性较高,血浆蛋白结合率较高,其中地西泮的血浆蛋白结合率达99%,因其亲脂性高,静脉注射首先分布至脑和其他血流丰富的组织和器官,然后迅速向周围组织分布并在脂肪组织蓄积。主要在肝脏代谢,经肾脏排出。

【药理作用】 苯二氮䓬类药物能与神经细胞膜上 γ-氨基丁酸(GABA)受体结合,引起受体蛋白发生构象变化,促进 GABA 与其受体相结合,增加 Cl^- 通道开放频率,大量 Cl^- 内流,诱发细胞膜超极化,降低神经兴奋性,从而发挥中枢抑制的作用。

1. 抗焦虑

小剂量具有良好的抗焦虑作用,作用快而确切,能显著改善患者恐惧、紧张、忧虑、不安、激动和烦躁等焦虑症状。

2. 镇静催眠

随着剂量的增加,可产生镇静催眠作用。镇静作用温和,能缩短诱导睡眠的时间,提高觉醒阈,减少夜间觉醒次数,延长睡眠持续时间。对快动眼睡眠时相(REMS)影响较小,故停药后代偿性反跳现象、依赖性和戒断症状较巴比妥类轻。本类药物还可以产生顺行性遗忘作用,即对用药后一段时间,通常对在 30 min 至数小时内经历的事情失去记忆。有利于缓解术后患者对手术的恐惧心理。

3. 抗惊厥、抗癫痫

本类药物具有较强的抗惊厥和抗癫痫作用,其中地西泮和三唑仑的作用尤为明显。虽不能减少惊厥原发灶的放电,却能制止病灶异常放电向皮质及皮质下扩散,从而终止及减少惊厥和癫痫的发作。

4. 中枢性肌肉松弛

对大脑损伤所致肌肉僵直有缓解作用,其作用机制可能与抑制脊髓多突触反射有关。

【临床应用】

1. 焦虑症、神经官能症、神经衰弱

对持续性焦虑状态宜选用长效类药物,对间断性严重焦虑患者宜选用中效类、短效类药物,临床常用药物为地西泮。

2. 失眠

用于各种类型失眠,对入睡困难性失眠宜选用短效药,对持续性夜间失眠或早醒者选用长效药。可治疗夜惊或梦游症,静脉注射可导致暂时性记忆缺失,可用于电击复律及各种内镜检查前用药。

3. 惊厥

对破伤风、子痫、小儿高热惊厥和药物中毒性惊厥均有较好的疗效。对癫痫大发作疗效好,地西泮静脉注射为治疗癫痫持续状态的首选药物。

4. 麻醉前给药

可加强麻醉药物的作用,维持患者的镇静状态,并减少全麻药的用量及药物的不良反应。另可作为全身麻醉的辅助用药,是全麻诱导和静脉复合麻醉的组成部分。

5. 中枢性肌僵直

可缓解大脑损伤所致的肌肉僵直。

【不良反应】 本类药物安全范围大,少见发生严重不良反应者。

（1）持续用药可出现嗜睡、疲倦、头昏、乏力、肌张力降低等，长效类尤易发生。大剂量偶致共济失调、过敏性皮疹、粒细胞减少、肝功能异常，甚至黄疸。因本类药物可使注意力减退，故驾驶员、从事高空作业和精密仪器操作等患者应慎用。

（2）用药过量或静脉注射速度过快可引起循环抑制和呼吸抑制，故静脉注射时应以生理盐水或 5％葡萄糖注射液稀释后缓慢静注，不超过 5 mg/min，一次用量不超过 10 mg，24 h 内用量不超过 100 mg。过量中毒可用氟马西尼（fiumazenil）进行鉴别诊断和拮抗。氟马西尼能竞争性拮抗苯二氮䓬类与 $GABA_A$ 受体特异性位点结合，消除其对中枢的抑制作用。

（3）长期应用易产生耐受性，一般用于催眠时耐受性产生较快，而应用于抗焦虑治疗时耐受性并不明显。长期应用还可能产生精神和躯体依赖性，停用后出现戒断症状，如失眠、焦虑、兴奋、心动过速等症状。该类药物宜短期或间断性用药，尽可能使用最低有效剂量，停药时应逐渐降低剂量，以避免出现戒断症状。

重症肌无力、孕妇、哺乳期女性、青光眼、严重心肝肾损害者禁用。有过敏史者、慢性阻塞性肺疾病患者慎用。

第二节 巴 比 妥 类

巴比妥类（barbiturates）药物是巴比妥酸 C_5 位上的氢被不同基团取代而得的一类中枢抑制药，其分类、作用时间及用途见表 13.2。

表 13.2 巴比妥类药物作用及用途比较

分 类	药 物	显效时间（h）	作用维持时间（h）	主要用途
长 效	苯巴比妥[基]	0.5～1.0	6～8	抗惊厥
中 效	戊巴比妥	0.25～0.5	3～6	抗惊厥
	异戊巴比妥	0.25～0.5	3～6	镇静催眠
短 效	司可巴比妥	0.25	2～3	抗惊厥、镇静催眠
超短效	硫喷妥	iv 立即	0.25	静脉麻醉

【体内过程】 本类药口服吸收缓慢但完全，生物利用度达 95％。口服后 30～40 min 起效。主要在肝脏进行代谢，由肾脏排出。因体内代谢缓慢，且在肾脏由肾小管重吸收，排泄缓慢，故作用时间较长。硫喷妥脂溶性高，静脉注射（iv）后立即在脑组织中达到有效浓度而起效，随后迅速再分布到脂肪组织中。

【药理作用】 巴比妥类增强 GABA 介导的 Cl^- 内流与苯二氮䓬类不同，巴比妥类是通过延长氯通道开放时间而增加 Cl^- 内流，引起膜超极化。较高浓度时，也可抑制 Ca^{2+} 依赖性动作电位，抑制 Ca^{2+} 依赖性递质释放，并且呈现拟 GABA 作用，即在无 GABA 时也能直接增加 Cl^- 内流。此外，巴比妥类的中枢抑制效应还可能与减弱或阻断谷氨酸介导的神经元去极化有关。随着剂量的不同，依次出现镇静、催眠和抗惊厥作用。

【临床应用】 本类药安全性低,易产生依赖性,目前很少用于镇静和催眠。苯巴比妥和戊巴比妥仍用于控制癫痫持续状态,硫喷妥用于小手术或内镜检查时作静脉麻醉。

【不良反应】

1. 后遗作用

催眠量巴比妥类药物,尤其长效类,可引起次晨头晕、困倦、精神不振等宿醉样症状,这是因巴比妥类药物消除缓慢所致。驾驶员或登高作业者慎用,避免药物后遗效应造成事故。

2. 过敏反应

表现为皮炎、多形性红斑等,偶可出现剥脱性皮炎。用药前宜询问过敏史,一旦发生,立即停药。

3. 急性中毒

一次口服 10 倍以上催眠量的巴比妥类可产生急性中毒,表现为昏迷、呼吸抑制、血压下降。呼吸抑制是死亡的主要原因。如有中毒应立即抢救,保持呼吸道通畅,进行人工呼吸,给氧以及呼吸兴奋药。可用碳酸氢钠碱化血液和尿液或使用血液透析疗法,加速药物排出。

4. 慢性毒性

长期用药可产生耐受性和依赖性,停药后可出现兴奋、焦虑、震颤、惊厥等戒断症状,停药需在医生指导下进行。

严重肝功能不全、支气管哮喘、颅脑损伤所致的呼吸抑制、过敏患者、未控制的糖尿病患者禁用。分娩和哺乳期女性、低血压、甲状腺功能亢进、发热、贫血、心肾功能不全者及老年精神病患者应慎用。

第三节　其他镇静催眠药

水合氯醛(chloralhydrate)口服易吸收,用于催眠,约 15 min 起效,维持 6～8 h。此药不缩短快动眼睡眠(REMS)时间,停药时也无代偿性 REMS 时间延长,但因对胃有刺激性,需稀释后饭后给药。现较少用于镇静催眠,灌肠给药用于抗惊厥。久用可引起耐受性和依赖性。服药期间避免使用酒精,避光保存药物。勿与碱性溶液混合使用。

甲丙氨酯(meprobamate,眠尔通)、格鲁米特(glutethimide)和甲喹酮(methaqualone)等都有镇静催眠作用,但久服可成瘾。

右美托咪定(dexmedetomidine)是一种新型高选择性 α_2 肾上腺素受体激动剂,具有镇静、镇痛、抗焦虑、抗交感、降低应激反应、稳定血流动力学等效应。此外对呼吸系统的影响甚微,与其他镇静镇痛药联合使用时有良好的协同效应,可以明显减少其他镇静镇痛药的使用量,在重症监护(ICU)及麻醉领域具有良好的应用前景。

褪黑素(melatonin)由脑内松果体分泌,参与机体生物节律、神经内分泌调节,具有抗炎、镇痛、镇静及促眠作用。正常人服用褪黑素后,入睡时间缩短,睡眠质量改善,睡眠过程中觉醒次数显著减少。适用于成年人失眠和老年睡眠节律障碍者,不宜用于未成年人的失眠治疗。

制剂与用法

1. 地西泮（diazepam）　片剂：2.5 mg，5 mg。注射剂：10 mg/2 mL。抗焦虑、镇静，2.5～5 mg/次，3 次/d。癫痫持续状态，5～20 mg/次，缓慢静脉注射。

2. 单盐酸氟西泮（flurazepam monohydrochloride）　胶囊剂：15 mg。催眠，15～30 mg，睡前服。

3. 奥沙西泮（oxazepam）　片剂：15 mg。抗焦虑，15～30 mg/次，3～4 次/d。镇静催眠，15～30 mg，睡前服。

4. 三唑仑（triazolam）　片剂：0.125 mg，0.25 mg。催眠：0.25～0.5 mg/次，睡前服。

5. 艾司唑仑（estazolam）　片剂：1 mg，2 mg。注射液：2 mg/mL。镇静，1～2 mg，3 次/d。催眠，1～2 mg，睡前服。抗癫痫、抗惊厥，2～4 mg/次，3 次/d。

6. 氟马西尼（Flumazenil）　注射剂：0.2 mg/2 mL，0.5 mg/5 mL。静注初始剂量为 0.3 mg，如在 60 s 内未达到要求的清醒程度，可重复注射本品，直到患者清醒或总剂量达到 2 mg 为止；如又出现嗜睡，可静滴 0.1～0.4 mg/h，直到达到要求的清醒程度。

7. 苯巴比妥（phenobarbital）　片剂：15 mg，30 mg，100 mg。注射剂：0.1 g/1 mL，0.2 g/2 mL。口服，镇静，15～30 mg/次。催眠，60～100 mg/次，睡前服。肌内注射，抗惊厥，0.1～0.2 g/次。抗癫痫，大发作从小剂量开始，15～30 mg/次，3 次/d，最大剂量 60 mg/次，3 次/d。静脉注射，癫痫持续状态，0.1～0.2 g/次。

8. 异戊巴比妥（amobarbital）　片剂：0.1 g。粉针剂：100 mg，250 mg。催眠，0.1～0.2 g/次，睡前服。抗惊厥，300～500 mg/次，缓慢静脉注射。

9. 司可巴比妥（secobarbital）　胶囊：0.1 g。粉针剂：0.05 g。催眠，0.1～0.2 g/次，睡前服。麻醉前给药，0.2～0.3 g/次。

10. 硫喷妥钠（thiopental sodium）　粉针剂：0.5 g，1.0 g，临用前配成 1.25%～2.5% 溶液，缓慢静脉注射，至病人入睡为止。极量：1.0 g/次。

11. 水合氯醛（chloral hydrate）　溶液剂：10% 溶液。催眠，5～10 mL/次，睡前服。抗惊厥，10～20 mL/次。

12. 甲丙氨酯（meprobamate）　片剂：0.2 g。粉针剂：0.1 g。镇静、抗焦虑，0.2～0.4 g/次，3 次/d。催眠，0.4～0.8 g/次，睡前服。肌注或静注，0.2～0.4 g/次。

13. 甲喹酮（methaqualone）　片剂：0.1 g，0.2 g。催眠，0.1～0.2 g/次，睡前服。

14. 格鲁米特（glutethimide）　片剂：0.25 g。催眠，0.1～0.2 g/次，睡前服。

（熊　波　杨解人）

第十四章 抗癫痫和抗惊厥药

第一节 抗 癫 痫 药

癫痫是大脑局部神经元异常高频放电并向周围正常组织扩散所引起的反复发作的慢性脑疾病,表现为突然发作、短暂的运动、感觉功能或精神异常,并伴有异常脑电图。临床根据癫痫发作症状和脑电图的表现不同,主要分为两类:一类是局限性发作,包括单纯局限性发作、复合局限性发作(神经运动性发作);另一类是全身性发作,包括失神性发作(小发作)、肌阵挛性发作、强直-阵挛性发作(大发作)及癫痫持续状态。

抗癫痫药是指用于防治癫痫的药物。其主要作用包括两方面:① 抑制病灶神经元异常过度放电;② 抑制病灶异常放电后向周围正常神经组织扩散。常用抗癫痫药包括苯妥英钠、卡马西平、苯巴比妥、扑米酮、乙琥胺、丙戊酸钠及苯二氮䓬类等。

苯 妥 英 钠[基]

苯妥英钠(sodium phenytoin,大仑丁)是常用的抗癫痫药,1938 年由 Merrit 首先将其用于治疗癫痫大发作,一直沿用至今。

【体内过程】 本品碱性强,刺激性大,不宜做肌内注射。口服吸收慢而不规则,15 min后在脑脊液中浓度达高峰,经 4~6 h 血浆浓度可达峰值。游离药物可分布于全身,由于脂溶性较大,易透过血脑屏障,血浆蛋白结合率约为 90%。连续用药,经 6~10 d 血中药物浓度达稳定水平。有效血药浓度为 10~20 $\mu g/mL$,超过 20 $\mu g/mL$ 时,呈轻度中毒反应;达 30~40 $\mu g/mL$ 时,呈严重中毒症状。口服 $t_{1/2}$ 平均为 22 h,静脉注射 $t_{1/2}$ 平均为 10~15 h。苯妥英钠主要经肝药酶代谢为羟基苯妥英。其消除方式与血药浓度有关,血药浓度低于 10 $\mu g/mL$ 时,按一级动力学消除;血药浓度增高时,则按零级动力学消除。

【药理作用】 癫痫发作时多伴有脑局部病灶神经元兴奋性过高,产生阵发性异常高频放电,并向周围正常组织扩散。苯妥英钠不能抑制癫痫病灶异常放电,但可阻止病灶部位异常放电向周围正常组织扩散。其作用机制可能为:① 通过阻断电压依赖性 Na^+ 通道;② 选择性阻断 L 型和 N 型 Ca^{2+} 通道;③ 抑制钙调素激酶活性,影响突触传递功能(抑制突触前膜的磷酸化,减弱 Ca^{2+} 依赖性释放过程,进而减少谷氨酸等兴奋性神经递质的释放);④ 抑制突触后膜的磷酸化,减弱递质-受体结合后引起的去极化反应,从而稳定神经细胞膜,缩短病灶周围正常细胞的后放电时间,提高其兴奋阈值,减慢神经冲动传导的扩散。苯妥英钠的膜稳定作用除与抗癫痫作用有关外,也是治疗三叉神经痛和抗心律失常的药理学基础。

【临床应用】

1. 抗癫痫

苯妥英钠是治疗全身强直-阵挛性发作及单纯局限性发作的首选药,对复合局限性发作亦有较好的疗效。静脉注射用于治疗癫痫持续状态,但由于其疗效发挥较慢,故常先用苯巴比妥等起效较快的药物控制发作。对失神性发作无效,可能与其对丘脑神经元的 T 型 Ca^{2+} 通道无阻滞作用有关。

2. 外周神经痛

如三叉神经痛、舌咽神经痛和坐骨神经痛等。

3. 抗心律失常

具体见第二十二章　抗心律失常药。

【不良反应】

1. 局部刺激

苯妥英钠呈强碱性,对胃黏膜有刺激性,可致恶心、呕吐、腹痛、食欲不振、便秘等。为减轻胃肠道反应,应在餐后服用。静注时可致静脉炎,注射时应注意防止药液外溢,以免造成局部组织坏死。

2. 神经系统反应

偶见眩晕、精神紧张和头痛。剂量过大可引起急性中毒,导致小脑-前庭功能失调,表现为眼球震颤、复视、共济失调等,调整用量或停药后可消失。长期大剂量给药,可损害神经细胞,表现为认知功能、情绪和行为异常、记忆减退,甚至小脑萎缩。

3. 血液系统

偶见中性粒细胞减少,血小板减少。由于苯妥英钠抑制二氢叶酸还原酶活性,长期使用可导致再生障碍性贫血。长期用药者应定期检查血常规和肝功能,如有异常应及早停药。

4. 过敏反应与自身免疫性疾病

常见皮疹,偶见红斑狼疮、肝坏死等,一旦发现应立即停药。

5. 齿龈增生

儿童和青少年长期应用易发,发生率约为 20%,与药物从唾液排出刺激胶原组织增生有关。应注意口腔卫生,经常按摩齿龈。治疗中,应加强对儿童患者进行口腔护理,经常保持口腔清洁卫生,防止齿龈出血和肿胀。

6. 骨骼反应

可诱导肝药酶,加速 VitD 代谢,并可妨碍 Ca^{2+} 由胃肠道吸收,使血 Ca^{2+} 浓度降低,儿童久用可致佝偻病。

7. 其他反应

抑制胰岛素分泌,使血糖升高,甚至出现糖尿;也可引起肾上腺皮质及甲状腺功能低下;可致畸,孕妇禁用。

卡 马 西 平[基]

卡马西平(carbamazepine,酰胺咪嗪)结构类似于三环类抗抑郁药,最初用于治疗三叉神经痛,20 世纪 70 年代开始用于治疗癫痫。

【体内过程】 口服吸收缓慢而完全。血浆蛋白结合率为 75%～80%。单次给药血浆 $t_{1/2}$ 为 30～60 h,多次给药由于自身肝药酶诱导作用,$t_{1/2}$ 为 9～10 h。吸收后分布于脑脊液、唾液及乳汁,可透过胎盘屏障。主要经肝脏代谢成有活性的 10,11-环氧卡马西平,与葡萄糖醛酸结合后,从肾脏排出。

【药理作用】 卡马西平是广谱抗癫痫药,并具有镇静、抗惊厥、抑制三叉神经痛和抗抑郁等作用。抗癫痫作用机制可能与阻滞电压依赖性 Na^+ 通道、Ca^{2+} 通道,降低神经元兴奋性有关,也可能与增强 GABA 能神经通路的抑制功能有关。

【临床应用】 临床主要首选用于精神运动性发作,对小发作疗效差。对三叉神经痛疗效优于苯妥英钠。也可用于对锂盐无效或不能耐受的躁狂、抑郁症患者,不良反应少于锂盐而疗效较好。

【不良反应】 常见中枢神经系统反应表现为头晕、食欲不振、嗜睡、视物模糊、复视。偶见共济失调、剥脱性皮炎、过敏等。青光眼患者禁用,心脏病、肝、肾病患者及孕妇慎用。

苯 巴 比 妥[基]

苯巴比妥(phenobarbital,鲁米那)是最早使用的抗癫痫药物。其特点是起效快、疗效好、毒性低、价格便宜,至今仍用于临床。

苯巴比妥是广谱抗惊厥药,有较强的抗惊厥作用。苯巴比妥能使癫痫病灶及周围正常细胞的兴奋阈值增加,降低其兴奋性,抑制病灶异常放电及其向周围组织扩散。

抗癫痫作用机制可能与以下作用有关:① 增强 GABA 能神经系统的抑制效应。苯二氮卓-GABA-受体/氯离子通道大分子复合物上有苯巴比妥的结合位点,苯巴比妥与之结合后,Cl^- 通道平均开放时间延长,细胞膜超极化,加强了 GABA 的抑制效应;② 阻断突触前膜电压依赖性 Ca^{2+} 通道,使 Ca^{2+} 摄取减少,妨碍神经递质(NA、ACh、谷氨酸)的释放,加之对突触后膜的抑制,减少了兴奋性递质引起的反应。

主要用于治疗癫痫大发作和癫痫持续状态,对单纯局限性发作及精神运动性发作也有效。

扑 米 酮

扑米酮(primidone)口服易吸收,3 h 血药浓度达高峰。$t_{1/2}$ 为 7~14 h。脑脊液浓度约为血浆药物浓度的 80%。在体内主要被代谢成苯巴比妥和苯乙基丙二酰胺,代谢产物仍具有较强的抗癫痫作用。由于其消除缓慢,长期应用易产生蓄积。

药理作用近似于苯巴比妥,为广谱抗惊厥药。除对失神性发作无效外,对其他各型癫痫均有不同的疗效。其与苯巴比妥相比并无特殊优点,且价格较贵,故只用于其他药物不能控制的患者。

可引起恶心、呕吐、困倦、眩晕、共济失调、复视、眼球震颤等不良反应,以用药初期多见。也可引起斑状丘疹、多型皮疹、血小板减少、巨幼红细胞性贫血等。用药期间应定期检查血常规。肝肾功能不全者禁用。

乙 琥 胺

乙琥胺(ethosuximide)口服吸收迅速且完全,经 2~4 h 血药浓度达峰值,80% 经肝脏代谢,与原形药一起从尿中排出。其可阻滞钙通道,抑制丘脑神经元低阈值 Ca^{2+} 电流,调节细胞膜兴奋功能,抑制异常放电发生。主要用于治疗典型失神性小发作,对其他各型癫痫均无效。

常见不良反应为胃肠道反应,其次为中枢神经系统反应,如头痛、头晕、困倦等,有精神障碍者可引起焦虑、坐立不安、攻击等异常行为。偶见嗜酸性粒细胞增多症、粒细胞缺乏和再生障碍性贫血。肝肾功能不全患者及孕妇慎用。

丙 戊 酸 钠[基]

丙戊酸钠(sodium valproate)为广谱抗癫痫药。

【体内过程】　口服吸收迅速而完全,1~4 h血浆药物浓度达峰值,血浆蛋白结合率为90%~95%。有效血药浓度为67~82 ng/mL,脑脊液药物浓度与血中游离药物浓度相近,可透过胎盘屏障,有肝肠循环,$t_{1/2}$为8~15 h。主要经肝脏代谢,代谢产物3-氧丙戊酸仍具有抗癫痫作用。

【药理作用】　丙戊酸钠不能抑制癫痫病灶放电,但能阻止病灶异常放电后向周围组织扩散。其抗癫痫作用机制可能为抑制 CABA 转氨酶,减少 GABA 代谢,提高中枢内 GABA 的含量;增强谷氨酸脱羧酶活性,促进 GABA 生成;提高突触后膜对 GABA 的敏感性,增强 GABA 能神经突触后抑制作用;抑制 Na^+ 通道和 T 型 Ca^{2+} 通道。

【临床应用】　对不同类型的癫痫均有效,对大发作的疗效不如苯妥英钠、苯巴比妥,当使用后两种药无效时,可用本品。对小发作疗效优于乙琥胺,但由于对肝脏毒性大,一般不作为首选。本品是大发作合并小发作时的首选药物。

【不良反应】　常见恶心、呕吐、嗜睡、平衡失调、乏力、震颤等反应。多见肝损害,表现为黄疸,偶见致死性肝损害,肝毒性多见于用药后1~2个月内,故开始用药2~3周需检测肝功能,肝功能不全者慎用。偶见凝血障碍、过敏性皮疹等,可致畸,孕妇禁用。本品会抑制肝药酶,与苯巴比妥、乙琥胺等合用时,可使后者血药浓度升高,合并用药应注意调整剂量。尤其是对于儿童,由于其肝药酶系统不完善,药物代谢与成人不同,故应加强监护。

苯二氮䓬类

苯二氮䓬类用于治疗癫痫的药物有地西泮、硝西泮(nitrazepam,硝基安定)和氯硝西泮(clonazepam)等。

地西泮是治疗癫痫持续状态的首选药,静脉注射显效快,且较其他药物安全,但作用维持时间较短,须同时应用苯妥英钠或苯巴比妥。硝西泮主要用于肌阵挛性发作及婴儿痉挛症。静注亦可控制癫痫持续状态。氯硝西泮对失神性发作的疗效优于硝西泮,对非典型失神性发作、肌阵挛性发作、婴儿痉挛症也有较好的疗效。静脉注射可用于治疗癫痫持续状态。

氟 桂 利 嗪

氟桂利嗪(flunarizine)是双氟化哌啶衍生物,为广谱抗癫痫药。多年来用于治疗偏头痛和眩晕症,近年来发现它具有较强的抗惊厥作用。

本品口服易吸收,经2~4 h血药浓度达峰值,$t_{1/2}$为19~22 d,血浆蛋白结合率高达99%。抗癫痫作用机制可能与阻滞 T 型、L 型 Ca^{2+} 通道及电压依赖性 Na^+ 通道有关,用于治疗各型癫痫,尤其是局限性发作及大发作。其毒性小,常见不良反应有困倦、镇静和体重增加,少见严重不良反应。

伊 来 西 胺

伊来西胺(ilepcimide)是胡椒碱的衍生物,是我国合成的第一个新型广谱抗癫痫药。口服易吸收,一次给药作用维持 4～6 h。对各型癫痫均有疗效,对大发作疗效显著,而对单纯局限性发作疗效次之。其作用机制可能与促进中枢 5-HT 合成与释放、增加纹状体和边缘脑区 5-羟吲哚乙酸(5-HIAA)含量有关。可诱导癫痫小发作,长期服用时,需加用控制小发作的药物。可引起恶心、食欲减退、头痛、嗜睡、共济失调等不良反应。

拉 莫 三 嗪[基]

拉莫三嗪(lamotrigine,利必通)口服吸收迅速而完全。1～3 h 后血浆浓度达峰值。$t_{1/2}$ 约 24 h,血浆蛋白结合率为 55%。经肝脏代谢,代谢产物与葡萄糖醛酸结合,从尿中排出。

作用与苯妥英钠和卡马西平相似。其机制主要是阻滞电压依赖性 Na^+ 通道,稳定突触前膜,减少兴奋性氨基酸的释放。此外它还能抑制下丘脑,产生镇静和催眠作用。在用于治疗各型癫痫时,由于其价格昂贵,多用于其他药物治疗不能获得满意疗效的大发作和局限性发作。长期用药可出现困倦、乏力、头晕、恶心,偶见共济失调。苯妥英钠和卡马西平可促进本品代谢,而丙戊酸钠抑制本品代谢,合用时应适当调整用量。

托 吡 酯

托吡酯(topiramate,妥泰)为磺酸基取代的单糖衍生物,口服吸收迅速而完全,1～4 h 血药浓度达峰值,$t_{1/2}$ 为 20～30 h。可迅速通过血脑屏障,脑脊液药物浓度为血药浓度的 40%。60%～80% 以原形从肾脏排泄。

本品可阻滞电压依赖性 Na^+ 通道;增强 GABA 及激活 $GABA_A$ 受体的频率,使 Cl^- 内流增加;拮抗谷氨酸介导的兴奋作用,降低神经元的兴奋性。临床主要用于难治性、局限性发作和大发作。不良反应多与剂量成正比,常见眩晕、头痛、嗜睡、感觉异常、思维异常、共济失调等中枢神经系统反应。可致畸,孕妇忌用。肾功能不全者宜减量使用。

奥 卡 西 平[基]

奥卡西平(oxcarbazepine)为卡马西平的 10-酮基衍生物,口服吸收良好,与食物同服增加其生物利用度,代谢产物羟基衍生物(MHD)具有抗惊厥作用。其作用机制可能与阻滞脑细胞电压依赖性 Na^+ 通道、阻止病灶异常放电扩散有关。本品可单独应用或与其他抗癫痫药合用,用于治疗局限性及全身性癫痫发作。用药初期可出现乏力、头晕、复视等轻度不良反应,严重者可致共济失调、Stevens-Johnson 综合征等。

左乙拉西坦

左乙拉西坦(levetiracetam)为吡咯烷酮衍生物,其化学结构与现有抗癫痫药物不同。口服吸收良好,生物利用度高,食物不影响药物吸收。抗癫痫作用的确切机制尚不清楚。其可以抑制海马癫痫样突发放电,而对正常神经元兴奋性无影响,提示左乙拉西坦可能选择性地抑制癫痫样突发放电的超同步性和癫痫发作的传播。用于成人及 4 岁以上儿童癫痫部分性发作。常见不良反应为嗜睡、乏力和头晕,多发生于治疗的初始阶段,严重者可出现攻击性、易怒、焦虑、幻觉、意识水平下降、呼吸抑制及昏迷等。

第二节　抗惊厥药

惊厥是中枢神经系统过度兴奋的一种症状,表现为全身骨骼肌不自主地强烈收缩,常见于颅内或颅外感染性疾病,高热、子痫、破伤风、癫痫大发作及某些药物中毒等。常用中枢抑制剂如巴比妥类、地西泮和水合氯醛等,也可注射硫酸镁。

硫　酸　镁

硫酸镁(magnesium sulfate)口服不易吸收,有导泻及利胆作用。注射给药产生抗惊厥作用。血浆中 Mg^{2+} 的正常浓度为 $2\sim3.5$ mg/100 mL,低于此浓度时,神经肌肉组织的兴奋性提高。Mg^{2+} 有较强的中枢抑制作用和骨骼肌松弛作用,这是硫酸镁发挥抗惊厥作用的药理学基础。作用原理可能是由于 Mg^{2+} 和 Ca^{2+} 化学性质相近,可以特异性竞争 Ca^{2+} 结合位点,拮抗 Ca^{2+} 的作用,从而减少 ACh 的释放,减弱其对骨骼肌的兴奋作用。此外,硫酸镁还能直接扩张血管,导致血压下降,松弛内脏平滑肌。

临床主要用于缓解子痫、破伤风等引起的惊厥,也可用于高血压危象、先兆流产、输尿管结石、胆绞痛、胃肠道痉挛性疼痛的辅助治疗。

硫酸镁过量可抑制延髓呼吸中枢和血管运动中枢,引起呼吸抑制、血压骤降、心动过缓和传导阻滞。若肌腱反射减弱或消失,表明硫酸镁过量。中毒时应缓慢注射氯化钙或葡萄糖酸钙加以解救。孕妇、无尿者、急腹症、胃肠道出血者禁用。肾功能不全、低血压或呼吸衰竭者慎用。

制剂与用法

1. 苯妥英钠(sodium phenytoin)　片剂:50 mg,100 mg。抗癫痫,每日 $250\sim300$ mg,开始时100 mg,2 次/d,$1\sim3$ 周内增加为 $250\sim300$ mg,分 3 次口服,极量一次 300 mg,500 mg/d。抗心律失常,$100\sim300$ mg,一次服或分 $2\sim3$ 次服用。

2. 卡马西平(carbamazepine)　片剂:0.1 g,0.2 g。胶囊:0.2 g。缓释胶囊:0.1 g。抗癫痫,口服,开始 $100\sim200$ mg/d,以后逐渐增大剂量,维持剂量 $400\sim1200$ mg/d,最大可达 1600 mg/d,分 $2\sim3$ 次服用。三叉神经痛,口服,200 mg/次,$3\sim4$ 次/d,最大剂量为 $1000\sim1200$ mg/d,疗程最短为 1 周,最长为 $2\sim3$ 个月。

3. 苯巴比妥(phenobarbital)　片剂:15 mg,30 mg,100 mg。注射液:0.1 g/1 mL。注射用无菌粉末:0.1 g。治疗大发作,成人由 $15\sim30$ mg/次,2 次/d 开始,逐渐加至 60 mg/次,2 次/d。治疗癫痫持续状态 $200\sim400$ mg/次,肌内注射,或 $100\sim200$ mg/次,静脉注射。儿童维持量 $3\sim5$ mg/kg/d,分 $1\sim3$ 次/日。

4. 扑米酮(primidone):50 mg,100 mg,250 mg。成人开始 50 mg/d,1 次晚服。逐渐加大剂量至 750 mg/d,极量为 1500 mg/d,分 3 次口服。

5. 乙琥胺(ethosuximide):成人初始剂量为 250 mg/次,2 次/d,一周后增至 250 mg/d,直至控制发作为止。6 岁以下儿童,开始 20 mg/kg,一周后增加 250 mg/d,直至控制发作。

6. 丙戊酸钠(sodium valproate)　片剂:0.1 g,0.2 g。缓释片:0.2 g。口服溶液:12 g/300 mL。注射用无菌粉末:0.4 g。口服,初始剂量为 5～10 mg/kg/d,逐渐增加为 600～1200 mg/d,极量为 1800 mg/d,分 2～3 次服用。癫痫持续状态时静注 400 mg,2 次/d。

7. 地西泮(diazepam)　片剂:2.5 mg,5 mg。注射剂:10 mg/2 mL。癫痫持续状态,5～20 mg/次,缓慢静脉注射。

8. 硝西泮(nitrazepam)　片剂:5 mg。成人 10～30 mg/d,口服,儿童 0.4～1.0 mg/kg/d。

9. 氯硝西泮(clonazepam)　片剂:0.5 mg,2 mg。成人常用量,开始每次 0.5 mg, 3 次/d,每 3 天增加 0.5～1 mg,直到发作被控制或出现不良反应。用量应个体化,成人最大量每日不要超过 20 mg。

10. 盐酸氟桂利嗪(flunarizine hydrochloride)　片剂:5 mg。胶囊:5 mg。口服液:10 mg/10 mL。口服:10～15 mg/次,1 次/d。

11. 伊来西胺(ilepcimide)　口服:成人 50～150 mg/次,2 次/d,儿童酌情减量。

12. 奥卡西平(oxcarbazepine)　片剂:0.15 g,0.3 g。成人开始剂量为 300 mg/d,以后可逐渐增量为 600～1200 mg/d 以达到满意的疗效。小儿可从 8～10 mg/kg/d 开始,逐渐 10 mg/kg/w 增加为 20～30 mg/kg/d,2 次/d。

13. 拉莫三嗪(lamotrigine)　片剂:25 mg,50 mg,100 mg。分散片:25 mg,50 mg。口服,开始用药 50 mg/d,逐渐增加 25 mg/周,维持剂量 100～200 mg/d,分 2 次服用。儿童初始剂量为 0.3 mg/kg/d,逐渐增加 0.3 mg/kg/d,维持剂量 2～10 mg/kg/d,分 2 次服用。

14. 托吡酯(topiramate)　片剂:25 mg,100 mg。口服,成人初始剂量 25 mg/d,由 25 mg/w 逐渐增加为 100～200 mg/d。儿童初始剂量为 0.5～1 mg/kg/d,根据病情逐渐加量,最大剂量为 3～6 mg/kg/d,分 2 次服用。

15. 左乙拉西坦(levetiracetam)　片剂:0.25 g,0.5 g,0.75 g,1.0 g。缓释片:0.5 g。口服液:15 g/150 mL。注射液:500 mg/5 mL。成人起始治疗剂量为 1 g/d,根据临床效果及耐受性,增加 0.5 g/2 w,维持剂量 1～4 g/d,分 2 次服用。

16. 硫酸镁(magnesium sulfate)　注射液:1 g/10 mL,2.5 g/10 mL。1.25～2.5 g/次,肌内注射或静脉滴注。

(郭莉群　杨解人)

第十五章　抗帕金森病药

帕金森病（Parkinson's disease，PD）又称震颤麻痹（paralysis agitans），是由锥体外系功能障碍引起的中枢神经系统退行性疾病，是中老年人最常见的中枢神经系统疾病。其典型症状为静止震颤、肌肉强直、运动迟缓和共济失调。

帕金森病的发病机制目前尚不清楚，较为公认的是"多巴胺学说"，该学说认为，PD病变部位主要在中脑黑质。黑质中存在多巴胺能神经元，由此发出的上行纤维到达纹状体（主要是尾核和壳核），与纹状体神经元形成突触联系，其神经末梢释放多巴胺，形成黑质-纹状体多巴胺能神经通路，对脊髓前角运动神经元起抑制作用。同时，纹状体还有胆碱能神经元，对脊髓前角运动神经元起兴奋作用。两种神经元相互制约，共同参与运动功能的调节。由于黑质多巴胺能神经元的病理改变，多巴胺能神经功能降低，导致纹状体多巴胺含量下降，胆碱能神经功能相对亢进，从而产生一系列临床症状，如静止性震颤、肌僵直、运动迟缓和姿势反射受损等。

目前治疗帕金森病的药物主要包括两类：① 拟多巴胺药：补充多巴胺前体物或抑制多巴胺降解而产生作用；② 抗胆碱药：能降低中枢胆碱能神经活性，恢复多巴胺-胆碱能神经功能平衡。

第一节　拟多巴胺药

拟多巴胺药是一类能增加纹状体内多巴胺含量或直接兴奋多巴胺受体的药物，主要包括以下几类：多巴胺前体药、左旋多巴增效药、多巴胺受体激动剂和促多巴胺释放药。

一、多巴胺前体药

左 旋 多 巴

左旋多巴（levodopa，L-DOPA）为多巴胺（DA）的前体药物，本身无药理活性，通过血脑屏障进入中枢后，经多巴脱羧酶作用转化成 DA 而发挥药理作用。

【体内过程】　口服易吸收，$0.5\sim2$ h 血药浓度达峰值，$t_{1/2}$ 为 $1\sim3$ h，95％以上在外周多巴脱羧酶作用下脱羧转变为多巴胺，约 1％的左旋多巴进入中枢神经系统发挥疗效。在外周组织生成的多巴胺不能通过血脑屏障,引起外周副作用。L-DOPA 在体内代谢后,大部分转变为多巴胺,其主要代谢物为 3,4-二羟基苯乙酸和高香草酸,迅速经尿排泄。

【药理作用】 L-DOPA 对帕金森病的疗效与脑内多巴胺浓度呈正相关性。L-DOPA 进入中枢神经系统,在中枢多巴脱羧酶作用下转变为多巴胺,从而补充纹状体中多巴胺的不足,改善运动功能,发挥治疗作用。

【临床应用】 L-DOPA 是目前治疗帕金森病的首选药,对多种原因引起的帕金森综合征有效,但对吩噻嗪类抗精神病药引起的锥体外系反应无效。其作用特点为:① 对轻症或年轻患者疗效较好,对重症或年老体弱患者疗效较差;② 对肌肉僵直及运动困难患者疗效较好,对改善震颤症状较差,如长期用药或较大剂量对后者仍有效;③ 起效慢,常需 2~3 周出现体征改善,1~6 个月以上作用最强、最持久,且随用药时间延长而疗效增强。

【不良反应】

1. 胃肠道反应

治疗早期约 80% 的患者有恶心、呕吐、食欲不振等症状。数周后多可耐受,应用氨基酸脱羧酶抑制剂后可明显减少症状。

2. 心血管系统反应

治疗初期,约 30% 的患者出现轻度体位性低血压,继续用药可自然减轻,其原因可能是外周形成的多巴胺一方面作用于交感神经末梢,反馈性抑制交感神经末梢释放去甲肾上腺素;另一方面作用于血管壁多巴胺受体,使血管舒张。多巴胺还可激动心肌细胞上肾上腺素 β 受体,引起心律失常。

3. 运动过多症(hyperkinesia)

由于长期用药后,多巴胺受体过度兴奋而引起异常的不随意运动,见于面部肌群,可出现张口、咬牙、皱眉、肢体或躯体不自主运动。

4. 症状波动

服药 3~5 年后,40%~80% 的患者出现症状波动,重者出现"开-关反应"(on-off phenomenon),"开"时活动正常或几近正常,"关"时突然出现严重的 PD 症状。开关现象的发生与 PD 的发展导致多巴胺储存能力下降有关。

5. 精神障碍

长期用药 10%~15% 的患者会出现精神错乱症状,表现为失眠、焦虑、躁狂、幻觉、妄想、抑郁等。此反应可能与多巴胺作用于大脑边缘叶有关。

哺乳期女性及孕妇禁用。儿童、高血压、心律失常、糖尿病、肺气肿、肝肾功能障碍者慎用。

二、左旋多巴增效药

司 来 吉 兰

司来吉兰(selegiline)又称丙炔苯丙胺,为选择性 MAO-B 抑制剂,可降低脑内多巴胺的代谢,延长多巴胺的作用时间。

【体内过程】 口服吸收迅速,0.5 h 达峰值,生物利用度低,易通过血脑屏障,$t_{1/2}$ 为 40 h,主要通过肝代谢为去甲基司来吉兰、左旋甲基苯丙胺及左旋苯丙胺,通过尿液排泄。

【药理作用】　多巴胺可被单胺氧化酶(MAO)和儿茶酚-氧位-甲基转移酶(COMT)代谢。多巴胺在脑内主要通过 MAO-B 氧化降解,并在其代谢过程中产生大量氧自由基损伤神经元。该药通过抑制 MAO-B 的活性,降低脑内多巴胺的降解代谢,增强多巴胺的作用。

【临床应用】　用作治疗 PD 的辅助用药,可增强和延长 L-DOPA 的疗效,降低 L-DOPA 用量,减少外周副作用,消除长期单用 L-DOPA 出现的"开-关反应"。

【不良反应】　偶可出现焦虑、幻觉、运动障碍等,少数病人可见恶心、低血压、暂时性转氨酶升高等。对该药过敏者、活动性溃疡患者禁用。高血压、心律失常、心绞痛、严重肝肾功能异常及精神病患者慎用。

卡 比 多 巴

卡比多巴(carbidopa)又称 α-甲基多巴肼(α-methyldopazide),为氨基酸脱羧酶抑制剂。由于其不易透过血脑屏障,所以与左旋多巴合用时,仅抑制外周多巴脱羧酶的活性,减少多巴胺在外周组织的生成,减轻其外周不良反应,使进入中枢的左旋多巴增多,提高脑内多巴胺的浓度,增强其疗效,为左旋多巴的重要辅助用药。卡比多巴单用无效,临床上通常将卡比多巴与左旋多巴按 1∶10 的比例制成复方卡比多巴片[基]。常见的不良反应有恶心、呕吐、体位性低血压、排尿困难、精神抑郁等。

苄 丝 肼

苄丝肼(benserazide)为外周氨基酸脱羧酶抑制剂,其作用与卡比多巴相似。常与左旋多巴合用,可明显减少左旋多巴用量,减轻副作用,提高疗效。临床上苄丝肼与左旋多巴按 1∶4 的比例制成复方制剂多巴丝肼片[基]或胶囊,作用特性与复方卡比多巴片类似。骨骼发育不全、胃溃疡、精神障碍、恶性黑色素瘤、严重心血管病、器质性脑病、精神病患者及妊娠期妇女禁用。

恩 他 卡 朋

恩他卡朋(entacapone)是可逆、特异性外周 COMT 抑制剂。该药可减少左旋多巴代谢为 3-氧位-甲基多巴(3-OMD),使左旋多巴的生物利用度增加,并增加脑内可利用的左旋多巴总量,有效延长症状波动患者"开"的时间,可作为 PD 的辅助治疗。不良反应主要有运动障碍、呕吐和腹泻等,有报道称其可增加白天嗜睡和睡眠发作的发生率。

三、多巴胺受体激动剂

多巴胺受体激动剂是治疗 PD 的有效药物,疗效弱于左旋多巴类,但能推迟左旋多巴类的应用,并具有神经保护作用。早期使用本类药可以阻滞或延缓因左旋多巴类制剂引起的运动波动症状,广泛用于 PD 的早期治疗。临床上常用的有溴隐亭、吡贝地尔、罗匹尼罗、普拉克索和阿扑吗啡等。

溴 隐 亭

溴隐亭(bromocriptine,溴麦角隐亭)为 D_2 受体激动剂,可激动黑质-纹状体通路的 D_2 受体,改善多巴胺能神经功能。口服吸收迅速,血药浓度达峰值时间为 1～3 h。在体内几乎全部由肝脏代谢,大部分由粪便排出。用于帕金森病治疗时,对重症患者疗效佳,与左旋多巴合用效果更好,能减少症状波动。本品可抑制催乳素与生长激素的分泌,用于溢乳症、肢端肥大症的治疗。但其不良反应较多,可见口干、恶心、呕吐、眩晕、心悸、直立性低血压、晕厥等。对麦角制剂过敏者、严重缺血性心脏病和周围血管病患者、15 岁以下儿童、孕妇、哺乳期女性、有严重精神病史者禁用。溃疡病、心血管病、精神病患者慎用。

阿 扑 吗 啡

阿扑吗啡(apomorphine)是非选择性 DA 受体激动药,不具成瘾性,能显著改善"关"的症状,缓解患者对"关"期出现的恐惧感,提高生活质量。注射后短时间内可有效改善运动状况。阿扑吗啡与左旋多巴类疗效类似,但起效更为迅速。

罗匹尼罗和普拉克索[基]

罗匹尼罗(ropinirole)和普拉克索(pramipexole)是非麦角生物碱类多巴胺受体激动剂,能选择性激动 D_2 类受体,而对 D_1 类受体几乎没有作用,较少出现麦角类常有的不良反应。与溴隐亭相比,该类药耐受性较好。长期使用左旋多巴类联用罗匹尼罗可减轻症状波动或延缓其发生。不良反应与拟多巴胺类药相似,有恶心、昏睡、腹痛、呕吐、晕厥、直立性低血压以及幻觉、妄想等精神症状。

吡 贝 地 尔

吡贝地尔(piribedil)是一种选择性 D_2、D_3 受体激动药,易透过血脑屏障,激活黑质纹状体多巴胺通路 D_2 受体,恢复乙酰胆碱和 DA 系统间的平衡。单药使用可治疗早期 PD,与左旋多巴类联用有协同作用,能明显改善 PD 症状,可作为 PD 新发病例的一线治疗药物。常见不良反应为胃肠道反应,部分患者还可出现血压下降及嗜睡等反应。

四、促多巴胺释放药

金 刚 烷 胺[基]

金刚烷胺(amantadine)为 N-甲基-D-天冬氨酸(NMDA)受体阻断剂,能通过多种方式发挥抗 PD 作用:① 促进纹状体中残存的多巴胺能神经元释放多巴胺;② 抑制多巴胺的再摄取,增加突触间隙多巴胺浓度;③ 直接激动多巴胺受体;④ 有较弱的抗胆碱作用。金刚烷胺对晚期帕金森病患者有较好治疗效果,疗效不如左旋多巴,但优于抗胆碱药。适用于原发性帕金森病、药物诱发的锥体外系反应、一氧化碳中毒后帕金森综合征及老年人合并有脑动脉硬化的帕金森综合征。长期用药的常见不良反应有下肢皮肤网状青斑,偶见惊厥。大剂量使用(>300 mg/d)可致失眠、精神不安及运动失调等。哺乳期妇女、癫痫患者禁用。有脑血管病、充血性心力衰竭、精神病或严重神经性官能症、肾功能障碍者慎用。

第二节　抗 胆 碱 药

M 受体阻断药对早期 PD 患者有较好的治疗效果,对晚期重症患者疗效较差,临床上常与左旋多巴联用提高治疗效果。此类药物对中枢胆碱受体有较强的选择性阻断作用,而外周作用较弱。现临床常用的主要是合成的中枢型 M 胆碱受体阻断药,如苯海索、苯扎托品等。

苯 海 索[基]

苯海索(trihexyphenidyl benzhexol,artane,安坦)的中枢抗胆碱作用较强,外周抗胆碱作用较弱。

【体内过程】　口服吸收快而完全,可透过血脑屏障进入中枢神经系统,1 h 起效,作用持续 6～12 h。药量的 56% 随尿液排出,肾功能不全时排泄减慢,有蓄积作用,可分泌进入乳汁。

【药理作用】　苯海索抗帕金森病主要与中枢抗胆碱作用有关,能阻断纹状体胆碱受体,抑制胆碱能神经功能。此外,在多巴胺能神经元突触前膜上有胆碱受体,此受体在激动时可对多巴胺能神经产生抑制作用。苯海索可阻断多巴胺能神经元突触前膜的胆碱受体,使多巴胺能神经功能增强。

【临床应用】　苯海索常用于轻度帕金森病的早期治疗,也可用于对左旋多巴不能耐受或禁用患者的治疗,与左旋多巴合用可使 50% 的患者症状改善,对抗精神病药引起的帕金森综合征患者亦有效。

【不良反应】　常见不良反应有心动过速、口干、便秘、尿潴留、瞳孔散大、视力模糊等抗胆碱反应。大剂量可有中枢神经系统症状,如幻觉、谵妄、精神病样表现等。青光眼、尿潴留、前列腺肥大者禁用。

苯 扎 托 品

苯扎托品(benzatropine)为抗胆碱药,作用时间较长,有蓄积作用。作用和应用类似于苯海索,但持续时间较长。临床用于帕金森病和各种原因(包括吩噻嗪类等药物)引起的帕金森综合征的治疗,疗效优于苯海索。不良反应与苯海索相似,偶可引起严重的精神紊乱。

制剂与用法

1. 左旋多巴(levodopa)　片剂:0.25 g,0.5 g。口服:0.25 g/次,2～3 次/d,以后每隔 3～7 d增加 100～750 mg,维持量 3～5 g/d,分 3～4 次饭后服用。

2. 复方卡比多巴(compound carbidopa)　片剂:卡比多巴 25 mg,左旋多巴 250 mg。口服,开始时一次半片,3 次/d。服用一周后根据病情,每隔 3～4 日,每日增加半片,直至获得最佳效果。

3. 多巴丝肼(levodopa and benserazide hydrochloride)　胶囊:左旋多巴 200 mg,苄丝肼 50 mg。口服,第一周,125 mg/次,2 次/d;以后每隔一周,一日增加 125 mg,一般一日剂量不得超

过 1 g,分 3~4 次服用。维持剂量 250 mg/次,3 次/d。

4. 盐酸司来吉兰(selegiline) 胶囊:5 mg。开始每日清晨口服 5 mg,需要时增加至 2 次/d,上午及中午各 5 mg。

5. 恩他卡朋(entacapone) 片剂:0.1 g,0.2 g。口服,100 mg/次,3 次/d。首次与左旋多巴同服,其后分别于 6 h 和 12 h 后口服第二次、第三次,同时左旋多巴剂量视病情调整。

6. 甲磺酸溴隐亭(bromocriptine mesilate) 片剂:2.5 mg。单独治疗或与其他药物联合治疗开始后第一周,每日临睡前服用 1/2 片(以甲磺酸溴隐亭计 1.25 mg)。应从最低有效剂量开始进行剂量调整,剂量增加 1/2 片(以甲磺酸溴隐亭计 1.25 mg)后,连续服用 1 周后再接着增加剂量,每日剂量分 2~3 次服用。

7. 罗匹尼罗(ropinirole) 片剂:0.5 mg,3 mg。缓释片:2 mg,4 mg,8 mg。起始量 0.25 mg/次,3 次/d,每星期增加 0.75 mg 至每日 3 mg,一般剂量为每日 3~9 mg,分 3 次服用。

8. 普拉克索(pramipexole) 片剂:0.25 mg,1 mg。缓释片:0.375 mg,0.75 mg,1.5 mg,3 mg。起始剂量为 0.375 mg/次,3 次/d,然后每周加倍,7 周内达到推荐剂量。

9. 吡贝地尔(piribedil) 片剂:50 mg,100 mg。剂量应逐渐增加,单独治疗维持量为 150~250 mg/d,分次在餐后服用。与左旋多巴合用时,维持量为 1~3 片/d。

10. 盐酸金刚烷胺(amantadine) 片剂:0.1 g,0.2 g。口服,1~2 次/d,每日最大剂量为 0.4 g。

11. 盐酸苯海索(trihexyphenidyl benzhexol) 片剂:1 mg,2 mg。开始 1~2 mg/次,3 次/d,以后递增,每日不超过 20 mg。

12. 甲磺酸苯扎托品(benzatropine mesilate) 片剂:1 mg,2 mg。从小剂量开始,3 mg/d,分次口服。静脉注射或肌肉注射 1~2 mg。

(郝 伟 杨解人)

第十六章　抗精神失常药

精神失常(psychiatric disorders)是指由多种因素(遗传、生物学等)引起的精神活动障碍性疾病。根据临床表现不同,将其分为精神分裂症、躁狂症、抑郁症和焦虑症,治疗这类疾病的药物统称为抗精神失常药(agents against psychiatric disorders)。临床上常用的抗精神失常药物主要包括:抗精神分裂症药物(antischizophrenic drugs)、抗躁狂症药物(antimanic drugs)、抗抑郁症药物(antidepressants)和抗焦虑症药物(antianxiety drugs)。

第一节　抗精神分裂症药

精神分裂症(schizophrenia)是以思维、情感、行为分裂,精神活动与环境不协调为主要特征的一类精神性疾病。根据其临床表现分为 I 型和 II 型精神分裂症, I 型以妄想、幻觉、思维紊乱等阳性症状为主要表现, II 型则以思维贫乏、情感淡漠、社交能力低下等阴性症状和认知缺陷为主要表现。目前发病原因尚不清楚,可能与脑内多巴胺能神经功能紊乱有关。

多巴胺(dopamine,DA)是脑内重要的神经递质,可与多巴胺神经通路中的 DA 受体结合发挥效应。现已证明 DA 受体有 $D_{1\sim5}$ 5 种亚型,其中,D_1 和 D_5 亚型分子结构和药理特性相似,合称为 D_1 样受体,余者合称为 D_2 样受体。中枢神经系统 DA 能神经通路主要有 4 条:① 中脑-边缘通路:主要支配嗅结节和伏膈核,与调控情绪反应有关;② 中脑-皮质通路:支配大脑皮层前额叶、扣带回等区域,参与认知、思维、感觉等精神活动的调控。目前认为这两条通路与 I 型精神分裂症有密切关系;③ 黑质-纹状体通路:主要支配纹状体,与锥体外系的运动调节功能有关。该通路功能亢进时,可引起多动症等症状;通路功能减弱时,可导致帕金森病;④ 结节-漏斗通路:与内分泌活动、体温调节等有关。目前认为,精神分裂症的发病由于大脑皮质前额叶 D_1 功能低下,不足以抑制皮质下的边缘系统 D_2 受体功能,引起 D_2 受体脱抑制,D_2 功能亢进产生阳性症状,而前额叶 D_1 功能低下本身可直接产生阴性症状和认知缺陷。

近年来发现,中枢 5-羟色胺(5-HT)对 DA 功能可能具有调节作用。5-HT 神经元集中于中缝核,向前投射至中脑,向两侧投射至新皮质广泛区域,调节生理睡眠-觉醒周期。阻断 $5-HT_{2A}$ 受体可引起黑质、皮质前额叶等部位 DA 释放增加,兴奋该区 D_1 受体,对精神分裂症的阴性症状具有显著改善作用。

抗精神分裂症的药物根据其作用机制不同,分为经典抗精神分裂症药和非典型抗精神分裂症药。前者又分为吩噻嗪类（phenothiazines）、硫杂蒽类（thioxantheres）、丁酰苯类（butyrophenones），后者包括氯氮平、利培酮和阿立哌唑等。

一、经典抗精神分裂症药

（一）吩噻嗪类

吩噻嗪类是由硫、氮联结两个苯环而形成的具有三环结构的化合物。临床常用药物有氯丙嗪、奋乃静、氟奋乃静和三氟拉嗪等。氯丙嗪应用广泛，是吩噻嗪类的代表性药物。

氯 丙 嗪[基]

氯丙嗪（chlorpromazine）又称冬眠灵（wintermin），是第一个问世的吩噻嗪类抗精神分裂症药。

【体内过程】 口服吸收缓慢而不规则，2～4 h血药浓度达峰值，胃内食物和胆碱受体阻断药可延缓其吸收。肌内注射15 min起效，30 min达峰值，但因刺激性强宜深部注射，吸收后在体内分布广泛。脂溶性高，易通过血-脑屏障，脑内浓度可达血浆浓度的10倍，其中以下丘脑、基底神经节、丘脑和海马等部位浓度最高。血浆蛋白结合率为98%～99%。主要经肝脏代谢，肾脏排出，但排泄缓慢，停药后2～6周甚至6个月仍可自尿中检出。

【药理作用】 氯丙嗪可阻断DA受体、M受体、5-HT受体和肾上腺素α受体，因此对机体作用广泛。与治疗精神分裂症关系最为密切的是对DA受体的阻断作用。

1. 对中枢神经系统的作用

（1）抗精神分裂症作用 作用机制与阻断中脑-边缘系统和中脑-皮质通路的D_2样受体和阻断脑干网状结构上行激活系统有关。正常人口服治疗量后，可表现为镇静、安定、表情淡漠、对周围事物不关心，在安静环境下可诱导入睡，但易唤醒，醒后神智清楚，随后又易入睡。精神分裂症患者服药后，能在清醒的状态下迅速控制兴奋、躁动症状，继续用药，可使躁狂、幻觉、妄想等症状消失，理智恢复、情绪安定。

（2）镇吐作用 小剂量氯丙嗪可阻断延脑第四脑室底部催吐化学感受区（CTZ）D_2受体，大剂量则可直接抑制呕吐中枢。此外，氯丙嗪还可抑制呃逆调节中枢，用于顽固性呃逆的治疗。

（3）对体温调节的影响 氯丙嗪可抑制体温调节中枢，使体温调节失灵。高温环境下可引起高热或中暑，低温环境下则可使发热者和正常人体温下降。因此，氯丙嗪对发热患者及正常人体温均可产生影响。

2. 对自主神经系统的作用

氯丙嗪阻断外周血管$α_1$受体，舒张血管平滑肌、降低外周阻力，使血压下降，可翻转肾上腺素的升压效应。因降压作用强，易产生耐受，且不良反应多见，故不作为降压药使用。氯丙嗪还可轻度阻断M受体，产生口干、便秘、视力模糊等副作用。

3. 对内分泌系统的作用

氯丙嗪可阻断结节-漏斗系统通路的D_2受体，减少下丘脑催乳素释放抑制因子的释放，使催乳素分泌增加，引起乳房肿大及泌乳现象；抑制促性腺激素的分泌，使卵泡刺激素和黄体生成素释放减少，延迟排卵；抑制促肾上腺皮质激素并轻度抑制生长素的分泌，适用于巨人症的治疗。

【临床应用】

1. 精神分裂症

治疗各种精神分裂症,能有效控制临床症状,特别以阳性症状改善最为明显,但不能根治,需长期甚至终身治疗。对大脑各种器质性疾病引起的幻觉、妄想、更年期精神病也有明显疗效。但对Ⅱ型精神分裂症患者、冷漠等阴性症状效果不显著甚至会加重病情。

2. 呕吐

对晕动病以外的各种呕吐有效,如妊娠、尿毒症、药物中毒等引起的呕吐有显著疗效,也可用于顽固性呃逆。

3. 低温麻醉

临床上应用氯丙嗪配合物理降温(冰袋、冰浴)可使体温降至正常水平以下,用于低温麻醉。

4. 人工冬眠

氯丙嗪与哌替啶、异丙嗪组成"冬眠合剂",可使患者深睡,降低体温、基础代谢及组织耗氧量,增强机体对缺氧等伤害性因素的耐受力,用于严重感染、中毒性高热及甲状腺危象等疾病的辅助治疗。

【不良反应】　氯丙嗪作用广泛,且用药时间较长,不良反应较多。

1. 一般不良反应

中枢抑制症状如嗜睡、淡漠、无力等;M受体阻断症状如视力模糊、口干、无汗、便秘等;α受体阻断症状如血压下降、体位性低血压及反射性心悸等。为防止体位性低血压,注射后应立即卧床休息,2 h后缓慢起立,一旦发生可给予去甲肾上腺素,禁用肾上腺素。

2. 锥体外系反应

由于氯丙嗪阻断黑质-纹状体通路D_2样受体,使DA功能减弱,从而相对增强ACh功能,出现锥体外系症状(表16.1),一般减量或停药后症状可消失。当症状严重时,可立即注射东莨菪碱0.2 mg,2～4次/d,或口服盐酸苯海索2 mg。

此外,部分患者出现的迟发性运动障碍可能与药物长期阻断突触后膜DA受体,使DA受体数目增加、敏感性增强或反馈性促进突触前膜DA释放有关。此反应难以治疗,中枢抗胆碱药可使症状加重。

表16.1　氯丙嗪引起锥体外系反应的类型、特点及表现

类　型	特　点	临床表现
帕金森综合征	用药数周或数月后发生,发生率约为30%	肌张力增强、面容呆板、动作迟缓、肌震颤、流涎等
急性肌张力障碍	起病较快,多在用药一周内出现,尤以儿童及青年患者多见	头颈部肌肉受累,表现为痉挛性斜颈,扭转痉挛,甚至呼吸运动障碍及吞咽困难
静坐不能	发生时间较帕金森综合征出现得早	坐立不安,反复徘徊
迟发性运动障碍	多在停药后出现,且长期存在	不自主、有节律刻板运动,出现口-舌-颊三联征,如吸吮、舐舌、咀嚼等

3. 精神异常

氯丙嗪本身可引起精神异常,如意识障碍、冷漠、躁动、抑郁等,应注意与原有疾病相鉴别。

4. 变态反应

常见皮疹、接触性皮炎,少见光敏性皮炎、肝损害、粒细胞缺乏、血小板减少、溶血性贫血和再生障碍性贫血等反应。

5. 急性中毒

一次口服过量(1.0～2.0 g)氯丙嗪后,可发生急性中毒,表现为昏睡、血压下降、心动过速、心电图异常等症状。一旦发生,应立即对症治疗。

严重心肝肾功能障碍、哺乳期女性、有癫痫病史、昏迷病人及对其他吩噻嗪类药物过敏者禁用。骨髓抑制、肝肾功能损害、心血管疾病、青光眼、前列腺素增生、帕金森综合征及孕妇慎用。

奋 乃 静[基]

奋乃静(perphenazine)为吩噻嗪类的哌嗪衍生物,其抗精神分裂症和镇吐作用较强,镇静作用较弱,对血压影响较小。

【体内过程】 口服吸收慢而不规则,首过消除明显,生物利用度为 20%,血浆蛋白结合率为 90%～93%。主要在肝脏代谢,经胆汁排泄,存在肠肝循环。也可通过乳汁排泄,$t_{1/2}$ 为 9 h。

【药理作用】 与氯丙嗪相似,抗精神病作用主要与阻断中脑边缘系统及中脑-皮质通路的多巴胺受体(D_2)有关;镇静安定作用主要与阻断网状结构上行激活系统的 α-肾上腺素受体有关。

【临床应用】 对幻觉、妄想、思维障碍、淡漠木僵及焦虑激动等症状有较好疗效,适用于器质性精神病、老年性精神障碍及儿童攻击性行为障碍,对各种原因所致的呕吐或顽固性呃逆也有治疗作用。

【不良反应】 奋乃静作用缓和,对心血管系统和造血系统不良反应较轻。

1. 锥体外系反应

表现为震颤、僵直、流涎、运动迟缓、静坐不能、急性肌张力障碍等,可用中枢抗胆碱药苯海索治疗。长期大量服药可引起迟发性运动障碍,应立即停用所有的抗精神病药物。

2. 药物中毒

长期大剂量使用时,可引起烦躁不安、失眠等中枢神经系统反应。心血管系统症状表现为四肢发冷、血压下降、直立性低血压,并可导致房室传导阻滞及室性早搏,甚至会导致心跳骤停。

3. 其他

可引起溢乳、男子乳房女性化、月经失调、闭经,并出现口干、便秘、视物模糊等 M 受体阻断症状。

帕金森病、骨髓抑制、青光眼、昏迷和对吩噻嗪类药过敏者禁用。

氟 奋 乃 静

氟奋乃静(fluphenazine)为吩噻嗪类的哌嗪衍生物。药理作用和氯丙嗪相似,抗精神分裂症作用较氯丙嗪和奋乃静强、快且持久,镇静、降压作用较弱。适用于妄想、紧张型精神分裂症。但锥体外系反应发生率较高。对本品或吩噻嗪类药过敏者、基底神经节病变、帕金森病、严重抑郁症、骨髓抑制、青光眼、昏迷患者禁用。

三 氟 拉 嗪

三氟拉嗪(trifluoperazine)口服易吸收,达峰值时间为 2~4 h。药理作用与氯丙嗪相似,但抗精神分裂症作用强而持久,镇静作用弱。主要用于治疗急性、慢性精神分裂症,尤其对妄想型与紧张型疗效较好。锥体外系反应发生率约为 60%,其他不良反应有心动过速、失眠、口干、烦躁等。偶见肝损害、白细胞减少或再生障碍性贫血。血液疾病、昏迷、有肝损害史者禁用。冠心病患者慎用。

(二) 硫杂蒽类

该类药物的基本结构与吩噻嗪类相似,仅在吩噻嗪环 10 位的氮原子被碳原子取代,因此药理作用与吩噻嗪类相似。

氯 普 噻 吨

氯普噻吨(chlorprothixene,泰尔登)为硫杂蒽类的代表性药物,其抗精神分裂症和抗幻觉、妄想作用比氯丙嗪弱,但镇静作用较强,还具有一定的抗抑郁作用。适用于伴焦虑或焦虑性抑郁的精神分裂症、焦虑性神经官能症、更年期抑郁症的治疗。不良反应较氯丙嗪轻,锥体外系反应较少。罕见的不良反应有粒细胞减少症、眼部细微沉积物、黄疸等。

(三) 丁酰苯类

哌替啶的哌啶环上的 N-甲基被某一类特定基团取代之后,产生较强的抗精神分裂作用,由此人们发现了第一个丁酰苯类抗精神分裂症药——氟哌啶醇。

氟 哌 啶 醇[基]

氟哌啶醇(haloperidol)口服吸收快,2~3 h 血浆浓度达高峰,持续约 72 h。肝脏分布较多,约 15% 由胆汁排出,其余由肾排泄。抗焦虑症、抗精神分裂症作用强而持久,对精神分裂症及其他精神病的躁狂症状均有效,镇吐作用亦较强,但镇静、抗胆碱作用较弱。主要用于各种急性、慢性精神分裂症,对吩噻嗪类治疗无效者,使用本品可能有效。还可以用于焦虑性神经官能症、呕吐及顽固性呃逆、儿童抽动-秽语综合征的治疗。锥体外系不良反应发生率高且严重,对肝、肾功能及心血管作用较轻,长期大剂量应用可致心肌损伤。

氟 哌 利 多

氟哌利多(droperidol)药理作用与氟哌啶醇相似,但氟哌利多代谢快,维持时间短。临床上主要用于治疗精神分裂症的急性发作,控制兴奋躁动状态。常与芬太尼配伍制成"安定镇痛剂",使病人处于一种特殊的麻醉状态,出现精神恍惚、活动减少、痛觉消失,称为"神经安定镇痛术"。可用于外科麻醉、某些小手术、大面积烧伤换药、各种内窥镜检查及造影等,也可用于麻醉前给药,具有较好的抗精神紧张、镇吐、抗休克等作用。锥体外系反应较重且常见,可出现口干、视物模糊、乏力、便秘、出汗等,少数患者可引起抑郁反应。基底神经节病变、帕金森病、抑郁症及对本品过敏者禁用。癫痫患者、心肺肝肾功能不全及尿潴留、高血压、甲状腺功能亢进及青光眼患者慎用。

二、非典型抗精神分裂症药物

氯　氮　平[基]

氯氮平（clozapine）属于苯二氮䓬类抗精神分裂症药。目前，已渐成为治疗精神分裂症的首选药物。

【体内过程】 口服吸收快而完全，服药 $1\sim4$ h 后血药浓度达峰值，可广泛分布于各组织，$t_{1/2}$ 为 9 h。经肝脏代谢，肾脏和肠道排泄，可从乳汁中分泌，易通过血脑屏障。

【药理作用】 与经典抗精神分裂症药不同，本品的药理作用具有以下特点：

（1）可阻断 D_2 受体和 $5\text{-}HT_{2A}$ 受体，协调 5-HT 和 DA 能神经系统的相互作用和平衡，从而发挥治疗作用。

（2）阻断大脑前额叶 $5\text{-}HT_{2A}$ 受体，促进 DA 释放，兴奋 D_1 受体，可改善精神分裂症阴性症状。

（3）选择性阻断边缘系统 D_4 亚型受体，可治疗精神分裂症的阳性症状。

（4）特异性阻断中脑-边缘系统和中脑-皮质通路的 D_4 亚型受体，对黑质-纹状体系统的 D_2 和 D_3 亚型受体几乎无亲和力，因此锥体外系反应较轻。

【临床应用】 适用于精神分裂症，尤其是对其他药物无效的难治性病例可能有效。可减轻与精神分裂症有关的情感症状，如抑郁、负罪感和焦虑等，也可用于治疗躁狂症或其他精神病性障碍的兴奋躁动和幻觉妄想。

【不良反应】

1. 粒细胞减少

一旦出现粒细胞轻度下降的情况，可根据病情酌情减量或改用其他药物，同时使用脱氧核苷酸钠、泼尼松等药物，以促进骨髓造血功能的恢复。

2. 中毒反应

过量可出现谵妄、昏迷、心动过速、低血压、呼吸抑制或衰竭、唾液分泌过多等。

严重肝肾疾病、昏迷、谵妄、低血压、癫痫、青光眼、骨髓抑制、白细胞减少、过敏患者以及孕妇禁用。

奥　氮　平[基]

为苯二氮䓬类抗精神病药，口服吸收快而完全，食物对其吸收速率和程度无影响，吸收后迅速广泛分布到各组织，生物利用度个体差异较大，平均为 $50\%\sim60\%$，有肝脏首过效应。服药后 5 h 血药浓度达峰值，$t_{1/2}$ 约为 31 h。对脑内 $5\text{-}HT_{2A}$ 受体和 D_1 受体的阻滞作用较强，对 D_4 受体也有阻滞作用，对 D_2 受体阻滞作用较弱。此外，还可阻断 M、H_1 及 α_1 受体。能直接抑制脑干网状结构上行激活系统，具有强大的镇静催眠作用，极少见锥体外系反应，一般不引起血中催乳素增高。可用于精神分裂症，对初始治疗有效的患者，奥氮平在维持治疗期间能够保持临床效果。也可用于重度躁狂发作，对奥氮平治疗有效的躁狂发作患者，可用于预防双相情感障碍复发。常见不良反应有头晕、瞌睡、体重增加、静坐不能、帕金森综合征、嗜酸粒细胞增多及催乳素、胆固醇、血糖和甘油三酯水平升高等。

利 培 酮[基]

利培酮(risperidone)口服吸收快而完全,$1\sim2\,h$ 血药浓度达峰值。血浆蛋白结合率为 88%,$t_{1/2}$ 为 3 h 左右。对 5-HT$_{2A}$ 受体和 D$_2$ 受体有很强的阻断作用,且对前者的阻断作用强于后者,对 H$_1$ 受体、α_1 受体和 α_2 受体也有一定的亲和力。适用于治疗急性和慢性精神分裂症,对阳性和阴性症状均有效,也可减轻与精神分裂症有关的情感症状。不良反应较轻微,有困倦、乏力或体位性低血压等。对本品过敏者及 15 岁以下儿童禁用。帕金森综合征患者、癫痫患者慎用。用药期间应避免驾车或进行机械操作。

帕 利 哌 酮[基]

帕利哌酮(paliperidone)是利醅酮的主要代谢产物,其抗精神分裂症作用与拮抗中枢 D$_2$ 受体和 5HT$_{2A}$ 受体有关。帕利哌酮也可阻断 α_1 受体和 H$_1$ 受体,用于精神分裂症急性期的治疗。

阿 立 哌 唑[基]

阿立哌唑(aripiprazole)为新型非典型抗精神分裂症药物,口服后吸收良好,血浆浓度在 $3\sim5\,h$ 内达峰值,$t_{1/2}$ 为 $48\sim68\,h$。与多巴胺 D$_2$、D$_3$、5-HT$_{1A}$ 和 5-HT$_{2A}$ 受体有很高的亲和力,与 D$_4$、5-HT$_{2c}$、5-HT$_7$、α_1、H$_1$ 受体具有中等亲和力。阿立哌唑的抗精神病作用与部分激动 D$_2$ 和 5-HT$_{1A}$ 受体及拮抗 5-HT$_{2A}$ 受体有关。临床用于治疗各型精神分裂症,对阳性和阴性症状均有明显疗效。

第二节 抗躁狂症药

抗躁狂症药(antimanic drugs)主要用于治疗躁狂症状,如抗精神病药氯丙嗪、氟哌啶醇,以及抗癫痫药卡马西平等均有抗躁狂症作用。目前临床常用的药物是碳酸锂。

碳 酸 锂[基]

碳酸锂(lithium carbonate)是目前临床应用最广泛的抗躁狂症药物。

【体内过程】 碳酸锂口服吸收快而完全,$2\sim4\,h$ 血药浓度达峰值,生物利用度为 100%,不与血浆蛋白结合。锂离子先分布于细胞外液,然后逐渐蓄积于细胞内,$t_{1/2}$ 为 $18\sim36\,h$。本品在体内不被代谢,主要经肾排泄,80% 可由肾小管重吸收。如钠摄入增加,可促进锂排泄,低钠或者肾小球滤过减少时,易引起体内锂蓄积中毒。

【药理作用】 碳酸锂抗躁狂症的确切机制仍不清楚,目前认为可能与下列因素有关:① 治疗剂量可抑制细胞去极化和 Ca^{2+} 依赖的 NE、DA 释放,并促进其再摄取,使突触间隙递质浓度降低;② 影响葡萄糖的代谢及 Na^+、Mg^{2+}、Ca^{2+} 的分布;③ 抑制腺苷酸环化酶活性,减少 cAMP 生成;增加色氨酸的摄取并促进 5-HT 的生成和释放,使 5-HT 受体超敏化;④ 抑制肌醇磷酸酶,阻止脑内肌醇的生成,从而减少磷脂酰肌醇 4,5-二磷酸的含量,发挥抗躁狂作用。

【临床应用】 对躁狂症有显著疗效,可改善精神分裂症的情感障碍,但对正常人的精神活动几乎无影响。对于严重急性躁狂患者,应先与氯丙嗪或氟哌啶醇合用,待急性症状控制后再单用碳酸锂维持。

【不良反应】 碳酸锂的不良反应较多,安全范围较窄。短期用药可引起恶心、呕吐、腹泻、头昏、乏力等症状,继续治疗 1～2 周,症状可逐渐减轻或消失。长期用药锂盐可在体内蓄积,当锂盐浓度超过 2.0 mmol/L 时会导致锂盐中毒,可出现中枢神经系统症状,如昏迷、意识障碍、肌张力增高、共济失调、震颤及癫痫发作等,严重可致死亡。因此,在应用锂盐期间,要定期测定血锂浓度。心脏疾病、肾病患者、电解质紊乱者禁用。

第三节　抗 抑 郁 药

抗抑郁药(antidepressant drugs)是主要用于治疗抑郁、消极、情绪低落的一类药物,包括三环类抗抑郁药、NA 再摄取抑制药、5-HT 再摄取抑制药及其他抗抑郁药。

一、三环类抗抑郁药

丙 米 嗪

丙米嗪(imipramine,米帕明)为三环类抗抑郁药。

【体内过程】 丙米嗪口服吸收快而完全,2～8 h 血药浓度达峰值,广泛分布于全身各组织,以脑、肝、肾分布较多。血浆蛋白结合率为 89%～94%。$t_{1/2}$ 为 8～19 h。主要在肝脏代谢,其代谢产物地昔帕明仍有较强的抗抑郁症作用。丙米嗪及地昔帕明以羟化物或与葡萄糖醛酸结合物的形式自尿中排出。

【药理作用】 丙米嗪对中枢神经系统、自主神经系统、心血管系统均有抑制作用。

1. 中枢神经系统

丙米嗪可抑制神经末梢突触前膜对 NA 及 5-HT 的再摄取,使突触间隙递质浓度升高,促进突触传递功能而发挥抗抑郁作用。正常人服用后会出现困倦、头晕、注意力不集中等以镇静为主的症状。抑郁症患者连续服用,可使其情绪提高、精神振奋,运动抑制及自罪自责等抑郁症状明显改善,但起效缓慢,需服药 2～3 周方可起效。

2. 自主神经系统

治疗量丙米嗪可阻断 M 胆碱受体,引起视力模糊、口干、便秘等阿托品样表现。

3. 心血管系统

丙米嗪可抑制心肌中 NA 再摄取,抑制多种心血管反射,引起低血压或直立性低血压。大剂量对心肌有奎尼丁样作用,对 Na^+ 通道及 K^+、Ca^{2+} 通道均有阻滞作用,可导致心律失常或心肌损伤。

【临床应用】　适用于对各型抑郁症的治疗,对内源性抑郁症、更年期抑郁症效果较好,对反应性抑郁症次之,但对精神分裂症的抑郁症状无明显改善作用。对强迫性神经症、恐怖性神经症也有效,临床上还可用于小儿遗尿症的治疗。

【不良反应】　常见反应有口干、心动过速、便秘、出汗、视力模糊等症状,也可引起体位性低血压和心律失常。中枢神经系统不良反应可出现嗜睡、震颤、眩晕,极少数患者可出现皮疹、粒细胞缺乏及黄疸。癫痫患者和孕妇禁用,高血压、动脉硬化、青光眼患者慎用。

氯米帕明[基]

氯米帕明(clomipramine)又名氯丙米嗪,药理作用和应用与丙米嗪相似,但对 5-HT 再摄取抑制作用较强。临床用于治疗抑郁症、强迫症、恐惧症和发作性睡病引起的肌肉松弛。不良反应同丙米嗪。

阿米替林[基]

阿米替林(amitriptyline)为三环类抗抑郁药,其作用在于抑制 5-HT 和 NE 再摄取,对5-HT 再摄取抑制作用更强。抗抑郁作用较强,且有镇静作用,适用于伴有焦虑、烦躁、失眠的抑郁症患者,对兼有焦虑和抑郁症状的患者,疗效优于丙米嗪。起效快,不良反应轻。严重心脏病、高血压、青光眼、前列腺肥大及尿潴留患者禁用,严重肝肾功能不全、支气管哮喘者慎用。

多塞平[基]

多塞平(doxepin,多虑平)抗抑郁作用较丙米嗪弱,但起效快,镇静作用强,对伴有焦虑症状的抑郁症疗效最佳。不良反应较轻,有轻度嗜睡、口干、便秘等。青光眼、肝功能不全、严重心血管疾病及癫痫患者禁用。孕妇、12 岁以下的儿童慎用,老年患者应适当减量。

二、NA 再摄取抑制药

地昔帕明

地昔帕明(desipramine)又名去甲丙米嗪,为丙米嗪的代谢产物。口服易吸收,不受食物影响。体内分布广泛,易透过血脑屏障,并在脑中蓄积。作用与丙米嗪相似,具有较强的抗抑郁作用,但镇静和抗胆碱作用明显较弱,因而更适合用于老年人。该药起效较快,用药一周即可显效,用于治疗内源性、更年期、反应性及神经性抑郁症,也可缓解多种慢性神经痛。主要不良反应为头晕、口干、失眠等。

马普替林

马普替林(maprotiline)为选择性 NA 再摄取抑制剂,对 5-HT 再摄取几乎无影响。口服吸收缓慢,8~16 h 血药浓度达峰值。生物利用度为 65%,$t_{1/2}$ 为 27~58 h,主要经肝脏代谢,大部分自尿排出,少部分由粪便排出。用于治疗各种类型抑郁症,对精神分裂症后的抑郁症也有效。不良反应与三环类抗抑郁药相似,但少而轻。癫痫、青光眼、尿潴留、前列腺肥大、近期有心肌梗死史患者、孕妇及哺乳期女性禁用。心、肝、肾功能严重不全者、18 岁以下的青少年及儿童慎用。

瑞 波 西 汀

瑞波西汀(reboxetine)为选择性强的 NE 再摄取抑制剂,对 5-HT 也有较弱抑制作用。口服后易于吸收,2 h 血药浓度达峰值。血浆蛋白结合率约为 97%。临床主要用于治疗成人抑郁症。常见不良反应为失眠、多汗、头晕、直立性低血压、感觉异常、勃起功能障碍和排尿困难。有惊厥史者、严重心血管病患者、妊娠、分娩、哺乳期女性禁用。

三、5-HT 再摄取抑制药

氟 西 汀[基]

氟西汀(fluoxetine)又名百忧解。

【体内过程】 口服吸收良好,6～8 h 达最大血药浓度,进食不影响药物生物利用度。主要通过肝脏代谢,生成活性代谢产物去甲氟西汀,通过肾脏排泄。可分泌到乳汁中,$t_{1/2}$ 为 48～72 h。

【药理作用与临床应用】 氟西汀是一种强效选择性 5-TH 再摄取抑制剂,对 NA 摄取的抑制作用弱。适用于抑郁症、强迫症、神经性贪食症,可作为心理治疗的补充,用于减少贪食和导泻行为。

【不良反应】 不良反应较轻,大剂量时耐受性较好。常见不良反应有失眠、恶心、易激动、头痛、运动性焦虑、精神紧张、震颤等,多发生于用药初期。长期用药常发生食欲减退或性功能下降,可增加自杀风险。有癫痫病史、双向情感障碍病史、急性心脏病、自杀倾向、出血倾向者慎用。服药期间不宜驾驶车辆或进行机械操作。

帕 罗 西 汀[基]

帕罗西汀(paroxetine,赛洛特)为强效 5-TH 再摄取抑制剂,阻断突触前膜对 5-HT 的再摄取,产生抗抑郁作用。口服吸收良好,$t_{1/2}$ 为 21 h。用于各种类型的抑郁症,包括伴焦虑的抑郁症及反应性抑郁症。也可用于强迫性神经症、伴有或不伴有广场恐怖的惊恐障碍、社交恐惧症等。治疗疗效满意后,继续服用本品可防止抑郁症、惊恐障碍和强迫症的复发。常见不良反应为口干、恶心、厌食、便秘、头疼、震颤、乏力、失眠和性功能障碍。

艾 司 西 酞 普 兰[基]

艾司西酞普兰(escitalopram)是西酞普兰的左旋对映体,能抑制中枢神经系统神经元对 5-HT 的再摄取,增强中枢 5-羟色胺能神经的功能,其作用是右旋对映体的 100 倍。用于治疗重症抑郁症、广泛性焦虑等。常见失眠、嗜睡、疲劳、恶心、便秘、头痛、背痛等不良反应。

舍 曲 林

舍曲林(sertraline,郁乐复)为选择性 5-HT 再摄取抑制剂,用于治疗抑郁症相关症状,包括伴随焦虑、有或无躁狂史的抑郁症。主要不良反应有口干、恶心、腹泻等。

四、其他抗抑郁药

米　氮　平[基]

米氮平(mirtazapine)通过阻断突触前膜 α_2 受体而增加 NA 的释放,从而增强去甲肾上腺素能神经功能。阻断组胺 H_1 受体,具有镇静作用。适用于各种抑郁症,对快感缺乏、精神运动性抑制、睡眠障碍以及体重减轻均有疗效,对其他症状如兴趣缺乏、有自杀念头及情绪波动也有效。一般在用药 $1\sim2$ 周后起效。主要不良反应为食欲增加和嗜睡。

曲　唑　酮

曲唑酮(trazodone,氯哌三唑酮)是四环类非典型抗抑郁药,能选择性地拮抗 5-HT 的再摄取,并有微弱的抑制 NA 再摄取作用。适用于抑郁症和伴抑郁症状的焦虑症,以及药物依赖者戒断后的情绪障碍。对其他抗抑郁药治疗无效的顽固性抑郁症有效,尤其适用于老年性抑郁症或伴发心脏疾患的患者。

第四节　抗 焦 虑 药

焦虑(anxiety)是多种精神疾病及神经症的常见症状,更年期、应激时也常伴有焦虑状态,而焦虑症则是一种以反复发作为特征的神经性官能症。焦虑状态与焦虑症均表现为焦虑、紧张、坐立不安、恐惧等精神障碍,并常伴有自主神经系统症状和运动性不安等。抗焦虑药主要用于减轻焦虑、紧张、恐惧,稳定情绪,兼有镇静催眠作用,临床常用苯二氮䓬类药物进行治疗。近年来发现的非苯二氮䓬类抗焦虑药丁螺环酮的副作用小,有较好的应用前景。

丁 螺 环 酮[基]

丁螺环酮(buspirone)属氮杂螺环葵烷二酮类化合物。抗焦虑效果与地西泮相当,长期使用无依赖性和欣快效应,突然停药无戒断反应。

【体内过程】　口服吸收快而完全,$0.5\sim1\ h$ 血药浓度达峰值。存在首过效应,$t_{1/2}$ 为 $1\sim14\ h$,血浆蛋白结合率为 95%,广泛分布于体内。本品主要在肝内代谢,其代谢产物为 5-羟基丁螺环酮和 1-(2-嘧啶基)-哌嗪,且仍有一定生物活性。口服后约 65% 的代谢物经肾脏排泄,其余经粪便排泄。

【药理作用】　本品为选择性 5-HT_{1A} 受体激动剂,可激动中枢神经系统突触前膜的 5-HT_{1A} 受体,抑制 5-HT 释放,从而降低过强的 5-HT 能神经活动,产生抗焦虑作用。本品不直接作用于苯二氮䓬受体,也不影响 GABA 对苯二氮䓬受体的作用,与苯二氮䓬类药物之间无交叉耐受性。其抗焦虑作用与地西泮相似,但在解除焦虑症状时不产生明显的镇静、催眠或致遗忘效应,且依赖性较低,长期使用无成瘾性。

【临床应用】 适用于各种焦虑症,对焦虑症伴失眠者,需加用镇静催眠药,对焦虑伴轻度抑郁症状者也有一定疗效,对严重焦虑伴有惊恐发作者疗效不佳。本品对海洛因依赖者脱毒期间出现的焦虑、强烈的心理渴求和觅药行为有一定疗效,可作为辅助治疗药物。

【不良反应】 不良反应较轻,其中胃肠道反应较为多见,此外可见头晕、头痛等,较大剂量时可出现烦躁不安。青光眼、重症肌无力、白细胞减少、对本品过敏者、儿童、妊娠期及分娩期妇女禁用。心肝肺肾功能不全者慎用。

坦 度 螺 酮[基]

坦度螺酮(tandospirone)可选择性激动脑内 5-HT$_{1A}$ 受体,抑制 5-HT 释放,产生抗焦虑作用。适用于各种神经症所致的焦虑状态,如广泛性焦虑症,也可用于原发性高血压、消化性溃疡等伴发的焦虑状态。常见不良反应有嗜睡、恶心、倦怠、食欲下降、步态蹒跚等。

制剂和用法

1. 氯丙嗪(chlorpromazine hydrochloride) 片剂:12.5 mg,25 mg,50 mg。注射液:10 mg/1 mL,25 mg/1 mL,50 mg/2 mL。口服:12.5～100 mg/次,600 mg/d。肌注或静滴,25～50 mg/次,400 mg/d。

2. 奋乃静(perphenazine) 片剂:2 mg,4 mg。注射液:5 mg/1 mL。口服,小剂量开始,2～4 mg/次,2～3 次/d。以后每隔 1～2 d 增加 6 mg,逐渐增为 20～60 mg/d,维持剂量为 10～20 mg/d。

3. 盐酸氟奋乃静(fluphenazine hydrochloride) 片剂:2 mg。注射液:10 mg/2 mL。口服,起始剂量,2～4 mg/次,3 次/d,可逐渐增至 60 mg/d。对急性病人、不合作者可肌注 5～10 mg/次,必要时隔 6 h 注射 1 次,视病情而定。

4. 盐酸三氟拉嗪(trifluoperazine hydrochloride) 片剂:5 mg。口服,从小剂量开始,5 mg/次,2～3 次/d。每隔 3～4 d 逐渐增为 5～10 mg/次,2～3 次/d。

5. 氯普噻吨(chlorprothixene) 片剂:12.5 mg,25 mg,50 mg。口服,开始剂量 25～50 mg/次,2～3 次/d。后根据临床需要与耐受程度增为 400～600 mg/d。

6. 氟哌啶醇(haloperidol) 片剂:2 mg,4 mg。注射液:5 mg/mL。口服 4～60 mg/d,开始时1～2 mg/次,无效时可逐渐增加剂量。肌内注射:5～10 mg/次,2～3 次/d。静注:5 mg,以 25% 葡萄糖液稀释后,1～2 min 内缓慢注入。

7. 氟哌利多(droperidol) 注射液:5 mg/2 mL。用于控制急性精神病的兴奋躁动,肌内注射,5～10 mg/d。神经安定镇痛,每 5 mg 加芬太尼 0.1 mg,在 2～3 min 内缓慢静注。

8. 氯氮平(clozapine) 片剂:25 mg,50 mg。分散片:25 mg、100 mg。口腔崩解片:25 mg,100 mg。口服:从小剂量开始,首次剂量为 25 mg/次,2～3 次/d,逐渐缓慢增为 200～400 mg/d,最高剂量可达 600 mg/d。维持量为 100～200 mg/d。

9. 奥氮平(olanzapine) 片剂:5 mg,10 mg。口腔崩解片:5 mg,10 mg。推荐起始剂量为每日 10 mg,饭前或饭后服均可。剂量范围为每日 5～20 mg。

10. 利培酮(risperidone) 片剂:1 mg,2 mg。口腔崩解片:1 mg,2 mg。口服溶液:30 mg/30 mL,60 mg/60 mL,100 mg/100 mL。口服:初始剂量为 1～2 mg/d,分 1～2 次服用。以后,每2～3 d 加量 1～2 mg,一般治疗量为 4～6 mg/d。

11. 帕利哌酮(paliperidone) 缓释片:3 mg,6 mg,9 mg。口服,6 mg/次,1 次/d,早上服用。

12. 棕榈酸帕利哌酮(paliperidone palmitate) 注射液:75 mg/0.75 mL,100 mg/1 mL,

150 mg/1.5 mL。起始治疗首日注射本品 150 mg，一周后再次注射 100 mg，前两剂起始治疗注射部位均为三角肌。建议维持治疗剂量为每月 75 mg，根据患者的耐受情况和/或疗效，可在 25～150 mg 的范围内增加或降低每月的注射剂量。第 2 剂药物之后，每月 1 次注射的部位可以为三角肌或臀肌。

13. 阿立哌唑(airpiprazole)　片剂：5 mg，10 mg，15 mg。胶囊：5 mg。口腔崩解片：5 mg，20 mg。口服，初始剂量为 5 mg/d，1 次/d，数天内可增至 15 mg/d。

14. 碳酸锂(lithium carbonate)　片剂：0.125 g，0.25 g。口服：0.125～0.5 g/次，3 次/d，初始剂量较小，以后可逐渐增为 1.5～2 g，甚至 3 g，维持量为 0.75～1.5 g/d。

15. 盐酸氯米帕明(clomipramine hydrochloride)　片剂：10 mg，25 mg。治疗抑郁症与强迫性神经症，初始剂量为 25 mg/次，2～3 次/d，1～2 周内治疗量缓慢增加为 150～250 mg/d，一日不超过 300 mg。治疗恐怖性神经症，75～150 mg/d，分 2～3 次口服。

16. 阿米替林(amitriptyline)　片剂：25 mg。口服：25 mg/次，2 次/d，以后递增为 150～300 mg/d，维持量为 50～150 mg/d。

17. 盐酸多塞平(doxepin hydrochloride)　片剂：25 mg。口服，开始 25 mg/次，2～3 次/d，以后逐渐增加为 100～250 mg/d。最高量，一日不超过 300 mg。

18. 地昔帕明(desipramine)　片剂：25 mg，50 mg。开始口服 25 mg/d，3 次/d；渐增至 50 mg，3～4 次/d 次；

19. 盐酸马普替林(maprotiline hydrochloride)　片剂：25 mg。开始口服 25 mg/次，2～3 次/d，根据病情需要隔日增加 25～50 mg。维持量为 50～150 mg/d，分 1～2 次口服。

20. 甲磺酸瑞波西汀(reboxetine mesilate)　片剂：4 mg。胶囊：4 mg。口服，4 mg/次，2 次/d，2～3 周逐渐起效。用药 3～4 周后视需要可增至 12 mg/d，分 3 次服用。每日最大剂量不得超过 12 mg。

21. 盐酸氟西汀(fluoxetine hydrochloride)　片剂：10 mg。胶囊：20 mg。分散片：20 mg。肠溶片：90 mg。口服，初始剂量为 20 mg/d，早餐后服。有效治疗量为 20～40 mg/d，1 次/d。

22. 盐酸帕罗西汀(paroxetine hydrochloride)　片剂：20 mg。口服，20 mg/d。

23. 氢溴酸西酞普兰(citalopram hydrobromide)　胶囊：20 mg。片剂：20 mg。口服溶液：20 mg/10 mL。口服，开始剂量为 20 mg/d，如临床需要，可增加至 40 m/d 或最高剂量为 60 mg/d。

24. 草酸艾司西酞普兰(escitalopram oxalate)　片剂：5 mg，10 mg，20 mg。重症抑郁症：起始剂量一日 1 次 10 mg/次/d，一周后可以增至 20 mg/次/d，早晨或晚上口服。广泛性焦虑：起始剂量 10 mg/次/d，一周后可以增至 20 mg/次/d，早晨或晚上口服。

25. 舍曲林(sertraline)　片剂：50 mg。胶囊：50 mg。抑郁症，50 mg/次，1 次/d。强迫症，开始剂量为 50 mg/次，1 次/d，逐渐增加为 100～200 mg/d，分次口服。

26. 米氮平(mirtazapine)　片剂：15 mg，30 mg。起始剂量为 1 次/d，15 mg/次，而后逐步加大剂量以达最佳疗效，有效口服剂量通常为 15～45 mg/d。

27. 盐酸曲唑酮(trazodone hydrobromide)　片剂：25 mg，50 mg。口服，初始为 50～100 mg/d，分次服用，每 3～4 d 增加 50 mg/d，最大量 400 mg/d。

28. 盐酸丁螺环酮(buspirone hydrobromide)　片剂：5 mg。口服，初始剂量 5 mg/次，2～3 次/d。第二周可加至 10 mg/次，2～3 次/d。

29. 枸橼酸坦度螺酮(tandospirone citrate)　胶囊：5 mg，10 mg。口服，10 mg/次，3 次/d。

（杨解人　郝　伟）

第十七章　镇　痛　药

疼痛是组织损伤或潜在组织损伤所引起的不愉快感觉和情感体验,或是具有感觉、情绪、认知和社会层面的痛苦体验。根据损伤组织的愈合时间以及疼痛持续时间,可分为急性疼痛和慢性疼痛。

镇痛药(analgesics)是一类主要作用于中枢神经系统特定部位,在不影响患者意识和其他感觉状态下,选择性地解除或减轻疼痛,并能缓解因疼痛引起的不愉快情绪的药物,故称中枢性镇痛药。本类药物主要用于剧痛,反复使用易致成瘾和耐受性,又称成瘾性镇痛药(addictive analgesics)或麻醉性镇痛药(narcotic analgesics),被归入麻醉药品管制之列。

根据镇痛药的药理作用机制,将其分为三类:① 阿片受体激动药;② 阿片受体部分激动药;③ 其他镇痛药。

第一节　阿片受体激动药

阿片(opium)是罂粟科植物罂粟未成熟蒴果浆汁的干燥物,含有 20 余种生物碱。其药理功效早在公元前 3 世纪就有文献记载,中世纪中期已被广泛地用于镇痛、止咳、止泻和镇静催眠等。阿片受体激动剂是指主要作用于 μ 受体的激动剂,其代表药物是吗啡。近些年来,相继合成了许多新型阿片类镇痛药,如芬太尼、美沙酮、哌替啶等。

吗　啡[基]

吗啡(morphine)是阿片中的主要生物碱,主要作用于 μ 受体产生镇痛作用,临床所用制剂为其盐酸盐或硫酸盐。

【体内过程】　口服吸收快,因首过消除明显,生物利用度仅为 25%,常注射给药。肌内注射吸收良好,15~30 min 出现作用,45~90 min 达峰值,作用维持 4~6 h。吗啡可透过胎盘进入胎儿体内。主要经肝脏代谢,60%~70%与葡萄糖醛酸结合,代谢产物吗啡-6-葡萄糖醛酸具有强于吗啡的镇痛和呼吸抑制作用,随尿液排出,7%~10%随胆汁排出,少量经乳汁排泄。

【药理作用】

1. 中枢神经系统

(1) 镇痛、镇静、致欣快　吗啡作用于脊髓、延髓、中脑和丘脑等痛觉传导区阿片受体,从而提高痛阈。对躯体和内脏疼痛都有效,对持续性钝痛的效果优于间断性锐痛。在产生镇痛作用的同时,还作用于边缘系统,产生一定的镇静作用,缓解由疼痛引起的焦虑、紧张、恐惧等情绪反应。吗啡可引起欣快感,表现为满足感和飘飘欲仙等,这也是吗啡致依赖的原因之一。

目前认为,吗啡的镇痛机制与模拟内源性阿片肽对痛觉的调节功能有关。内源性阿片肽、脑腓肽神经元和阿片受体(包括 μ、κ、δ、σ 等亚型)共同组成机体的内源性抗痛系统,痛觉传入神经末梢通过释放谷氨酸等递质而将痛觉冲动传向中枢。内源性阿片肽由特定的神经元释放后,可激动感觉神经突触前、后膜上的阿片受体,通过 G-蛋白偶联机制,抑制腺苷酸环化酶、促进 K^+ 外流、减少 Ca^{2+} 内流,使突触前膜递质释放减少、突触后膜超极化,最终减弱或阻滞痛觉信号的传递,产生镇痛作用(图 17.1)。吗啡通过激动脊髓背角胶质区、丘脑内侧、脑室及中脑导水管周围灰质等部位的阿片受体,模拟内源性阿片肽对痛觉的调节功能而产生镇痛作用。镇静和欣快感作用则与其激活中脑边缘系统和蓝斑核的阿片受体有关。

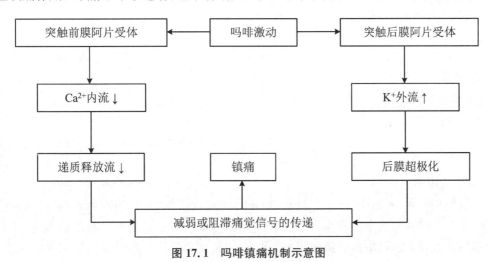

图 17.1 吗啡镇痛机制示意图

(2)抑制呼吸 治疗量吗啡可抑制呼吸中枢对 CO_2 的敏感性,使呼吸频率减慢,潮气量降低,肺通气量减少。吗啡急性中毒时呼吸频率可减慢为 $3\sim4$ 次/min,造成严重缺氧。由于抑制呼吸,体内 CO_2 蓄积,引起脑血管扩张而导致颅内压升高。

(3)镇咳 作用于延髓孤束核的阿片受体,抑制咳嗽中枢,产生强大的镇咳作用。

(4)缩瞳 兴奋支配瞳孔括约肌的副交感神经,使瞳孔括约肌收缩,瞳孔缩小。急性中毒时瞳孔极度缩小,针尖样瞳孔为吗啡中毒的特征性体征。

(5)催吐 兴奋延髓催吐化学感受区,引起恶心、呕吐。

2. 心血管系统

吗啡通过舒张血管平滑肌和促进组胺释放,引起外周血管扩张,血压下降,对血容量不足的患者影响尤为显著。

3. 平滑肌

吗啡可增加胃肠道平滑肌张力,减弱消化道推进性蠕动,兴奋迷走神经,抑制消化液的分泌,提高回盲瓣及肛门内括约肌张力,产生止泻和便秘作用。增加胆道平滑肌和输尿管平滑肌张力,收缩奥狄氏括约肌和膀胱括约肌,诱发胆绞痛和尿潴留。降低妊娠末期子宫平滑肌对缩宫素的敏感性,延长产程。

4. 免疫系统

吗啡可抑制免疫系统,这可能是吗啡吸食者易感染人类免疫缺陷病毒的主要原因。

【临床应用】

1. 镇痛

主要用于急性疼痛。成人肌内注射 5～10 mg,可缓解或消除严重创伤、烧伤、手术等引起的剧痛和晚期癌症疼痛,镇痛作用可持续 4～5 h。对休克病人应采用静脉注射途径,剂量酌减。对心肌梗死的剧痛,如果血压正常,也可使用本品。内脏平滑肌痉挛引起的绞痛,如胆绞痛和肾绞痛宜与阿托品等解痉药合用。久用易成瘾,故除癌症剧痛外,一般仅用于其他镇痛药无效时的短期应用。

2. 心源性哮喘

对于急性左心衰竭突发急性肺水肿(心源性哮喘)所致的呼吸困难,除应用强心苷、吸氧外,静脉注射吗啡可减轻心脏负荷,有利于肺水肿的消除,同时可消除患者的焦虑和恐惧情绪,但当病人伴有休克、昏迷、严重肺部疾患或痰液过多时禁用。

3. 止泻

适用于急性、慢性消耗性腹泻,用以减轻症状,可选用阿片酊或复方樟脑酊。如伴有细菌感染,应同时使用抗菌药物。

【不良反应】

1. 一般反应

常见不良反应有恶心、呕吐、便秘、瘙痒、嗜睡、抑制呼吸、尿潴留、心动过缓、体位性低血压等。

2. 急性中毒

过量使用吗啡(口服 120 mg 或注射 30 mg)可造成急性中毒,表现为昏迷、呼吸深度抑制、发绀、针尖样瞳孔。常伴有血压下降、体温下降、缺氧所致的抽搐以及尿潴留等,最后因呼吸麻痹而致死。急性中毒的解救措施包括立即肌注或静注吗啡受体拮抗剂钠洛酮抢救,能迅速逆转中毒患者的呼吸抑制及中枢抑制作用。

3. 耐受性和依赖性

连用 3～5 天即可产生耐受性,一周以上可以成瘾,一旦停药则产生戒断综合征。

分娩时及哺乳期女性、支气管哮喘、上呼吸道梗阻、肺心病患者和颅脑损伤所致颅内压增高、诊断未明确的急腹症、肝功能严重减退、新生儿和婴儿禁用。

哌 替 啶[基]

哌替啶(pethidine,度冷丁 dolantin)是苯基哌啶的衍生物。镇痛作用较弱,为吗啡的 1/10～1/8。

【体内过程】 本品口服易吸收,生物利用度为 40%～60%。肌内注射 10 min 出现镇痛作用,45 min 达峰值,维持时间为 2～4 h。可分布至各脏器和肌肉组织,能透过胎盘屏障,少量经乳汁排出。主要在肝内进行生物转化,约 90% 水解成哌替啶酸或去甲哌替啶,再与葡萄糖醛酸形成结合型经肾排泄,少量以原形随尿液排出。

【药理作用】 药理作用与吗啡基本相同,主要激动 μ 型阿片受体。镇痛作用弱于吗啡,镇静、呼吸抑制、扩血管和致欣快作用与吗啡相当。能兴奋平滑肌,提高平滑肌和括约肌张力,但因作用时间短,较少引起便秘和尿潴留。有轻微兴奋子宫平滑肌作用,但对妊娠末期子宫正常收缩无影响,无对抗缩宫素的作用,故不延缓产程。

【临床应用】

1. 镇痛

由于哌替啶成瘾性较弱,戒断症状较轻,故临床上常代替吗啡用于缓解创伤、术后以及晚期癌症等各种剧痛。哌替啶具有较弱的局麻药特性,可改变神经传导性,在产科麻醉中应用较广泛,可产生感觉、运动及交感神经阻滞。用于内脏绞痛时须与解痉药阿托品合用。

2. 心源性哮喘

哌替啶可代替吗啡治疗心源性哮喘,效果良好,其机制与吗啡相同。

3. 麻醉前给药及人工冬眠

麻醉前给予哌替啶,能使病人安静,消除患者术前紧张和恐惧情绪,减少麻醉药用量并缩短诱导期。哌替啶具有较强的抑制中枢体温调节的能力,可能和其特有的抗胆碱能作用有关,与氯丙嗪、异丙嗪组成冬眠合剂,用于人工冬眠。

【不良反应】　治疗量可致眩晕、出汗、口干、恶心、呕吐、心悸和直立性低血压等。剂量过大可引起呼吸抑制、血压下降,亦可致震颤、肌肉痉挛、反射亢进、惊厥等。除使用纳洛酮抢救外,常配合使用巴比妥类药物对抗中枢兴奋症状。用于分娩止痛时,应严密监护新生儿的呼吸,如出现呼吸抑制症状,应及时处理。

美　沙　酮

美沙酮(methadone)为消旋体,镇痛作用主要为左旋美沙酮,作用强度为右旋美沙酮的50倍。

【体内过程】　口服吸收良好,30 min后起效,4 h达血药峰浓度,皮下或肌注在 $1\sim2$ h达峰值。血浆蛋白结合率为90%,与各种组织包括脑组织中蛋白结合,反复给予美沙酮可在组织中蓄积,停药后组织中药物再缓慢释放入血。主要在肝脏代谢为去甲美沙酮,随尿液或粪便排泄,酸化尿液可加快其排泄。

【药理作用】　为 μ 受体激动药,镇痛作用强度与吗啡相当,但持续时间较长,镇静、抑制呼吸、缩瞳、引起便秘及升高胆道内压等作用较吗啡弱。耐受性与成瘾性发生较慢,戒断症状略轻。

【临床应用】　用于创伤、手术及晚期癌症等所致的剧痛,亦可用于吗啡、海洛因等成瘾的脱毒治疗。

【不良反应】　常见恶心、呕吐、便秘、头晕、口干和抑郁等症状,长期用药易致多汗、淋巴细胞增多、血浆白蛋白及催乳素含量升高。可影响产程和新生儿呼吸,禁用于分娩止痛。

芬太尼[基]及其衍生物

芬太尼(fentanyl)及其衍生物舒芬太尼(sufentanil)、阿芬太尼(alfentanil)和瑞芬太尼[基](remifentanil)是合成的阿片受体激动剂,属于苯基哌啶衍生物。

【体内过程】　芬太尼脂溶性高,易于透过血脑屏障,也容易从脑重新分布到体内其他组织,尤其是肌肉和脂肪组织。起效快,静脉注射1 min起效,5 min达峰值,维持 $40\sim60$ min左右。主要在肝内代谢,形成多种无药理活性的代谢物,最终随尿液和胆汁排出。芬太尼的 $t_{1/2}$ 为4 h。舒芬太尼的亲脂性高于芬太尼,更易透过血脑屏障,血浆蛋白结合率较芬太尼高。主要在肝脏代谢,代谢产物随尿和胆汁排出。阿芬太尼亲脂性较芬太尼低,消除半衰期为芬太尼的 1/3 左右。瑞芬太尼有酯键,可被组织和血浆中非特异性酯酶迅速水解,主要代谢物经肾脏排出。

【药理作用】 芬太尼的镇痛强度为吗啡的 60～80 倍,作用时间约 30 min。舒芬太尼的镇痛强度更大,为芬太尼的 5～10 倍,作用持续时间约为芬太尼的 2 倍。阿芬太尼镇痛强度比芬太尼小,约为 1/4,持续时间约为 1/3。瑞芬太尼效价与芬太尼相似。四种药对呼吸均有抑制作用,表现为呼吸频率减慢。对心血管系统影响轻微,不抑制心肌收缩力,也不影响血压。

【临床应用】 由于四种药对心血管影响小,几乎能取代吗啡在心血管手术中的应用,芬太尼是临床麻醉最常用的麻醉性镇痛药,瑞芬太尼是超短效镇痛药。主要作为麻醉辅助用药和用于静脉复合麻醉。此外,芬太尼还可以通过硬膜外或蛛网膜下腔给药治疗急性术后疼痛和慢性疼痛。舒芬太尼镇痛作用最强,复合麻醉效果更佳,心血管状态更稳定。阿芬太尼由于起效迅速、作用短暂、蓄积少,短时间手术可以分次静脉注射,长时间手术可以持续静脉滴注。瑞芬太尼适合持续给药,靶控输注。

【不良反应】 常见眩晕、视物模糊、恶心、呕吐、低血压、胆道括约肌痉挛等症状,偶有肌肉抽搐,静脉注射过快可引起胸壁和腹肌僵硬而导致呼吸困难,故推注速度应缓慢。大剂量反复注射可在 3～4 h 后出现延迟性呼吸抑制,有窒息的危险,应加强监测。长期使用可产生依赖性,但较吗啡和哌替啶轻。

支气管哮喘、呼吸抑制、重症肌无力、2 岁以下幼儿禁用。孕妇、心律失常、肝或肾功能损害、慢性阻塞性肺病、脑外伤昏迷、颅内压增高和脑肿瘤患者慎用。

第二节　阿片受体激动-拮抗药

阿片受体激动-拮抗药(opioid agonist-antagonists)是一类对阿片受体兼有激动和拮抗作用的药物。主要激动 κ 受体,对 δ 受体也有一定的激动作用,而对 μ 受体则有不同程度的拮抗作用。由于对受体的作用不同,与纯粹的阿片受体激动药相比有以下特性:① 镇痛强度较小;② 呼吸抑制作用较轻;③ 很少产生依赖性;④ 可引起烦躁不安、心血管兴奋等不良反应。常用药物有喷他佐辛、布托啡诺、丁丙诺啡和纳布啡等。

喷 他 佐 辛

喷他佐辛(pentazocine),又名镇痛新,可激动 κ 受体和拮抗 μ 受体。

【体内过程】 本品口服、皮下注射和肌注均吸收良好,口服首过消除明显,生物利用度为 20%,血药浓度与其镇痛作用强度和持续时间相平行。血浆蛋白结合率为 35%～64%,$t_{1/2}$ 为 2～3 h,亲脂性较吗啡强,易透过胎盘和血脑屏障,主要在肝脏代谢,代谢物随尿排出,代谢速率个体差异较大。

【药理作用】 为阿片受体部分激动药,可激动 κ 受体和拮抗 μ 受体。镇痛强度为吗啡的 1/3～1/4,呼吸抑制作用为吗啡的 1/2,但剂量超过 30 mg 时,呼吸抑制程度并不随剂量的增加而加重,安全性较高。用量达 60～90 mg 时,可产生烦躁不安、梦魇和幻觉等精神症状,可用纳洛酮对抗。对心血管系统的作用与吗啡不同,大剂量可使血压升高,心率加快,增加心脏负担。兴奋胃肠道平滑肌作用比吗啡弱,较少引起恶心呕吐和升高胆道内压力。

【临床应用】 因可轻度拮抗 μ 受体,成瘾性小,适用于各种慢性中度疼痛,对剧痛的止痛效果不及吗啡。也可用作麻醉辅助用药。

【不良反应】 常见镇静、嗜睡、眩晕、出汗、轻微头痛等,剂量增大可引起烦躁、幻觉、噩梦、呼吸抑制、血压升高、心率加快等。大剂量静注,偶见癫痫大发作样惊厥。连续或反复使用,可产生吗啡样生理依赖性,但戒断症状较吗啡轻,此时应逐渐减量至停药。

布 托 啡 诺

布托啡诺(butorphanol)为吗啡的衍生物,激动 κ 受体,对 μ 受体有弱的拮抗作用。其特点为首过消除明显,不宜口服,镇痛效力为吗啡的 4～8 倍,呼吸抑制作用较吗啡轻。临床用于缓解中、重度疼痛,如术后、外伤和癌症疼痛以及肾或胆绞痛等,也可用于麻醉前用药。常见不良反应有镇静、乏力、出汗,偶见嗜睡、头痛、眩晕、飘浮感及精神错乱等。由于镇痛剂会使心脏兴奋,肺动脉压增高,因而不能用于心肌梗死镇痛。久用可产生依赖性。

丁 丙 诺 啡

丁丙诺啡(buprenorphine)为半合成阿片受体部分激动药,以激动 μ 受体为主,对 κ 受体和 δ 受体有拮抗作用。口服首过消除明显,宜舌下含服,镇痛效力为吗啡的 30 倍。作用时间长,成瘾性比吗啡小,临床应用同布托啡诺,也可用于吗啡或海洛因成瘾的脱毒治疗。常见不良反应有头晕、嗜睡、恶心、呕吐、口干、消化不良等,偶见幻觉、烦躁不安、意识模糊、抑郁、言语不清等精神症状。长期应用可产生依赖性,但戒断症状较轻。7 岁以下儿童、孕妇、哺乳期妇女禁用。

纳 布 啡

纳布啡(nalbuphine)对 μ 受体的拮抗作用比布托啡诺强,对 κ 受体的激动作用比布托啡诺弱。镇痛作用稍弱于吗啡,约为喷他佐辛的 3 倍,其呼吸抑制作用与等效剂量的吗啡相似,但有封顶效应,即超过一定剂量,呼吸抑制作用不再加重;可用于心肌梗死和心绞痛病人的镇痛。纳洛酮可对抗本品的镇痛及呼吸抑制作用。致依赖作用较弱,戒断症状较轻。

第三节 其他镇痛药

曲 马 多

曲马多(tramadol)为合成的非吗啡类中枢性镇痛药,与阿片受体的亲和力较弱。口服后几乎吸收,20～30 min 起效,作用维持 4～6 h。与 μ 受体亲和力约为吗啡的 1/6000,并可抑制去甲肾上腺素和 5-HT 的再摄取。其镇痛强度约为吗啡的 1/10,镇咳作用约为可待因的 1/2,其镇痛作用可被纳洛酮部分拮抗。镇静作用较哌替啶弱,治疗剂量不抑制呼吸,大剂量引起呼吸频率减慢,但程度较吗啡轻。不易产生欣快感,耐受性和成瘾性较低。

主要用于手术、创伤、分娩及晚期癌症等所致的轻、中度急性、慢性疼痛。偶见恶心、呕吐、口干、眩晕、嗜睡、皮疹、低血压等反应。长期应用可致耐受性和依赖性。肝肾功能损害、孕妇和哺乳期女性慎用。禁止与单胺氧化酶抑制剂合用。

布 桂 嗪

布桂嗪(bucinnazine,强痛定)为麻醉性镇痛药。口服 10～30 min 或皮下注射 10 min 起效,作用维持 3～6 h。镇痛强度约为吗啡的 1/3。呼吸抑制和胃肠道作用较轻,对皮肤、黏膜和运动器官的疼痛镇痛效果差。主要用于偏头痛、神经性疼痛、炎症性疼痛、关节痛、外伤性疼痛、痛经、癌症引起的疼痛和术后疼痛。偶见恶心、眩晕或困倦、黄视、全身发麻感等不良反应。长期用药可致依赖。

延胡索乙素和罗通定

延胡索乙素(Tetrahydropalmatine)是从中药延胡索中提取的生物碱,为消旋体,即四氢帕马丁,其有效部分为左旋体,即左旋四氢帕马丁,也称罗通定(rotundine)。本品具有镇痛、镇静、催眠及安定作用,其镇痛作用弱于哌替啶,但强于一般解热镇痛药,对慢性持续性疼痛及内脏钝痛效果较好,对急性锐痛、晚期癌症疼痛效果较差。在产生镇痛作用的同时,可引起镇静及催眠,治疗量无成瘾性。主要用于消化系统疾病引起的内脏痛、一般性头痛、痛经及分娩后宫缩痛,其镇静和催眠作用可用于紧张性疼痛或因疼痛所致的失眠。可引起嗜睡、眩晕、乏力、恶心等不良反应,大剂量对呼吸中枢有抑制作用,并可引起锥体外系反应。

第四节　阿片受体拮抗药

阿片受体拮抗药与阿片受体有较强亲和力,但无内在活性,可竞争拮抗阿片受体激动药对阿片受体的激动作用,产生拮抗效应。

纳 洛 酮[基]

纳洛酮(naloxone)化学结构与吗啡相似,对各种类型阿片受体都有竞争性拮抗作用。

【体内过程】　口服首过消除明显,常静脉给药。亲脂性强,易于透过血脑屏障,静脉注射 2 min 后起效,作用可持续 30～60 min。主要在肝内代谢,代谢物与葡萄糖醛酸结合后由尿液排出,$t_{1/2}$ 为 40～55 min。

【药理作用】　本品为阿片受体特异性拮抗剂,其对阿片受体拮抗强度依次为 $\mu > \kappa > \delta$。纳洛酮不仅有拮抗吗啡的作用,也可拮抗喷他佐辛等阿片受体激动-拮抗药的作用。

【临床应用】　首选用于已知阿片类药物中毒或疑为阿片类药物过量引起的呼吸抑制和昏迷等,可迅速改善呼吸,使意识清醒。也可用于复合全麻手术结束后,拮抗麻醉性镇痛药的残余作用。对于新生儿因受其母体中麻醉性镇痛药影响而致的呼吸抑制,也可用本品对抗。对疑为麻醉性镇痛药成瘾者,使用本品可激发戒断症状,可用作阿片类药物成瘾者的诊断。

【不良反应】 不良反应较少,偶见恶心、呕吐、口干、厌食、困倦等,大剂量可致烦躁不安等。心功能不全和高血压患者慎用。

纳 曲 酮

纳曲酮(naltrexone)与纳洛酮相似,但对 κ 受体的拮抗作用强于纳洛酮。作用持续时间长达 24 h,生物利用度高,临床应用同纳洛酮。

纳 美 芬

纳美芬(nalmefene)是纳曲酮的衍生物,能竞争性拮抗 μ、κ、δ 阿片受体,其中与 μ 受体的亲和力最强。拮抗吗啡的呼吸抑制效应与纳洛酮相似或更强,其作用持续时间为纳洛酮的 3~4 倍。可抑制或逆转阿片受体激动药所致的呼吸抑制、镇静及低血压等,用于对阿片类药物过量中毒的解救。

制剂与用法

1. 盐酸吗啡(morphine hydrochloride) 片剂:10 mg,20 mg,30 mg。注射剂:10 mg。口服:5~10 mg/次,15~60 mg/d。极量:30 mg/次,100 mg/d。控释片或缓释片:开始每12 h服用10~20 mg,视止痛效果调整剂量。必须完整吞服、切勿嚼碎。皮下注射:10 mg/次。极量:20 mg/次,60 mg/d。

2. 磷酸可待因(codeine phosphate) 片剂:15 mg,30 mg。缓释片:30 mg。注射液:15 mg/mL,30 mg/mL。口服:15~30 mg/次, 3 次/d。极量:100 mg/次,250 mg/d。皮下注射,15~30 mg/次,30~90 mg/d。

3. 阿片酊(tincture opium) 含吗啡1%。口服:0.3~1.0 mL/次,3 次/d。极量:2.0 mL/次,6.0 mL/d。

4. 复方樟脑酊(compound camphor tincture) 口服:2~5 mL/次,3 次/d。

5. 盐酸哌替啶(pethidine hydrochloride) 注射剂:50 mg/mL,100 mg/2 mL。肌注:50~100 mg/次。极量:150 mg/次,600 mg/d。

6. 盐酸美沙酮(methadone hydrochloride) 片剂:2.5 mg、5 mg、10 mg。口服溶液:1 mg/10 mL、2 mg/10 mL、5 mg/10 mL、10 mg/10 mL。口服:5~10 mg/次,3 次/d。极量:10 mg/次,20 mg/d。脱瘾治疗:剂量应根据戒断症状严重程度及病人躯体状况及反应而定。开始时剂量为15~20 mg,可酌情加量。剂量换算为1 mg 美沙酮替代4 mg 吗啡,2 mg 海洛因,20 mg 哌替啶。

7. 枸橼酸芬太尼(fentanyl citrate) 注射剂:0.05 mg/mL,0.1 mg/2 mL,0.5 mg/10 mL。贴剂:5 mg/贴,8.25 mg/贴,16.5 mg/贴。皮下或肌注:0.05~0.1 mg/次。贴剂:1 片/3 d,贴于锁骨下胸部洁净皮肤处,并根据药效调整剂量。

8. 盐酸瑞芬太尼(remifentanil hydrochloride) 注射剂:1 mg,2 mg。只能用于静脉给药,特别适用于静脉持续滴注给药。使用生理盐水、5%葡萄糖溶液或 5%葡萄糖氯化钠溶液稀释成 25 μg/mL,50 μg/mL 或 250 μg/mL 浓度的溶液滴注。

9. 盐酸喷他佐辛(pentazocine hydrochloride) 片剂:25 mg。口服:25~50 mg/次,必要时每隔 3~4 h一次。

10. 乳酸喷他佐辛(pentazocine lactate) 注射剂:30 mg/mL。皮下或肌注:30 mg/次。

11. 酒石酸布托啡诺(butorphanol tartrate) 鼻喷剂:10 mg/mL,每喷含酒石酸布托啡诺

1 mg。注射剂:1 mg/mL,4 mg/2 mL。鼻腔内喷洒:1 mg/次。肌注:1～4 mg/次。静脉注射:0.5～2 mg/次。

12. 盐酸丁丙诺啡(buprenorphine hydrochloride) 舌下片:0.2 mg,0.4 mg,0.5 mg,1 mg,2 mg。注射剂:0.15 mg/mL,0.3 mg/mL。舌下含服:0.2～0.4 mg,6～8 h 后可重复用药。肌注或缓慢静注:0.15～0.4 mg/次。

13. 盐酸曲马多(tramadol hydrochloride) 胶囊剂:50 mg。片剂:50 mg。缓释片:100 mg。注射剂:50 mg/2 mL。口服 50 mg/次,3 次/d。肌注、静注或静滴:50～100 mg/次,必要时重复给药,总量不超过 400 mg/d,老年人不超过 300 mg/d。直肠内给药:每次 100 mg,1～2 次/d。儿童每次 1～2 mg/kg。

14. 硫酸延胡索乙素(tetrahydropalmatine sulfate) 片剂:50 mg。成人用于镇痛为 50～100 mg/次,3～4 次/d;用于助眠:100～200 mg/次,睡前服用。

15. 罗通定片(rotundine) 片剂:30 mg,60 mg。口服,30～60 mg/次,3 次/d。

16. 盐酸纳洛酮(naloxone hydrochloride) 舌下片:0.4 mg。注射剂:0.4 mg/mL,1 mg/mL,2 mg/2 mL。肌注:5 μg/kg,待 15 min 后再肌注 10 μg/kg。或先给负荷量:1.5～3.5 μg/kg,以 3 μg/kg/h 维持。急性乙醇中毒:静注纳洛酮 0.4～0.6 mg,可使患者清醒。

17. 盐酸纳美芬(nalmefene hydrochloride) 注射液:0.1 mg/mL。静脉注射:初始剂量 0.25 μg/kg,2～5 min 后再给 0.25 μg/kg,呈现阿片逆转作用后立即停止给药。

(熊 波 杨解人)

第十八章　解热镇痛抗炎药

解热镇痛抗炎药(antipyretic-analgesic and anti-inflammatory drugs)是一类具有解热、镇痛作用,且大多兼具抗炎、抗风湿作用的药物。其抗炎作用机制、基本结构含甾核的糖皮质激素类药物不同,故又称非甾体抗炎药(non-steroidal anti-inflammatory drugs, NSAIDs)。由于阿司匹林是这类药物的代表,故又称阿司匹林类药物。

第一节　概　　述

解热镇痛抗炎药根据化学结构可分为水杨酸类、苯胺类、吲哚类、芳基乙酸类、芳基丙酸类、烯醇酸类、吡唑酮类、烷酮类及异丁酚酸类等多种类型。虽然化学结构不同,但该类药物的药理作用及机制基本相似。

解热镇痛抗炎药的共同作用机制是抑制体内环氧化酶(cyclooxygenase,COX)、干扰前列腺素(prostaglandin,PG)的生物合成,从而发挥解热、镇痛、抗炎、抗风湿等作用。COX 主要有两种同工酶,即 COX-1 和 COX-2。COX-1 为结构型,主要存在于血管、胃、肾等组织中,参与血管舒缩、血小板聚集、胃黏膜血流、胃黏液分泌及肾功能调节等,对维持机体自身稳态有着重要作用。COX-2 为诱导型,各种损伤性化学、物理、生物因子等激活磷脂酶 A_2(phospholipase A_2,PLA_2),使得细胞膜磷脂水解产生花生四烯酸(arachidonic acid,AA),后者经 COX-2 催化加氧生成前列腺素(prostaglandins,PGs)。

1. 解热作用

解热镇痛药能降低发热病人的体温,而对正常体温几乎无影响。位于下丘脑的体温调节中枢通过调节产热、散热过程的动态平衡,使体温保持在相对恒定的水平。在炎症反应中,细菌内毒素可引起 IL-1β、IL-6、IFN-α、IFN-β 和 TNF-α 等细胞因子的释放,它们可促进下丘脑视前区附近合成 PGE_2,通过 cAMP 作用于体温调节中枢,使得体温调定点上移,因而产热增多、散热减少,体温升高。NSAIDs 可通过抑制下丘脑 COX 而减少 PGs 合成,使体温调定点下调,促使产热减少、散热增加,体温降至正常水平。

2. 镇痛作用

解热镇痛药对中等程度的慢性钝痛具有良好的镇痛效果,如牙痛、头痛、神经痛、肌肉痛、关节痛、痛经、产后疼痛及癌症疼痛等。长期应用一般不产生耐受性,无欣快感。其与阿片类药物联合应用可抑制术后疼痛,且可减少阿片类药物的用量。

本类药物的镇痛作用部位主要在外周神经系统。当组织损伤或产生炎症时,局部合成与释放某些致痛化学物质如缓激肽、PGs 和组胺等,它们能直接刺激痛觉神经末梢,PGs 还能明显提高痛觉神经末梢对致痛物质的敏感性,从而产生钝痛。NSAIDs 抑制炎症局部的 PGs 合成,因而对致痛物质所致慢性钝痛有良好的止痛效果,而对创伤及内脏平滑肌痉挛等直接刺激痛觉神经末梢引起的锐痛疗效较差。部分 NSAIDs 能在中枢神经系统产生镇痛作用,主要作用部位在脊髓,可能与其抑制中枢神经系统 PGs 的合成或干扰伤害感受系统的介质、调质的产生和释放有关(图 18.1)。

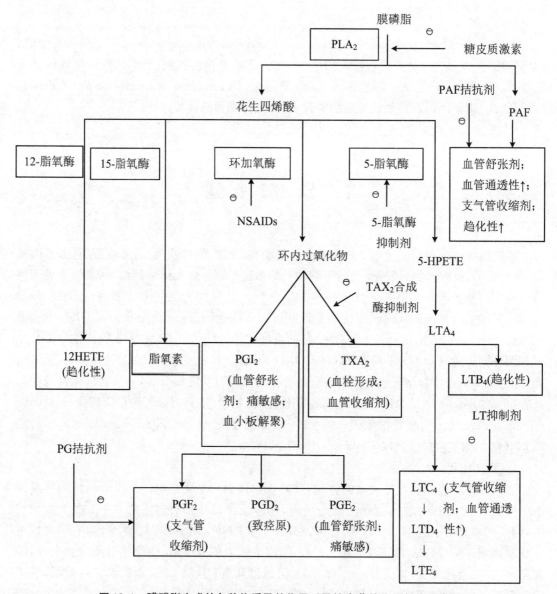

图 18.1 膜磷脂生成的各种物质及其作用以及抗炎药的作用部位示意图

PLA$_2$:磷脂酶 A$_2$;NSAIDs:非甾体抗炎药;PAF:血小板活化因子;5-HPETE:5-氢过氧化二十碳四烯酸;LX:脂氧素;HX:羟基环氧素;PGI$_2$:前列环素;PG:前列腺素;TXA$_2$:血栓素 A$_2$;LT:白三烯

3. 抗炎、抗风湿作用

损伤性因子可诱导 IL-1、IL-6、IL-8、TNF-α 等多种细胞因子产生，这些因子又能诱导 COX-2 表达而增加 PGs 的合成。PGs 可使血管扩张，毛细血管通透性增加，局部组织充血、水肿，且可与缓激肽等协同致炎。大多数解热镇痛药都具有抗炎作用，其主要作用机制是抑制 COX 进而抑制 PGs 的生物合成。此外，NSAIDs 还可抑制选择素（E-selectin、P-selectin、L-selectin）、细胞间黏附分子-1（intercellular adhesion molecule-1，ICAM-1）、血管细胞黏附分子-1（vascular cell adhesion molecule-1，VCAM-1）、白细胞整合素等黏附分子的表达，减少白细胞、血小板等向炎症区域趋化，从而减轻炎症的红、肿、热、痛等反应。NSAIDs 能明显缓解风湿性及类风湿性关节炎的症状，但仅能对症治疗，不能根除病因。

4. 其他

NSAIDs 通过抑制 COX 而对血小板聚集产生强大、不可逆的抑制作用。NSAIDs 对肿瘤的发生、发展及转移可能均有抑制作用，其抗肿瘤作用机制除与抑制 PGs 生成有关外，还与其激活 caspase-3、caspase-9、诱导肿瘤细胞凋亡、抑制肿瘤细胞增殖以及抗新生血管形成等有关。此外，NSAIDs 尚能预防和延缓阿尔茨海默病发病、延缓角膜老化、防止早产。

传统的 NSAIDs 无选择性作用，对 COX-1、COX-2 均有一定程度的抑制作用。NSAIDs 对 COX-1 的抑制是其产生不良反应的毒理学基础，而对 COX-2 的抑制则是其发挥临床疗效的药理学基础。选择性抑制 COX-2 是治疗炎症的新途径。根据 NSAIDs 对 COX 作用的选择性，可分为非选择性 COX 抑制药与选择性 COX-2 抑制药。

第二节　常用解热镇痛抗炎药

一、非选择性环氧化酶抑制药

（一）水杨酸类

本类药物包括阿司匹林（aspirin，乙酰水杨酸）和水杨酸钠（sodium salicylate），其中最常用的是阿司匹林。

阿 司 匹 林[基]

【体内过程】　口服后迅速吸收，小部分在胃吸收，大部分在小肠吸收，1～2 h 血药浓度达到峰值，生物利用度为 68%，血浆 $t_{1/2}$ 约为 15 min。阿司匹林经胃肠黏膜、血浆、红细胞及肝脏中的酯酶水解为活性形式水杨酸盐，后者与血浆蛋白的结合率高达 90%。阿司匹林可分布于各种组织和体液中，也能进入关节腔、脑脊液及胎盘。大部分经肝脏代谢转化为甘氨酸、葡萄糖醛酸结合物，经肾排泄。

口服小剂量阿司匹林（1 g 以下）时，水解生成的水杨酸盐较少，按一级动力学消除，水杨酸血浆 $t_{1/2}$ 为 2～3 h；阿司匹林剂量达 1 g 以上时，水杨酸盐产生较多，则转变为零级动力学消除,水杨酸血浆 $t_{1/2}$ 延长为 15~30 h。如果剂量再大,血中游离水杨酸浓度将急剧上升,可出现中毒症状,此时使用碳酸氢钠等碱化尿液可加速药物排泄。

【药理作用与临床应用】 阿司匹林及其代谢物水杨酸对 COX-1 和 COX-2 的抑制作用基本相当,具有解热、镇痛及抗炎、抗风湿等作用。

1. 解热镇痛

阿司匹林可抑制 COX,减少 PGs 的生成,产生较强的解热、镇痛作用,可缓解头痛、牙痛、肌肉痛、神经痛、痛经等轻度、中度疼痛,并可用于治疗感冒发热。

2. 抗炎抗风湿

阿司匹林减少 PGs 生成,可减轻炎症引起的红、肿、热、痛等症状。大剂量阿司匹林对类风湿性关节炎能迅速镇痛,消退关节炎症,减轻或延缓关节损伤;继续用药能预防受损关节恶化,但不能改变疾病进程。对于急性风湿热的患者,可在 24~48 h 内使关节红、肿、热、痛等症状明显减轻,体温恢复正常,因而可作为急性风湿热的鉴别诊断依据。用于抗风湿治疗,最好用最大耐受剂量,一般成人口服 3~5 g/d,分 3~4 次于饭后服用。

3. 影响血小板功能

血小板内存在 COX-1 和血栓素 A_2(TXA_2)合酶,血管内皮存在 COX-1 和前列环素(PGI_2)合酶,COX-1 先催化花生四烯酸生成环内过氧化物,进而分别在 TXA_2 合酶与 PGI_2 合酶的作用下生成 TXA_2 及 PGI_2。TXA_2 可收缩血管,促进血小板聚集,而 PGI_2 作为 TXA_2 的生理拮抗剂,可舒张血管,抑制血小板聚集。血小板中的 COX 对阿司匹林的敏感性远高于血管中的 COX。小剂量阿司匹林能使 COX 活性中心的丝氨酸乙酰化而失活,不可逆地抑制血小板 COX-1,减少血小板中 TXA_2 的生成,进而抑制血小板的聚集及抗血栓形成,发生抗凝作用。大剂量阿司匹林能抑制血管内皮 COX-1,减少 PGI_2 合成,促进血栓形成。因此,临床采用小剂量(50~100 mg/d)阿司匹林防治缺血性心脏病、缺血性脑病、心房纤颤、动静脉瘘、人工心脏瓣膜置换术或其他术后血栓的形成。

4. 儿科应用

用于皮肤黏膜淋巴结综合征(川崎病)的治疗。

【不良反应】 阿司匹林用于解热镇痛只需短期服用且剂量较小,因而不良反应较少;用于抗炎抗风湿则需长期大量使用,不良反应多且较重。

1. 胃肠道反应

最为常见,表现为食欲不振、上腹不适、恶心、呕吐、腹痛、腹泻等。较大剂量(抗风湿剂量)则能刺激延髓催吐化学感应区(CTZ),导致恶心、呕吐,也可引起胃溃疡、无痛性胃出血,原有溃疡病者症状加重。为减轻胃肠道反应,宜餐后服药,或服用肠溶片、缓释片,或与抗酸药同服。合用 PGE_1 衍生物米索前列醇(misoprostol)可降低溃疡的发生率。

2. 加重出血倾向

小剂量阿司匹林不可逆性抑制血小板 TXA_2 的合成,而血管内皮细胞尚能合成 PGI_2,因而血液中 TXA_2/PGI_2 比率下降,血小板聚集受到抑制,血液不易凝固,出血时间延长。大剂量或长期服用阿司匹林可以抑制凝血酶原的形成,延长凝血酶原的时间,加重出血倾向,可用维生素 K 进行防治。

3. 过敏反应

少数患者可出现荨麻疹、血管神经性水肿、过敏性休克等。某些哮喘患者服用阿司匹林或其他解热镇痛药后可诱发哮喘,称为"阿司匹林哮喘",这与其抑制 PGs 合成有关,因 PGs

合成受阻,由花生四烯酸生成的白三烯以及其他脂氧酶代谢产物增多,内源性支气管收缩物质白三烯等增加,从而导致支气管痉挛,进而诱发哮喘。此时可用抗组胺药、糖皮质激素类药物治疗。

4. 水杨酸反应

阿司匹林剂量过大(5 g/d)时,可出现恶心、呕吐、头痛、眩晕、耳鸣及视力、听力减退等不良反应,总称为"水杨酸反应",这是水杨酸类药物中毒的表现。严重者可出现过度呼吸、高热、脱水、酸碱平衡失调、精神错乱、惊厥和昏迷,甚至危及生命。严重中毒者应立即停药,静脉滴注碳酸氢钠溶液以碱化尿液,加速水杨酸盐自尿液排泄。

5. 瑞夷综合征

儿童感染病毒性疾病如流感、水痘、麻疹、流行性腮腺炎等使用阿司匹林退热时,偶可出现急性肝脂肪变性-脑病综合征(又称瑞夷综合征(Reye syndrome)),表现为肝功能衰竭合并脑病,虽少见,但预后差。故病毒性感染患儿不宜使用阿司匹林,可用对乙酰氨基酚替代。

6. 对肾脏的影响

阿司匹林对正常肾功能无明显影响。但对少数人,尤其是老年人及伴有心、肝、肾功能损害的患者,即使用药前肾功能正常,也可引起肾小管功能损伤,产生水肿、多尿等症状。其原因可能是由于患者原先存在隐性肾损害或肾小球灌注不足,服用阿司匹林后抑制 PGs 合成,使肾血流量进一步减少所致。偶见间质性肾炎、肾病综合征,甚至肾衰竭,其机制未明。为减少本药对肾脏的损害,用药期间宜多饮水。

患有胃及十二指肠溃疡、严重肝功能不全、哮喘、慢性荨麻疹、有出血倾向疾病(如低凝血酶原血症、维生素 K 缺乏、血友病)的患者禁用。手术前一周、孕妇临产前两周应停用阿司匹林。

【药物相互作用与配伍禁忌】

(1)阿司匹林与香豆素类抗凝血药合用,因竞争血浆蛋白结合部位,可使双香豆素、华法林等游离药物浓度增加,导致出血。与甲氨蝶呤合用,可抑制后者与血浆蛋白结合,并减慢其肾脏排泄,使血药浓度升高而致毒性反应增强。

(2)与肾上腺皮质激素,如强的松、强的松龙、地塞米松等合用,不仅可竞争血浆蛋白结合部位,使激素游离药物浓度增加,而且会产生药效协同作用,更易诱发出血及消化道溃疡。与呋塞米、青霉素、甲氨蝶呤等弱酸性药物合用,由于竞争肾小管主动分泌载体,各自排泄减少,游离血药浓度增加,可致蓄积中毒。与对乙酰氨基酚长期大量同用,可引起肾乳头坏死、肾癌或膀胱癌等病变。

(二)苯胺类

对乙酰氨基酚[基]

对乙酰氨基酚(acetaminophen,扑热息痛)是非那西丁在体内的活性代谢产物。

【体内过程】 口服易吸收,0.5～1 h 血药浓度达峰值。在常用剂量下,90%以上在肝脏代谢,与葡萄糖醛酸或硫酸结合而失活,从肾脏排出。$t_{1/2}$ 为 2～4 h,肝功能减退时可延长 1～2 倍。剂量较大时,上述催化结合反应的代谢酶达到饱和之后,则经肝微粒体混合功能氧化酶代谢为有毒的中间体对乙酰苯醌亚胺,后者与肝、肾组织中的谷胱甘肽结合而解毒;长期用药或过量中毒时,谷胱甘肽被耗竭,此代谢中间体以共价键形式与肝、肾中重要的酶、蛋白质等发生不可逆性结合,引起肝细胞、肾小管细胞坏死。

【药理作用与临床应用】 本药解热镇痛作用强度与阿司匹林相似,抗炎作用极弱,这可能与其主要抑制中枢神经系统的 COX,而对外周组织的 COX 无明显抑制作用有关。主要用于解热和缓解轻度、中度疼痛,适用于对阿司匹林不耐受或过敏的患者。

【不良反应】

(1) 常用剂量不良反应少,对胃肠道刺激小,常见恶心、呕吐等。

(2) 偶见皮肤黏膜过敏反应,给药后注意观察患者皮肤、黏膜有无异常症状。

(3) 长期大量使用,尤其是肾功能低下者,可出现肾绞痛、急性或慢性肾衰竭(镇痛药性肾病)。宜多饮水,降低药物在肾小管中的浓度,减少肾毒性的发生。

(4) 过量可引起明显肝衰竭,表现为肝性脑病,一次服用 10~15 g 以上可导致中毒性肝坏死。用药期间不宜饮酒,否则可加重本药的肝毒性。

(5) 不宜长期或大剂量使用。应定期检查肝、肾功能,若有明显异常,应及时停药。肝、肾功能不全者慎用。孕妇、哺乳期妇女慎用。

(三) 吲哚类

吲 哚 美 辛[基]

吲哚美辛(indomethacin,消炎痛)为人工合成的吲哚衍生物。

【体内过程】 口服吸收迅速而完全,3 h 血药浓度达峰值。血浆蛋白结合率为 90%,广泛分布于组织液,不易透过血脑屏障。有明显肝肠循环,主要经肝脏代谢为去甲基化合物和去氯苯甲酰化物,从尿、胆汁、粪便排泄,10%~20% 以原形从肾脏排泄。血浆 $t_{1/2}$ 为 2~3 h。个体差异较大,用药时应注意剂量个体化。

【药理作用】 吲哚美辛是最强的 COX 抑制药之一,也能抑制磷脂酶 A_2 和磷脂酶 C。此外,还能抑制粒细胞游走,减少其对炎症部位的浸润,抑制淋巴细胞增殖,阻止炎症刺激物引起的细胞炎症反应,其抗炎作用比阿司匹林强 10~40 倍,解热、镇痛、抗炎作用显著,对炎性疼痛有明显的镇痛效果。

【临床应用】 由于不良反应多,本药一般不作为解热镇痛药使用,仅用于其他药物不耐受或疗效不显著的病例。对急性风湿热、风湿性及类风湿性关节炎,约 2/3 的患者可得到明显改善;剂量不宜过大,一日总量不超过 200 mg,如果连用 2~4 周仍不见效者,应改用其他药。对强直性脊柱炎、骨关节炎、急性痛风性关节炎有效;对癌性发热及其他不易控制的发热常能见效。

【不良反应】 治疗量时有 30%~50% 的患者会出现不良反应,约 20% 的患者必须停药,大多数不良反应与剂量过大有关。一般应先用最小剂量,给药期间应加强监护,注意观察和随访用药后的不良反应。

1. 胃肠道反应

较常见,如食欲减退、恶心、呕吐、腹痛、腹泻和消化性溃疡,偶见穿孔或出血。可于餐后给药,或与食物、牛奶、抗酸药同服。如出现胃痛及大便黑色,应立即做大便隐血试验。

2. 中枢神经系统症状

较多见,25%~50% 的患者会出现前额头痛、眩晕,偶见幻觉、精神失常症状。用药期间应避免驾驶、机械作业或高空作业。

3. 血液系统疾病

可引起粒细胞、血小板减少,溶血性贫血、再生障碍性贫血等,应定期检查血象。

4. 过敏反应

常见皮疹,严重者可诱发哮喘,与阿司匹林有交叉过敏反应,故"阿司匹林哮喘"者禁用。胃及十二指肠溃疡、精神失常、癫痫、帕金森病、哮喘患者,孕妇及儿童禁用。

(四)芳基乙酸类

双 氯 芬 酸[基]

双氯芬酸(diclofenac)为邻氨基苯甲酸类衍生物。

【体内过程】 口服吸收迅速,1~2 h血药浓度达峰值。首过消除明显,口服生物利用度约为50%,血浆蛋白结合率为99%。经肝代谢后与葡萄糖醛酸或硫酸结合后迅速排泄,$t_{1/2}$为1.1~1.8 h。本药可在关节滑液中积聚,药物浓度较血药浓度高,且能维持24 h。

【药理作用与临床应用】 本药抑制COX作用较强,等效剂量下,其解热、镇痛、抗炎效应均比吲哚美辛、萘普生等强。临床主要用于风湿及类风湿性关节炎、骨关节炎、强直性脊柱炎、急性痛风、肩周炎、滑囊炎、腱鞘炎及软组织损伤等。

【不良反应】 不良反应较轻,常见胃肠道反应,偶见肝功能异常、白细胞减少及头痛、眩晕、嗜睡等神经系统反应。长期用药应定期检查肝功能、血象,肝肾功能不全者、消化性溃疡患者慎用。

(五)芳基丙酸类

本类药物包括布洛芬(ibuprofen,异丁苯丙酸)、萘普生(naproxen)、非诺洛芬(fenoprofen)、酮洛芬(ketoprofen)、氟比洛芬(flurbiprofen)、奥沙普秦(oxaprozin)等,均为作用较强的COX抑制药,是目前临床应用较广的NSAIDs。

布 洛 芬[基]

布洛芬是第一个用于临床的丙酸类NSAIDs。

【体内过程】 口服吸收迅速,生物利用度为80%。1~2 h血药浓度达峰值,血浆蛋白结合率为99%。可缓慢进入滑膜腔,并在此保持高浓度。主要经肝代谢,99%以代谢物形式从尿中排泄,血浆 $t_{1/2}$ 为2 h。

【药理作用与临床应用】 本药主要通过抑制COX而抑制PGs的合成,具有明显的抗炎、解热、镇痛作用。临床主要用于风湿及类风湿性关节炎、骨关节炎、强直性脊柱炎、急性肌腱炎、滑囊炎等。也可用于神经痛、腰背痛、痛经等,以及各种原因引起的发热。对阿司匹林不耐受者可改用本药。

【不良反应】 常见恶心、胃灼热感、上腹疼痛等胃肠道反应,多见于长期用药者。为减少胃肠道刺激,可与食物同服或餐后服用。偶见头痛、眩晕、骨髓造血功能抑制、肾毒性、皮疹、皮肤黏膜过敏及视力模糊、弱视等。

哮喘、对布洛芬及其他解热镇痛药过敏者、孕妇及哺乳期妇女禁用。消化性溃疡和有出血倾向者慎用。

（六）烯醇酸类

吡 罗 昔 康

吡罗昔康（piroxicam，炎痛喜康）为烯醇酸类衍生物。

【体内过程】 口服吸收完全，2～4 h 血药浓度达峰值，血浆蛋白结合率高达 99％。大部分药物经肝脏代谢，代谢产物及少量原形药物由尿及粪便排泄。一次用药后，可多次出现血药峰值，提示存在肝肠循环。$t_{1/2}$ 为 36～45 h。

【药理作用与临床应用】 本药不仅抑制 PGs 的合成，还能抑制白细胞趋化，减少溶酶体释放，降低软骨中黏多糖酶、胶原酶的活性，减轻炎症反应以及对软骨的破坏，具有很强的解热、镇痛、抗炎及抗痛风作用。

临床主要用于治疗风湿及类风湿性关节炎，其优点是作用迅速且持久，用药剂量小，疗效与阿司匹林、吲哚美辛、萘普生相似。对急性痛风、肩周炎、腰肌劳损、原发性痛经也有一定疗效。

【不良反应】 常见不良反应，如恶心、呕吐等胃肠道反应，发生率约为 20％。可于餐后给药或与食物、抗酸药同服。服药期间禁止饮酒，不能与其他 NSAIDs 合用。偶见头痛、眩晕、粒细胞减少、再生障碍性贫血、水肿等。剂量过大或长期应用可发生消化性溃疡和大出血。胃及十二指肠溃疡、孕妇及肾功能不全者慎用。

美 洛 昔 康

美洛昔康（meloxicam）选择性较强，对 COX-2 的抑制作用较 COX-1 强 10 倍左右。口服吸收快而完全，生物利用度为 91％，血浆蛋白结合率为 99％。经肝脏代谢，主要由肾脏排泄，$t_{1/2}$ 为 20 h。抗炎作用强，适应证与吡罗昔康相同。治疗量时胃肠道不良反应少，剂量过大或长期应用可致消化道溃疡、出血。

氯 诺 昔 康

氯诺昔康（lornoxicam）口服吸收迅速而完全，血浆蛋白结合率为 99％，$t_{1/2}$ 为 3～5 h，个体差异大。本品除对 COX-2 具有高度选择性抑制作用以外，还能激活阿片肽神经系统，诱导体内强啡肽、β-内啡肽的释放，产生强大的镇痛作用，其镇痛效应与吗啡、曲马多相当，且无镇静、呼吸抑制、依赖性等不良反应。临床用于缓解术后疼痛、剧烈坐骨神经痛、晚期癌痛及强直性脊柱炎的慢性疼痛，亦可替代其他 NSAIDs 用于关节炎的治疗。

常见恶心、呕吐等胃肠道反应，偶见胃溃疡、胃穿孔、消化道出血。避免与其他 NSAIDs，包括选择性 COX-2 抑制剂合并用药。

（七）吡唑酮类

保 泰 松

保泰松（phenylbutazone，布他酮）及其代谢产物羟基保泰松（oxyphenbutazone）均为吡唑酮类衍生物。

【体内过程】 口服吸收迅速完全，2 h 血药浓度达峰值。血浆蛋白结合率达 90％，血浆

$t_{1/2}$ 为 50～65 h。主要在肝脏经氧化缓慢代谢,代谢物之一的羟基保泰松仍有抗炎活性。代谢物及少量原形主要由肾脏排泄。本药为肝药酶诱导剂,可加速自身代谢。

【药理作用与临床应用】　保泰松能抑制 PGs 的合成,也能抑制白细胞趋化和溶酶体的释放。抗炎、抗风湿作用强,解热镇痛作用较弱。其代谢产物 γ-羟基保泰松可减少肾小管对尿酸的再吸收,促进尿酸排泄。临床主要用于治疗风湿及类风湿性关节炎、强直性脊柱炎、急性痛风等。由于不良反应多且严重,一般不用于解热镇痛,也不作为抗炎抗风湿的首选药。

【不良反应】　不良反应较多,如胃肠道反应、过敏反应等。偶见剥脱性皮炎、粒细胞减少、再生障碍性贫血等。有 10%～15% 的患者由于不能耐受而停用。服药一周以上应检查血象,如出现发热、咽痛、皮疹、黄疸及柏油样便应立即停药。儿童禁用。

(八) 烷酮类

萘 丁 美 酮

萘丁美酮(nabumetone)为非酸性的可溶性脂质酮,是一种前体药物。吸收后经肝脏转化为活性代谢产物 6-甲氧基-2-萘乙酸(6-methoxy-2-naphthylacetic acid,6-MNA)。6-MNA 的血浆蛋白结合率大于 99%,体内分布广泛,易于扩散进入滑膜组织、滑液和各种炎性渗出物中,$t_{1/2}$ 为 24 h。

本药抗炎、解热作用强于阿司匹林,镇痛作用比阿司匹林弱,主要用于风湿及类风湿性关节炎、骨关节炎、强直性脊柱炎和软组织损伤等,也可用于急性痛风。常见恶心、呕吐、腹痛、腹泻等胃肠道反应,偶致消化性溃疡、胃肠道出血、头痛、眩晕、耳鸣、失眠、多梦及皮疹、瘙痒等。活动性消化性溃疡或出血、严重肝功能损害患者、对萘丁美酮及其他 NSAIDs 过敏者禁用。

(九) 异丁酚酸类

舒 林 酸

舒林酸(sulindac)为吲哚乙酸类衍生物,是活性极低的前体药,在体内转化为有活性的磺基代谢物,从而发挥解热、镇痛、抗炎作用。其效应强度不及吲哚美辛,但强于阿司匹林。主要用于类风湿性关节炎、骨关节炎及退行性关节病。因舒林酸在吸收入血前较少被胃肠黏膜转化为活性代谢产物,故胃肠道反应发生率较低,少数患者出现头痛、头晕、失眠等症状。

二、选择性环氧化酶-2 抑制药

解热镇痛抗炎药产生疗效的主要机制与抑制 COX-2 有关,而抑制 COX-1 则与其不良反应有关。传统解热镇痛抗炎药对于 COX-1、COX-2 的抑制作用无选择性,因此在临床使用时可引起胃肠道反应、肾脏损害、出血倾向等多种不良反应。为此,近年来选择性 COX-2 抑制药相继出现。

然而,随着基础与临床研究的发展,越来越多的证据表明两种 COX 在生理和病理上的差别并不明显,其活性在很大程度上交错重叠。COX-1 不仅是结构酶,也是诱导酶,在发挥生理作用的同时也发挥着病理作用;而 COX-2 不仅是诱导酶,也是结构酶,具有一定的生理作用。多项药物上市后的监测资料表明,本类药物可能带来心血管系统等更严重的不良反应,故在药品说明书上也增加了可能加重心血管系统疾病、胃肠道溃疡及出血等不良反应的安全警示。

塞 来 昔 布

塞来昔布(celecoxib)为最早上市的选择性 COX-2 抑制剂。

【体内过程】 口服吸收良好,约 3 h 血药浓度达峰值。血浆蛋白结合率约为 97%。体内分布广泛,可通过血脑屏障。主要经肝代谢,少量药物以原形从肾脏排出。

【药理作用与临床应用】 塞来昔布抑制 COX-2 的作用较 COX-1 强 375 倍,具有解热、镇痛和抗炎作用。治疗量时对人体 COX-1 无明显影响,也不影响 TXA_2 的合成,但可抑制 PGI_2 的合成。主要用于治疗风湿性、类风湿性关节炎、骨关节炎和强直性脊柱炎,也可用于治疗术后急性疼痛、牙痛、痛经等。

【不良反应】 胃肠道反应、出血和溃疡的发生率较其他非选择性 NSAIDs 低,但仍可能出现水肿、多尿和肾损害。心血管系统不良反应较为严重,长期使用可能增加心肌梗死、卒中等严重心血管血栓性不良事件的风险。冠状动脉搭桥术围手术期的疼痛治疗、重度心力衰竭、活动性消化道溃疡或出血、对本药或对磺胺类过敏者禁用。有血栓形成倾向者慎用。

尼 美 舒 利

尼美舒利(nimesulide)是一种新型 NSAIDs,口服吸收迅速且完全,生物利用度为 92%,血浆蛋白结合率高达 99%。主要经肝代谢,$t_{1/2}$ 为 2~3 h。对 COX-2 的选择性抑制作用较强,并能抑制白三烯生成和组胺释放,具有显著的抗炎、解热和镇痛作用,并具有抗过敏作用。适用于治疗类风湿性关节炎和骨关节炎、手术和急性创伤后的疼痛、炎症以及由耳鼻咽部炎症引起的疼痛和上呼吸道感染引起的发热、疼痛等。

可见胃灼热、恶心、胃痛,但症状轻微且短暂,餐后服用可减轻胃肠道反应。偶见过敏性皮疹。有出血性疾病、胃肠道疾病、接受抗凝血剂或抗血小板聚集药物治疗的患者应慎用。儿童发热慎用,12 岁以下儿童禁用其口服制剂。

制剂与用法

1. 阿司匹林(aspirin) 片剂:0.05 g,0.1 g,0.3 g,0.5 g。泡腾片:0.3 g,0.5 g。肠溶片:0.3 g。解热镇痛:0.3~0.6 g/次,3 次/d,饭后服用。抗风湿:0.6~1 g/次,4 次/d,症状控制后逐渐减量。抗凝、抗血栓:50~300 mg/次,1 次/d。泡腾片放于温水 150~250 mL 中,溶化后饮下。

2. 对乙酰氨基酚(acetaminophen) 片剂:0.1 g,0.3 g,0.5 g。泡腾颗粒:0.1 g,0.5 g。成人 0.5~1 g/次,3~4 次/d,最大剂量不超过 4 g。儿童:3 个月~1 岁,60~120 mg/次;1~5 岁,0.15~0.25 g/次;6~12 岁,0.5 g/次,3~4 次/d。

3. 吲哚美辛(indomethacin) 片剂:25 mg。肠溶片:25 mg。胶囊剂:25 mg。栓剂:25 mg,50 mg,100 mg。贴片:12.5 mg。口服,25 mg/次,2~3 次/d,餐后服用或与食物同服。每周可递增 25~50 mg,至 0.15 g/d。直肠给药,取出栓剂,持栓剂下端,轻轻塞入肛门约 2 cm 处,1 枚/次,1 次/日,每日剂量不宜超过 2 枚。贴片:贴敷于受累关节或疼痛部位,适当贴用,1 次/日。

4. 甲芬那酸(mefenamic acid) 片剂:0.25 g。胶囊:0.25 g。口服,首次 0.5 g,以后 0.25 g/6 h,

用药不宜超过一周。

5. 氯芬那酸(chlofenamic acid)　片剂：0.2 g。口服，0.2 g/次，3 次/d。

6. 双氯芬酸(diclofenac)　片剂：25 mg。栓剂：50 mg。气雾剂：0.75 g。注射剂（钠盐）：75 mg/2 mL。深部肌肉注射，75 mg/次，1 次/d。口服，25 mg/次，3 次/d。直肠给药：持栓剂下端，以少量温水湿润后，轻轻塞入肛门 2 cm 处，成人一次 50 mg，一日 50～100 mg 或遵医嘱。局部喷雾，2～3 h 一次，3～4 揿/次（每揿含双氯芬酸钠 0.5 mg）。

7. 布洛芬(ibuprofen)　片剂：0.1 g，0.2 g。胶囊：0.2 g。缓释胶囊：0.3 g。栓剂：50 mg，100 mg。口服，0.2～0.4 g/次，3 次/d，餐中服。直肠给药，1～3 岁小儿，一次 50 mg，塞肛门内，症状不缓解，每隔 4～6 h 重复给药一次。24 h 不超过 4 粒。3 岁以上小儿 100 mg/次。

8. 奈普生(naproxen)　片剂：0.125 g，0.25 g。注射液：0.1 g/2 mL，0.2 g/2 mL。口服，0.25 g/次，2 次/d。肌内注射，100～200 mg/次，1 次/d。

9. 吡罗昔康(piroxicam)　片剂：10 mg，20 mg。口服，20 mg/次，1 次/d，或 10 mg/次，2 次/d，饭后服用，每日最大剂量不超过 20 mg。

10. 美洛昔康(meloxicam)　片剂：7.5 mg。胶囊：7.5 mg。口服，7.5 mg/次，1～2 次/d，早餐后服。

11. 氯诺昔康(lornoxicam)　片剂：4 mg，8 mg。注射剂：8 mg。口服，8 mg/次，2～3 次/d。肌内或静脉注射，起始剂量 8 mg，如不能充分缓解疼痛，可加用一次 8 mg。

12. 保泰松(phenylbutazone)　片剂：0.1 g。0.1～0.2 g/次，3 次/d，餐中服。症状缓解后，改为 1 次/d。

13. 萘丁美酮(nabumetone)　片剂：0.5 g，0.75 g。胶囊：0.25 g，0.5 g。干混悬剂：0.5 g。口服，0.5 g/次，2 次/d。

14. 舒林酸(sulindac)　片剂：0.1 g。胶囊：0.1 g。口服，成人 0.2 g/次，2 次/d，镇痛时可 8 h 后再次给药。2 岁以上儿童按体重一次 2.25 mg/kg，2 次/d，每日剂量不得超过 6 mg/kg。

15. 塞来昔布(celecoxib)　胶囊：0.2 g。口服，骨关节炎：200 mg/次，1 次/d，或 100 mg/次，2 次/d。类风湿性关节炎：100～200 mg/次，2 次/d。急性疼痛：第一天首剂 400 mg，必要时，可再服 200 mg；随后根据需要，200 mg/次，2 次/d。

16. 尼美舒利(nimesulide)　片剂：100 mg。颗粒：50 mg，100 mg。胶囊：100 mg。口服，0.1 g/次，2 次/d，餐后服用。

（熊　莺　杨解人）

第十九章 中枢兴奋药

中枢兴奋药(central stimulants)是能够选择性兴奋中枢神经系统,提高其功能活动的一类药物。根据其主要作用部位可分为三类:① 主要兴奋大脑皮层的药物,如咖啡因等;② 主要兴奋延髓呼吸中枢的药物,通常称为呼吸兴奋药,如尼可刹米等;③ 主要兴奋脊髓的药物,如士的宁等。兴奋脊髓的药物安全范围小,易导致惊厥,现在除作为科研工具药外,临床上基本不用。本章主要介绍前两类药物。

第一节 主要兴奋大脑皮层的药物

咖 啡 因[基]

咖啡因(caffeine)属于黄嘌呤类衍生物,是咖啡中的主要生物碱。

【体内过程】 口服、直肠或注射给药均能迅速吸收,吸收后迅速透过血脑屏障,亦可通过胎盘屏障。在肝内代谢,代谢产物由肾脏排出。

【药理作用】 咖啡因能兴奋中枢神经系统和心肌,松弛平滑肌,并具有利尿作用。咖啡因的作用机制可能涉及以下几个方面:① 抑制磷酸二酯酶,使细胞内 cAMP 降解减少,cAMP 含量增加,进而介导一系列生理、生化反应;② 阻断腺苷受体,直接与神经元突触后膜上 A_1 型腺苷受体结合,阻断腺苷的抑制性效应;③ 促进肌浆网钙储池释放 Ca^{2+},使细胞内 Ca^{2+} 浓度增加;④ 竞争性拮抗苯二氮䓬类受体,抑制 Cl^- 通道开放,从而引起中枢兴奋。其中枢作用较强,外周作用较弱。

1. 中枢神经系统

对中枢神经系统各主要部位均有兴奋作用,其作用范围与剂量相关。小剂量(50～200 mg)能兴奋大脑皮层,表现为精神振奋、思维活跃、疲乏减轻、睡意减少。剂量增加(200～500 mg),可引起紧张、焦虑、失眠、头痛、震颤等兴奋症状。注射 0.3～0.5 g 能直接兴奋延脑呼吸中枢,使呼吸加深加快,通气量增加。更大剂量可兴奋脊髓,使反射亢进。中毒量可引起惊厥。

2. 心血管系统

咖啡因小剂量可减慢心率,可能与兴奋迷走神经中枢有关;较大剂量可直接兴奋心脏,使心率增加,心肌收缩力增强。咖啡因直接松弛血管平滑肌,使肺血管、冠状动脉和全身血管扩张,外周阻力降低;但咖啡因可使脑血管收缩,因此常与解热镇痛抗炎药合用,治疗因脑血管扩张所致的头痛。

3. 其他

咖啡因可松弛支气管、胆道及胃肠平滑肌,促进胃酸和胃蛋白酶分泌。增加肾小球滤过率,抑制肾小管对 Na^+ 重吸收而具有利尿作用。

【临床应用】 咖啡因可用于治疗严重传染病或因吗啡引起的中枢性呼吸抑制。与阿司匹林等合用治疗一般头痛;与可待因合用加强镇痛作用;与麦角胺合用治疗偏头痛。

【不良反应】 常见失眠、头痛、恶心、呕吐等,剂量过大会出现心悸、低血压、头痛、神经过敏,甚至惊厥。急性心肌梗死、心律失常、消化性溃疡患者不宜久用。对长期服药者,不可骤停,应逐渐减量直至停药。

哌 甲 酯

哌甲酯(methylphenidate hydrochloride,利他林)为人工合成药,化学结构与拟交感胺类药物苯丙胺相似,但拟交感作用很弱。小剂量兴奋大脑皮层,消除疲乏,提高情绪和运动能力;大剂量兴奋呼吸中枢。临床主要用于对抗巴比妥类和其他中枢抑制药中毒引起的昏睡与呼吸抑制,可用于发作性睡病及小儿遗尿症,也可用于小儿多动症,使其注意力集中,减少过度活动,增加自制力,提高其学习能力。偶见焦虑、失眠、心悸、恶心和厌食等,大剂量可致血压升高、心率加快、头痛甚至惊厥。长期应用可引起精神依赖。癫痫、高血压、重度抑郁等患者应慎用。

匹 莫 林

匹莫林(pemoline)口服易吸收,血浆蛋白结合率约为 50%,$t_{1/2}$ 为 12 h。作用与哌甲酯相似,能提高中枢内去甲肾上腺素的含量,兴奋中枢神经系统。作用时间长,每日给药一次即有效。主要用于儿童多动症、轻度抑郁症及发作性睡病,也可用于遗传性过敏性皮炎。常见失眠、心动过速,偶见眼球震颤、头痛、头昏、食欲减退、腹痛、恶心、运动障碍、皮疹等。癫痫、肝肾功能不全者、6 岁以下儿童及孕妇禁用。

甲 氯 芬 酯

甲氯芬酯(meclofenoxate,氯酯醒)兴奋大脑皮层,促进脑细胞的氧化还原过程,增加其对糖类的利用,对处于抑制状态的中枢神经系统有兴奋作用。临床用于颅脑外伤性昏迷、脑动脉硬化、老年性精神病、酒精中毒、新生儿缺氧症、儿童精神迟钝、小儿遗尿症等。偶见兴奋与倦怠等不良反应,有锥体外系症状者禁用。高血压病人慎用。

第二节　主要兴奋延髓呼吸中枢的药物

本类药直接或间接兴奋延髓呼吸中枢,增加呼吸深度及频率。当呼吸中枢处于抑制状态时,药物作用尤为明显。但随着剂量的增加,可兴奋中枢其他部位,甚至引起惊厥。

尼 可 刹 米[基]

尼可刹米(nikethamide,可拉明 coramine)为烟酰胺的衍生物。

【体内过程】 口服或注射均易吸收,作用短暂,静注后仅维持 5～10 min,可能由于药物进入机体后迅速分布于全身所致。在体内部分转变为烟酰胺,再被甲基化为 N-甲基烟酰胺,经肾脏排泄。

【药理作用】 直接兴奋延髓呼吸中枢,也可通过刺激颈动脉体和主动脉体化学感受器反射性兴奋呼吸中枢,同时可提高呼吸中枢对 CO_2 的敏感性,使呼吸加深加快。治疗剂量对大脑皮层及脊髓兴奋作用弱,较其他中枢兴奋药安全,但剂量过大亦可广泛兴奋中枢神经系统而导致惊厥。

【临床应用】 因其作用温和,作用较短暂(5～10 min),安全范围较大,可广泛用于中枢性呼吸抑制及各种原因导致的呼吸抑制,对肺心病引起的呼吸衰竭及吗啡中毒所致呼吸抑制疗效显著,对巴比妥类中毒者效果较差。

【不良反应】 治疗量时不良反应较少,过量可致出汗、高热、高血压、心动过速甚至心律失常和癫痫样惊厥发作。用药前应先解除呼吸道梗阻,用药期间监测病人血压、心率及呼吸状况,随时调整剂量,以免过量。过量中毒应立即停药,并及时静脉注射苯二氮䓬类药物。

洛 贝 林[基]

洛贝林(lobeline,山梗菜碱)最初是从北美山梗菜科植物山梗菜中提取的生物碱,现已能人工合成。

洛贝林有烟碱样作用,治疗剂量能兴奋颈动脉体和主动脉体化学感受器的 N_1 胆碱受体,反射性兴奋呼吸中枢。作用短暂,仅维持数分钟。安全范围较大,剂量加大可直接兴奋延髓导致震颤、惊厥。兴奋过后可导致中枢抑制,继而出现呼吸衰竭。临床常用于新生儿窒息、小儿感染性疾病引起的呼吸衰竭、CO 引起的窒息、中枢抑制药吗啡、巴比妥类引起的呼吸抑制;也可作为静脉麻醉药的催醒剂。剂量过大能兴奋延髓催吐化学感受器,引起恶心、呕吐;能兴奋迷走神经中枢致心动过缓、房室传导阻滞等。

胞磷胆碱钠[基]

胞磷胆碱钠(citicoline sodium)又称胞二磷胆碱钠,为核苷衍生物。口服吸收良好,只有少量通过血脑屏障。在体内主要参与卵磷脂的生物合成,增强网状结构上行激活系统的功能,降低脑血管阻力,增加脑血流量,改善大脑血液循环,促进大脑物质代谢。用于治疗颅脑损伤和脑血管意外所引起的神经系统后遗症,并可用于帕金森病。不良反应较少,偶致一过性血压下降、失眠、兴奋及发热等,停药后症状可自行消失。

二 甲 氟 林

二甲氟林(dimefline,回苏灵)直接兴奋呼吸中枢,作用较尼可刹米强 100 倍以上。起效快,主要用于各种传染病及中枢抑制药过量所致的呼吸抑制,也可用于外伤及手术引起的虚脱或休克。可致恶心、呕吐、皮肤烧灼感,过量可致肌肉抽搐或惊厥,小儿尤易发生。孕妇及肝肾功能不全者禁用。

贝　美　格

贝美格(megimide,美解眠)直接兴奋呼吸中枢,作用迅速,维持时间短,静脉注射后仅维持10～20 min。主要用于巴比妥类及其他镇静催眠药中毒的解救;可减少硫喷妥钠麻醉深度,并促进其恢复,故可用作静脉麻醉的催醒剂。用量过大或注射过快可致恶心、呕吐、腱反射亢进、抽搐甚至惊厥。

制剂与用法

1. 咖啡因(caffeine)　片剂:0.1 g,0.3 g。口服,0.1～0.3 g/次,3 次/d。极量:0.4 g/次,1.5 g/d。注射剂:苯甲酸钠咖啡因(每1 mL含无水咖啡因0.12 g和苯甲酸钠0.13 g)皮下或肌内注射,1～2 mL/次,2～4 mL/d。极量:3 mL/次,12 mL/d。

2. 盐酸哌甲酯(methylphenidate)　片剂:10 mg。缓释片:18 mg,36 mg。注射剂20 mg。发作性睡眠症:口服,10 mg/次,20～30 mg/d。儿童多动症:6 岁以上儿童,开始每日早餐和午饭前口服5 mg,以后每周增加5～10 mg,最大剂量不超过60 mg/d。

3. 匹莫林(pemoline)　片剂:20 mg。口服,20 mg/次,1 次/d,晨服,一日总剂量不宜超过60 mg。

4. 盐酸甲氯芬酯(meclofenoxate)　胶囊:0.1 g,0.2 g。片剂:0.1 g。注射剂:0.1 g,0.2 g,0.25 g。口服,0.1～0.2 g/次,3 次/d,疗程至少为一周。肌内注射,0.25 g,每2 h一次。静脉注射或静滴,以5%GS溶液配成5%～10%的溶液,100～250 mg/次。

5. 尼可刹米(nikethamide)　注射剂:0.375 g/1.5 mL,0.5 g/2 mL。皮下、肌肉或静注,成人0.25～0.5 g/次,以5%葡萄糖溶液稀释,缓慢注入。极量:1.25 g/次。用药须配合人工呼吸和给氧措施。

6. 盐酸洛贝林(lobeline hydrochloride)　注射剂:3 mg/mL,10 mg/mL。皮下或肌内注射,3～10 mg/次。极量:20 mg/次,50 mg/d。

7. 胞磷胆碱钠(citicoline sodium)　片剂:0.1 g,0.2 g。注射剂:0.25 g/100 mL。注射液:2 mL:0.25 g。口服,0.2 g/次,3 次/d。肌内注射,0.1～0.3 g/d,1～2 次/d。静脉滴注,0.25～0.5 g/d,5～10 d为一疗程。

8. 盐酸二甲氟林(dimefline hydrochloride)　注射剂:8 mg。肌内注射,8 mg/次。静脉注射,8～16 mg/次,临用前加5%葡萄糖注射液稀释后缓慢注射。静脉滴注用于重症病人,16～32 mg/次,临用前加氯化钠注射液或5%葡萄糖注射液稀释后静脉滴注。

9. 贝美格(megimide)　注射剂:50 mg/10 mL,50 mg/20 mL。静脉注射,每3～5 min注射50 mg,至病情改善或出现中毒症状。静脉滴注,50 mg临用前加5%葡萄糖注射液250～500 mL稀释后静脉滴注。

(郭莉群　杨解人)

第二十章　利尿药及脱水药

利尿药(diuretics)作用于肾脏,促进体内水和电解质排泄,增加尿量,临床主要用于治疗心衰、肾衰、肾病综合征等各种原因引起的水肿,也可用于某些非水肿性疾病,如高血压、肾结石、高钙血症等。利尿药常按其效能、作用部位等进行分类(表 20.1)。

表 20.1　利尿药的分类及药物

效　能	类　　别	作用部位	代表药物
高效利尿药	祥利尿药	髓祥升支粗段	呋塞米
中效利尿药	噻嗪类及类噻嗪类利尿药	远曲小管近端	氢氯噻嗪
低效利尿药	保钾利尿药	远曲小管远端和集合管	螺内酯、氨苯蝶啶
	碳酸酐酶抑制药	近曲小管	乙酰唑胺
	渗透性利尿药	髓祥及肾小管其他部位	甘露醇

第一节　利　尿　药

一、利尿药的生理学基础及作用环节

尿液在肾脏生成,需要经肾小球滤过和肾小管与集合管的重吸收、分泌等过程。利尿药则通过影响这一过程的某些环节而产生利尿作用。

(一)增加肾小球滤过

正常人每日经肾小球滤过产生的原尿量可达 180 L,排出终尿仅 1~2 L,说明约 99% 的原尿被肾小管与集合管重吸收。强心苷、氨茶碱等药物可通过增加心肌收缩力、扩张肾血管来增加肾血流量和肾小球滤过率,虽然增加原尿,但由于肾脏存在球-管平衡的调节机制,终尿量并不明显增多,利尿作用很弱。因此,目前常用的利尿药并不是作用于肾小球,而是通过影响肾小管与集合管的重吸收发挥利尿作用(图 20.1)。

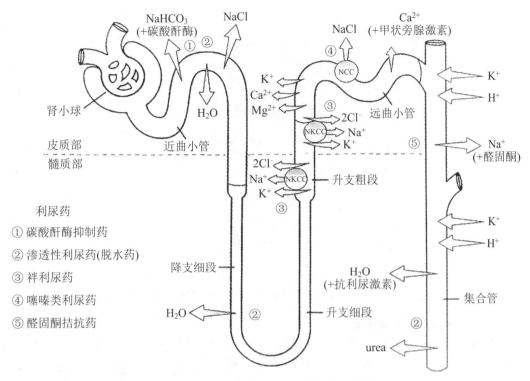

图 20.1　利尿药的作用部位及靶点示意图

（二）抑制肾小管重吸收

1. 抑制近曲小管的重吸收

原尿中约 85% 的 $NaHCO_3$、40%NaCl、葡萄糖、氨基酸等在此段重吸收，其中 $NaHCO_3$ 的重吸收由近曲小管顶质膜（管腔面）的 $Na^+ - H^+$ 交换子所触发，促进管腔 Na^+ 进入细胞，交换细胞内 H^+，再由基侧质膜的 $Na^+ - K^+ - ATP$ 酶将细胞内的 Na^+ 泵出细胞，进入间质。

进入管腔的 H^+ 与 HCO_3^- 形成 H_2CO_3，再经碳酸酐酶（carbonic anhydrase，CA）催化管腔内的脱水和细胞内水化反应，乙酰唑胺可抑制碳酸酐酶，减少近曲小管 H^+ 的分泌，进而抑制 $Na^+ - H^+$ 的交换，使 Na^+ 重吸收减少而利尿（图 20.2）。由于利尿作用弱，同时伴有 HCO_3^- 排出增多，可致代谢性酸血症，乙酰唑胺现已很少作为利尿药使用。近曲小管对水有高度通透性，水的转运伴随离子重吸收，此段小管液保持等渗。

2. 抑制髓袢升支粗段的重吸收

髓袢升支对水的通透性极低，在尿液的稀释和浓缩机制中具有重要意义。原尿中约 35% 的 Na^+ 在髓袢升支粗段重吸收，主要依赖于管腔膜上的 $Na^+ - K^+ - 2Cl^-$ 共同转运子。由于此段 Na^+ 重吸收的同时不伴有水的重吸收，小管液（即尿液）逐渐被稀释，随着原尿中 NaCl 不断进入髓质间隙，髓质则形成高渗，以利于小管液在流经集合管时在抗利尿激素作用下向髓质扩散，尿液被浓缩。故高效能袢利尿药能抑制此段 $Na^+ - K^+ - 2Cl^-$ 共同转运子，减少 NaCl 重吸收，影响肾脏的稀释和浓缩功能，排出大量近似等渗的尿液，利尿作用十分强大。

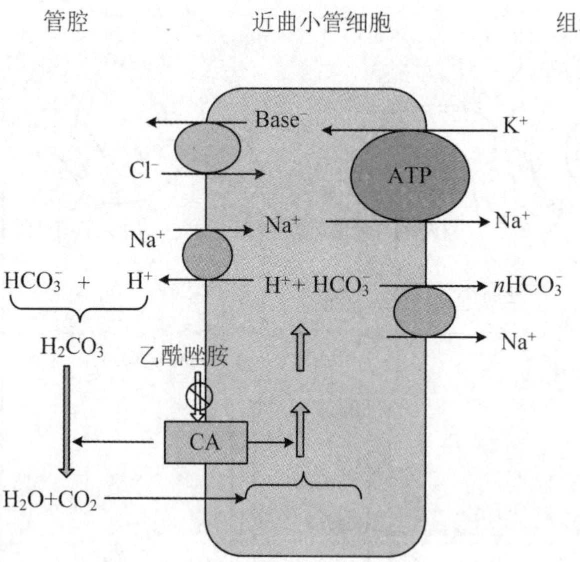

管腔　　　　　　　　近曲小管细胞　　　　　　　组织间液

图 20.2　近曲小管的离子转运及碳酸酐酶(CA)抑制药作用机制

3. 抑制远曲小管的重吸收

此段 Na^+ 重吸收由 $Na^+ - Cl^-$ 共同转运子介导完成，可被噻嗪类利尿药阻断。与髓袢升支粗段一样，远曲小管对水不通透，NaCl 的重吸收使小管液进一步稀释。另外，此段上皮细胞管周膜上存在 Ca^{2+} 主动转运系统，甲状旁腺激素可促进 Ca^{2+} 的重吸收。

4. 抑制集合管的重吸收

集合管是肾单位的最终末部分，重吸收原尿中 $2\% \sim 5\%$ 的 NaCl。主细胞管腔膜通过分离的通道分别转运 Na^+ 和排出 K^+，形成了 $Na^+ - K^+$ 交换。由于 Na^+ 进入细胞的动力超过 K^+ 的分泌，可产生显著管腔负电位，驱使 Cl^- 通过旁细胞途径吸收。

K^+ 的分泌受集合管腔 Na^+ 浓度的影响，如作用于集合管上游的利尿药增加 Na^+ 的排出，会引起集合管 K^+ 的分泌增加。醛固酮通过对基因转录的影响，增加管腔膜 Na^+ 通道和 K^+ 通道活性及 $Na^+ - K^+ - ATP$ 酶活性，可促进 Na^+ 的重吸收和 K^+ 的分泌。直接抑制集合管 Na^+ 的重吸收或拮抗醛固酮的药物均可产生留钾排钠的利尿作用，故螺内酯和氨苯蝶啶又被称为保钾利尿药。

影响尿浓缩的最后关键是抗利尿激素(antidiuretic hormone，ADH)，通过调控集合管主细胞表达的水通道 AQP2 向细胞膜的转移过程，增加集合管对水通透性。在高浓度的尿素与 NaCl 形成的髓质高渗作用下，尿液中水分通过集合管主细胞表达的水通道被重吸收。

二、常用利尿药

(一) 高效能利尿药(袢利尿药)

高效利尿药作用于髓袢升支粗段，故又称为袢利尿药，利尿作用迅速而强大，存在明显的剂量-效应关系，是目前最有效的利尿药。常用药物有呋塞米、布美他尼、依他尼酸、托拉塞米等。

呋 塞 米[基]

呋塞米(furosemide,呋喃苯胺酸,速尿)为高效利尿药的代表药。

【体内过程】 口服 30 min 内起效,持续 6～8 h。静脉注射 5 min 起效,30 min 达最大效应,持续 2～3 h。主要通过近曲小管有机酸分泌途径排泄,随尿以原形排出,反复用药不易在体内蓄积。$t_{1/2}$ 为 1 h,肾功能不全时可延长至 10 h。合用吲哚美辛或丙磺舒会与呋塞米竞争近曲小管有机酸分泌途径,影响其排泄和作用。

【药理作用】

1. 利尿作用

本药作用于髓袢升支粗段,特异性与 Cl^- 结合位点结合而抑制管腔膜上 $Na^+ - K^+ - 2Cl^-$ 同向转运子,抑制 Na^+、K^+、Cl^- 重吸收,同时影响髓质间液高渗状态的维持,减弱尿液的稀释和浓缩功能,排出大量近于等渗的尿液,利尿作用迅速、强大而短暂。由于 K^+ 重吸收的减少增加了管腔正电位,使 Mg^{2+} 和 Ca^{2+} 的重吸收减少,尿中 Mg^{2+}、Ca^{2+} 排泄增加(图 20.3)。输送到远曲小管和集合管部位的 Na^+ 增加又促进 $Na^+ - K^+$ 交换,使 K^+ 排泄进一步增加。Cl^- 的排出量也往往超过 Na^+,连续应用可引起低氯性碱血症。大剂量呋塞米可抑制近曲小管的碳酸酐酶,增加尿液 HCO_3^- 的排出。

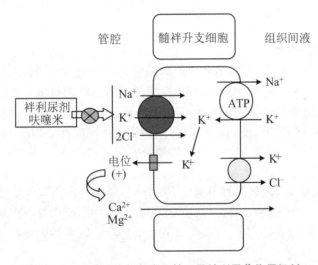

图 20.3 髓袢升支粗段离子转运及袢利尿药作用机制

髓袢升支粗段对 NaCl 重吸收依赖于管腔膜上的 $Na^+ - K^+ - 2Cl^-$ 同向转运子。进入细胞内的 Na^+ 由基侧膜上的 $Na^+ - K^+ - ATP$ 酶主动转运至细胞间质,K^+ 在细胞内蓄积并扩散返回管腔,造成管腔内正电位,驱动 Mg^{2+}、Ca^{2+} 重吸收。袢利尿药则通过抑制管腔膜上 $Na^+ - K^+ - 2Cl^-$ 同向转运子,排出 Cl^-、Na^+、K^+、Mg^{2+}、Ca^{2+},产生利尿作用

2. 扩血管作用

呋塞米可促进肾脏前列腺素的合成,非甾体抗炎药吲哚美辛等可干扰其作用。呋塞米扩张肾血管、增加肾血流量,有利于防治急性肾衰竭;扩张全身静脉,增加静脉容积,以及快速排钠利尿,减少血容量和回心血量,降低左心充盈压,有助于减轻肺水肿。

【临床应用】

1. 急性肺水肿和脑水肿

袢利尿剂是抢救急性肺水肿的首选药物。静脉注射呋塞米可迅速扩张容量血管,减少回心血量,利尿作用发生之前即可缓解急性肺水肿。利尿使血容量和细胞外液明显减少,血浆渗透压增高,利于消除脑水肿,尤其适用于脑水肿合并的心衰患者。

2. 其他严重水肿

易致水和电解质紊乱,对一般水肿不宜常规使用。临床主要用于其他利尿药疗效不佳的严重心、肝和肾性水肿。

3. 急、慢性肾衰竭

对急性肾衰竭,呋塞米增加尿量和排钾,冲洗肾小管,减少肾小管萎缩和坏死,同时扩张肾血管,增加肾血流量和肾小球滤过率,对肾衰治疗有利,但不延缓肾衰的进程。对其他药物疗效不佳的慢性肾衰患者,大剂量呋塞米可增加尿量。

4. 高钙血症

静脉注射呋塞米配合静脉输入生理盐水,可显著抑制 Ca^{2+} 重吸收,降低血钙,迅速控制高钙血症。

5. 加速毒物排泄

应用呋塞米同时配合输液,强迫性利尿以促进毒物排出,主要用于经肾排泄的药物中毒抢救,如水杨酸类、巴比妥类等。

【不良反应】

1. 水、电解质代谢紊乱

大剂量或长期应用可引起低血容量、低血钾、低血钠、低血镁、低血氯性碱中毒等。表现为有口干、烦渴、肌肉痉挛、恶心、呕吐和极度疲乏无力等。血钾过低易诱发或加重强心苷对心脏的毒性,对晚期肝硬化患者可引起肝昏迷。本药宜从小剂量开始,根据尿量调整剂量,注意补钾或与保钾利尿药配伍使用。当低血钾和低血镁同时存在时应先纠正低血镁,由于 $Na^+ - K^+ - ATP$ 酶的激活需要 Mg^{2+},否则即使补钾也不易纠正。

2. 耳毒性

可引起耳鸣、听力减退或暂时性耳聋,少数为不可逆性,尤其当肾功能不全或与其他有耳毒性的药物合用时尤易发生。耳毒性的原因可能与药物引起内耳淋巴液电解质浓度迅速改变和耳蜗外毛细胞损伤有关。为避免耳毒性,应延长患者用药的间隔时间,定期检查听力。

3. 高尿酸血症

本类药物和尿酸竞争近曲小管有机酸分泌途径,抑制尿酸排泄,且利尿后血容量降低致细胞外液浓缩,尿酸盐的重吸收增加。故长期用药可出现高尿酸血症,但临床诱发痛风的发生率较低。

4. 其他

可致过敏反应,表现为皮疹、嗜酸性细胞增多等,停药可迅速恢复,这种过敏反应与磺胺结构有关。可引起恶心、呕吐,大剂量会引起胃肠出血。可升高血糖、LDL 胆固醇和甘油三酯,降低 HDL 胆固醇。偶可引起粒细胞、血小板减少。

布 美 他 尼

布美他尼(bumetanide)与呋塞米同属磺胺类利尿药,具有高效、速效、短效和低毒等特点,用于治疗各种顽固性水肿及急性肺水肿和急慢性肾衰。效价强度为呋塞米的 20~60 倍,不良反应较少,耳毒性发生率仅为呋塞米的 1/6,故听力障碍及急性肾衰者宜选用布美他尼。

依 他 尼 酸

依他尼酸(ethacrynic acid)的利尿作用、临床应用基本同呋塞米,但永久性耳聋发生率较高,临床少用。依他尼酸不含磺胺结构,对磺胺过敏者可选用本药。

(二) 中效利尿药

噻嗪类(thiazides)是临床广泛应用的口服利尿药和降压药,这类药物的基本化学结构相似,含有苄噻嗪核和磺酰胺基。本类药物尽管效价不同,但效能相同。吲哒帕胺(indapamide)、氯噻酮(chlorothiazide,氯肽酮)、美托拉宗(metolazone)、喹乙宗(quinethazone)等虽无噻嗪环但有磺胺结构,利尿作用与噻嗪类相似,同属于中效利尿药(表 20.2)。

表 20.2 常用噻嗪类或类噻嗪类利尿药用量和药理特性比较

药物	每日口服用量(mg)	药理特性(与氢氯噻嗪比较)
氢氯噻嗪	50~100	中效利尿,作用温和
吲哒帕胺	2.5~10	效能相同,对碳酸酐酶抑制作用强
氯噻酮	50~100	效能相同,作用持久,对 K^+ 影响小
美托拉宗	2.5~10	效能相同,作用持久
喹乙宗	50~100	效能相同,作用持久

氢 氯 噻 嗪[基]

氢氯噻嗪(hydrochlorothiazide,双氢克尿塞)是噻嗪类的原形药物,最为常用。

【体内过程】 氢氯噻嗪脂溶性较高,口服吸收迅速完全,服后 1~2 h 出现利尿作用,持续 6~12 h。噻嗪类以有机酸形式从近曲小管分泌排出,可竞争抑制尿酸分泌。

【药理作用】

1. 利尿作用

噻嗪类药物作用于远曲小管近段,抑制 $Na^+ - Cl^-$ 共同转运子,减少 NaCl 的重吸收,仅影响尿液的稀释功能,不影响尿液浓缩过程,利尿作用温和持久。转运至远曲小管的 Na^+ 增加,会促进 $Na^+ - K^+$ 交换,使 K^+ 排泄增加,长期服用可致低钾血症。噻嗪类也可抑制碳酸酐酶,增加 HCO_3^- 的排泄。与袢利尿药不同,噻嗪类能增加远曲小管由甲状旁腺激素调节的 Ca^{2+} 重吸收,减少尿液 Ca^{2+} 的排出。

噻嗪类利尿作用部分依赖于肾脏前列腺素的合成,可被非甾体抗炎药所抑制。

2. 降压作用

单独应用时降压效应较弱。早期通过利尿、降低血容量而降压,长期则通过扩张外周血管而发挥作用(详见抗高血压药物章节)。

3. 抗利尿作用

噻嗪类排 Na^+ 作用可降低血浆渗透压,明显减少尿崩症患者的尿量和口渴感,具体抗利尿机制不明。

【临床应用】

1. 水肿

临床用于各种原因所致的水肿,对轻度、中度心源性水肿疗效较好,常用于慢性心功能不全的治疗。对肾性水肿的疗效受肾功能损害程度的影响,轻者较好,重者则差。对肝性水肿也有效,但应慎用,以防低血钾诱发肝昏迷。

2. 高血压病

常作为基础降压药与其他降压药合用,可减少后者用量,减少不良反应。

3. 尿崩症

主要用于肾性尿崩症及加压素无效的垂体性尿崩症,可使患者尿量明显减少。

4. 高尿钙伴肾结石

降低尿 Ca^{2+} 含量以及 Ca^{2+} 在管腔中的沉积,抑制肾结石的形成。

【不良反应】

1. 电解质紊乱

老年人应用本类药物较易发生低血压、电解质紊乱,可引起低血钾、低血镁及低钠低氯性碱血症,可合用保钾利尿药防治。

2. 代谢变化

可引起高尿酸、高血糖、高脂血症。升高血糖可能是因其抑制胰岛素分泌及减少组织利用葡萄糖所致。

3. 过敏反应

与磺胺类药物、呋塞米、布美他尼、碳酸酐酶抑制剂有交叉过敏反应,可见皮疹、光敏性皮炎、溶血性贫血、血小板减少性紫癜、坏死性胰腺炎等不良反应。

无尿或严重肾功能减退者以及对噻嗪类、磺胺药等过敏者禁用。糖尿病、高脂血症、痛风及老年患者慎用。

吲 哒 帕 胺

吲哒帕胺(indapamide)为含吲哚环的磺胺衍生物。口服给药后吸收快且完全,生物利用度高,作用维持 18 h。抑制碳酸酐酶作用强,具有利尿作用,效价强度高,用量仅为氢氯噻嗪的 1/10。可直接舒张血管,降低血压。不影响脂质代谢,适用于高血压伴高脂血症者。过量可致水电解质紊乱。对磺胺过敏者、严重肾功能不全、肝性脑病、低钾血症者禁用。

(三) 低效利尿药

低效利尿药按作用方式的不同分为保钾利尿药和碳酸酐酶抑制药。保钾利尿药作用于远曲小管末段及集合管,拮抗醛固酮或者通过抑制管腔膜上的 Na^+ 通道而起作用。目前用作醛固酮拮抗剂的药物有螺内酯、依普利酮、坎利酮(canrenone)和坎利酸钾(potassium canrenoate)。肾小管上皮细胞钠通道抑制药主要有氨苯蝶啶和阿米洛利。由于利尿作用弱,单用效果差,常与其他利尿药合用,一般不作为首选。

碳酸酐酶抑制药乙酰唑胺是磺胺的衍生物,通过抑制肾小管碳酸酐酶的活性,抑制 HCO_3^- 重吸收,使尿中 HCO_3^-、K^+ 和水排出增多。由于利尿作用弱,目前很少用于利尿。

螺　内　酯[基]

螺内酯(spironolactone)又称安体舒通(antisterone),为醛固酮的竞争性拮抗药。

【体内过程】　口服吸收较好,大部分由肝脏代谢为有活性的坎利酮,从肾脏和胆道中排出,约 10% 以原形从肾脏排出。

【药理作用】　螺内酯及其代谢产物坎利酮结构与醛固酮相似,结合胞质中的盐皮质激素受体,阻止醛固酮－受体复合物的核转位,还能干扰细胞内醛固酮活性代谢物的形成,影响醛固酮作用的充分发挥,抑制 Na^+-K^+ 交换,产生排钠保钾的利尿作用。其利尿作用较弱,缓慢而持久,服药 1 d 后起效,2～4 d 作用达高峰,停药后可持续 2～3 d。螺内酯仅在体内存在醛固酮时发挥作用,利尿作用与体内醛固酮浓度有关,对切除肾上腺的动物无效。

【临床应用】

1. 伴有醛固酮增多的顽固性水肿

常与氢氯噻嗪或高效能利尿药合用,治疗肝硬化和肾病综合征水肿患者,既可增强利尿作用,又可预防低钾血症。本药也用于治疗原发性醛固酮增多症。

2. 慢性充血性心力衰竭

螺内酯拮抗醛固酮不仅可以排钠利尿、消除水肿,还可通过抑制心肌纤维化等作用改善心衰临床症状。

【不良反应】　与呋塞米和氢氯噻嗪相比,螺内酯不良反应较轻,不影响尿酸排泄,也无升高血糖作用。

1. 高血钾

久用可致高钾血症,表现为嗜睡、极度疲乏、心率减慢、心律失常等。肾功能不良或血钾偏高者禁用。

2. 性激素样作用

如女性面部多毛、月经周期紊乱,男性乳腺发育等,停药后均可消失。少数患者可引起头痛、困倦与精神紊乱等。孕妇及哺乳期妇女慎用。

依　普　利　酮

依普利酮(eplerenone)为选择性醛固酮受体拮抗剂,对糖皮质激素、黄体酮和雄激素受体的亲和力较低,故克服了螺内酯的促孕和抗雄激素等副作用。口服达峰值时间约 1.5 h,$t_{1/2}$ 为 4～6 h。抗醛固酮受体活性约为螺内酯的两倍,对高血压、心力衰竭等疗效较好,副作用较小,临床应用前景较广。

氨　苯　蝶　啶[基]

氨苯蝶啶(triamterene,三氨蝶啶)为低效保钾利尿药。与螺内酯不同,氨苯蝶啶无拮抗醛固酮作用,也无性激素样副作用,对肾上腺切除的动物仍有利尿作用。

【体内过程】　本药口服 2 h 起效,6 h 作用达峰值。由肝脏代谢,以原形及代谢物形式从肾脏排出,$t_{1/2}$ 约 4 h。

【药理作用与临床应用】　直接作用于远曲小管末端和集合管,选择性阻滞管腔膜上的 Na^+ 通道,减少 Na^+ 重吸收,抑制 Na^+-K^+ 交换。由于管腔内负电位减小,使 K^+ 向管腔分泌的驱动力减少,K^+ 的分泌减少。其利尿作用较弱,常与排钾利尿药合用,治疗各种顽固性水肿。

【不良反应】 偶见嗜睡、头晕、恶心、呕吐、腹泻及光敏反应等,长期服用可致高钾血症。可抑制二氢叶酸还原酶,引起叶酸缺乏导致的巨幼红细胞性贫血,应补充甲酰四氢叶酸钙。肝、肾功能严重不良者及有高钾血症患者禁用。

阿 米 洛 利

阿米洛利(amiloride,氨氯吡咪)化学结构与氨苯蝶啶不同,但药理作用相似,是作用较强的保钾利尿药,无拮抗醛固酮作用。高浓度时,阻滞 $Na^+ - H^+$ 和 $Na^+ - Ca^{2+}$ 反向转运子,可抑制 H^+ 和 Ca^{2+} 的排泄。临床应用同氨苯蝶啶。

本药可引起恶心、呕吐、腹痛、腹泻、便秘等胃肠道反应,还可发生头晕乏力、感觉异常、轻度精神及视力异常、皮疹等。长期应用可引起高钾血症,肾功能不全、糖尿病患者及老年人较易发生。高钾血症患者禁用。

乙 酰 唑 胺[基]

乙酰唑胺(acetazolamide)又称醋唑磺胺(diamox),是碳酸酐酶抑制药的原形药。由于利尿作用弱,现很少作为利尿药使用,主要用于治疗青光眼。

【药理作用】 乙酰唑胺通过抑制近曲小管碳酸酐酶,减少 HCO_3^- 的重吸收,排钠利尿。还可影响肾脏以外部位碳酸酐酶依赖的 HCO_3^- 转运,通过抑制眼睫状体向房水分泌 HCO_3^- 以及脉络丛向脑脊液分泌 HCO_3^- ,分别减少房水和脑脊液的产生及降低 pH。

【临床应用】

1. 青光眼

乙酰唑胺可减少房水生成,降低眼压,用于急性闭角型青光眼的术前准备和慢性开角型青光眼的治疗。

2. 急性高山病

登山者在急速攀登 3000 m 以上时会出现无力、头晕、头痛和失眠症状,严重时会出现肺水肿或脑水肿进而危及生命。登山前 24 h 口服本药可预防高山病特有的脑水肿和肺水肿。

3. 其他

可用于碱化尿液、纠正代谢性碱中毒、癫痫的辅助治疗以及严重的高磷酸盐血症。

【不良反应】 严重不良反应少见。

1. 过敏反应

作为磺胺衍生物,可能造成磺胺样肾损害、骨髓抑制、皮肤毒性等,对磺胺类过敏者极易发生。

2. 代谢性酸中毒

长期使用可致体内贮存的 HCO_3^- 减少而引起代谢性酸中毒。进而引起其他肾小管部位增加对 Na^+ 重吸收,利尿效果显著降低,故乙酰唑胺利尿作用仅维持 2~3 d。

3. 尿结石

HCO_3^- 减少可引起磷酸盐尿和高钙尿症而致尿结石。

4. 电解质紊乱

出现代谢性酸中毒、低钾血症等,补充碳酸氢钠及钾盐可减轻症状。

5. 其他

可引起嗜睡、感觉异常。肾衰竭患者可因药物蓄积造成中枢神经系统毒性。

三、利尿药的合理应用

(一) 合理选药

水肿常见于心、肝、肾性疾病,临床应根据水肿形成的不同病因以及利尿药的特点合理选药。

1. 心性水肿

治疗心性水肿主要依靠心功能的改善,利尿药仅能起辅助治疗作用。对轻度、中度心性水肿,常用氢氯噻嗪,对严重心性水肿可采用高效利尿药。应用中注意以下几点:① 过度利尿可减少回心血量,使心室充盈压下降而减少心排血量,导致重要脏器缺血,右心衰竭患者尤易发生;② 利尿药引起的代谢性碱中毒,可进一步损害心功能,一般用补钾或生理盐水纠正,针对严重心衰患者,补盐可增加其心脏充盈压,纠正碱中毒可用乙酰唑胺;③ 利尿药引起的低血钾可加重心律失常,并易发生强心苷中毒,限制患者钠盐摄入可减少集合管处 Na^+ – K^+ 交换,避免低血钾。

2. 肾性水肿

急性肾炎时,主要采用无盐膳食和卧床休息的方式来消退水肿,一般不用利尿药,必要时可用氢氯噻嗪。慢性肾炎和肾病综合征水肿可酌情选用噻嗪类、保钾利尿药或高效利尿药。急性肾功能不全初期因甘露醇无效或因左心衰竭忌用甘露醇患者,用袢利尿药可获得满意疗效。慢性肾功能不全虽可用大剂量呋塞米治疗,但因减少血容量,降低肾小球滤过率,临床主要采用饮食和透析治疗。

3. 肝性水肿

肝硬化时因血浆胶体渗透压下降及对醛固酮、抗利尿激素灭活能力下降,开始治疗时不宜采用高效利尿剂,否则会引起电解质紊乱,加速肝衰竭和诱发肝昏迷。一般宜先用保钾利尿药,或保钾利尿药加噻嗪类利尿药,若疗效不佳可合用保钾及高效利尿药。

4. 急性肺水肿及脑水肿

急性肺水肿在采取综合治疗措施的同时,静注呋塞米等高效利尿药可通过排钠利尿减少血容量及舒张血管,减轻左心负荷,迅速消除肺水肿。对脑水肿,利尿药降低颅内压效果较差,可与甘露醇合用。

(二) 合理给药

利尿药一般宜从小剂量口服给药开始。对充血性心力衰竭患者,由于肠道淤血水肿,药物吸收不良,应静脉给药。间歇用药能减少电解质紊乱发生的风险。当增加剂量而利尿效果无明显提高时,不宜继续增加剂量,因为药物在体内浓度增加并不与利尿作用成正比,且血中药物浓度过高会增加不良反应。在某些特殊情况下,如有低蛋白血症时,可产生对利尿药的抵抗,影响疗效。此时用利尿药要适当补充白蛋白,因白蛋白可提高胶体渗透压,增加循环血容量,有助于利尿。但白蛋白会增加尿中蛋白,有时可引起肾小管功能障碍,须密切观察。

第二节 脱 水 药

脱水药又称渗透性利尿药,包括甘露醇、山梨醇、高渗葡萄糖、尿素等。渗透性利尿药应具有下列特点:① 静脉注射后不易通过毛细血管进入组织;② 易经肾小球滤过;③ 不易被肾小管重吸收。采用静脉给药,可迅速提高血浆渗透压,使组织脱水;当这些药物通过肾脏时不易被重吸收,小管液渗透压增高使水分重吸收减少,尿量增加,故本类药物既可脱水又可利尿。渗透性利尿药主要是增加水分而不是 Na^+ 的排泄,作用较弱,一般不作为利尿药使用。

甘 露 醇[基]

甘露醇(mannitol)为己六醇结构,临床常用 20% 高渗溶液静脉注射或滴注。

【药理作用】

1. 脱水作用

甘露醇口服不吸收,易产生腹泻,可迅速排除胃肠道内毒物。静脉注射或滴注时,可迅速提高血浆渗透压,使组织间液向血浆转移,降低颅内压和眼压。

2. 利尿作用

静注一般 10~20 min 起效,2~3 h 达峰值,维持 6~8 h。甘露醇可增加血容量及肾小球滤过率,经肾小球滤过后不被重吸收,保持肾小管较高的渗透压,水分重吸收减少,尿量增加。同时由于排尿速率增快,减少了尿液与肾小管上皮细胞接触时间,电解质重吸收也减少,髓质高渗区渗透压降低,进而抑制集合管对水的重吸收。

【临床应用】

1. 降低颅内压

甘露醇降低颅内压安全有效,是治疗脑水肿的首选药。

2. 青光眼

降低眼内压,可用于青光眼急性发作或术前应用。

3. 预防急性肾衰竭

甘露醇通过渗透性利尿维持尿量,冲刷和稀释小管内有害物质,保护肾小管以免萎缩坏死;利用脱水作用减轻肾间质水肿;还可增加肾血流量,改善急性肾衰早期的缺血缺氧状态,对肾衰竭伴有低血压者效果较好。

【不良反应】

1. 水和电解质紊乱

快速大量静注可引起一过性头痛、眩晕、视力模糊、心悸等,但滴速过慢则达不到降颅压的作用。因体内血容量迅速增多可致心力衰竭、稀释性低钠血症等,偶可致高钾血症。过度利尿可致血容量减少而加重少尿。

2. 血栓性静脉炎

静脉注射药液外漏可致组织水肿、皮肤坏死。一旦外漏应给予热敷消肿。

3. 过敏反应

偶见皮疹、荨麻疹、呼吸困难、过敏性休克等症状。

慢性心功能不全、活动性颅内出血者禁用。

山　梨　醇

山梨醇(sorbitol)是甘露醇的同分异构体，进入体内后，在肝内转化为果糖，故作用较弱。本品起效慢，维持时间长(6～12 h)，无反跳现象，临床常用其25%高渗溶液。

高渗葡萄糖

50%高渗葡萄糖溶液(hypertonic glucose)静脉注射，可产生轻度脱水和渗透性利尿作用。因葡萄糖在体内易被代谢，故作用较弱，维持时间短。由于葡萄糖可从血管弥散到脑脊液中，停药后使颅内压回升引起反跳，一般与甘露醇合用治疗脑水肿和急性肺水肿。

制剂与用法

1. 呋塞米(furosemide)　片剂：20 mg。注射剂：20 mg。口服：20 mg/次，3 次/d。间歇给药，服药 1～3 d，停药 2～4 d。静脉注射或肌注：20 mg/次，每日或隔日 1 次，稀释后缓慢推注。

2. 布美他尼(bumetanide)　片剂：1 mg。注射剂：0.5 mg，1 mg。口服：0.5～2 mg/次，1 次/d。静脉注射或肌注：0.5～1 mg/次，必要时每 2～3 h 重复，最大剂量为 10 mg/d。

3. 依他尼酸(etacrynic acid)　片剂：25 mg。注射剂：25 mg。口服：25 mg/次，1～3 次/d。静脉用药，起始剂量为 50 mg 或 0.5～1 mg/kg，溶于 5%葡萄糖液或生理盐水(1 mg/mL)中缓慢滴注。必要时 2～4 h 后重复，有反复者可每 4～6 h 重复 1 次，危重情况可每小时重复 1 次，一般每日剂量不超过 100 mg。

4. 氢氯噻嗪(hydrochlorothiazide)　片剂：6.25 mg，10 mg，25 mg，50 mg。口服：25～50 mg/次，1～2 次/d 或隔日治疗或每周连服 3～5 d。

5. 氯噻酮(chlortalidone)　片剂：50 mg，100 mg。口服：100 mg/次，1 次/d 或 1 次/2 d。

6. 螺内酯(spironolactone)　片剂：12 mg，20 mg。口服：20 mg/次，3～4 次/d。

7. 氨苯蝶啶(triamterene)　片剂：50 mg。口服：50～100 mg/次，2～3 次/d。

8. 盐酸阿米洛利(amiloride hydrochloride)　片剂：2.5 mg。口服：2.5～5 mg/次，1～2 次/d。

9. 乙酰唑胺(acetazolamide)　片剂：0.25 g。治疗青光眼，口服：0.25 g/次，2～3 次/d。利尿，口服：0.25 g/次，1 次/d 或隔日 1 次。

10. 甘露醇(mannitol)　注射液：4 g/20 mL，10 g/50 mL，20 g/100 mL，50 g/250 mL。静脉滴注，按每次 1～4.5 g/kg 计，一般用 20%溶液 250～500 mL，滴速 10 mL/min。

11. 山梨醇(sorbitol)　注射液：25 g/100 mL，62.5 g/250 mL。静脉滴注，1 次 25%溶液 250～500 mL，于 20～30 min 内滴完，必要时隔 6～12 h 重复给药。

12. 葡萄糖(glucose)　注射液：10 g/20 mL。静脉注射，40～60 mL/次。

（王　娟　杨解人）

第二十一章 抗高血压药

高血压(hypertension)是以体循环动脉压升高为主要临床表现,可伴有心、脑、肾等器官功能或器质性损害的临床综合征。在未服用抗高血压药物的情况下,成人收缩压≥140 mmHg和(或)舒张压≥90 mmHg 即可诊断为高血压。绝大部分的高血压病因不明,称为原发性高血压或高血压病,是心脑血管疾病最重要的危险因素。约 5% 的高血压有明确病因,如肾脏疾病、原发性醛固酮增多症、嗜铬细胞瘤、甲状腺功能亢进等,称为继发性高血压。

抗高血压药(antihypertensive drugs)又称降压药,可用于高血压治疗,能有效降低血压,减少心、脑、肾等并发症的发生率和病死率,提高患者生活质量。

第一节　抗高血压药物分类

形成血压的基本因素是心排血量和外周血管阻力。前者主要与血容量和心脏泵血功能有关,后者主要取决于外周小动脉血管壁的张力。许多神经、体液因素通过影响上述基本因素参与血压调节,其中最主要的是交感神经系统和肾素-血管紧张素-醛固酮系统(renin-angiotensin-aldosterone system,RAAS)。不同抗高血压药物可分别作用于不同环节和部位,发挥降压作用。根据药物的作用机制,抗高血压药物可分为六类(表 21.1):

表 21.1　抗高血压药物分类及代表药物

分　类	代表药物
一、利尿药	氢氯噻嗪、吲哒帕胺
二、肾素-血管紧张素系统抑制药	
1. 血管紧张素转化酶(ACE)抑制药	卡托普利、依那普利等
2. 血管紧张素Ⅱ受体阻断药	氯沙坦、缬沙坦等
3. 肾素抑制药	雷米克林、阿利克林
三、钙通道阻滞药(钙拮抗药)	硝苯地平、尼群地平、氨氯地平等
四、交感神经抑制药	
1. 中枢性降压药	可乐定、莫索尼定
2. 神经节阻断药	樟磺咪芬

分　类	代表药物
3. 去甲肾上腺素能神经末梢阻滞药	利血平
4. 肾上腺素受体阻断药	
（1）α 受体阻断药	哌唑嗪、特拉唑嗪等
（2）β 受体阻断药	普萘洛尔、阿替洛尔等
（3）α、β 受体阻断药	拉贝洛尔、卡维地洛等
五、血管扩张药	硝普钠
六、其他抗高血压药	
1. 钾通道开放药	吡那地尔、米诺地尔
2. 前列环素合成促进药	沙克太宁
3. 内皮素受体阻断药	波生坦
4. 作用于 5-HT 受体药	
（1）5-HT 受体阻断药	酮色林
（2）5-HT 受体激动药	乌拉地尔

目前，临床常用的一线抗高血压药物主要有利尿药、钙通道阻滞药、β肾上腺素受体阻断药、ACE 抑制药、血管紧张素 Ⅱ 受体阻断药，可单独应用治疗轻度高血压或联合应用治疗中度、重度高血压。

第二节　常用抗高血压药物

一、利尿药

利尿药是治疗高血压的基本药物，可分为高效、中效、低效三类，其中，中效能利尿药（如氢氯噻嗪、吲哒帕胺等）降压起效较平稳，持续时间较长，且不良反应较小，为最常用降压药物。

氢 氯 噻 嗪[基]

氢氯噻嗪（hydrochlorothiazide）为利尿药中最常用的降压药物，其确切降压机制尚不明确，目前认为主要通过以下两方面发挥作用（图 21.1）。① 用药初期，促进肾脏排钠利尿作用造成体内钠、水负平衡，使细胞外液和血容量减少，心排血量降低，血压下降；② 长期给药，Na^+ 大量排出，血管平滑肌细胞内 Na^+ 浓度降低，Na^+ - Ca^{2+} 交换减少，使 Ca^{2+} 含量降低，血管平滑肌对缩血管物质（儿茶酚胺、去甲肾上腺素等）敏感性下降，且长期用药可诱导产生扩血管物质如缓激肽及前列环素（PGI_2）等，从而使血管平滑肌舒张，外周阻力下降而产生降压作用。

临床单用治疗轻度、中度高血压，或与其他降压药联用治疗各型高血压。一般使用12.5 mg 降压疗效明显，不良反应轻。超过 25 mg，降压作用并不增强，而不良反应的发生率明显增加，因此单用氢氯噻嗪降压时剂量不宜超过 25 mg。长期大量用药可引起电解质、糖、脂代谢紊乱，诱发或加重痛风。

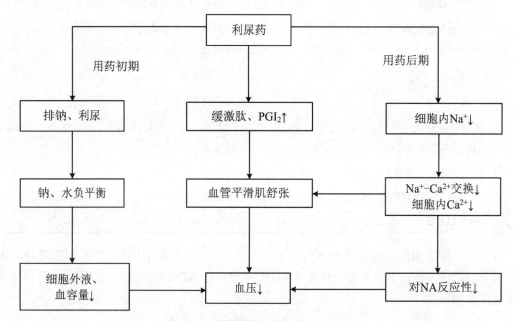

图 21.1　利尿药降压作用机制示意图

吲 哒 帕 胺[基]

吲哒帕胺（indapamide）化学结构不属于噻嗪类，但其利尿作用部位与噻嗪类相同。口服易吸收，2～3 h 起效，一次给药作用可维持 24 h，是一种强效、长效降压药，适用于各种类型高血压，常与其他药物联用。降压的同时尚具有逆转左心室肥厚的作用，且不影响糖、脂代谢，可代替噻嗪类利尿药用于伴有高脂血症的患者。不良反应较小，少数患者可出现眩晕、头痛、失眠、复视、食欲减低、反胃、腹泻、恶心、便秘、体位性低血压、性欲减退等。脑血管病患者禁用。肝肾功能损害、糖尿病、痛风、高尿酸血症患者、孕妇和哺乳期女性慎用。

二、钙通道阻滞药

钙通道阻滞药（calcium channel blocker，CCB）又称钙拮抗药（calcium antagonists），根据化学结构可分为二氢吡啶类和非二氢吡啶类。其中二氢吡啶类对血管平滑肌具有选择性，较少影响心脏，其降压效果确切，对血糖、血脂等代谢影响较小，是目前临床常用的降压药。

硝 苯 地 平[基]

【体内过程】　口服易吸收，生物利用度为 45%～70%，血浆蛋白结合率为 90% 以上。

口服 5～20 min 起效, $t_{1/2}$ 约 4 h。主要在肝脏代谢,80%原形药及代谢产物由尿排出。

【降压作用与临床应用】　阻滞血管平滑肌细胞膜上 Ca^{2+} 通道,减少 Ca^{2+} 内流,引起血管平滑肌舒张,对动脉的舒张作用尤为明显,致使外周血管阻力降低,血压下降。其降压作用具有如下特点:① 增加心、脑、肾等重要器官血流量,改善器官功能;② 扩张冠状动脉,增加心脏血流量;③ 降低肾血管阻力,增加肾小球滤过率;④ 长期应用可逆转和改善高血压患者的心脏和血管重构,改善心脏功能,增加血管顺应性,对心肌具有保护作用;⑤ 抑制血小板聚集、增加红细胞变形能力和降低血液黏滞度。

降压作用强而迅速,可用于轻度、中度、重度高血压,也适用于合并心绞痛或肾脏疾病、糖尿病、哮喘、高脂血症及恶性高血压患者。与其他降压药联用可增强降压效果。临床推荐使用缓释与控释剂型,可减轻因迅速降压造成的反射性交感活性增加。

【不良反应】　常见的不良反应有头痛、心悸、面部潮红、头晕、脚踝水肿,严重者可引起低血压。治疗早期可反射性兴奋交感神经,减弱降压作用,可与 β 受体阻断药合用以增强疗效,减轻不良反应。对急型心肌梗死者禁用,伴有缺血性心脏病者应慎用。

尼 群 地 平[基]

尼群地平(nitrendipine)口服后约 1.5 h 血药浓度达峰值,作用持续 6～8 h, $t_{1/2}$ 为 10～22 h,为中效类钙通道阻滞药。药理作用与硝苯地平相似,对血管的扩张作用较硝苯地平强,降压作用温和而持久,适用于各种类型的高血压,可作为轻度、中度高血压的首选药。不良反应与硝苯地平相似。主动脉瓣严重狭窄者禁用,肝、肾功能减退、不稳定型心绞痛患者以及孕妇慎用。

氨 氯 地 平[基]

氨氯地平(amlodipine)口服吸收完全,6～12 h 达峰浓度, $t_{1/2}$ 达 40～50 h,为长效钙通道阻滞药。作用与硝苯地平相似,但降压作用较平缓,持续时间明显延长,可用于青年、老年高血压及伴有肾功能不全的高血压患者。不良反应较轻。

三、β 肾上腺素受体阻断药

β 肾上腺素受体阻断药为常用抗高血压药。根据对 β 受体选择性不同,可分为非选择性 β 受体阻断药,如普萘洛尔等,对 $β_1$、$β_2$ 受体均产生阻断作用;选择性 β 受体阻断药,如美托洛尔、阿替洛尔等,主要对 $β_1$ 受体起阻断作用;双重受体阻断药,如拉贝洛尔等,能阻断 α 受体和 β 受体。

普 萘 洛 尔

普萘洛尔(propranolol)为非选择性 β 受体阻断药,口服吸收良好,但首过消除明显,生物利用度约为 25%,个体差异较大,不同个体服用同等剂量的药物,血中药物浓度相差可达 25 倍。 $t_{1/2}$ 约 4 h,但降压作用持久。

【药理作用】　阻断心脏 $β_1$ 受体,使心肌收缩力减弱,心率减慢,心排血量减少;阻断肾小球旁器 $β_1$ 受体,抑制肾素分泌,降低 RAAS 活性;阻断外周去甲肾上腺素能神经突触前膜的 $β_2$ 受体,抑制其正反馈作用,减少 NA 的释放,降低外周交感神经活性;阻断下丘脑和延

髓的 β 受体；抑制压力感受器的敏感性；促进 PGI_2 生成，使血管扩张而产生降压作用（图 21.3）。

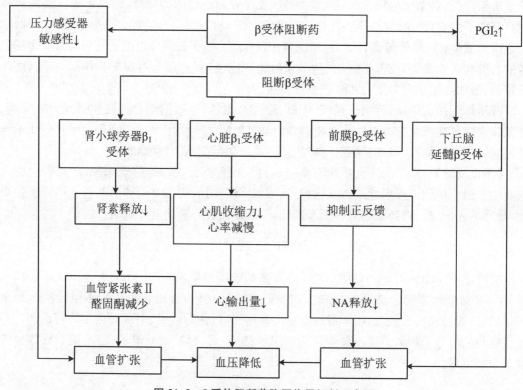

图 21.3 β 受体阻断药降压作用机制示意图

【临床应用】 单用或与其他降压药合用于治疗各种程度的高血压，对伴有心输出量和肾素活性偏高的高血压患者，以及高血压伴有心绞痛、偏头痛、焦虑症等疗效较好。

阿 替 洛 尔[基]

阿替洛尔（atenolol）是选择性 $β_1$ 受体阻断药，对心脏选择性较高，对血管及支气管 $β_2$ 受体影响较小，无内在拟交感活性，无膜稳定作用。降压机制与普萘洛尔相似，可用于治疗各种程度高血压。降压作用维持时间长，每天服用一次。大剂量给药时，可使哮喘或慢性阻塞性肺部疾病患者的气道功能下降，因此高血压伴此类疾病的患者应慎用。

拉 贝 洛 尔[基]

拉贝洛尔（labetalol）为 α、β 受体阻断药，对 $β_1$ 和 $β_2$ 受体作用相当，对 $α_1$ 受体作用较弱，对 $α_2$ 受体则无作用。适用于各种程度的高血压及高血压急症、妊娠期高血压、嗜铬细胞瘤等。大剂量可致直立性低血压，少数患者有头痛、疲倦、上腹部不适等症状。

卡 维 地 洛

卡维地洛（carvedilol）阻断 α 和 β 受体，口服首过消除明显，生物利用度为 22%，药效可维持 24 h，用于治疗轻度、中度高血压及伴有肾功能不全或伴有糖尿病的高血压。不良反应与普萘洛尔相似，但对血脂代谢无影响。

四、血管紧张素转化酶抑制药

血管紧张素转化酶抑制药(angiotensin converting enzyme inhibitor,ACEI)降压效果明显,且有器官保护作用,对高血压患者的并发症及伴发疾病有良好的治疗效果,目前已成为治疗高血压伴糖尿病、左心室肥厚、左心功能障碍及急性心肌梗死患者的首选药物。常用药物有卡托普利、依那普利、贝那普利、赖诺普利等。

卡 托 普 利[基]

卡托普利(captopril)是首个用于临床的 ACE 抑制药。

【体内过程】　口服吸收快,1 h 血药浓度达峰值,生物利用度为 75%,但口服易受食物影响,宜在餐前服用。大部分在血液中被氧化成二硫化合物自肾排出,$t_{1/2}$ 约 2 h。

【药理作用】　卡托普利抑制循环和组织中的 ACE,使 Ang Ⅱ 生成减少,血管舒张;减少醛固酮分泌,以利于排钠;抑制激肽酶使缓激肽降解减少,并可促进 NO 和 PGI_2 的合成,舒张血管,降低血压(图 21.4)。

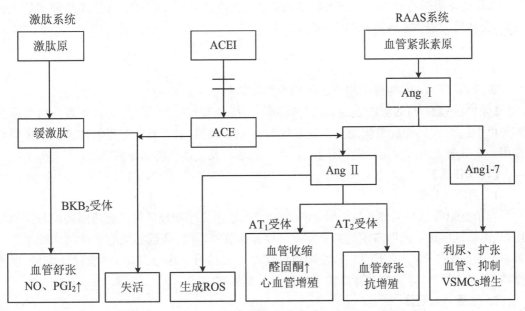

图 21.4　ACEI 与 AT₁ 受体阻断药降压作用机制示意图

【临床应用】　适用于各型高血压,是治疗高血压的一线药物。单用治疗轻度、中度高血压,合用利尿药及其他降压药可用于治疗重度或顽固性高血压。因具有逆转左心室肥厚与血管重构、改善胰岛素抵抗和糖脂代谢紊乱等优点,可作为伴有糖尿病、左心室肥厚、左心功能障碍及急性心肌梗死等高血压患者的首选药物,可明显改善患者生活质量且无耐受性、无停药反跳现象。

【不良反应】　不良反应较轻,耐受性良好,首剂低血压、刺激性干咳较常见。因含—SH基团,可有青霉胺样反应,如皮疹、嗜酸性粒细胞增多、味觉异常等。可引起高血钾、低血糖、肾功能损害、血管神经性水肿,并有致畸作用,故孕妇、肾功能减退患者禁用。具有自身免疫性疾病、骨髓抑制、脑动脉或冠状动脉供血不足、血钾过高等患者慎用。

依 那 普 利[基]

依那普利(enalapril)为不含—SH 的长效、高效 ACE 抑制药物,其对 ACE 抑制作用较卡托普利强 10 倍。口服易吸收,4～6 h 血药浓度达峰值,生物利用度约为 65%。依那普利为前体药,在体内经肝酯酶水解生成二羧酸活性代谢物依那普利拉,后者可与 ACE 结合而抑制其活性。依那普利拉 $t_{1/2}$ 为 30～35 h,主要通过肾脏排泄。临床用于各型高血压的治疗,长期应用能防止或逆转左室肥厚,改善动脉顺应性,提高患者生活质量。

其他 ACE 抑制药

本类药物尚有赖诺普利[基](lisinopril)、贝那普利(benazepril)、福辛普利(fosinopril)、喹那普利(quinapril)、培垛普利(perindopril)、西拉普利(cilazapril)、雷米普利(ramipril)等,除了赖诺普利外,其余均为前体药。共同特点为降压作用持久,每天只需给药一次。

五、AT₁ 受体阻断药

AT₁ 受体阻断药对 AT₁ 受体有高度选择性、亲和力强、作用持久,降压作用较 ACEI 更完全,无血管神经性水肿、咳嗽等不良反应。

氯 沙 坦

氯沙坦(losartan)为首个用于临床的非肽类 AT₁ 受体阻断药。

【体内过程】 口服吸收迅速,首过消除明显,生物利用度约为 33%,血浆蛋白结合率在 98% 以上。约 14% 经肝脏代谢为 5-羧基代谢物 EXP3174,后者具有非竞争性 AT₁ 受体阻断作用。大部分无活性代谢物随胆汁排泄,部分原形药及代谢产物随尿液排出。

【药理作用】

1. 阻断 AT₁ 受体

竞争性阻断 AT₁ 受体,拮抗 Ang Ⅱ 收缩血管、增强交感神经活性及促进醛固酮分泌等作用,从而降低血压。长期应用能抑制左室肥厚和血管壁增厚,降低心血管疾病的病死率。对肾功能的保护作用与 ACEI 相似,在降压的同时能保持肾小球滤过率,增加肾血流量,促进排钠,对高血压、糖尿病合并肾功能不全患者具有保护作用。

2. 激活 AT₂ 受体

由于阻断 AT₁ 受体,同时反馈性增加肾素活性,使 Ang Ⅱ 浓度增加,激活 AT₂ 受体,可激活缓激肽-NO 途径,产生扩血管、抗增殖等作用,有利于降压和保护靶器官(图 21.4)。

【临床应用】 用于各型高血压,对高血压伴有糖尿病肾病、慢性心功能不全者有良好疗效。与利尿药或钙通道阻滞剂、ACEI 等合用,可增强疗效。

【不良反应】 不良反应较 ACEI 轻,不影响血脂、血糖代谢,干咳发生率明显少于ACEI。可见头昏、乏力和剂量相关的体位性低血压,尤易发生于低血压及电解质、体液平衡失调、血管容量不足的患者。孕妇、哺乳期妇女及肾动脉狭窄者禁用。低血压、肾功能严重不全及肝病患者慎用。

临床应用的这类药物尚有缬沙坦[基](valsartan)、厄贝沙坦(irbesartan)、坎地沙坦(candesartan)、替米沙坦(telmisartan)、依普沙坦(eprosartan)、他索沙坦(tasosartan)等。其

中坎地沙坦具有作用强、用量小、维持时间长、谷峰比值高（＞80％）等优点。

第三节　其他抗高血压药物

一、中枢性降压药

中枢性降压药包括第一代降压药可乐定和第二代降压药莫索尼定、雷美尼定等。

可　乐　定

可乐定（clonidine）为第一代中枢性降压药。

【体内过程】　脂溶性高，口服吸收快而完全，1.5～3 h 血药浓度达峰值，生物利用度为71％～82％，可透过血脑屏障。约 50％的药物经肝代谢，其余以原形经肾排泄，血浆 $t_{1/2}$ 为5.2～13 h。

【药理作用】

（1）激动延髓背侧孤束核（NTS）抑制性神经元突触后膜 α_2 受体和延髓嘴端腹外侧区（RVLM）的 I_1 咪唑啉受体，抑制交感神经中枢的传出冲动，降低外周交感神经活性，使外周阻力下降，产生降压作用（图 21.5）。

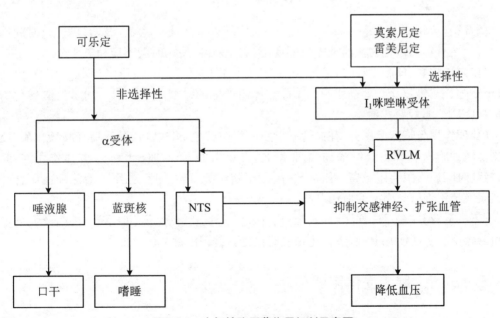

图 21.5　中枢性降压药作用机制示意图

（2）激动外周交感神经末梢突触前膜的 α_2 受体及其相邻的咪唑啉受体，产生负反馈作用，减少神经末梢 NA 释放，降低血压。大剂量时可激动血管平滑肌上的 α_1 受体而收缩血管，减弱其降压作用。

【临床应用】 降压作用中等偏强,不影响肾血流量及肾小球滤过率,并能抑制胃肠道分泌和运动,用于其他降压药治疗无效的中度高血压、肾性高血压或兼有消化性溃疡的高血压,与利尿药合用治疗重度高血压。

【不良反应】 常见口干、便秘、嗜睡、抑郁、眩晕、血管神经性水肿、腮腺肿痛、心动过缓、恶心、食欲不振等,长期用药可导致水钠潴留产生耐受性,降压作用减弱。突然停药,可发生反跳现象。高血压伴有脑血管病、冠状动脉供血不足、窦房结功能低下、血栓闭塞性脉管炎、精神抑郁、雷诺病患者,孕妇及哺乳期妇女慎用。

莫 索 尼 定

莫索尼定(moxonidine)为第二代中枢性降压药,口服吸收率为 90%,生物利用度为 88%,无首过效应。对 I_1 咪唑啉受体的选择性高,降压效能低于可乐定。适用于轻度、中度高血压和老年高血压病。不良反应较少,长期用药能逆转心肌肥厚。病窦综合征、恶性心律失常、重度心衰、不稳定型心绞痛、重度肾功能不全及血管神经性水肿者禁用。

二、血管扩张药

血管扩张药通过直接扩张血管而产生降压作用。由于血压下降,可反射性兴奋交感神经,引起心肌收缩力增强,心排出量增加,并可升高血浆肾素水平,激活 RAAS,导致外周血管阻力升高和醛固酮分泌增加,水、钠潴留,从而减弱降压作用。一般不宜单独使用,仅在其他降压药无效时才加用该类药物。

硝 普 钠[基]

硝普钠(sodium nitroprusside)为硝基扩血管药,水溶液不稳定,遇光、热或长时间储存易分解产生有毒的氰化物。药液需现配现用,避光静滴,使用时间不应超过 4 h。

【体内过程】 口服不吸收,静脉滴注 30 s 血压下降,2 min 血压降到最低水平,停药后 5 min 内血压可恢复至给药前水平。本品在体内产生的氰根离子(CN^-)可被肝脏转化为硫氰酸根(SCN^-),经肾排泄。

【药理作用与临床应用】 在血管平滑肌内代谢产生 NO,后者激活鸟苷酸环化酶,使血管平滑肌细胞内 cGMP 含量增加,血管舒张,外周阻力下降,血压降低。降压作用强、起效快、持续时间短。主要用于高血压危象、高血压脑病等急救治疗,也用于治疗高血压合并心力衰竭或嗜铬细胞瘤引起的血压升高。

【不良反应】 常见面部潮红、头痛、出汗、恶心、呕吐、低血压、心悸等,长期及大剂量应用可导致甲状腺功能减退、血浆氰化物或硫氰化物蓄积中毒。

三、α_1 肾上腺素受体阻断药

α_1 受体阻断药可降低动脉阻力,增加静脉容量,增加血浆肾素活性,不易引起反射性心率增加。长期使用后舒血管作用仍存在,但肾素活性可恢复正常。其最大的优点是对代谢无明显影响,并可降低血糖、血脂。可用于各种程度的高血压,对轻度、中度高血压有明确疗效,与利尿药及 β 受体阻断药合用可增加其降压作用。

哌　唑　嗪[基]

哌唑嗪(prazosin)为人工合成的喹啉类衍生物。

【体内过程】　口服易吸收,2 h 血药浓度达峰值,能维持 8～10 h。首过消除明显,生物利用度约为 60%,血浆蛋白结合率可达 90% 以上,$t_{1/2}$ 为 2.5～4 h,大部分药物经肝代谢,由胆汁排出,5%～10% 以原形经肾排泄。

【药理作用】　选择性阻断 α_1 受体,松弛血管平滑肌、扩张周围血管、降低血压。扩张动脉和静脉,降低心脏前、后负荷,使左心室舒张末压下降,改善心功能。此外还能阻断膀胱颈、前列腺和尿道等部位的 α_1 受体,松弛平滑肌,缓解前列腺增生引起的排尿梗阻症状。

【临床应用】　适用于各型高血压,单用可治疗轻度、中度高血压及并发肾功能受损的高血压患者,适用于伴前列腺增生、高脂血症、糖尿病及肾上腺嗜铬细胞瘤所致的高血压患者。与其他降压药合用可治疗重度高血压。

【不良反应】　首次给药可致严重的体位性低血压,发生率高达 50%。老年人,尤其已用利尿药或 β 受体阻断药者易发生。少数患者有轻度头晕、嗜睡、头痛、鼻塞等反应,可自行消失。长期用药应注意防止水钠潴留、下肢水肿和体重增加,可合用利尿药。支气管痉挛、严重慢阻肺、窦性心动过缓、房室传导阻滞、心源性休克、心力衰竭患者及对本类药物过敏者慎用。

本类药物还有特拉唑嗪(terazosin)、多沙唑嗪(doxazosin)等,均可用于治疗轻度、中度高血压及良性前列腺增生。

四、钾通道开放药

钾通道开放药(potassium channel openers)又称钾通道激活药(potassium channel activators),是一类新型的血管扩张药,主要有尼可地尔(nicorandil)、米诺地尔(minoxidil)、吡那地尔(pinacidil)等。可激活血管平滑肌细胞膜 ATP 敏感性钾通道,使 K^+ 外流增加,导致细胞膜超极化,电压依赖性钙通道关闭,Ca^{2+} 内流减少,细胞内游离 Ca^{2+} 浓度下降,从而引起血管舒张,血压下降,用于轻度、中度高血压,常与利尿药和 β 受体阻断药合用提高疗效。

常见不良反应为水肿,大剂量可引起头痛、嗜睡、乏力及多毛症,并可引起反射性交感神经兴奋,出现心悸、心动过速、心律失常等症状。

五、去甲肾上腺素能神经末梢阻滞药

去甲肾上腺素能神经末梢阻滞药主要通过影响儿茶酚胺的储存及释放产生降压作用,如利血平及胍乙啶。

利　血　平

利血平(reserpine)又叫利舍平,可耗竭交感神经末梢的去甲肾上腺素储存,使去甲肾上腺素释放减少,外周血管舒张,血压下降。降压作用弱,不良反应较多,临床多用作复方制剂。常见倦怠、昏厥、头痛、性欲减退、乏力、精神抑郁、焦虑、多梦、腹泻、口干、恶心、呕吐等不良反应。

六、其他药物

作用机制与上述药物不同,且具有明显降压作用的药物还有 5-羟色胺受体拮抗药酮色林(ketanserin)、内皮素受体拮抗药波生坦[基](bosentan)、前列环素合成促进药沙克太宁(cicletanine)、肾素抑制药阿利吉仑(aliskiren)及依那吉仑(enalkiren)等。

第四节　抗高血压药的应用原则

高血压治疗的最终目标不仅要降低血压,而且要减轻或逆转患者的器官损伤,防止发生严重的心、脑、肾等并发症,提高患者生活质量,延长寿命。在治疗中既要确切、平稳降压,防止血压波动过大,又要阻断 RAAS,保护靶器官功能。

一、正确把握治疗目标,终生治疗

降压治疗的主要目标是控制血压,最终目标是减少心、脑、肾等靶器官并发症的发生率和病死率。确切有效的降压治疗可以大幅度地减少高血压并发症的发生率。理想的血压水平是将血压降到最大能耐受程度,此水平时心血管并发症危险程度最低。只有达到理想的血压水平,才能使靶器官得到较好的保护。目前原发性高血压病病因不明,无法根治,药物治疗使血压达到正常后自动停药,血压可重新升高,故需要终生治疗。

二、平稳降压

血压不稳定可导致重要靶器官损伤。在血压水平相同的高血压患者中,血压波动性越高,靶器官损伤越严重。有心、脑、肾供血不足者,过度降压可加重缺血症状。除非紧急情况,一般不必急剧降压,尤其是老年人,宜逐渐降压。正常生理情况下,机体通过神经与体液调节,使血压在一定范围内波动。因此,高血压患者在治疗时,应注意尽可能地减少人为因素导致的血压波动。使用短效的降压药常使血压波动增大,最好选用 24 h 平稳降压的长效药,其降压效力的"谷峰比值"宜大于 50%,即给药 24 h 后仍保持 50% 以上的最大降压效应。该类药物不仅可以提高患者的依从性,更重要的是通过减少 24 h 血压波动性而减少心血管危险事件,保护靶器官免受损害。

三、保护靶器官

长期高血压导致的靶器官损伤包括心肌肥厚、肾小球硬化和小动脉重构等,并可相互作用,形成恶性循环。因此,在抗高血压的治疗中必须考虑防止和逆转靶器官损伤。一般而言,血压控制在正常范围内即能减少靶器官的进一步损伤。目前认为对靶器官有保护作用的药物有长效钙拮抗剂、ACEI 和 AT_1 受体拮抗药。

四、强调个体化治疗

高血压治疗应个体化,主要根据患者年龄、性别、血压水平、病情程度、并发症等情况制定不同的治疗方案,维持和改善患者的生活质量,延长寿命。选药和剂量宜个体化。因不同患者或同一患者在不同病程时期,所需剂量不同,或由于药物可能存在遗传代谢多态性,不同患者病情相似,但所需剂量也不同。所以,应选择疗效最好、剂量适宜、不良反应最少的药物进行治疗。

五、抗高血压药物的联合应用

抗高血压药物的联合应用目的是增强疗效、减少不良反应和保护靶器官。当一种降压药无效时,可改用另一种作用机制不同的降压药。单一药物有较好反应,但未达到目标血压时可采用联合用药。联合用药应从小剂量开始,应采用作用机制不同的药物,以提高疗效、减少不良反应。目前推荐以下几种联合用药:① 利尿剂与 β 受体阻断药;② 利尿剂与 ACEI(或 AT_1 受体阻断药);③ 二氢吡啶类钙拮抗药与 β 受体阻断药;④ ACEI 与钙拮抗药。

制剂与用法

1. 氢氯噻嗪(hydrochlorothiazide) 片剂:6.25 mg,10 mg,25 mg,50 mg。口服,治疗水肿性疾病,25~50 mg/次,1~2 次/d。治疗高血压,25~100 mg/d,分 1~2 次服用,并按降压效果调整剂量。

2. 吲哒帕胺(indapamide) 片剂:2.5 mg。胶囊:2.5 mg。缓释片:1.5 mg。缓释胶囊:1.5 mg。口服:2.5~5 mg/次,1 次/d。缓释片或胶囊:1.5 mg,口服,每 24 h 一片,早晨服用,加大剂量并不能提高抗高血压疗效,只能增加利尿作用。

3. 尼群地平(nitrendipine) 片剂:10 mg,20 mg。胶囊:10 mg。口服:20~30 mg/次,1 次/d。

4. 硝苯地平(nifedipine) 片剂:5 mg,10 mg。胶囊剂:5 mg,10 mg。控释片:30 mg。缓释片:20 mg。口服:5~10 mg/次,3 次/d。控释片,30 mg/次,1 次/d,缓释片,20 mg/次,每 12 h 一次,整片吞服,切勿嚼碎。

5. 马来酸氨氯地平(amlodipine maleate)或苯磺酸氨氯地平(amlodipine Besylate) 片剂:5 mg。滴丸:5 mg。胶囊:5 mg。口服:5~10 mg,1 次/d。

6. 盐酸普萘洛尔(propranolol hydrochloride) 片剂:10 mg。缓释胶囊:40 mg。口服,片剂10~20 mg/次,3~4 次/d,以后每周增加剂量 10~20 mg,直到达到满意疗效,一般最大剂量不应超过 300 mg/d。缓释胶囊,40~80 mg,1 次/d。

7. 阿替洛尔(atenolol) 片剂:25 mg,50 mg,100 mg。口服:50~100 mg/次,1 次/d。

8. 盐酸拉贝洛尔(labetalol hydrochloride) 片剂:100 mg,200 mg。口服:开始时剂量100 mg/次,2~3 次/d,根据血压水平调整用量,如疗效不佳,可增至 200 mg/次,3~4 次/d。

9. 卡维地洛(carvedilol) 片剂:6.25 mg,10 mg,12.5 mg,20 mg。胶囊:10 mg。口服,片剂起始剂量 6.25 mg/次,2 次/d,在需要的情况下可增至 12.5 mg/次,2 次/d。如血压控制不理想,

剂量可增至 25 mg/次,2 次/d。一般可在 7~14 d 内达到完全的降压作用。总量不得超过 50 mg/d。本品须和食物一起服用,以减慢吸收,降低体位性低血压的发生。胶囊开始剂量为 10 mg/次,1 次/d,两日后可增至 10 mg/次,2 次/d,如应用两周后疗效仍不满意,可增至 20 mg/次,2 次/d,但每日最大剂量不应超过 40 mg。

10. 卡托普利(captopril) 片剂:12.5 mg,25 mg,50 mg。口服:开始 25 mg/次,3 次/d,饭前服,逐增至 50 mg/次,3 次/d。最大剂量:450 mg/d。

11. 马来酸依那普利(enalapril maleate) 片剂:5 mg,10 mg。胶囊:5 mg,10 mg。口服,开始时,2.5~5 mg/d,治疗量为 2.5~40 mg/d,可 1 次或分 2 次服用。剂量超过 10 mg 后,增加剂量只延长作用持续时间。

12. 氯沙坦钾(losartan potassium) 片剂:50 mg,100 mg。胶囊:50 mg,100 mg。口服,通常起始和维持剂量为每天一次 50 mg,治疗 3~6 周可达到最大降压效果。部分患者剂量增加到每天一次 100 mg 可产生进一步的降压作用。

13. 盐酸可乐定(clonidine hydrochloride) 片剂:0.075 mg。注射剂:0.15 mg/mL。口服:0.075~0.15 mg/次,1~3 次/d,根据病情可逐渐增加剂量。极量:0.4~0.6 mg/次。肌注或静注:0.15~0.3 mg/次,必要时每 6 h 重复一次。

14. 硝普钠(sodium nitroprusside) 粉针剂:50 mg。静滴:50 mg 以 5% 葡萄糖溶液 2~3 mL 溶解,然后根据所需浓度再稀释于 250 mL,500 mL 或 1000 mL 的 5% 葡萄糖溶液中,缓慢静滴(避光),根据临床症状与血压调整药量,滴速不超过 3 μg/kg/min。配置时间超过 4 h 的溶液不宜使用。

15. 盐酸哌唑嗪(prazosin hydrochloride) 片剂:0.5 mg,1 mg,2 mg。口服,首次 0.5 mg/次,然后 1 mg/次,3 次/d。一般每隔 2~3 d 增加 1 mg。

16. 盐酸特拉唑嗪(terazosin hydrochloride) 片剂:1 mg,2 mg,5 mg。胶囊:1 mg,2 mg。口服,开始剂量 1 mg,1 次/d,首次睡前服用,剂量逐渐增加直到出现满意疗效。常用剂量为 1 日 2~10 mg,最大剂量为 1 日 20 mg,停药后需重新开始治疗者,亦必须从 1 mg 开始渐增剂量。

17. 甲磺酸多沙唑嗪(doxazosin mesylate) 片剂:1 mg,2 mg,4 mg。胶囊:1 mg,2 mg。缓释片:4 mg。口服,起始剂量 1 mg,1 次/d,1~2 周后根据临床反应和耐受情况调整剂量。缓释片:用足量的水将药片完整吞服,不得咀嚼、掰开或碾碎后服用,不受进食的影响。调整剂量的时间间隔为 1~2 周为宜,剂量超过 4 mg 易引起过度体位性低血压。

18. 波生坦(bosentan) 片剂:62.5 mg,125 mg。口服,初始剂量为 62.5 mg/次,2 次/d,持续 4 周,随后增加至维持剂量 125 mg,2 次/d。

19. 吡那地尔(pinacidil) 片剂:12.5 mg,25 mg。胶囊:12.5 mg,25 mg,37.5 mg。用法:口服 25 mg/次,2 次/d。

20. 利血平(reserpine) 片剂:0.1 mg,0.25 mg。口服,初始剂量 0.1~0.25 mg/次,1 次/d,经过 7~14 d 的剂量调整期,以最小有效剂量确定维持量,极量不超过 0.5 mg/次。

(张俊秀 杨解人)

第二十二章　抗心律失常药

心律失常(arrhythmia)是指心脏冲动的节律、频率、起源部位、传导速度或激动次序的异常,可导致心脏泵血功能发生障碍,影响全身组织器官供血,严重时可危及生命。心律失常的治疗方式有药物治疗(即抗心律失常药)和非药物治疗(介入和手术)。抗心律失常药可通过终止心律失常发作或复发从而减轻患者症状或改善预后,在抗心律失常方面发挥着重要作用。

第一节　抗心律失常药的电生理学基础

一、正常心脏的电生理学基础

(一)心脏的传导系统

正常的心脏冲动起自窦房结,经过心房、房室结、房室束及浦肯野纤维,最后到达心室肌,引起整个心脏以一定的频率发生有规律的搏动。

(二)心肌细胞的分类

心肌细胞可分为工作细胞和自律细胞两类。工作细胞包括心房肌和心室肌细胞,具有兴奋性、传导性和收缩性。自律细胞主要包括窦房结、房室结和希-浦细胞,组成心脏特殊传导系统,具有自律性、兴奋性和传导性。

根据心肌细胞动作电位特征(0期除极速率),心肌细胞分为快反应细胞和慢反应细胞。快反应细胞包括心房肌、心室肌和希-浦细胞;慢反应细胞包括窦房结和房室结细胞。

(三)心肌细胞的跨膜电位

心脏不同部位细胞的跨膜电位有明显的区别(图 22.1),这与各类心肌细胞跨膜电位的离子机制不同有关。

1. 静息电位

心肌细胞未受刺激时(静息状态下),存在于细胞膜内外两侧的内负外正的电位差称为心肌细胞的静息电位。

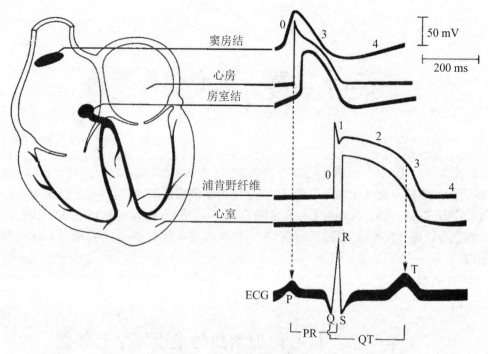

图 22.1　心脏各部分心肌细胞的跨膜电位及与心电图的关系

2. 动作电位

动作电位是指在静息电位基础上,心肌细胞受到阈上刺激时,发生迅速、可逆转、可传播的细胞膜两侧的电位变化。按其发生顺序分为 5 个时相(图 22.2)。0 相(除极期):快反应细胞是由 Na^+ 快速内流引起的,速度快,波幅大。慢反应细胞主要由 Ca^{2+} 较慢的内流引起,速度慢、波幅小。1 相(快速复极初期):由于短暂 K^+ 外流和 Cl^- 内流,使膜电位迅速向负极转化。2 相(缓慢复极期):主要由 Ca^{2+} 及少量 Na^+ 内流同时由 K^+ 外流及 Cl^- 内流所致,此期复极缓慢,图形较平坦,又称平台期。3 相(快速复极末期):细胞膜对 K^+ 的通透性加大,K^+ 快速外流,膜电位恢复到静息电位水平。4 相(静息期):工作细胞通过 $Na^+ - K^+ - ATP$ 酶排出 Na^+ 并摄入 K^+,以及 $Na^+ - Ca^{2+}$ 交换体和 Ca^{2+} 泵排出 Ca^{2+},使膜电位维持在静息水平,而自律细胞在 3 相复极化末达到最大复极电位后,产生 4 相自动去极化,其主要由 K^+ 外流的进行性衰减和 Na^+、Ca^{2+} 内流逐渐增强而形成。

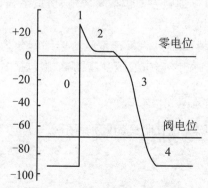

图 22.2　心室肌细胞的动作电位

3. 动作电位时程和有效不应期

动作电位时程(APD)是动作电位从 0 相到 3 相末的时程。有效不应期(ERP)是指心肌细胞从除极开始到细胞接受刺激能够再一次产生可扩布动作电位的时间。ERP 与 APD 的变化程度用 ERP/APD 比值表示。

二、心律失常的分类

1. 室上性心律失常和室性心律失常

按心律失常的发生部位,可分为室上性心律失常和室性心律失常两大类:室上性心律失常的发生部位在窦房结、心房及房室交界区,包括窦性心动过速、心房扑动(房扑)、心房颤动(房颤)、房室交界区性期前收缩等;室性心律失常发生部位在心室,包括室性早搏(室早)、室性心动过速(室速)、心室颤动(室颤)等。

2. 缓慢型心律失常和快速型心律失常

按心律失常发生时心率的快慢,可分为缓慢型心律失常和快速型心律失常两类:缓慢型心律失常有窦性心动过缓和传导阻滞等,主要用 M 胆碱受体阻断药和 β 肾上腺素受体激动药治疗;快速型心律失常包括窦性心动过速、房性早搏、房颤、房扑、阵发性室上性心动过速、室性早搏和室颤等。本章药物主要用于治疗快速型心律失常,故又称为抗快速型心律失常药物。

三、心律失常的发生机制

窦房结是心脏的正常起搏点,窦房结的冲动沿着正常传导通路依次传导,直至整个心脏兴奋,其中的任何一个环节发生异常,都会导致心律失常。心律失常的发生机制包括冲动形成异常和(或)冲动传导异常。

(一)冲动形成异常

冲动形成异常包括自律性异常和后除极。

1. 自律性异常

当交感神经活性增高、低血压、心肌细胞受到机械牵张时,自律细胞的动作电位 4 相斜率增加,自律性升高。工作细胞无自律性,但在缺血、缺氧条件下会出现异常自律性,这种异常自律性向周围组织扩布,从而导致心律失常。

2. 后除极

后除极是指心肌细胞在一个动作电位后产生一个提前的除极化,根据后除极出现的时间分为早后除极和迟后除极。早后除极发生于动作电位 2、3 相复极中(图 22.3),APD 过于延长时易于发生,诱发因素有药物、低血钾等。迟后除极发生于动作电位完全复极或接近完全复极时(图 22.4),是细胞内钙超载所引起的,诱发因素有强心苷中毒、心肌缺血、细胞外高钙及低钾等。

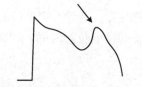

图 22.3　早后除极与触发活动

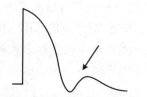

图 22.4　迟后除极与触发活动

（二）冲动传导异常

冲动传导异常包括折返激动、传导阻滞和异常传导等，其中折返是快速型心律失常最常见的发生机制。折返激动是指冲动沿传导通路下传后，又经另一条传导通路折回，再次兴奋原已兴奋过的心肌，并可反复运行的现象。形成折返的基本条件是：① 存在解剖学折返环路；② 折返环路中单向阻滞；③ 折返环路中有传导性下降的部位(图 22.5)。

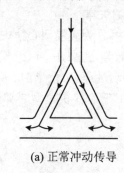

(a) 正常冲动传导

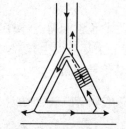

(b) 阻滞区未形成折返激动　　　　　(c) 单向阻滞区形成折返激动

图 22.5　折返激动形成机制

四、抗心律失常药的作用机制

药物的基本电生理作用是影响心肌细胞膜的离子通道，通过改变离子流而改变细胞的电生理特性，基本作用机制如下：

1. 降低自律性

抗心律失常药可通过降低动作电位 4 相斜率、提高动作电位的发生阈值、增加静息膜电位的绝对值及延长 APD 等方式降低自律性(图 22.6)。

2. 减少后除极

缩短 APD 的药物使用可减少早后除极的发生，而钙通道和钠通道阻滞药会减少迟后除极的发生。

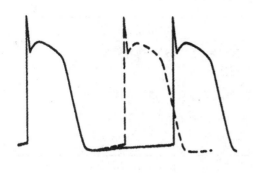

(a) 降低4相斜率(β受体阻断药)

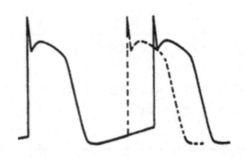

(b) 提高阈电位(钠通道或钙通道阻滞药)

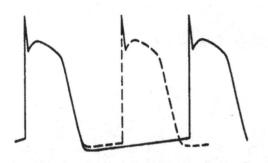

(c) 增加静息膜电位的绝对值(腺苷)

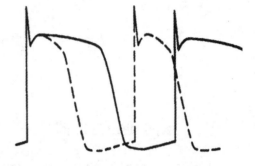

(d) 延长APD(钾通道阻滞药)

图 22.6　四种降低自律性的方式及药物

注：----- 正常动作电位　　——药物作用后

3. 消除折返

药物通过改变传导性和 ERP 而消除折返。钙通道阻滞药和 β 肾上腺素受体拮抗药可减慢房室结的传导性，消除房室结折返所致的室上性心动过速。钠通道阻滞药和钾通道阻滞药延长快反应细胞的 ERP，钙通道阻滞药延长慢反应细胞的 ERP。

五、抗心律失常药分类

根据药物的主要作用机制和电生理特点，将众多化学结构不同的药物归为四大类：Ⅰ类钠通道阻滞药、Ⅱ类 β 肾上腺素受体阻断药、Ⅲ类延长动作电位时程药、Ⅳ类钙通道阻滞药。根据钠通道复活时间常数，Ⅰ类钠通道阻滞药又可分为三个亚类：Ⅰa 类、Ⅰb 类和Ⅰc 类（表 22.1）。

表 22.1　抗心律失常药物的分类及代表药物

类　别	常用代表药物
Ⅰ类　钠通道阻滞药	
Ⅰa 类适度钠通道阻滞药	普鲁卡因胺、奎尼丁
Ⅰb 类轻度钠通道阻滞药	美西律、利多卡因、苯妥英钠
Ⅰc 类明显钠通道阻滞药	普罗帕酮、氟卡尼

续表

类 别	常用代表药物
Ⅱ类　β肾上腺素受体阻断药	普萘洛尔、美托洛尔、阿替洛尔、 艾司洛尔
Ⅲ类　延长动作电位时程药(钾通道阻滞药)	胺碘酮、索他洛尔、伊布利特
Ⅳ类　钙通道阻滞药	维拉帕米、地尔硫卓
其他	腺苷

第二节　常用抗心律失常药

一、Ⅰ类:钠通道阻滞药

根据钠通道复活时间常数,即药物对通道从产生阻滞作用到阻滞作用解除的时间的不同,药物可分为三个亚类。复活时间常数介于 $1\sim10$ s 之间的,为适度钠通道阻滞药(Ⅰa类);复活时间常数 <1 s 的,为轻度钠通道阻滞药(Ⅰb 类);复活时间常数 >10 s 的,为明显钠通道阻滞药(Ⅰc类)。

(一)Ⅰa类

奎 尼 丁

奎尼丁(quinidine)为金鸡纳皮所含生物碱,是奎宁的对映异构体。

【体内过程】　口服后吸收快而完全,生物利用度个体差异大,为 $44\%\sim98\%$,蛋白结合率为 $80\%\sim88\%$。口服后 30 min 起效,$t_{1/2}$ 为 $6\sim8$ h,主要经肝脏代谢,肾脏排泄。

【药理作用】　奎尼丁可阻断钠通道、钾通道及钙通道,也可抗胆碱和阻断外周血管平滑肌细胞 α 肾上腺素受体。

1. 阻断钠通道

阻断激活状态的钠通道,并减慢通道复活。降低浦肯野纤维的自律性,减慢心房、心室、浦肯野纤维的传导速度,延长大部分心肌组织的不应期。

2. 阻断钾通道

阻断钾通道,减少 K^+ 外流,延长心房、心室、浦肯野纤维的 ERP 和 APD。

3. 其他

阻断钙通道,减少 Ca^{2+} 内流,降低心肌收缩力。阻断外周血管 α 受体,使血管舒张,血压下降。抗胆碱作用,可加快房室结的传导。

【临床应用】　为广谱抗心律失常药物,用于心房颤动或心房扑动经电转复后的维持治疗。虽对房性早搏、阵发性室上性心动过速、预激综合征伴室上性心律失常、室性早搏、室性心动过速有效,并有转复心房颤动或心房扑动的作用,但由于不良反应较多目前已较少使用。

【不良反应】　约 1/3 的患者出现不良反应。

1. 胃肠道反应

常见恶心、呕吐、腹痛、腹泻等。

2. 金鸡纳反应

血浆药物浓度过高可引起金鸡纳反应,表现为头痛、头晕、恶心、呕吐、耳鸣、听力下降、视力模糊及精神失常等。

3. 奎尼丁昏厥

奎尼丁过量,导致心室内弥漫性传导障碍及 Q-T 间期过度延长,发作时患者意识丧失、四肢抽搐、呼吸停止,出现尖端扭转型室性心动过速,甚至因室颤而死亡。

4. 心血管毒性

奎尼丁的抗胆碱作用可增加窦性频率,加快房室传导,治疗心房扑动时可加快心室率,因此应先给予钙通道阻滞药、β肾上腺素受体阻断药或地高辛以减慢房室传导、降低心室率。α受体阻断作用可使血管扩张,血压下降。在心率减慢和细胞外低钾时易诱发早后除极。

5. 过敏反应和特异质反应

过敏反应表现为药热、皮疹、荨麻疹、哮喘等。特异质反应表现为头晕、恶心、呕吐、冷汗、休克、呼吸抑制或停止等。

洋地黄中毒致Ⅱ度或Ⅲ度房室传导阻滞(除已安起搏器者)、病态窦房结综合征、心源性休克、严重肝或肾功能不良、重症肌无力、对奎宁或其衍生物过敏、血小板减少症者禁用。

普鲁卡因胺

普鲁卡因胺(procainamide)与奎尼丁电生理作用相似,但作用较弱。

【体内过程】　口服吸收良好,血药浓度达峰值时间为 60～90 min,生物利用度为 75%。$t_{1/2}$ 为 3～4 h。部分经肝代谢为 N-乙酰普鲁卡因胺(NAPA),后者具有延长 APD 作用,但基本不阻滞钠通道。

【药理作用与临床应用】　普鲁卡因胺对心肌的直接作用与奎尼丁相似但较弱,阻滞开放状态的钠通道,降低自律性,减慢传导速度,延长 APD、ERP。小剂量即可使房室传导加速,大剂量则抑制房室传导。临床主要用于危及生命的室性心律失常。

【不良反应】　口服可有胃肠道反应,静脉用药时常可致低血压和房室传导阻滞,如出现 QRS 间期和/或 Q-T 间期明显延长超过用药前 50% 时,应立即减量或停药。治疗房颤、房扑时可能增加心室率,与强心苷合用可预防。长期使用约有 30% 的患者可发生狼疮样综合征,停药后可消失。还可出现幻觉、精神失常等症状。

(二) Ⅰb 类

利 多 卡 因

利多卡因(lidocaine)为酰胺类局麻药,可轻度阻断钠通道。

【体内过程】　口服吸收良好,但肝脏首过消除明显,需静脉给药。静脉注射作用迅速,维持 20 min。血浆蛋白结合率达 70%,体内分布广泛,心肌中浓度为血药浓度的 3 倍。主要在肝脏代谢,经肾排泄,$t_{1/2}$ 约 2 h。

【药理作用】 作用于浦肯野纤维,阻滞激活或失活状态的钠通道,抑制 Na^+ 内流,促进 K^+ 外流,对缺血区等除极化组织作用较强。由于心房肌细胞的 APD 短,钠通道失活态时间短,因此利多卡因对房性心律失常疗效差。

1. 降低自律性

抑制 Na^+ 内流,使 4 相除极速率下降而提高阈电位,降低自律性。

2. 减慢传导速度

可促进血 K^+ 降低或部分除极者的 K^+ 外流,使浦肯野纤维超极化而加速传导,取消单向传导阻滞,消除折返。高剂量可明显抑制 0 相上升速率而减慢传导。

3. 缩短不应期

抑制 2 相少量 Na^+ 内流,缩短或不影响浦肯野纤维及心室肌的 APD、ERP,相对延长 ERP,消除折返。

【临床应用】 用于治疗室性心律失常,常用于急性心肌梗死后、心脏手术、心导管术、电转律术、强心苷中毒引起的室性心律失常。

【不良反应】 主要有头晕、激动不安、嗜睡等,严重者可出现精神失常、呼吸抑制及惊厥。剂量过大可引起低血压、心率减慢、房室传导阻滞及心搏骤停。禁用于严重的房室传导阻滞、癫痫患者、肝功能严重不全及休克患者。

美 西 律[基]

美西律(mexiletine)是轻度阻滞钠通道药,药理作用与利多卡因相似。口服吸收完全,生物利用度为 80%~90%,血药浓度达峰值时间为 2~4 h,$t_{1/2}$ 为 8~12 h。临床主要用于室性心律失常,特别对心肌梗死急性期有效。不良反应与剂量相关,常见恶心、呕吐等胃肠道不适,长期可致震颤、复视、共济失调、精神失常。房室传导阻滞、窦房结功能不全、心室内传导阻滞、有癫痫史、低血压或肝病者慎用。

苯 妥 英 钠

苯妥英钠(phenytoin)作用与利多卡因相似,与强心苷竞争 $Na^+ - K^+ - ATP$ 酶,恢复其活性,抑制强心苷中毒时迟后除极所引起的触发活动,大剂量时可抑制窦房结自律性。适用于心脏手术、心肌梗死等引起的室性心律失常,是强心苷中毒所致室性心律失常的首选药。不良反应常见头晕、眩晕、震颤、共济失调及呼吸抑制等,严重者出现呼吸抑制。窦性心动过缓及Ⅱ、Ⅲ度房室传导阻滞者禁用。

(三) Ⅰc 类

普 罗 帕 酮[基]

普罗帕酮(propafenone)是重度阻滞钠通道药,但易引起折返而致心律失常,仅用于危及生命的心律失常。

【体内过程】 口服吸收良好,血药浓度达峰值时间为 2~3 h,$t_{1/2}$ 为 3.5~4 h,作用持续 8 h 以上。血浆蛋白结合率为 93%,初期给药肝脏首过消除强,生物利用度约为 50%。长期用药后,首过消除减弱,生物利用度几乎达 100%。主要在肝脏代谢,99% 以代谢物形式经尿排出。

【药理作用与临床应用】　抑制 Na^+ 内流，减慢心房、心室和浦肯野纤维传导，降低浦肯野纤维自律性，延长 APD 和 ERP。增加心电图中 PR 和 QRS 间期，但对 Q-T 间期无明显影响。同时具有弱的 β 肾上腺素受体阻断和钙通道阻滞作用，可降血压、抑制心肌收缩力、减慢心率、增加冠脉流量。适用于室上性和室性早搏、室上性和室性心动过速、预激综合征伴发心动过速和心房颤动等。

【不良反应】　常见房室传导阻滞、加重充血性心力衰竭、体位性低血压；恶心、呕吐、味觉改变、口干、舌唇麻木等。偶见溶血性贫血和粒细胞缺乏症。禁用于严重充血性心力衰竭、心源性休克、严重心动过缓、室内传导阻滞、病态窦房结综合征患者。

氟　卡　尼

氟卡尼（flecainide）口服吸收迅速完全，生物利用度约为 90%，$t_{1/2}$ 为 $12\sim27$ h，主要在肝脏代谢。抑制 0 相钠内流，减慢 0 相最大上升速度及幅度，减慢传导，降低自律性。还可阻滞钾通道，延长心房、心室肌的 ERP 及 APD。适用于室性和室上性期前收缩、室性和室上性心动过速及预激综合征。不良反应常见室性心动过速、房室传导阻滞及长 Q-T 间期综合征，也可见头晕、乏力、恶心等。

二、Ⅱ类:β 肾上腺素受体阻断药

激动 β 肾上腺素受体可使 L 型钙通道和起搏电流增加，病理条件下可触发早后除极和迟后除极。β 肾上腺素受体阻断药可减慢窦房结和房室结的 4 相除极而降低自律性，减慢 0 相上升最大速率而减慢传导速度，缩短 APD 和 ERP，从而具有减慢心率、抑制细胞内钙超载、减少后除极等作用以治疗心律失常。

普　萘　洛　尔[基]

普萘洛尔（propranolol）通过阻断β受体和直接抑制心肌细胞膜而发挥抗心律失常作用，适用于与交感神经兴奋有关的各种心律失常。

【药理作用】　交感神经兴奋或儿茶酚胺释放增多时，心肌自律性增高，传导速度增快，不应期缩短，易引起快速性心律失常。普萘洛尔对β受体的阻断作用和对心肌细胞膜的直接抑制作用是其抗心律失常的药理基础。

1. 降低自律性

阻断心脏 $β_1$ 受体，减慢动作电位 4 相除极速度，降低窦房结、心房及浦肯野纤维自律性，在交感神经兴奋或儿茶酚胺释放过多时，此作用更为明显，还能减少儿茶酚胺所致的迟后除极。

2. 减慢传导

大剂量应用具有膜稳定作用，可明显减慢房室结及浦肯野纤维的传导速度。

3. 延长不应期

明显延长房室结 ERP。治疗浓度时可以缩短浦肯野纤维的 APD 和 ERP，缩短 APD 更加明显，相对延长 ERP。高浓度时可以延长浦肯野纤维的 APD 和 ERP。

【临床应用】　适用于治疗与交感神经兴奋有关的各种心律失常。

1. 室上性心律失常

对于交感神经兴奋性过高、甲状腺功能亢进及嗜铬细胞瘤等引起的窦性心动过速效果好。与强心苷合用,控制房扑、房颤及阵发性室上性心动过速的室性频率效果较好。还可用于预激综合征合并室上速、Q-T间期延长或肥厚型心肌病所致的心律失常。

2. 室性心律失常

对由运动或情绪变动所引发的室性心律失常效果良好,较大剂量对缺血性心脏病患者的室性心律失常也有效。

3. 其他

可减少心肌梗死患者心律失常的发生,缩小心肌梗死范围,降低病死率。

【不良反应】 可导致房室传导阻滞和窦性心动过缓,诱发心力衰竭和哮喘。突然停药可产生反跳现象,加重心绞痛或导致心肌梗死。

阿 替 洛 尔[基]

阿替洛尔(atenolol)是长效 β_1 受体阻断药,心脏选择性强,抑制窦房结、房室结及浦肯野纤维的自律性,减慢房室结及浦肯野纤维的传导。适用于室上性心律失常,可用于减慢房颤和房扑时的心室率,对室性心律失常也有效。

美 托 洛 尔[基]

美托洛尔(metoprolol)是选择性 β_1 受体拮抗药,对心脏作用较强,抑制窦房结和房室结自律性,减慢房室结传导。亲脂性高,易通过血脑屏障,阻断中枢的β受体,降低外周交感神经的张力,使血浆中去甲肾上腺素的水平降低,增加心脏迷走神经的兴奋性,产生中枢性抗心律失常作用。适用于室上性和室性心律失常。

艾 司 洛 尔[基]

艾司洛尔(esmolol)是短效 β_1 肾上腺素受体阻断药,静脉注射后数秒起效,$t_{1/2}$ 为 9 min。它具有心脏选择性,抑制窦房结及房室结的自律性、传导性,主要用于降低房扑、房颤时的心室率,也可治疗窦性心动过速。

三、Ⅲ类:延长 APD 的药物

延长 APD 的药物又称为钾通道阻滞药,减少 K^+ 外流,主要延长心房肌、心室肌和浦肯野纤维细胞的 APD 和 ERP,对动作电位幅度和去极化速率影响较小。

胺 碘 酮[基]

胺碘酮(amiodarone)的心脏电生理作用广泛而复杂,是广谱抗心律失常药。

【体内过程】 口服吸收缓慢且不规则,血药浓度达峰值时间为 4~12 h,生物利用度为 22%~86%,需数天至数周起效,$t_{1/2}$ 为 13.7~28 d。静注几乎立即见效,维持 4 h,$t_{1/2}$ 为 4.3~24.8 h。蛋白结合率为 62%,体内分布广泛,心肌药物浓度为血浆药物浓度的 30 倍。主要在肝脏代谢,代谢物去乙基胺碘酮仍有生物活性,主要经胆汁由肠道排泄。

【药理作用】 广泛阻滞钾通道、轻度阻滞钠通道及阻滞 L 型钙通道,作用于窦房结、房室结和浦肯野纤维。此外,胺碘酮可非竞争性抑制肾上腺素 α、β 受体和舒张血管平滑肌,扩张冠状动脉、增加冠状动脉血流量、降低心肌耗氧量。

1. 降低自律性

阻滞动作电位 4 相钠离子和钙离子内流,阻断 β 受体,降低窦房结和浦肯野纤维的自律性。

2. 减慢传导

阻滞快反应细胞 0 相钠离子和慢反应细胞 0 相钙离子内流,减慢浦肯野纤维和房室结的传导。

3. 延长不应期

阻滞心房肌、心室肌和浦肯野纤维 3 相钾离子外流,显著延长 APD 和 ERP,延长 Q-T 间期和 QRS 波。

【临床应用】 可用于房扑、房颤转律及转律后窦性心律的维持,治疗危及生命的室性期前收缩和室性心动过速,预防室性心动过速或心室纤颤的发生,治疗预激综合征伴发的快速性心律失常。

【不良反应】

1. 心血管不良反应

可见窦性心动过缓、窦性停搏或窦房阻滞、房室传导阻滞,偶见 Q-T 间期延长伴尖端扭转性室性心动过速。

2. 甲状腺功能紊乱

胺碘酮的结构与甲状腺素相似,其毒性反应与其作用于细胞核的甲状腺素受体有关,表现为甲状腺功能亢进或低下。

3. 消化系统反应

可有便秘、恶心、呕吐、食欲下降、肝炎或脂肪浸润、血清氨基转移酶升高等不良反应。

4. 呼吸系统反应

个别患者出现间质性肺炎或肺纤维化。早期发现并及时停药,适当治疗(包括肾上腺皮质激素)病变可以消退,长期服药者应定期进行胸部 X 线检查。

5. 其他

用药后皮肤和眼睛对日光敏感性增加,常有皮肤及角膜色素沉着。可出现震颤、共济失调、近端肌无力、锥体外系反应、头痛、失眠及痉挛等神经系统反应,减量或停药后可逐渐消退。静脉用药时,局部刺激可产生静脉炎。

窦房传导阻滞、房室传导阻滞、病态窦房结综合征、心源性休克、严重肝病及对碘过敏者禁用。甲状腺功能障碍、肺功能不全、心脏手术时、心功能严重不全、低血压、肝或肾功能损害、支气管哮喘,以及小儿、老年人、孕妇和哺乳期妇女慎用。

索 他 洛 尔[基]

索他洛尔(sotalol)可非选择性阻断 β 肾上腺素受体,降低窦房结和浦肯野纤维自律性,减慢房室结传导。其也可抑制动作电位 3 相钾离子外流,延长心房肌、心室肌及浦肯野纤维的 APD 和 ERP,以延长 ERP 为主,消除折返。用于各种室性心律严重失常,也可用于阵发性室上性心动过速及心房颤动,维持房颤患者的窦性心律。不良反应少,偶见 Q-T 间期延长者出现尖端扭转型室性心动过速。

伊 布 利 特[基]

伊布利特(ibutilide)为新型Ⅲ类抗心律失常药物,结构与索他洛尔相似。首过效应明显,生物利用度低,须静脉给药。主要抑制动作电位 3 相钾离子外流,亦可促进平台期缓慢钠离子内流和钙离子内流,延长心肌细胞的 APD 和 ERP,延长 Q-T 间期,进而发挥抗心律失常作用。起效快、疗效高,可用于各种新发生的房扑和房颤的转复治疗,以房扑和房颤持续时间少于 90 d 为宜,对房扑和房颤持续时间少于 30 d 者疗效更佳。长期房性心律失常的患者对伊布利特不敏感。常见不良反应为尖端扭转型室性心动过速,发生率约为 4%。有窦房结功能障碍者慎用本药。

四、Ⅳ类:钙通道阻滞药

能阻滞 L-型钙通道,降低窦房结、房室结细胞的自律性,减慢房室结传导速度,延长房室结细胞膜钙通道复活时间,延长不应期。

维 拉 帕 米[基]

维拉帕米(verapamil)为罂粟碱衍生物,口服吸收迅速完全,生物利用度为 $10\% \sim 30\%$,$2 \sim 3$ h 血药浓度达峰值,$t_{1/2}$ 为 $3 \sim 7$ h。主要在肝脏代谢,其代谢物仍有活性。

【药理作用】 对激活态和失活态的钙通道均有抑制作用。

1. 降低自律性

抑制慢反应细胞钙内流,降低窦房结和房室结自律性,也能降低心房肌、心室肌及浦肯野纤维自律性。

2. 减慢传导

抑制房室结 0 相钙离子内流,降低膜反应性,减慢房室结的传导速度。

3. 延长不应期

延长慢反应细胞窦房结、房室结细胞的 ERP,取消折返,高浓度时延长浦肯野纤维的 APD 和 ERP。

【临床应用】 适用于阵发性室上性心动过速,能有效控制房性心动过速、房颤及房扑的心室率。

【不良反应】 常见低血压、下肢水肿、心力衰竭、心动过缓等,可致便秘、腹胀、腹泻、头痛、头晕或眩晕等,并可使预激综合征伴房颤或房扑者心率增快。偶见Ⅱ度或Ⅲ度房室传导阻滞及心脏停搏、血清催乳素水平升高、关节痛、皮肤瘙痒、荨麻疹及呼吸困难等。

严重房室传导阻滞、充血性心力衰竭、心源性休克、重度低血压、病态窦房结综合征(除已安装起搏器者)、预激综合征伴心房颤动或心房扑动者禁用。

五、其他抗心律失常药

腺 苷

腺苷(adenosine)为内源性嘌呤核苷酸,静脉注射迅速起效,$t_{1/2}$ 约为 10 s,被大多数组织细胞摄取,并被腺苷脱氨酶灭活,作用维持 1～2 min,需反复给药。

【药理作用】　与窦房结、心房肌和房室结的 A_1 受体结合,激活乙酰胆碱敏感钾通道,增加 K^+ 外流,加快细胞复极,缩短 APD,抑制窦房结传导,降低自律性。抑制 Ca^{2+} 内流,延长房室结的 ERP,减慢房室传导。抑制交感神经兴奋引起的迟后去极。腺苷与血管内皮细胞、平滑肌细胞的 A_2 受体结合,扩张血管,增加冠脉流量,同时抑制血小板聚集,保护心脏。

【临床应用】　适用于阵发性室上性心动过速、窦房结折返性心动过速、宽 QRS 波心动过速等。

【不良反应】　常见胸闷、呼吸困难,静脉注射过快可致短暂心脏停搏,偶见支气管痉挛和房颤。

病态窦房结综合征、Ⅱ度或Ⅲ度房室传导阻滞未放置起搏器者、心房颤动、心房扑动及支气管哮喘患者禁用。

第三节　快速型心律失常的药物选择

不同类型抗心律失常药的临床适应证各不相同,并可引发多种不良反应,因此应明确诊断,按临床适应证合理用药。

1. 窦性心动过速

应针对病因治疗,需要治疗时可采用 β 受体阻滞剂或维拉帕米。

2. 房性早搏

一般不需药物治疗,若频繁发生并引起阵发性房性心动过速时,可用 $β_1$ 受体阻断药、维拉帕米、地尔硫卓或Ⅰ类抗心律失常药。

3. 心房扑动、心房颤动

转律用奎尼丁(宜先给强心苷类)、普鲁卡因胺、胺碘酮,减慢心室率用 β 受体阻断药、维拉帕米、洋地黄类。转律后用奎尼丁、丙吡胺防止复发。

4. 阵发性室上性心动过速

急性发作宜首选维拉帕米,也可选用强心苷类、β 受体阻断药、腺苷等。慢性或预防发作,选用洋地黄类、奎尼丁、普鲁卡因胺。

5. 室性早搏

首选普鲁卡因胺、美西律或其他Ⅰ类抗心律失常药以及胺碘酮。心肌梗死急性期通常用利多卡因静脉滴注,强心苷中毒者选用苯妥英钠。

6. 阵发性室性心动过速

转律用利多卡因、普鲁卡因胺、美西律、胺碘酮、奎尼丁,维持用药与治疗室性早搏相同。

7. 心室颤动

转律可选用利多卡因、普鲁卡因胺和胺碘酮等。

制剂与用法

1. **硫酸奎尼丁**(quinidine sulfate)　片剂:0.2 g。成人应先试服 0.2 g,观察有无过敏及特异质反应。常用量为 0.2～0.3 g/次,3～4 次/d。

2. 盐酸普鲁卡因胺(procainamide hydrochloride)　片剂:0.25 g。注射剂:0.1 g/1 mL。口服:0.5～1 g,以后 0.25～0.5 g,4 次/d,维持量 0.25 g,2～3 次/d。静脉注射成人常用量:0.1 g/次,静注 5 min,必要时可每隔 5～10 min 重复一次,总量按体重不得超过 10～15 mg/kg。

3. 盐酸利多卡因(lidocaine hydrochloride)　注射剂:0.1 g/5 mL,0.2 g/10 mL,0.4 g/20 mL。室性心律失常,静注 50～100 mg/次或 1～2 mg/kg/次,维持量 100 mg 静滴,1～2 mL/min。

4. 苯妥英钠(phenytoin sodium)　片剂:50 mg,100 mg。口服:第 1 日 0.5～1 g,第 2、3 日 500 mg/d,分 3～4 次服用,之后 300～400 mg/d 维持。

5. 盐酸美西律(mexiletine hydrochloride)　片剂:50 mg,100 mg。胶囊剂:50 mg,100 mg。注射剂:100 mg/2 mL。口服:200～300 mg,必要时 2 h 后再服 100～200 mg,维持量 400～800 mg/d,分 2～3 次,极量 1200 mg/d。静脉给药:首次负荷量 100～200 mg,静注 10～15 min,随后 1～1.5 mg/min 静滴维持。

6. 盐酸普罗帕酮(propafenone hydrochloride)　片剂:50 mg,100 mg,150 mg。胶囊剂:100 mg,150 mg。注射剂:17.5 mg/5 mL,35 mg/10 mL,70 mg/20 mL。口服:0.1～0.2 g/次,3～4 次/d,1 周后维持量 0.3～0.6 g/d,分 2～4 次。极量 0.9 g/d。静脉给药:1～1.5 mg/kg,静注 5 min,必要时 15 min 后重复 1 次,后以 0.5～1 mg/min 静滴维持。

7. 氟卡尼(flecainide)　片剂:100 mg,200 mg。注射剂:50 mg/5 mL,100 mg/10 mL。口服:100 mg,2 次/d,每隔 4～5 d,增加 50 mg/次,最大量 200 mg/次。静脉给药:1～2 mg/kg,15 min 内缓慢静注,维持量 0.15～0.25 mg/(kg·h)静滴。

8. 盐酸普萘洛尔(propranolol hydrochloride)　片剂:10 mg。注射剂:5 mg/5 mL。口服:10～30 mg,3～4 次/d。静脉给药:严重心律失常,1～3 mg,不超过 1 mg/min,1 次/4 h。

9. 阿替洛尔(atenolol)　片剂:25 mg,50 mg,100 mg。注射剂:5 mg/10 mL。口服:12.5～25.0 mg,1～2 次/d。静脉给药:5 mg,5 min 后再给 1 次,10 min 后改口服维持,50 mg/d。

10. 酒石酸美托洛尔(metoprolol tartrate)　片剂:50 mg,100 mg。胶囊:50 mg,100 mg。缓释片:25 mg,50 mg,100 mg,150 mg。注射剂:5 mg/5 mL。口服:25～50 mg,2～3 次/d,最大量不超过 50～100 mg/d。静脉给药:2.5～5 mg,以 1～2 mg/min 静注,5 min 后重复 1 次,总量不超过 10～15 mg,10 min 后可改口服维持,50 mg/d。

11. 盐酸胺碘酮(amiodarone hydrochloride)　片剂:100 mg,200 mg。胶囊:100 mg,200 mg。注射剂:150 mg/2 mL。口服:室上性心律失常,0.4～0.6 g/d,分 2～3 次,维持量 0.2～0.4 g/d;严重室性心律失常,0.6～1.2 g/d,分 3 次服,维持量 0.2～0.6 g/d。静脉给药:3 mg/kg 静注,然后以 1～1.5 mg/min 静滴,6 h 后以 0.5～1.0 mg/min 静滴,总量 1200 mg/d,后逐渐减量,维持 3～4 d。

12. 盐酸索他洛尔(sotalol hydrochloride)　片剂:40 mg,80 mg。注射剂:20 mg,40 mg。口服:80～160 mg/d,分 2 次服用。室性心动过速者 160～480 mg/d。静脉给药:1.5～2.0 mg/kg 或 20～60 mg/次。

13. 富马酸伊布利特(ibutilide fumarate)　注射剂:1 mg/10 mL。对于体重大于 60 kg 者,首剂 1 mg,10 min 内静脉滴注,如需要,10 min 后第 2 次滴注,剂量仍为 1 mg。对于体重小于 60 kg 者,首剂 0.01 mg/kg,若需要,再用相同剂量给予第 2 次治疗。

14. 盐酸维拉帕米(verapamil hydrochloride)　片剂:40 mg。缓释片:120 mg,180 mg。注射剂:5 mg/2 mL。口服:40～80 mg,3～4 次/d;缓释片,口服,起始剂量 180 mg,清晨口服一次。静脉给药:5 mg 或 0.075～0.15 mg/kg,若无效 10～30 min 后再注射一次。静滴,5～10 mg/h,不超过 50～100 mg/d。

15. 腺苷(adenosine)　注射剂:6 mg/2 mL。快速静脉注射(1～2 s 内完成),成人初始剂量 3 mg,第 2 次给药剂量 6 mg,第 3 次给药剂量 12 mg。每次间隔 1～2 min,若出现高度房室阻滞,不得再增加剂量。本品仅限于医院使用。

(张俊秀　杨解人)

第二十三章 抗心力衰竭药物

心力衰竭(heart failure,HF)简称心衰,由各种心脏疾病导致心肌结构和(或)功能改变,引起心脏收缩功能和(或)舒张功能发生障碍,以静脉系统血液淤积、动脉系统血液灌注不足为临床表现的综合征。主要表现为呼吸困难、活动耐量受限和体液潴留(肺淤血和外周水肿),是各种心脏病的严重表现和终末阶段。根据心衰发生的时间和速度,分为急性心衰和慢性心衰。多数急性心衰患者经治疗,症状缓解后转为慢性心衰;慢性心衰患者常因各种诱因急性加重而需紧急治疗。

目前治疗心力衰竭的药物包括利尿药、肾素-血管紧张素-醛固酮系统(RAAS)抑制药、β肾上腺素受体阻断药、正性肌力药以及扩血管药。

第一节 概 述

一、心力衰竭的病理生理学及药物作用环节

心力衰竭的发生发展是由多种因素参与的复杂过程,主要有心肌结构与功能、神经内分泌以及肾上腺素 β 受体信号转导的变化(图 23.1)。

1. 心肌结构变化

心室重构是心力衰竭发病的基本机制,表现为心肌细胞肥大或(和)凋亡、细胞外基质堆积、胶原量增加以及心肌组织纤维化等形态学改变。抑制 RAAS 的药物具有逆转心室重构的作用。

2. 心肌功能变化

心力衰竭可分为收缩性和舒张性心力衰竭。收缩性心力衰竭表现为心肌收缩力减弱,心搏出量及射血分数减少,组织器官灌注不足,此类型患者对正性肌力药物反应较好;舒张性心力衰竭表现为心室舒张受限或不协调,心室顺应性降低,心搏出量减少,心室舒张末压升高,肺循环及(或)体循环淤血,正性肌力药对此类患者的疗效较差。

3. 神经内分泌变化

主要包括以下两个方面:

(1) RAAS激活 由于心输出量减少,使肾血流量降低,激活 RAAS,促进 Ang Ⅱ 和醛

固酮的分泌,导致血管收缩,水钠潴留,心脏前后负荷增加;同时生长因子和原癌基因表达增加,使心肌细胞肥大和增生、细胞外基质合成增多,引起心室重构。抗 RAAS 药物可通过抑制上述途径来疗心力衰竭;利尿药则通过排钠利尿,减少血容量,减轻患者心脏前后负荷缓解心力衰竭。

(2) 交感神经系统激活 心力衰竭患者的心肌收缩或(和)舒张功能不全,使心输出量减少,可反射性引起交感神经兴奋,儿茶酚胺水平升高,使血管收缩,外周阻力增加,心脏后负荷加重;同时可促进心室重构,甚至直接导致心肌细胞凋亡和坏死。β 肾上腺素受体阻断药通过阻断心脏 β_1 受体,拮抗过量儿茶酚胺对心脏的毒性,发挥抗交感的作用。ACEI 可通过减少 Ang Ⅱ 发挥其抗交感作用。正性肌力药可增强患者心肌收缩功能,改善上述症状。扩血管药物则可减轻心脏前后负荷。

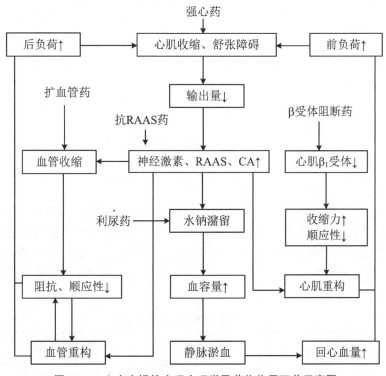

图 23.1 心力衰竭的病理生理学及药物作用环节示意图

4. 心肌肾上腺素 β 受体的改变

心衰时交感神经系统长期激活,导致心肌 β_1 受体下调,受体数目减少,心肌对 β_1 受体激动药的敏感性降低。β 肾上腺素受体阻断药可上调 β_1 受体,有利于心衰治疗。

二、抗心力衰竭药物的分类

根据药物的作用机制,将治疗心力衰竭的药物分为以下几类(表 23.1)。

表 23.1 抗心力衰竭药物的分类及代表药物

类　别	常用代表药物
利尿药	氢氯噻嗪【基】、呋塞米【基】
RAAS 抑制药	
血管紧张素Ⅰ转化酶抑制药	卡托普利、依那普利
血管紧张素Ⅱ受体拮抗药	氯沙坦、缬沙坦
醛固酮拮抗药	螺内酯、依普利酮
β肾上腺素受体阻断药	美托洛尔、卡维地洛、比索洛尔
正性肌力药	
强心苷类	地高辛、毛花苷丙(西地兰)
非强心苷类	米力农、多巴酚丁胺
扩血管药	硝普钠、硝酸甘油

第二节 利 尿 药

利尿药具有降低心力衰竭患者液体潴留的作用。如用量不足,患者液体潴留,会降低对 ACEI 的反应,增加 β肾上腺素受体阻断药的不良反应;而使用过量,则导致血容量不足、低血压、电解质紊乱和肾功能不全。因此,应用利尿药是治疗心衰的重要环节,是其他抗心衰药物取得成功的关键和基础。常用药物有氢氯噻嗪[基]、呋塞米[基]、托伐普坦等。

【体内过程】 常用利尿药的体内过程见表 23.2。

表 23.2 常用利尿药的体内过程

药　物	生物利用度	起效时间 (口服/静滴,min)	达峰时间 (h)	半衰期 (h)
呋塞米	52%	40/5	1.5	1.5
布美他尼	85%	40/5	1.5	1
氢氯噻嗪	60%~80%	120/—	4	15
吲达帕胺	65%	60/—	8	8
阿米洛利	50%	120/—	6	6~9
氨苯蝶啶	30%~70%	120/—	6	2
螺内酯	90%	120/—	4	1.3
托伐普坦	≥40%	120~240/—	4	12

【抗心衰作用及机制】 利尿药促进钠水排出,减少血容量,减轻心脏前负荷,改善心功能,有利于症状缓解。由于钠排出增加,降低血管平滑肌细胞内钙含量,使血管舒张,心脏负

荷减轻。呋塞米有直接扩血管作用。

【临床应用】 伴有液体潴留的心力衰竭患者应给予利尿药。对轻度心力衰竭,可单用氢氯噻嗪,对中度、重度患者,可用呋塞米或氢氯噻嗪加用留钾利尿药;对严重心力衰竭、慢性心力衰竭急性发作、急性肺水肿或全身水肿者宜静脉注射呋塞米。

【不良反应】 不恰当使用利尿药可引起低钾、低镁及低钠血症。过量应用可出现低血压、氮质血症及肾功能损伤。长期应用可激活内源性神经内分泌系统,尤其是 RAAS,故应联用 ACEI、β受体阻断药。

第三节　肾素-血管紧张素-醛固酮系统抑制药

RAAS 抑制药不仅能缓解心力衰竭患者的症状、改善血流动力学及提高生活质量,而且能阻止和逆转心室重构,保护靶器官,降低病死率。目前用于临床的 RAAS 抑制药包括血管紧张素 I 转化酶抑制药、血管紧张素 II 受体拮抗药及醛固酮拮抗药。

血管紧张素 I 转化酶抑制药

目前常用药物有卡托普利[基](captopril)、依那普利[基](enalapril)、赖诺普利[基](lisinopril)、培哚普利(perindopril)、雷米普利(ramipril)和群多普利(trandolapril)等。

【抗心衰作用及机制】 ACEI 可通过以下途径达到抗心衰作用(图 23.2)。

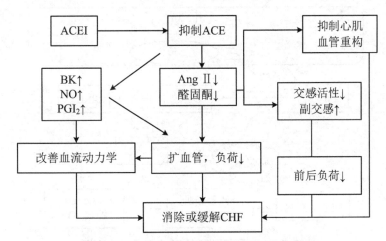

图 23.2　ACEI 抗心力衰竭的作用机制示意图

1. 降低外周血管阻力,改善血流动力学

ACEI 可抑制 Ang II 的生成,减弱 Ang II 的缩血管作用,降低全身血管阻力,降低心脏负荷,增加心输出量,改善心肌收缩和舒张功能,缓解心衰症状。ACEI 还可抑制缓激肽(BK)的降解,BK 不仅可以直接扩张血管,而且可以促进 NO 和 PGI$_2$ 的生成,发挥扩血管、降低心脏负荷的作用。ACEI 可减少醛固酮释放,减轻水钠潴留,降低心脏的前负荷。

2. 抑制血管和心室重构

Ang Ⅱ和醛固酮通过发挥生长因子样作用,促进心衰时的血管和心室重构。ACEI使Ang Ⅱ和醛固酮生成减少,抑制血管和心室重构。

3. 降低交感神经活性

Ang Ⅱ通过作用于外周和中枢的 AT_1 受体,促进去甲肾上腺素释放,兴奋交感活性,加重心脏负荷及心肌损伤。ACEI可通过减少 Ang Ⅱ,发挥其抗交感作用,提高副交感神经张力,改善心功能。

【临床应用】 ACEI对心力衰竭各阶段均有效,是治疗心衰的一线药物。ACEI可缓解心衰症状,延缓心衰病程进展,降低不同病因及不同程度心衰患者的病死率。

不良反应见第二十一章　抗高血压药。

AT_1 受体拮抗药

AT_1 受体拮抗药直接阻断 Ang Ⅱ与受体结合,发挥抗心衰作用。临床常用的药物有氯沙坦(losartan)、缬沙坦[基](valsartan)、坎地沙坦(candesartan)、厄贝沙坦(irbesartan)、伊普沙坦(eprosartan)和替米沙坦(telmisartan)等。

【抗心衰作用及机制】 AT_1 受体拮抗药对 Ang Ⅱ的拮抗作用较 ACEI 全面,能抑制心肌磷脂酶 C(PLC)信号系统的过度激活,减少 PIP_2 水解为 DAG 及 IP_3,减弱其对蛋白激酶 C(PKC)系统的过度激活和原癌基因 c-fos、c-myc 的过度表达,抑制心血管重构,缓解心力衰竭症状(图 23.3)。

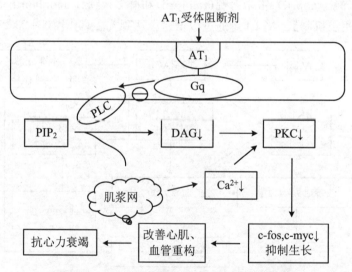

图 23.3　AT_1 受体阻断剂抗心力衰竭作用示意图

【临床应用】 AT_1 受体阻断药的作用及临床应用与 ACEI 相似,但不易引起咳嗽、血管神经性水肿等不良反应,因此常作为对 ACEI 不耐受者的替代品。

不良反应见第二十一章　抗高血压药。

醛固酮受体拮抗药

目前常用的药物是螺内酯[基](spironolactone)和依普利酮(eplerenone)。

【抗心衰作用及机制】 醛固酮不仅保钠排钾,而且具有明显的促生长作用。因此,螺内酯可减少心血管组织胶原沉积,阻断心肌纤维化,阻止或逆转左心室肥厚。该类药物具有改善血管内皮细胞功能、维持冠脉血流的作用,可减少心衰进展的心肌缺血事件。

【临床应用】 在常规治疗的基础上加用螺内酯,可改善临床症状和血流动力学,防止左心室肥厚及心肌纤维化,明显降低病死率。单用螺内酯抗心衰治疗时作用较弱,与 ACEI 联用效果更佳,可降低 Ang Ⅱ 和醛固酮水平,减少室性心律失常的发生率和患者病死率。

【不良反应】 主要不良反应为男性乳腺发育、勃起功能障碍和女性毛发增多、月经紊乱等,可能与螺内酯作用于其他甾类受体有关,停药后可消失。本品有弱利尿作用,可致血容量降低,加重肾功能异常和高钾血症的发生率。

第四节 β 肾上腺素受体阻断药

心力衰竭患者长期应用 β 肾上腺素受体阻断药治疗,能改善患者的临床症状和左室功能,降低病死率和住院率。目前常用于治疗心力衰竭的 β 受体阻断药有美托洛尔(metoprolol)、卡维地洛(carvedilol)及比索洛尔(bisoprolol)。

【体内过程】 常用于抗心力衰竭的 β 受体阻断药体内过程见表 23.3。

表 23.3 常用于抗心力衰竭的 β 受体阻断药体内过程

药 物	给药途径	生物利用度	血浆蛋白结合率	半衰期(h)	代谢	排泄
比索洛尔	口服	90%	30%	10～12	肝脏	肾脏
卡维地洛	口服	25%	98%	6～10	肝脏	粪便
酒石酸美托洛尔	口服	40%～75%	12%	3～5	肝脏	粪便 肾脏(少)
琥珀酸美托洛尔	口服	30%～40%	12%	3～4	肝脏	肾脏

【抗心衰作用及机制】

1. 上调 β_1 受体

心力衰竭患者心肌细胞的 β_1 受体密度下调、功能受损,对儿茶酚胺的敏感性降低,导致心肌收缩力减弱。β 受体阻断药能防止心肌 β_1 受体长期暴露于过多的儿茶酚胺下,从而增加心肌 β_1 受体密度,恢复心肌对儿茶酚胺的敏感性,增强心肌收缩力,改善心功能。

2. 抗交感活性

β 受体阻断药可降低交感神经张力,减少肾素分泌,降低心衰时异常升高的 RAAS 兴奋性,减轻心脏负荷。

3. 抗心律失常和心肌缺血

本类药物具有明显的抗心律失常和抗心肌缺血作用,可降低患者因心律失常所致猝死的风险,这也是本类药物治疗心衰的重要作用机制之一。

4. 抗心血管重构

长期应用(4～12 个月)β 受体阻断药,可降低心衰患者的 RAAS 兴奋性,减小心室的重量和容量,延缓或逆转心血管重构。

【临床应用】 对病情稳定的左室射血分数低下的心力衰竭患者,均应尽早使用 β 受体阻滞剂,除非有禁忌证或不能耐受。初期用药可使血压下降、心率减慢、心排血量下降、心功能恶化,故应从小剂量开始,并与强心苷类合用,以消除其负性肌力作用。

【不良反应】 患者可出现液体潴留、心衰恶化、低血压、心动过缓和房室传导阻滞等不良反应,应考虑减量或停用 β 受体阻断药。

第五节　正性肌力药

一、强心苷类

强心苷是一类具有强心作用的苷类化合物(图 23.4)。目前常用的强心苷类药物有地高辛[基](digoxin)、去乙酰毛花苷[基](deslanoside,毛花苷丙,西地兰)等。

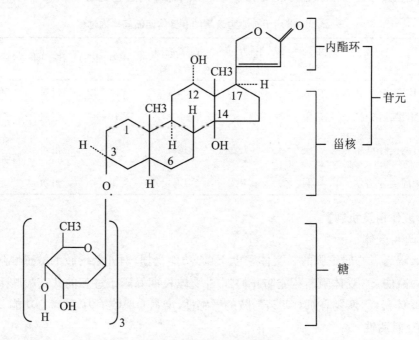

图 23.4　强心苷的化学结构

【体内过程】 常用强心苷类药物的体内过程见表 23.4。

表 23.4　常用强心苷类药物的体内过程

药物	给药途径	吸收率	蛋白结合率	肝肠循环	代谢转化	肾排泄	半衰期(h)
地高辛	口服	60%～85%	<30%	6.8%	5%～10%	60%～90%	33～36
去乙酰毛花苷	静注	—	<25%	少	少	90%～100%	2～3

【药理作用】

1. 对心脏的作用

（1）正性肌力作用（增强心肌收缩力）　强心苷对心脏具有高度选择性,可直接作用于心肌细胞,使衰竭心肌的收缩力增强,心脏排血量增加。其机制是强心苷抑制心肌细胞膜上 Na^+-K^+-ATP 酶的活性,使胞内 Na^+ 含量增多。此时,通过 Na^+-Ca^{2+} 双向交换机制使 Na^+ 外流增加、Ca^{2+} 内流增加（或 Na^+ 内流减少,Ca^{2+} 外流减少）,最终导致细胞内 Na^+ 减少,Ca^{2+} 增加。细胞内 Ca^{2+} 的增加,进一步促使肌浆网释放出 Ca^{2+},即"以钙释钙"的过程,最终使心肌细胞内可利用的 Ca^{2+} 增加,心肌收缩力增强（图 23.5）。

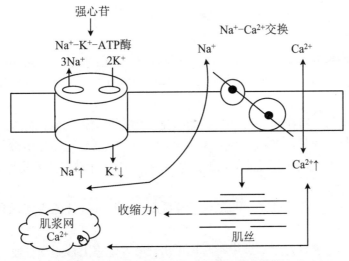

图 23.5　强心苷正性肌力作用机制示意图

（2）负性频率作用（减慢心率）　心衰时反射性交感神经活性增强,使心率加快;应用强心苷后心肌收缩力增强,心搏出量增加,反射性兴奋迷走神经,使心率和传导减慢。治疗量强心苷对正常心率影响小,但对心率加快及伴有房颤的心衰患者则可显著减慢心率。

（3）对心肌的主要电生理特性影响　具体见表 23.5。

表 23.5　强心苷对心肌的主要电生理作用

	自律性	传导速度	有效不应期
窦房结	↓		
心房			↓
房室结		↓	
浦肯野纤维	↑		↓

2. 对血管的作用

强心苷能直接收缩血管平滑肌,增加外周阻力,可使正常人的血压升高。但心衰患者用药后,反射性迷走神经兴奋、交感神经活性降低,其作用超过直接收缩血管的效应,因此血管阻力下降、心排血量及组织灌流增加、动脉压不变或略升。

3. 对肾脏的作用

心衰患者应用强心苷后,血流动力学改善,肾血流量增加;此外,强心苷也可直接抑制肾小管 Na^+-K^+-ATP 酶,减少 Na^+ 重吸收,产生利尿作用。

4. 对神经系统的作用

强心苷对自主神经系统的影响随用药量的不同而异。治疗量可兴奋脑干副交感神经中枢,减慢心率和抑制房室传导。中毒量可兴奋延髓及后区催吐化学感受区引起呕吐,还可兴奋交感神经中枢,明显增加交感神经冲动发放,引起快速型心律失常。

5. 对 RAAS 系统的作用

强心苷可降低心衰患者血浆的肾素活性,进而减少 Ang Ⅱ 及醛固酮含量,抑制心衰时过度激活的 RAAS 系统。

【临床应用】 主要用于治疗心力衰竭与快速型心律失常。

1. 心力衰竭

主要用于以收缩功能障碍为主者,包括对利尿药、ACEI、β 受体阻断药疗效欠佳者。对扩张性心肌病、舒张性心衰患者不应选用强心苷类,而应首选 β 受体阻断药和 ACEI。

2. 心律失常

(1) 心房颤动与心房扑动　强心苷类能抑制房室传导,使冲动不能通过房室结下达心室,减慢心室率,同时可使心排血量增加,解除心功能不全症状,是治疗房颤的首选药物。强心苷类能不均一地缩短心房不应期,引起折返激动,使心房扑动转为心房颤动,然后再发挥治疗心房颤动的作用。

(2) 阵发性室上性心动过速　可先采用增强迷走神经兴奋性的措施,如压迫颈动脉窦、压迫眼球等,如无效或同时伴有心功能不全者可选用强心苷,其可通过兴奋迷走神经减慢房室传导而控制发作。要注意强心苷中毒时也可出现阵发性室上性心动过速,应予鉴别。

【不良反应】 强心苷的安全范围小,一般治疗剂量已接近中毒量的 60%,易发生不良反应。

1. 心脏毒性

为最严重的毒性反应,可发生各种心律失常:

(1) 快速性心律失常　多见室性早搏,严重的出现心动过速,甚至室颤。一旦发生,立即停用强心苷,补充氯化钾。细胞外 K^+ 能阻止强心苷与心肌细胞膜 Na^+-K^+-ATP 酶结合,阻止毒性发展,但有传导阻滞者禁用。对重度者宜选用苯妥英钠,它能使强心苷从受体复合物中解离出来,恢复 Na^+-K^+-ATP 酶的活性,并能控制室性早搏及心动过速而不减慢房室传导。利多卡因可用于治疗强心苷引起的严重室性心动过速和心室纤颤。

(2) 缓慢性心律失常　出现房室传导阻滞、窦性心动过缓,可用 M 受体阻断药阿托品治疗。

2. 胃肠道反应

为常见的早期中毒症状,表现为厌食、恶心和呕吐。应注意与强心苷用量不足、心力衰竭未得到控制所致的胃肠症状相区别。剧烈呕吐可导致低血钾而加重强心苷中毒,应及时停药或补钾。

3. 神经精神症状

主要为定向力障碍、昏睡及精神错乱及视觉异常(如黄视、绿视等)。视觉异常通常是强心苷中毒的先兆,为停药指征。

伴有窦房传导阻滞、中重度房室传导阻滞、急性心肌梗死后和进行性心肌缺血者禁用。年老患者、窦性心动过缓、室性期前收缩、慢性缩窄性心包炎、肥厚性心肌病、肾功能不全、严重的肺部疾病和甲状腺功能减退者慎用。

【药物相互作用】　与胺碘酮、β受体阻滞剂合用,可增加窦房结或房室结功能的抑制。奎尼丁、维拉帕米、胺碘酮、克拉霉素、红霉素等可增加地高辛血药浓度和中毒的发生率,宜减量。苯妥英钠能加速地高辛清除,降低血药浓度。排钾利尿药可致血钾降低而加重强心苷毒性。不可与其他药物混合注射,尤其禁与钙盐注射剂合用。

二、非苷类正性肌力药

非苷类正性肌力药包括磷酸二酯酶抑制药和β肾上腺素受体激动剂。

(一)磷酸二酯酶抑制药

磷酸二酯酶抑制药(phosphodiesterase inhibitor,PDEI)能增强心肌收缩力,降低外周血管阻力,使心排血量增多,缓解心力衰竭症状。常用药物有米力农和氨力农。

米　力　农

米力农(milrinone)为人工合成的双吡啶衍生物,能抑制PDE活性,增加细胞内cAMP含量,发挥正性肌力和扩张血管作用。小剂量时主要表现为正性肌力作用,当剂量加大,逐渐达到稳态的最大正性肌力效应时,其扩张血管作用也可随剂量的增加而逐渐加强。短期静脉给药用于治疗对强心苷、利尿药、血管扩张药治疗无效或效果欠佳的各种原因引起的急性、慢性顽固性心力衰竭。不良反应较少,偶见头痛、室性心律失常、无力、血小板减少等。过量可发生低血压、心动过速等症状。

同类药物还有氨力农(amrinone),其药理作用、临床应用同米力农,但不良反应较多。

(二)β肾上腺素受体激动药

心力衰竭患者交感神经长期处于激活状态,内源性儿茶酚胺的长期影响使β受体下调,此时受体对激动药敏感性下降。因此,β受体激动药不适于常规治疗心力衰竭,仅用于强心苷治疗反应不佳或有禁忌者,或伴有心率减慢或传导阻滞的患者。临床应用的药物主要为多巴酚丁胺(dobutamine)、多巴胺(dopamine)等。

第六节 扩 血 管 药

扩血管药主要用于急性心力衰竭的治疗,能缓解患者症状,改善血流动力学,提高运动耐力和生活质量;一般不用于慢性心力衰竭的治疗,仅在心衰伴有心绞痛或高血压时联合应用。目前用于治疗心衰的药物有硝酸酯类、硝普钠、重组人脑利钠肽及 α 肾上腺素受体阻断药等。

【抗心衰作用及机制】 扩血管药治疗心衰的主要机制是:① 扩张小动脉,降低外周阻力,减轻心脏后负荷,进而改善心功能,增加心排血量(CO),缓解组织缺血症状,抵消因小动脉扩张而可能发生的血压下降和冠状动脉供血不足等不利影响;② 扩张小静脉,使回心血量减少,降低肺动脉压和左室舒张末压(LVEDP)而减轻心脏前负荷(图 23.6)。

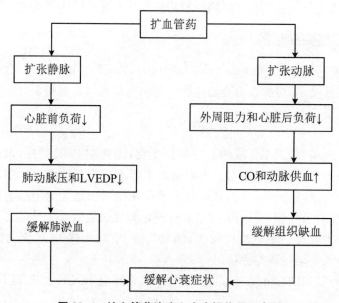

图 23.6 扩血管药治疗心力衰竭作用示意图

【临床应用】 心衰患者应用此类药物时须密切监测收缩压的变化,以小剂量慢速给药并合用正性肌力药物。收缩压>90 mmHg 的患者可使用,尤其适用于伴有高血压的急性心衰患者;收缩压<90 mmHg 或症状性低血压患者禁用。

1. 硝酸酯类

适用于急性心衰合并高血压、冠心病心肌缺血及二尖瓣反流的患者。常用硝酸甘油和硝酸异山梨酯,但患者对该类药物的个体差异较大,硝酸异山梨酯在患者血药浓度和血压的稳定性、血管耐受性方面优于硝酸甘油。

2. 硝普钠

适用于严重心衰、后负荷增加以及伴肺淤血或肺水肿的患者,特别是高血压危象、急性主动脉瓣反流、急性二尖瓣反流及急性室间隔穿孔。硝普钠(sodium nitroprusside)在体内迅速代谢为氰化物,大剂量持续应用易导致中毒,故用药时间不宜连续超过 24 h。

3. 重组人脑利钠肽

重组人脑利钠肽(recombinant human brain natriuretic peptide)是一种兼具多重作用的血管扩张剂。不仅通过扩张静脉和动脉(包括冠状动脉)降低心脏前、后负荷,且具有抑制 RAAS、抗交感及利尿作用,适用于休息或轻微活动时呼吸困难的急性心力衰竭患者。

4. α肾上腺素受体阻断药

常用药物为乌拉地尔(urapidil)。该药可扩张血管(对静脉作用大于动脉),降低外周及肾血管阻力,减轻心脏后负荷;还可激活中枢 5-HT$_{1A}$受体,降低延髓心血管调节中枢交感神经的冲动发放;对心率无明显影响。适用于高血压合并急性心衰、主动脉夹层合并急性心衰的患者。

制剂与用法

1. 卡托普利(captopril)　片剂:12.5 mg,25 mg。胶囊:25 mg。缓释片:37.5 mg。注射液:25 mg/1 mL,50 mg/2 mL。口服,从小剂量12.5 mg,2~3 次/d,最大剂量为 150 mg/d。25 mg 溶于 10%葡萄糖液 20 mL,缓慢静脉注射(10 min),随后用 50 mg 溶于 10%葡萄糖液 500 mL,静脉注射 1 h。

2. 马来酸依那普利(enalapril maleate)　胶囊:5 mg,10 mg。片剂:5 mg,10 mg,20 mg。口服,2.5~10 mg/次,2 次/d,最大剂量为 40 mg/d。

3. 赖诺普利(lisinopril)　片剂:10 mg。胶囊:10 mg。口服,起始剂量为 10 mg/d,维持剂量为 20 mg/次,1 次/d。

4. 氯沙坦钾(losartan potassium)　片剂:50 mg。胶囊:50 mg。口服,起始剂量为 25~50 mg/次,1 次/d,目标剂量为 50~100 mg/次,1 次/d。

5. 缬沙坦(valsartan)　片剂:40 mg,80 mg,160 mg。胶囊:40 mg,80 mg,160 mg。分散片:40 mg,80 mg。口服,起始剂量为 20~40 mg/次,2 次/d,目标剂量为 160 mg/次,2 次/d。

6. 坎地沙坦(candesartan)　胶囊:4 mg,8 mg。片剂:4 mg,8 mg。分散片:4 mg,8 mg。口服,4~8 mg/次,1 次/d。

7. 厄贝沙坦(irbesartan)　片剂:75 mg,150 mg。胶囊:75 mg,150 mg。分散片:75 mg,150 mg。口服,起始剂量为 0.15 g/次,1 次/d。根据病情可增至 0.3 g/次,1 次/d。

8. 依普沙坦(eprosartan)　片剂:600 mg。口服,600 mg/次,1 次/d。

9. 螺内酯(aldactone)　片剂:12 mg,20 mg。胶囊:20 mg。口服,治疗水肿性疾病,每日 40~120 mg,分 2~4 次服用。治疗高血压,开始为 40~80 mg/d,分次服用,至少 2 周。

10. 依普利酮(eplerenone)　片剂:25 mg,50 mg,100 mg。口服,起始剂量为 25 mg/次,1 次/d,逐渐加量至 50 mg/次,1 次/d。

11. 卡维地洛(carvedilol)　片剂:6.25 mg,10 mg,12.5 mg,20 mg。胶囊:10 mg。分散片:6.25 mg,12.5 mg。口服,在应用强心苷等药物的基础上,3.125 mg/次,2 次/d,两周后可渐增至 25 mg/次,2 次/d。

12. 地高辛(digoxin)　片剂:0.25 mg。注射液:0.5 mg/2 mL。口服,0.125~0.5 mg/次,1 次/d。静脉注射,0.25~0.5 mg,用 5%葡萄糖注射液稀释后缓慢注射,以后可用 0.25 mg,每隔 4~6 h 按需注射,但每日总量不超过 1 mg。

13. 去乙酰毛花苷(deslanoside)　注射剂:0.4 mg/2 mL。静脉注射,首剂为 0.4~0.6 mg,以后每 2~4 h 可再给 0.2~0.4 mg,用 5%葡萄糖注射液稀释后缓慢注射,总量 1~1.6 mg。

14. 米力农(milrinone) 注射剂:5 mg/5 mL,10 mg/10 mL。静脉注射,负荷量为 25～75 μg/kg,缓慢静注(5～10 min),以后 0.25～1.0 μg/kg/min 维持。每日最大剂量不超过 1.13 mg/kg。

15. 氨力农(amrinone) 注射剂:50 mg,100 mg。适量生理盐水稀释后,一般先以 0.5～1.0 mg/kg 静脉注射 5～10 min,再以 5～10 μg/kg/min 的速度静脉滴注,必要时 30 min 后可再静脉注射 0.5～1.0 mg/kg,每日总量不超过 5～10 mg/kg。

16. 重组人脑利钠肽 粉针剂:0.5 mg。静脉注射,1.5 μg/kg 静脉推注后,以 0.0075 μg/kg/min 的速度连续静脉滴注。

17. 乌拉地尔(urapidil) 注射剂:25 mg/5 mL。静滴:100～400 μg/min,严重高血压者可缓慢静脉注射 12.5～25 mg。

(张俊秀 杨解人)

第二十四章 抗心绞痛药

心绞痛(angina pectoris)是冠状动脉供血不足引起的心肌急剧、暂时的缺血与缺氧综合征，其典型临床表现为阵发性的胸骨后压榨性疼痛，并可放射至左肩及左上肢。发作一般持续数分钟，很少超过 15 min，休息或用药后常可缓解。

第一节 概 述

根据心绞痛发病的病理生理及临床表现，可分为三类：① 稳定型心绞痛(stable angina)，又称劳力型心绞痛(exertional angina)，最为常见，常在劳累、情绪激动、受寒或饱食时发作，且发作的性质在 1～3 个月内无改变，即每日和每周疼痛发作次数大致相同，诱发疼痛的劳累和情绪激动程度相同，每次发作疼痛的部位和性质无改变，疼痛持续时间相似；② 变异型心绞痛(variant angina)较少见，发作与心肌耗氧量的增加无关，常因冠脉痉挛引起心肌供血不足，多发生于安静状态。可分为变异型(冠状动脉暂时性痉挛和收缩造成)及卧位型(休息或熟睡时)等；③ 不稳定型心绞痛(unstable angina)，表现为发作频繁、日趋严重，疼痛持续时间超过 15 min。轻度体力劳动或情绪激动即可诱发。如不及时治疗，可引起急性心肌梗死、猝死等，故又称为"梗死前心绞痛"。

心绞痛的主要病理生理机制是心肌需氧与供氧的失衡，致心肌暂时性缺血缺氧，心肌代谢产物(乳酸、丙酮酸、组胺等)聚集在心肌组织内，刺激心肌自主神经传入纤维末梢引起疼痛。任何引起心肌组织需氧量增加和(或)冠脉狭窄、痉挛致心肌组织供血供氧减少的因素都可成为心绞痛的诱因。心肌的氧供取决于动脉、静脉的氧分压差及冠状动脉的血流量。因此，降低心肌耗氧量、增加冠脉血流而增加心肌供血、供氧量有助于缓解心绞痛(图 24.1)。目前常用的抗心绞痛药物主要有硝酸酯类、β 受体阻断药和钙拮抗药。此外，临床应用抗血小板药、抗血栓药、血管紧张素转化酶抑制剂及他汀类药物等，也有助于防治心绞痛。

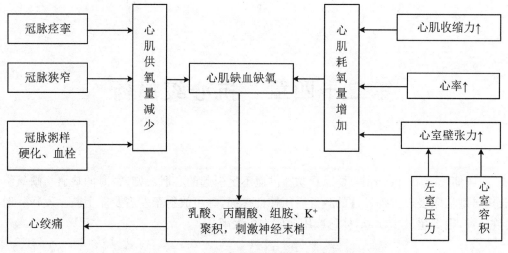

图 24.1　心绞痛病因及病理生理示意图

第二节　常用抗心绞痛药

一、硝酸酯类

硝酸酯类(nitrate esters)药物均有硝酸多元酯结构,脂溶性高,分子中的—O—NO$_2$是发挥疗效的关键结构。此类药物对各型心绞痛均有确切疗效,一直是治疗心绞痛的首选。临床常用的有硝酸甘油、硝酸异山梨酯和单硝酸异山梨酯等。

硝　酸　甘　油[基]

硝酸甘油(nitroglycerin,NTG)是硝酸酯类的代表药,1867 年开始用于治疗心绞痛,具有起效快、疗效肯定、使用方便及价格经济等优点,是防治心绞痛急性发作最常用的药物。

【体内过程】 口服首过效应明显,生物利用度仅为 8%。舌下含服易通过口腔黏膜吸收,生物利用度可达 80%。舌下给药 1~2 min 起效,4 min 达最大效应,作用持续 20~30 min。吸收的药物在肝内经谷胱甘肽-有机硝酸酯还原酶降解,最后与葡萄糖醛酸结合经肾排出。

【药理作用】 硝酸甘油作为一氧化氮(nitric oxide,NO)供体,在平滑肌细胞内经谷胱甘肽转移酶的催化释放出 NO,后者与其受体即可溶性鸟苷酸环化酶(guanylyl cyclase,GC)结合,进而激活 GC,促使血管平滑肌细胞内第二信使环磷酸鸟苷(cyclic guanine monophosphate,cGMP)生成增多,并进一步激活 cGMP 依赖性蛋白激酶,降低细胞内 Ca^{2+}浓度,松弛血管平滑肌。此外,硝酸甘油扩血管作用尚与内源性前列环素(prostacyclin,PGI$_2$)和降钙素基因相关肽(CGRP)参与有关。硝酸甘油通过释放 NO 还能抑制血小板聚集和黏附,防止血栓形成,亦有利于对冠心病和心绞痛的治疗(图 24.2)。

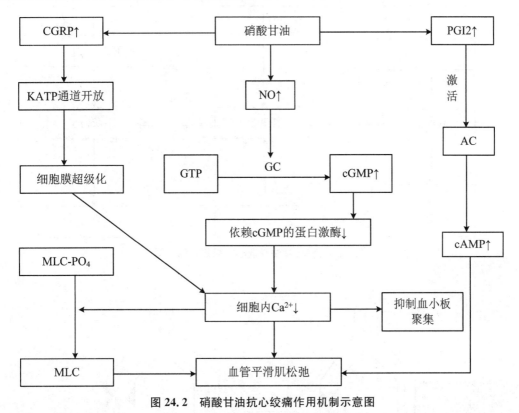

图 24.2　硝酸甘油抗心绞痛作用机制示意图

硝酸甘油可扩张动脉、静脉和冠状血管,尤其以扩张静脉血管作用显著,从而发挥抗心绞痛作用。

1. 降低心肌耗氧量

小剂量硝酸甘油可明显扩张静脉血管,特别是较大的静脉血管,减少回心血量,使心室容积缩小,降低心脏的前负荷,同时缩短射血时间,减少心肌耗氧量。大剂量可显著舒张动脉血管,降低心脏的射血阻力,减轻左室内压和心室壁张力,使心肌需氧量降低(图 24.3)。

2. 扩张冠状动脉,增加缺血区血液灌注

硝酸甘油选择性扩张较大的心外膜血管、输送血管及侧支血管,尤其在冠状动脉痉挛时更为明显。当冠状动脉因粥样硬化或痉挛而发生狭窄时,缺血区的阻力血管已因缺氧、代谢产物堆积而处于舒张状态。这样,非缺血区阻力就比缺血区大,用药后血液将顺着压力差从输送血管经侧支血管流向缺血区,从而增加缺血区的血液供应(图 24.4)。

3. 降低左室充盈压,增加心内膜供血,改善左室顺应性

冠状动脉从心外膜呈直角分支,贯穿心室壁呈网状分布于心内膜,内膜下血流易受心室壁肌张力和室内压力的影响。硝酸甘油减少回心血量,降低心室内压,有利于血液由心外膜向心内膜缺血区灌注。

4. 保护缺血的心肌组织

硝酸甘油释放 NO,促进 PGI$_2$、CGRP 等的生成和释放,直接保护心肌细胞。硝酸甘油还能增强缺血心肌的膜稳定性,提高室颤阈、消除折返、改善房室传导,从而减少心肌缺血导

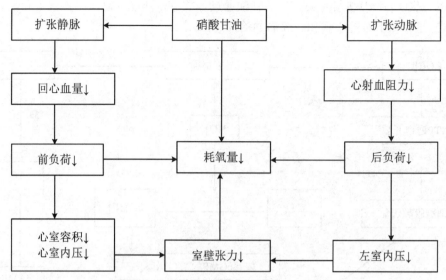

图 24.3　硝酸甘油降低心肌耗氧量示意图

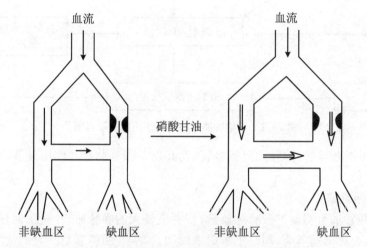

图 24.4　硝酸甘油对冠脉血流的调节作用

血液从阻力较大的非缺血区经扩张的侧支血管流向阻力较小的缺血区

致的并发症。

【临床应用】　舌下含服硝酸甘油能迅速缓解各种类型的心绞痛,在发作前用药可预防发作。对急性心肌梗死者,采用静脉给药,不仅能降低心肌需氧量、增加缺血区供血,还可抑制血小板聚集和黏附,从而缩小梗死范围。由于硝酸甘油可降低心脏前、后负荷,因此可用于心力衰竭的治疗。此外,还可舒张肺血管、降低肺血管阻力、改善肺通气,用于急性呼吸衰竭及肺动脉高压的治疗。

【不良反应】

1. 扩血管反应

常见面颈部潮红、心率加快、搏动性头痛、眼内压增高等,大剂量可出现体位性低血压。舌下含服用药时患者应尽可能取坐位。过量可致面色苍白、多汗、低血压、紫绀、昏迷、心跳快而弱,此时应将患者平卧,头低脚高位,同时吸氧、补充血容量及采用其他抗休克措施。

2. 耐受性

连续用药 2～3 周后可出现耐受性,不同硝酸酯类药物之间有交叉耐受性,停药 1～2 周后,耐受性可消失。一旦出现耐受性后应增加剂量,但不良反应相应增加,故宜采用间歇给药法,或与其他抗心绞痛药交替使用。对血容量不足、收缩压低和肥厚梗阻型心肌病引起的心绞痛患者应慎用。

3. 高铁血红蛋白血症

超剂量使用可引起高铁血红蛋白血症,表现为呕吐、发绀等。

硝酸异山梨酯[基]和单硝酸异山梨酯[基]

硝酸异山梨酯(isosorbide dinitrate)又称消心痛,其作用及机制与硝酸甘油相似,但作用较弱,起效缓慢,维持时间较长。其代谢产物异山梨醇-2-单硝酸酯和异山梨醇-5-单硝酸酯,仍具有扩张血管及抗心绞痛作用。此外,该药剂量范围个体差异较大,量大时易致头痛及低血压等副作用,缓释剂可减少不良反应。主要口服用于对心绞痛的预防和心肌梗死后心衰的长期治疗。

单硝酸异山梨酯(isosorbide mononitrate)的作用及应用与硝酸异山梨酯相似。

二、β 肾上腺素受体阻断药

β 受体阻断药(β-receptor blockers,βRBs)可使心绞痛病人心绞痛发作次数减少、患者运动耐量增加、心肌需氧量减少、改善缺血区代谢和缩小梗死范围,现已作为一线防治心绞痛的药物,目前临床常用药物主要有普萘洛尔、阿替洛尔和美托洛尔等。

【抗心绞痛作用】

1. 降低心肌耗氧量

心绞痛发作时,心肌组织和血液中儿茶酚胺水平均显著升高,β_1 受体激动,心肌收缩力增强、心率加快,心肌耗氧量增加。β 受体阻断药阻断心脏 β_1 受体、拮抗交感神经兴奋和儿茶酚胺作用,降低心肌收缩力和心率,降低心肌耗氧量。

2. 改善缺血区心肌供血

β 受体阻断药可减慢心率,使心脏的舒张期相对延长,从而增加心肌缺血区的血液灌流时间,有利于血液从心外膜血管流入易缺血的心内膜区。此外,用药后尚可增加侧支循环,促进血液流向已代偿性舒张的缺血区。

【临床应用】

1. 心绞痛

该类药物对稳定型心绞痛疗效较好,尤其适用于并发高血压或快速型心律失常的患者。对硝酸酯类不敏感或疗效差的稳定型心绞痛,可减少发作次数,提高患者的运动耐受力。对冠脉痉挛引起的变异性心绞痛疗效差,因其阻断 β 受体,α_1 受体作用占优势,易诱发冠脉痉挛。

2. 心肌梗死

能缩小梗死范围,但可抑制心肌收缩力,心力衰竭或心功能不全的患者慎用。

β 受体阻断药和硝酸酯类合用时,能协同降低耗氧量,相互取长补短,合用时用量减少,不良反应也相应减少,但要注意两者都可降低血压,对心绞痛不利。合用时宜选用作用时间相近的药物,例如普萘洛尔和硝酸异山梨酯。

【不良反应】 具体见第十章。

三、钙通道阻滞药

钙通道阻断药(calcium channel blockers,CCBs)是预防和治疗心绞痛的常用药物,尤其对变异性心绞痛疗效最好。常用于抗心绞痛的药物有硝苯地平(nifedipine)、维拉帕米(verapamil)和地尔硫卓(diltiazem)等。

【药理作用】 本类药物通过阻滞心肌细胞和血管平滑肌细胞电压依赖性钙通道,抑制Ca^{2+}内流而产生以下作用(图 24.5):

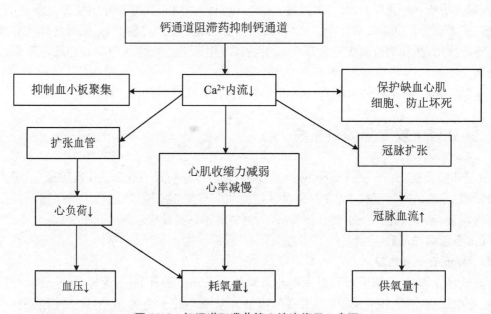

图 24.5 钙通道阻滞药抗心绞痛作用示意图

1. 降低心肌需氧量

抑制心肌细胞 Ca^{2+} 内流,降低心肌收缩力,减轻心脏负荷,从而降低心肌需氧量。

2. 增加缺血区供血

抑制血管平滑肌细胞 Ca^{2+} 内流,舒张血管平滑肌和冠脉血管,尤其对处于痉挛状态的血管有显著的解除痉挛作用,从而增加缺血区供血。

3. 阻止细胞内 Ca^{2+} 超负荷

心肌缺血再灌损伤中,细胞内 Ca^{2+} 超负荷,线粒体内 Ca^{2+} 过多可妨碍 ATP 的产生,导致细胞死亡。钙通道阻滞药可阻滞 Ca^{2+} 内流,防止 Ca^{2+} 超负荷,进而保护缺血心肌细胞。

4. 抑制血小板聚集

不稳定型心绞痛与血小板黏附和聚集以及冠状动脉血流减少有关。钙通道阻滞药可阻滞血小板的 Ca^{2+} 内流,降低血小板内 Ca^{2+} 浓度,抑制血小板聚集。

【临床应用】 不同的钙通道阻滞药对心脏及血管作用强度不同,临床应用时应予注意。

1. 硝苯地平[基]

抑制血管痉挛、扩张冠状动脉和外周血管的作用强,对变异型心绞痛最有效,伴有高血压患者尤为适用。对稳定型心绞痛也有效。对急性心肌梗死应用本药能促进侧支循环、缩小梗死区,与β受体阻断药合用,可增强疗效,但可致血压过低、心功能抑制,发生心力衰竭风险增加。与硝酸酯类药物联用,治疗心绞痛作用增强。

2. 维拉帕米

扩张冠状动脉作用较弱,对变异型心绞痛多不单独应用。对稳定型心绞痛也有较好的疗效。与β受体阻断药有协同作用,但两药合用可显著抑制心肌收缩力及传导系统,故合用应慎重。对心脏抑制作用明显,故对伴有心衰、窦性心动过缓及房室传导阻滞明显的心绞痛患者禁用。

3. 地尔硫卓[基]

选择性扩张冠状动脉,对外周血管作用较弱,对变异型心绞痛、稳定型心绞痛、不稳定型心绞痛都可应用,较少引起低血压。

钙通道阻滞药与β受体阻断药也可联合应用治疗心绞痛,尤其是硝苯地平和β受体阻断药合用更安全,对心绞痛伴高血压及心率过快患者最适宜。

【不良反应】

(1)硝苯地平不良反应发生率达20%,一般较轻,主要是扩张血管,可引起头痛、面红、低血压等反应。少数患者偶见心悸、心动过速、心绞痛加重等症状,与血管扩张、血压下降,反射性心脏兴奋有关。

(2)维拉帕米不良反应发生率约为10%,口服易致胃肠道症状,静脉注射可致血压下降、暂时性窦性停搏。

(3)地尔硫卓不良反应较少,发生率为2%~5%,可引起房室传导阻滞及低血压等。

用药后出现头痛、头晕、疲劳感、心动过缓等症状时应减量或停用。低血压、房室传导阻滞、病窦综合征及心源性休克患者禁用。支气管哮喘、心力衰竭患者慎用。

四、其他抗心绞痛药物

尼 可 地 尔[基]

尼可地尔(nicorandil)属硝酸酯类化合物,既可释放 NO,也可阻止细胞内钙离子游离,增加细胞膜对钾离子的通透性,引起细胞超级化,扩张冠脉,增加冠脉血流量,抑制冠脉痉挛,对血压、心率、心肌收缩力以及心肌耗氧量影响较小。此外,还可抑制血小板聚集,防止血栓形成。主要用于变异型心绞痛及稳定型心绞痛,不易产生耐受性,与其他硝酸酯类药物无交叉耐药性。

制剂与用法

1. 硝酸甘油(nitroglycerin) 片剂:0.5 mg。注射剂:2 mg/1 mL,5 mg/1 mL。气雾剂:0.05 g,0.1 g。贴片:25 mg。舌下含服,0.25~0.5 mg/次,每 5 min 可重复 1 片,直至疼痛缓解。如果15 min 内总量达 3 片后疼痛持续存在,应立即就医。静脉滴注,用 5%葡萄糖注射液或氯化钠注射液稀释,开始剂量为 5 μg/min。喷雾给药,在心绞痛发作时或在运动、劳动前,向口腔舌下黏膜喷射 1~2 次,相当于硝酸甘油 0.5~1.0 mg。皮肤贴敷,开始时每日 1 片,贴于胸前皮肤,剂量可根据需要酌情增加。

2. 硝酸异山梨酯(isosorbide dinitrate)　片剂:5 mg。注射液:5 mg/5 mL,10 mg/10 mL。气雾剂:96.2 mg,125 mg,625 mg,0.125 mg,250 mg。预防心绞痛,口服,5~10 mg/次,2~3 次/d。缓解症状,舌下给药,5 mg/次。静脉滴注,开始剂量为 30 μg/min,观察 0.5~1 h,如无不良反应可加倍,1 次/d,10 天为一疗程。喷雾,将喷雾嘴对准口腔,按压 4 揿,可达到有效剂量 2.5 mg。

3. 单硝酸异山梨酯(isosorbide mononitrate)　片剂:10 mg,20 mg。缓释片:30 mg,40 mg,50 mg,60 mg。注射剂:10 mg/1 mL,20 mg/5 mL。口服,20 mg/次,2 次/d。静脉滴注,用 5% 葡萄糖注射液稀释后从 1~2 mg/h 开始静滴,根据患者的反应调整剂量,最大剂量为 8~10 mg。缓释片口服,1 片/d。

4. 硝苯地平(nifedipine)　片剂:5 mg,10 mg。缓释片:10 mg,20 mg,30 mg。胶囊:5 mg,10 mg。口服,起始剂量为 10 mg/次,3 次/d,10~20 mg/次,3 次/d。缓释片,口服每次 10~20 mg,2 次/d。

5. 盐酸维拉帕米(verapamil hydrochloride)　片剂:40 mg。缓释片:120 mg,180 mg,240 mg。口服,40~80 mg/次,3~4 次/d。缓释片,120~180 mg,清晨口服一次。

6. 盐酸地尔硫卓(diltiazem hydrochloride)　片剂:30 mg,45 mg,60 mg。缓释片:30 mg。口服,30 mg/次,3~4 次/d。缓释片,30~120 mg/次,2 次/d。

7. 尼可地尔(nicorandil)　片剂:5 mg。注射剂:12 mg,48 mg。口服,5~10 mg/次,3 次/d。静脉滴注,2 mg/h 为起始剂量,根据病情调整剂量,最大剂量不超过 6 mg/h。

(郭莉群　杨解人)

第二十五章 抗动脉粥样硬化药

动脉粥样硬化(atherosclerosis,AS)是一种常见的血管硬化性疾病,主要累及大动脉和中动脉,如冠状动脉、脑动脉和主动脉,是冠心病、脑卒中等动脉粥样硬化心血管疾病(atherosclerotic cardiovascular disease, ASCVD)的重要病理学基础。动脉粥样硬化的发病机制至今仍未完全阐明,其中血脂异常是动脉粥样硬化最主要危险因素之一。早期或轻症动脉粥样硬化可通过改变生活方式等措施加以防治,较重者则应用药物治疗。抗动脉粥样硬化药物主要包括调血脂药、抗氧化剂及多烯脂肪酸类。

第一节 调 血 脂 药

一、概述

(一) 血脂

血脂是血清中脂质的总称,包括胆固醇(cholesterol)、甘油三酯(triglyceride,TG)、磷脂(phospholipid,PL)和游离脂肪酸(free fatty acid,FFA)。其中甘油三酯参与能量代谢,胆固醇主要用于合成细胞膜、类固醇激素和胆汁酸。

(二) 脂蛋白和载脂蛋白

血脂不溶于血液,必须与载脂蛋白(apoprotein,Apo)结合形成脂蛋白(lipoprotein,LP)才能溶于血液并运输至组织进行代谢。

血液中的脂蛋白(表 25.1)可分为乳糜微粒(chylomicrons,CM)、极低密度脂蛋白(very low density lipoprotein,VLDL)、中间密度脂蛋白(intermediate density lipoprotein,IDL)、低密度脂蛋白(low density lipoprotein,LDL)、高密度脂蛋白(high density lipoprotein,HDL)和脂蛋白(a)[lipoprotein(a),Lp(a)]。

Apo 主要有 ApoA、ApoB、ApoC、ApoD 及 ApoE 五类。根据氨基酸序列的差异,ApoA分为 A1、A2、A4、A5;ApoB 分为 B48、B100;ApoC 分为 C1、C2、C3、C4;ApoE 分为 E2、E3、E4 等。

表 25.1 脂蛋白的分类

类 型	主要脂质成分	主要载脂蛋白	来 源	功 能
CM	TG	B48、A1、A2	小肠合成	转运外源性 TG 到外周组织
VLDL	TG	B100、E、C	肝脏合成	转运内源性 TG 到外周组织
IDL	TG、胆固醇	B100、E	VLDL 分解代谢	LDL 前体,部分经肝脏代谢
LDL	胆固醇	B100	VLDL 和 IDL 分解代谢	转运 CH 到外周组织,经 LDL 受体介导其摄取和利用,是 ASCVD 危险因素
HDL	胆固醇、PL	A1、A2、C	肝脏和小肠合成	逆向转运 CH,HDL-C 与 ASCVD 负相关
Lp(a)	胆固醇	B100	Apo(a) 和 LDL 形成的复合物	ASCVD 的独立危险因素

(三) 血脂异常及其临床分类

血脂异常通常指血清中胆固醇、TG、LDL-C、VLDL 水平升高,HDL-C 水平降低。世界卫生组织(WHO)根据脂蛋白的种类和严重程度将血脂异常分为 5 型(表 25.2),其中第 Ⅱ 型又分为 2 个亚型。Ⅱa、Ⅱb 和 Ⅳ 型较常见。临床上将血脂异常分为高胆固醇血症、高 TG 血症、混合型高血脂血症及低 HDL-C 血症(表 25.3)。

表 25.2 血脂异常的 WHO 分类

类 型		TC	TG	CM	VLDL-C	LDL-C
Ⅰ		↑	↑↑	↑↑	↑↑	↑
Ⅱ	Ⅱa	↑↑	—	—	—	↑↑
	Ⅱb	↑↑	↑↑	—	↑	↑
Ⅲ		↑↑	↑↑	↑	↑	↓
Ⅳ		↑	↑↑	—	↑↑	—
Ⅴ		↑	↑↑	↑↑	↑	↑—

注:↑示浓度升高;↓示浓度降低;—示浓度正常。

表 25.3 血脂异常的临床分类

类型	TC	TG	HDL-C	对应 WHO 分类
高胆固醇血症	↑↑	—	—	Ⅱa
高 TG 血症	—	↑↑	—	Ⅳ、Ⅰ
混合型高脂血症	↑↑	↑↑	—	Ⅱb、Ⅲ、Ⅳ、Ⅴ
低 HDL-C 血症	—	—	↓↓	

注:↑示浓度升高;↓示浓度降低;—示浓度正常。

(四)调血脂药物分类

对于血脂异常,应首先采用饮食控制、调节生活方式等干预措施。若无法使血脂水平恢复正常,则应根据血脂异常类型尽早选用合适的调血脂药。调血脂药包括主要降低胆固醇的药物和主要降低 TG 的药物。

二、主要降低胆固醇的药物

人体内胆固醇主要以游离胆固醇(free cholesterol,约占 10%)和胆固醇酯(cholesteryl ester,约占 90%)的形式存在,两者之和称为总胆固醇(total cholesterol,TC)。以 LDL-C 或 TC 升高为特点的血脂异常是 ASCVD 的重要危险因素,其中 LDL-C 水平越高越容易形成斑块。因此,降低 LDL-C 水平是防治 ASCVD 最重要的策略之一,该指标被视为干预血脂异常的主要靶点。胆固醇占 LDL 的比重约为 50%,故血液中 LDL-C 的浓度基本反映 LDL 的总量,而影响胆固醇的因素均可影响 LDL-C 的水平。

主要降低胆固醇的药物包括他汀类、胆固醇吸收抑制剂及胆酸螯合剂。

(一)他汀类

他汀类(statins)药物又称 3-羟基-3-甲基戊二酸单酰辅酶 A(3-hydroxy-3-methylglutaryl CoA,HMG-CoA)还原酶抑制剂,是血脂异常药物治疗的基石,常用药物包括普伐他汀(pravastatin)、辛伐他汀[基](simvastatin)、洛伐他汀(lovastatin)、氟伐他汀(fluvastatin)、阿托伐他汀[基](atorvastatin)、瑞舒伐他汀[基](rosuvastatin)及匹伐他汀(pitavastatin)等。

【体内过程】　该类药物口服吸收良好,但易受食物影响,首过消除明显。大部分在肝脏代谢,经胆汁由肠道排出,少部分由肾脏排泄。用药 2 周出现明显疗效,4~6 周达高峰,长期应用可保持疗效。其药代动力学特点见表 25.4。

表 25.4　常用他汀类药物的药动学特点

名　称	口服吸收	达峰时间 (h)	血浆蛋白 结合率	食物对生物 利用度的影响	半衰期 (h)
普伐他汀	35%	1~1.5	50%	<30%	1.5~2
辛伐他汀	60%~85%	1.2~2.4	≥95%	—	1.9
洛伐他汀	30%	2~4	≥95%	>50%	3
氟伐他汀	>98%	0.6	≥98%	—	1.2
阿托伐他汀	>99%	1~2	≥98%	—	14
瑞舒伐他汀	20%	3~5	88%	—	19
匹伐他汀	80%	0.5~0.8	96%	—	11

【药理作用】　主要包括调血脂与非调血脂作用。

1. 调血脂作用

HMG-CoA 还原酶是胆固醇合成的限速酶,他汀类药物及其代谢产物与 HMG-CoA 的化学结构相似,可竞争性抑制 HMG-CoA 还原酶,使内源性胆固醇合成受阻,降低 LDL-C 水平;同时上调细胞表面 LDL 受体,增加 LDL 中 Apo B100 水解,显著降低 Apo B100 水平;还可抑制 VLDL 合成,引起 VLDL 下降;也在一定程度上降低 TG;轻度升高 HDL-C。各种他汀类药物与 HMG-CoA 还原酶的亲和力不同,调血脂的作用强度也各有差异(表 25.5)。当任何一种他汀类药物的剂量增倍时,LDL-C 进一步降低的幅度仅约 6%,称为"他汀疗效 6% 效应"。

表 25.5 他汀类药物降胆固醇强度分类

分 类	降低 LDL-C	药物名称	每日剂量
高强度	≥50%	阿托伐他汀	40～80 mg
		瑞舒伐他汀	20 mg
中等强度	30%～50%	阿托伐他汀	10～20 mg
		瑞舒伐他汀	5～10 mg
		氟伐他汀	80 mg
		洛伐他汀	40 mg
		匹伐他汀	2～4 mg
		普伐他汀	40 mg
		辛伐他汀	20～40 mg
低强度	<30%	辛伐他汀	10 mg
		氟伐他汀	20～40 mg
		洛伐他汀	20 mg
		匹伐他汀	1 mg
		普伐他汀	10～20 mg

2. 非调血脂作用

具有改善内皮功能、抗炎、提高斑块稳定性、抗血栓及肾保护等作用。

(1) 改善血管内皮功能,增加 NO 的合成与分泌,提高血管内皮对扩血管物质的反应性。

(2) 抑制单核-巨噬细胞的黏附和分泌功能,降低血浆 C 反应蛋白,减轻动脉粥样硬化形成过程中的炎症反应。

(3) 抑制血管平滑肌细胞(VSMCs)增殖和迁移,减少动脉壁巨噬细胞及泡沫细胞形成,稳定和缩小动脉粥样硬化斑块。

(4) 抑制血小板聚集,提高纤溶活性和降低全血黏度,防止血栓形成。

(5) 减轻因脂质代谢异常引发的慢性肾功能损伤,保护肾脏。

【临床应用】 适用于高胆固醇血症、混合型高脂血症和 ASCVD。

【不良反应】 多数患者能耐受治疗,其不良反应多见于大剂量治疗的患者。

1. 肝功能异常

呈剂量依赖性,0.5%～3.0%患者的丙氨酸转氨酶(ALT)和(或)门冬氨酸转氨酶(AST)可升高至正常人的 3 倍。一旦发生,应减量或停药。失代偿性肝硬化及急性肝功能衰竭者禁用。

2. 肌病

通常发生在用药后 8～25 周,症状有肌痛、肌炎、横纹肌溶解,一旦发生应立即停药。与环孢素、贝特类、大环内酯类抗生素等合用时,可增加肌炎的发生率。

3. 糖尿病

长期服用可增加新发糖尿病的发病率,发生率为 10%～12%。但他汀类药物对心血管疾病的总体益处远大于新增糖尿病的风险。

4. 其他

可有一过性的认知功能异常、乏力、头痛、失眠、抑郁、胃肠道症状、皮疹等现象,减量或停药后症状可消失。孕妇和哺乳期妇女以及对本品过敏者禁用。

(二)胆固醇吸收抑制剂

依 折 麦 布

依折麦布(ezetimibe)口服后迅速被吸收,$t_{1/2}$ 约为 22 h。在体内形成依折麦布葡萄糖醛酸苷,与小肠上皮刷状缘的 NPC1L1 蛋白(Niemann-Pick C1-like 1 protein)特异性结合,抑制胆固醇和植物固醇的吸收,但不影响胆汁酸和其他物质的吸收。适用于高胆固醇血症和以 TC 升高为主的混合型高脂血症,可单药应用或与他汀类联合使用。在他汀类药物基础上使用依折麦布能进一步降低心血管事件的发生率。该药的安全性和耐受性良好,其不良反应轻微且多为一过性,主要表现为头痛和消化道症状,与他汀类联用可出现转氨酶增高和肌痛。妊娠期和哺乳期妇女禁用。

(三)胆酸螯合剂

胆酸螯合剂为碱性阴离子交换树脂,常用药物有考来烯胺(colestyramine)、考来替泊(colestipol)和考来维仑(colesevelam)。

该类药物口服不被吸收,在肠道内与胆汁酸结合,形成配合物,随粪便排出,减少了胆汁酸的重吸收。由于粪便中排出的胆汁酸增多,经肝肠循环至肝脏的胆汁酸含量减少,刺激 7-α 羟化酶(催化胆固醇在肝脏分解为胆汁酸的限速酶)使其活性增强,使胆固醇转化为胆汁酸速度加快,继发性地减少肝细胞中胆固醇含量。肝细胞中胆固醇减少,使得肝细胞表面 LDL 受体增加或活性增强,LDL-C 经受体进入肝细胞,使血浆 TC 和 LDL-C 水平降低。用药 1～2 周后,胆固醇浓度开始降低。适用于高胆固醇血症患者,与他汀类药物联用,调血脂作用明显提高。

少数患者用药后可出现胃肠道反应,如腹胀、上腹部不适、恶心、便秘等,一般可自行消失。偶见血清转氨酶升高。用药后 1～3 周,因胆汁淤滞所致的瘙痒可缓解。可干扰叶酸、地高辛、贝特类、他汀类、抗生素、脂溶性维生素等其他药物的吸收。

三、主要降低 TG 的药物

(一)贝特类

临床常用药物有非诺贝特[基](fenofibrate)、吉非罗齐(gemfibrozil)和苯扎贝特(bezafibrate)。

【体内过程】 贝特类药物的体内过程见表 25.6。

表 25.6　贝特类药物的体内过程

	给药途径	生物利用度	t_{max}	$t_{1/2}$	代　谢	排　　泄
吉非罗齐	口服	100%	1～2 h	1～2 h	肝脏	66%经尿排出,6%由粪便排出
非诺贝特	口服	50%～75%	4 h	22 h	肝脏	66%经尿排出
苯扎贝特	口服	100%	2 h	1～2 h	肝脏	94.6%经尿排出,3%由粪便排出

【药理作用】 贝特类通过调血脂作用和非调血脂作用共同发挥抗动脉粥样硬化效应。调血脂作用为降低血浆 TG、VLDL-C、TC、LDL-C,升高 HDL-C;非调脂作用有抗凝血、抗血栓和抗炎作用等。

1. 调血脂作用

贝特类是 PPARα 的配体,通过激活 PPARα 调节脂蛋白酯酶(lipoprotein lipase,LPL)、Apo CⅢ、Apo AⅠ 等基因的表达,降低 Apo CⅢ 转录,增加 LPL 和 Apo AⅠ 活性;同时促进肝脏摄取脂肪酸,并抑制 TG 的合成,使含 TG 的脂蛋白减少。

2. 非调血脂作用

PPARα 活化后能增加诱导型一氧化氮合酶(iNOS)活性,NO 含量升高,从而抑制巨噬细胞表达 MMP-9,提高动脉粥样硬化斑块的稳定性;PPARα 是一种炎症调节因子,激活后能降低 AS 过程中的炎症反应,抑制血管平滑肌细胞增殖和血管成形术后再狭窄;贝特类具有降低某些凝血因子的活性,减少纤溶酶原激活物抑制物(PAI-1)的产生等非调血脂作用。

【临床应用】 用于原发性高 TG 血症,对Ⅲ型高脂蛋白血症和混合型高脂蛋白血症有较好的疗效,亦可用于Ⅱ型糖尿病的高脂蛋白血症。

非诺贝特适用于高甘油三酯血症以及甘油三酯升高为主的混合型高脂血症。也适用于高脂血症伴糖尿病、高血压或其他心血管疾病的患者。

吉非罗齐为Ⅲ型高脂蛋白血症和中度或重度高甘油三酯血症(可能伴有胰腺炎)首选药,对以 VLDL 升高为特征的家族性混合型高脂血症有效。

苯扎贝特主要用于Ⅱ、Ⅳ型高脂血症,因能降低糖尿病患者约 10% 的空腹血糖,所以更适用于糖尿病所引起的继发性高血脂血症。

【不良反应】 不良反应较轻,主要为消化道反应,如食欲不振、恶心、呕吐和腹胀等;少见心律失常、白细胞减少或贫血、发热、寒战、背痛、排尿困难、斑丘疹、脸部水肿、多形性红斑、血尿、尿少、下肢浮肿;偶见肌痛、横纹肌溶解和转氨酶升高等,一般停药后可恢复。肝胆疾病、孕妇、儿童及肾功能不全者禁用。与他汀类药联用时,可能增加疾病的发生率。

(二)烟酸类

烟　酸

烟酸(nicotinic acid)也称为维生素 B₃,属人体必需维生素。

【体内过程】 口服吸收良好,30～60 min 血药浓度达峰值,生物利用度可达 95%,吸收后迅速分布到肝、肾和脂肪组织,血浆蛋白结合率低,$t_{1/2}$ 为 20～45 min,代谢物及原形经肾脏排出。

【药理作用】　大剂量烟酸具有降低 TC、LDL-C、TG 以及升高 HDL-C 的作用,其机制为可降低细胞内 cAMP 水平和脂肪酶活性,加速 TG 与 VLDL 的水解,也可抑制外周组织游离脂肪酸进入肝内,减少肝合成和分泌 VLDL,从而使血浆 TG 和 VLDL 水平降低,还可降低 LDL-C 水平。同时也可直接抑制脂肪细胞分解,使血浆游离脂肪酸水平下降,增加血浆乳糜微粒和清除 TG,由于 TG 浓度降低,使得 HDL 分解减少,从而升高 HDL-C。此外,烟酸可抑制 TXA_2 的合成,增加 PGI_2 的合成,发挥抑制血小板聚集和扩血管的作用。

【临床应用】　广谱调血脂药,对多种高脂血症均有一定的效应,对Ⅱb 型和Ⅳ型高脂血症疗效最好。适用于混合型高脂血症、高 TG 血症和低 HDL-C 血症。

【不良反应】　长期使用不良反应较多,应根据血脂变化,由小剂量开始,逐渐增量。常见面部潮红、瘙痒及胃肠道不良反应,偶见肝功能损害、高尿酸血症、糖耐量下降及青光眼等。肌炎是烟酸单用的罕见并发症,但与他汀类药合用发生率明显增加,停药后可恢复。慢性活动性肝病、活动性消化性溃疡及痛风者禁用,糖尿病患者慎用。

第二节　抗 氧 化 剂

活性氧(reactive oxygen species,ROS)是体内氧化代谢产物,可损伤血管内膜,使血管内皮细胞功能障碍。同时,氧化修饰脂蛋白可促进动脉粥样硬化的发生、发展。因此,阻断 ROS 的形成和脂蛋白的氧化修饰是抗动脉粥样硬化的重要措施之一,常用药物有普罗布考和维生素 E 等。

普 罗 布 考

普罗布考(probucol,丙丁酚)不仅可降低血清胆固醇,而且具有明显的抗氧化及抗动脉粥样硬化的作用,能够从多种途径降低氧化低密度脂蛋白(ox-LDL)水平,预防或延缓动脉粥样硬化的发生和发展,减少心肌梗死及脑卒中的发病率。

【体内过程】　口服吸收差,与食物同服可增加其吸收,口服 24 h 后达血药浓度峰值。主要蓄积于脂肪组织和肾上腺,血清浓度较低。$t_{1/2}$ 为 52～60 h,主要以原形由粪便排出。

【药理作用】　本品的抗动脉粥样硬化作用可能是其抗氧化和调血脂作用的综合结果。

1. 抗氧化

本品结构中的酚羟基很容易被氧化而发生断链,捕捉氧离子并与之结合后形成稳定的酚氧基,从而降低 ROS 浓度,抑制 ox-LDL 的形成。

2. 调血脂

普罗布考通过掺入 LDL 颗粒核心中,影响脂蛋白代谢,使 LDL 易通过非受体途径被清除,降低血浆中的胆固醇和 LDL-C 水平;此外,尚可调节 HDL-C 代谢,提高 HDL 逆向转运胆固醇的效率。

3. 其他

可降低 IL-1、TNF-α 等炎症因子的基因表达,阻止炎症的发展;抑制致动脉粥样硬化相关因子的表达;降低 LDL-C 中的溶血卵磷脂胆碱(LPC)水平,抑制 LDL 的致动脉粥样硬化作用;稳定粥样斑块,预防斑块破裂导致的血栓形成;促进 NO 生成,改善内皮依赖性血管舒张功能。

【临床应用】 主要用于Ⅱ型、尤其是Ⅱa 型高脂血症的治疗,也可用于降低某些Ⅲ型高脂血症患者体内胆固醇的含量,对糖尿病、肾病继发高胆固醇血症也有效。

【不良反应】 常见不良反应主要为胃肠道反应,偶见嗜酸性粒细胞增多、血管神经性水肿、感觉异常、血糖升高、肝功能异常等。少数患者可引起心脏毒性反应,引发尖端扭转型室性心动过速。对原有 Q-T 间期延长者或服用后可能使 Q-T 间期延长的患者应避免使用。

维 生 素 E

维生素 E(vitamine E)存在于动物或植物脂肪中,属脂溶性很强的抗氧化剂,可有效清除超氧阴离子和脂氧自由基,使细胞膜免受自由基的损伤。

当脂氧自由基与维生素 E 反应时,可转变为性质不活泼的多不饱和脂肪酸过氧化物,维生素 E 则转变成为其自由基形式,从而阻断了自由基连锁反应。还能防止脂蛋白氧化及其所引起的一系列动脉粥样硬化病变过程,如抑制 VSMCs 增殖和迁移,抑制血小板黏附、聚集和释放,抑制血栓形成,减少白三稀的合成,增加 PGI_2 的释放,阻滞单核细胞向内皮的黏附等,从而抑制动脉粥样硬化的发展,降低缺血性心脏病的发生率和死亡率。

第三节 多烯脂肪酸类

多烯脂肪酸类(polyenoic fatty acids)又称多不饱和脂肪酸类(polyunsaturated fatty acids,PUFAs),可降低血浆中的 TG、胆固醇,对动脉粥样硬化具有抑制作用。根据不饱和键在脂肪酸链中开始出现的位置,可分为 n-3 型 PUFAs 及 n-6 型 PUFAs。

n-3 型 PUFAs

n-3 型 PUFAs 除 α-亚麻酸外,主要包括二十碳五烯酸(eicosapentaenoic acid,EPA)和二十二碳六烯酸(docosahexaenoic acid,DHA),在海洋生物藻、鱼及贝壳类中含量丰富。

【药理作用】 n-3 型 PUFAs 具有调血脂和非调血脂双重作用。

1. 调血脂作用

EPA 和 DHA 可显著降低血浆 TG 和 VLDL-C 水平,适度升高 HDL-C 水平,对 TC 和 LDL-C 作用较弱。其作用机制可能与抑制肝脏合成 TG 和 ApoB,提高脂蛋白脂肪酶(LPL)活性,促进 VLDL 分解为脂肪酸有关。

2. 非调血脂作用

n-3 型 PUFAs 较广泛地分布于细胞膜磷脂,可取代花生四烯酸,作为前列腺素和白三烯的前体,产生相应的活性物质,从而发挥以下作用:

(1) 减弱 TXA_2 合成,抑制血小板聚集和血管收缩作用。

(2) 在血管壁形成 PGI_2,具有扩血管和抗血小板聚集的作用。

(3) 抑制血小板衍生生长因子的释放,减轻血管平滑肌细胞的增殖和迁移。

（4）红细胞膜上的 EPA 和 DHA 可增加红细胞的可塑性，改善微循环。

（5）减弱白三烯，促进白细胞向血管内皮的黏附和趋化作用。

（6）抑制黏附分子的活性。

【临床应用】　适用于以 TG 水平升高为主的高脂血症，亦可用于糖尿病并发高脂血症等。对心肌梗死患者的预后有明显改善。

【不良反应】　一般无不良反应，长期或大剂量用药，由于减弱 TXA_2 合成、抑制血小板聚集可使出血时间延长，免疫反应降低。

n-6 型 PUFAs

n-6 型 PUFAs 包括亚油酸、γ-亚麻酸（γ-linolenic acid，GLA），主要富含于玉米油、葵花子油、红花油、亚麻子油等植物油中。降脂作用较弱，常用药物有亚油酸和月见草油。

亚油酸（linoleic acid）是人体必需但又不能自行合成的不饱和脂肪酸。亚油酸与胆固醇结合成酯后，可以减少血浆胆固醇含量，并能改变体内胆固醇的分布，使其较多的沉积于血管外，以减少胆固醇在血管壁的沉积，具有调血脂和抗动脉粥样硬化的作用。用于治疗和预防动脉粥样硬化症。长期使用可引起恶心、腹胀、食欲减退等胃肠道反应。

月见草油（evening primrose oil）是从植物月见草种子中提取的脂肪油，有效成分为 GLA 和亚油酸。GLA 可转化为 PGE_1、PGI_2、PGF_2，有抗血小板聚集的作用，可以显著抑制 TG 升高，除了清除血浆中 TG 外，还可部分抑制脂肪的吸收。同时还可使前 β-脂蛋白减少，造成 β-脂蛋白来源不足。主要用于高甘油三酯血症、动脉粥样硬化及肥胖症等治疗。长期服用少数病人有恶心、胃部不适等症状，偶见肝区疼痛或下肢浮肿。

第四节　其他抗动脉粥样硬化药

临床上还有一些非典型抗动脉粥样硬化药，如弹性酶、泛硫乙胺等。

弹　性　酶

弹性酶（elastase，胰肽酶 E）是一种能溶解弹性蛋白的酶，能增强 LPL 和 β 脂蛋白酶的作用，可降低血浆中 TC、TG、VLDL 和 LDL-C 的水平，阻止脂质向动脉壁沉积，加速旧弹性蛋白分解，因而具有抗动脉粥样硬化的作用。临床常用于 Ⅱ 型、Ⅳ 型高脂血症，也可用于治疗动脉粥样硬化和脂肪肝等。

泛　硫　乙　胺

泛硫乙胺（pantethine，潘特生）为泛酸类似物，可参与体内辅酶 A 的生成。具有促进脂质代谢、防止胆固醇在动脉壁内沉积、抑制脂质过氧化物生成、抑制血小板聚集、改善脂质代谢紊乱、预防动脉粥样硬化的作用。适用于高脂血症的治疗，能降低血浆中 TC、TG、VLDL 和 LDL-C 的水平，并能升高 HDL-C 和 ApoA 水平，不良反应少见。

制剂与用法

1. 洛伐他汀(lovastatin) 片剂：10 mg，20 mg。胶囊：10 mg，20 mg。分散片：20 mg。口服，初始剂量为10～20 mg/d，晚餐时服用，4周后可视病情调整剂量。最大剂量为80 g/d，1次或分次服用。

2. 普伐他汀(pravastatin) 片剂：10 mg，20 mg，40 mg。胶囊：5 mg，10 mg。口服，10～20 mg，临睡前服用。

3. 辛伐他汀(simvastatin) 片剂：5 mg，10 mg，20 mg。胶囊：5 mg，10 mg，20 mg。滴丸：5 mg，10 mg。高胆固醇血症，口服，初始剂量为10 mg/d，晚间顿服。纯合子家族性高胆固醇血症，口服，40 mg/d，晚间顿服，或80 mg/d 分早晨20 mg、中午20 mg和晚间40 mg 3次服用。

4. 氟伐他汀(fluvastatin) 胶囊：20 mg，40 mg。缓释片：80 mg。口服，20～40 mg/d，晚餐时或睡前顿服。治疗效果不满意者可用缓释片80 mg/d。

5. 阿托伐他汀钙(atorvastatin calcium) 片剂：10 mg，20 mg，40 mg。胶囊：10 mg，20 mg。分散片：10 mg，20 mg。口服，10 mg/次，1次/d，最大剂量为80 mg/d。

6. 瑞舒伐他汀钙(rosuvastatin calcium) 片剂：5 mg，10 mg，20 mg。胶囊：5 mg，10 mg，20 mg。分散片：10 mg，20 mg。口服，起始剂量为5 mg/次，1次/d，最大剂量为20 mg/d。

7. 考来烯胺(cholestyramine) 散剂：4 g，口服，维持量每日2～24 g，分3次于饭前服用或与饮料拌匀服用。

8. 考来替泊(colestipol) 粉剂：10 g。开始时5 g/次，2次/d，间隔1～2个月逐渐增高到30 g/d，分次口服。

9. 考来维仑(colesevelam) 片剂：625 mg，口服，3片/次，2次/d，或6片/次，1次/d。

10. 非诺贝特(fenofibrate) 片剂：0.1 g。胶囊剂：0.1 g，0.16 g，0.2 g。缓释胶囊：0.25 g。口服，片剂0.1 g，3次/d。胶囊剂0.2 g，1次/d。维持量0.1 g/次，1～2次/d。缓释胶囊，口服，0.25 g/次，1次/d。

11. 吉非罗齐(gemfibrozil) 片剂0.15 g。胶囊剂：0.3 g，口服，0.6 g/次，早餐、晚餐前30 min 服用。

12. 苯扎贝特(benzafibrate) 片剂：0.2 g。胶囊：0.2 g。口服，0.2 g/次，3次/d。

13. 烟酸(nicotinic acid) 片剂：50 mg，100 mg。注射液：20 mg/2 mL，50 mg/5 mL，100 mg/2 mL。口服，50～100 mg，5次/d。肌内注射，50～100 mg，5次/d；静脉缓慢注射，25～100 mg/次，一日2次或多次。

14. 阿昔莫司(acipimox) 胶囊：250 mg。分散片：250 mg。口服，250 mg/次，2～3次/d，最大量为1.2 g/d，饭后服用。

15. 普罗布考(probucol) 片剂：0.125 g，0.25 g。口服，0.25～0.5 g/次，2次/d，连用12周为1个疗程。

16. 亚油酸(linoleic acid) 胶丸：0.15 g。软胶囊：0.15 g。口服，3粒/次，3次/d。

17. 月见草油(evening primrose oil) 胶丸：0.15 g，0.3 g，0.5 g。口服，1.5～2 g/次，2次/d。

18. 弹性酶(elastase) 片剂：150 U。肠溶片：150 U，300 U，600 U。肠溶胶囊：100 U。口服，300～600 U/次，3次/d。

19. 泛硫乙胺(pantethine) 片剂：0.1 g。胶囊：0.1 g，0.2 g。口服，0.1～0.2 g/次，1～3次/d。

20. 依折麦布(ezetimibe) 片剂：10 mg。口服，10 mg/次，1次/d。

21. 匹伐他汀钙(pitavastatin calcium) 片剂：2 mg，4 mg。口服，1～2 mg/次，1次/d，饭后服用。

（张俊秀 杨解人）

第二十六章　作用于呼吸系统的药物

咳、痰、喘是呼吸系统疾病的常见症状,平喘药、镇咳药、祛痰药为呼吸系统疾病对症治疗的常用药物。合理使用这些药物可以有效缓解呼吸系统疾病的喘息、咳嗽等症状,预防并发症的发生。

第一节　平　喘　药

哮喘是常见的呼吸系统疾病,表现为气道收缩、炎症及过量黏液分泌,往往是一个或多个"触发因素"引起的反应,如过敏原、冷空气、运动、情绪紧张或病毒感染等。哮喘的基本病理变化是炎性细胞浸润、炎症介质释放,引起气道黏膜下微血管通透性增加,黏膜水肿,平滑肌增生,支气管腺体分泌增加,支气管平滑肌痉挛,从而引起呼吸困难。平喘药应用的目的是缓解支气管平滑肌痉挛、抑制气道炎症、控制气道阻塞症状。常用平喘药根据作用机制分为以下三类。

一、抗炎平喘药

糖皮质激素具有强大的抗炎抗免疫作用,但全身应用作用广泛、不良反应多。目前主要采用吸入方式局部应用,但对严重者不能控制时仍需全身给药。

倍 氯 米 松

倍氯米松(beclometasone dipropionate,丙酸氯地米松)为地塞米松的衍生物。局部作用为地塞米松的数百倍,全身作用轻微。

【体内过程】　亲脂性较强,易渗透,约吸入量的 25% 到达肺部。起效较慢,一般在用药后的 10 d 左右达到最大治疗作用。

【药理作用与临床应用】　糖皮质激素进入细胞内,与糖皮质激素受体结合形成复合物后进入细胞核,与靶基因的糖皮质激素反应元件相结合,调节基因的表达而发挥抑制细胞因子和炎症介质的产生,抑制免疫细胞的功能及抑制气道高反应性。气雾吸入气道内浓度高,产生较强的抗炎、抗过敏作用,缓解支气管哮喘。主要以气雾吸入方式治疗支气管扩张药不能有效控制病情的慢性哮喘患者。

【不良反应】 气雾吸入全身副作用较少。长期应用可导致口腔白假丝酵母菌感染引起鹅口疮,用药后应立即用盐水漱口,必要时可使用抗真菌药。此外,可见喉部刺激、咳嗽。

哮喘持续状态或对倍氯米松过敏者禁用。糖尿病、高血压、骨质疏松症、消化性溃疡、青光眼、结核病患者慎用。

其他常用的吸入糖皮质激素包括布地奈德(budesonide)[基]、丙酸氟替卡松(fluticasone propionate)[基]等,其药理作用、临床应用及不良反应与倍氯米松相似。

二、支气管扩张药

支气管扩张药是常用的平喘药,包括肾上腺素受体激动药、茶碱类和抗胆碱药。

(一)肾上腺素受体激动药

支气管平滑肌细胞肾上腺素受体主要为 β_2 受体,受体激动时支气管平滑肌松弛,支气管舒张。临床用于治疗支气管哮喘的肾上腺素受体激动药主要为选择性 β_2 受体激动药,包括短效(沙丁胺醇、特布他林、吡布特罗、奥西那林)和长效(沙美特罗、福莫特罗、班布特罗、克仑特罗)两大类。

沙 丁 胺 醇[基]

沙丁胺醇(salbutamol)平喘作用与异丙肾上腺素相似,心脏兴奋作用为异丙肾上腺素的 1/10。

【体内过程】 口服生物利用度为 30%,30 min 起效,2~4 h 达高峰,作用维持 4~6 h。气雾吸入生物利用度为 10%,15 min 起效,1 h 达高峰,作用维持 3~4 h。

【药理作用】 选择性与支气管平滑肌细胞膜上 β_2 受体结合,激活腺苷酸环化酶,增加细胞内 cAMP 水平,抑制肌球蛋白磷酸化,降低细胞内 Ca^{2+} 浓度;抑制气道炎症细胞,如嗜碱性粒细胞、嗜酸性粒细胞,尤其是肥大细胞释放炎症介质和细胞因子。激活支气管平滑肌细胞膜上 β_2 受体可增加对 Ca^{2+} 和 K^+ 敏感通道的电导,引起细胞膜超极化,促使支气管平滑肌松弛。尤其对各种刺激引起的支气管平滑肌痉挛具有较强的舒张作用。

【临床应用】 用于缓解哮喘、慢性阻塞性肺病所引起的支气管痉挛及预防过敏性哮喘发作。对夜间哮喘发作,可选用缓释和控释剂型,延长作用时间。

【不良反应】 常见不良反应有肌肉震颤、焦虑、头痛、口干和心悸。偶见反常性支气管痉挛、荨麻疹、低血压和虚脱等。冠状动脉供血不足、糖尿病、甲状腺功能亢进患者慎用。

克 仑 特 罗

克仑特罗(clenbuterol,氨哮素)口服 10~20 min 起效,2~3 h 达血药峰值,维持 4~6 h。气雾吸入 5~10 min 起效,维持 2~4 h。为强效 β_2 受体激动药,松弛支气管平滑肌作用为沙丁胺醇的 100 倍。此外,克仑特罗能增强支气管纤毛运动,促进痰液排出。治疗剂量对 β_1 受体作用较弱,心血管系统的不良反应较少。用于防治支气管哮喘、喘息型支气管炎及肺气肿等所致的支气管痉挛。少数患者可见轻度心悸、手指震颤、头晕等不良反应。心律失常、高血压和甲状腺功能亢进患者慎用。

特 布 他 林

特布他林(terbutaline)可口服、吸入或注射给药。口服约 30 min 起效,可维持 5～8 h。吸入给药 15 min 起效,维持 6 h;皮下注射 5～15 min 起效,维持 1.5～5 h。作用较沙丁胺醇弱,可用于哮喘急性发作。可引起心动过速、焦虑、震颤、高血糖、低血压、低血钾等不良反应,偶见肺水肿。冠心病、甲状腺功能亢进、糖尿病患者和孕妇慎用。

福莫特罗和沙美特罗

福莫特罗(formoterol)和沙美特罗(salmeterol)为长效 β₂受体激动药,还能抑制炎性细胞浸润和炎症介质释放,产生抗炎作用,平喘作用强而持久。福莫特罗口服吸收迅速,0.5～1 h 达峰值,$t_{1/2}$ 为 2 h,吸入 2 min 起效,可维持 12 h。沙美特罗吸入后 15 min 起效,维持大约 12 h。除福莫特罗外,长效 β₂受体激动药一般不用于哮喘的急性发作,而用于哮喘持续状态或慢性阻塞性肺疾病,宜与糖皮质激素合用。这类药物还有班布特罗(bambuterol)、阿福特罗(arformoterol),其药理作用及不良反应与沙丁胺醇相似。

(二)茶碱类

茶碱(theophylline)类药物具有松弛平滑肌、兴奋心脏、兴奋中枢、增加肾血流量等作用,近年发现该类药物还具有一定的抗炎作用。常用药物有茶碱、氨茶碱和胆茶碱。

茶　　碱[基]

茶碱口服易吸收,血药浓度达峰时间为 4～7 h,每日口服 1 次,茶碱血药浓度维持在治疗范围内(5～20 μg/mL)可达 12 h。茶碱对呼吸道平滑肌有直接松弛作用,其机制包括:① 抑制磷酸二酯酶的活性,使平滑肌细胞内 cAMP 含量增高,支气管平滑肌松弛;② 促进内源性儿茶酚胺的释放,间接舒张支气管平滑肌;③ 阻断腺苷受体,对抗腺苷收缩支气管平滑肌的作用。此外,茶碱能增强膈肌收缩力,尤其在膈肌收缩无力时作用更显著,因此有益于改善呼吸功能。适用于支气管哮喘、喘息型支气管炎、阻塞性肺气肿等,以缓解喘息症状,也可用于心力衰竭时的喘息。

茶碱的毒性常出现在血清浓度为 15～20 μg/mL 时,尤其在治疗开始,多见恶心、呕吐、易激动、失眠等。当血清浓度超过 20 μg/mL 时,可出现心动过速、心律失常,血清中茶碱超过 40 μg/mL,可引起发热、失水、惊厥等症状,严重者甚至会导致呼吸、心跳停止。对本品过敏者、活动性消化性溃疡和未经控制的惊厥性疾病患者禁用。

氨　茶　碱[基]

氨茶碱(aminophylline)为茶碱与乙二胺的复盐,其药理作用主要来自茶碱,乙二胺使其水溶性增强。口服后吸收迅速,在体内释放出茶碱发挥作用。其药理作用、临床应用及不良反应同茶碱。

胆　茶　碱

胆茶碱(cholinophylline)口服吸收迅速,体内分布广泛,可透过胎盘,90% 的药物在肝脏转化,大部分从尿中排泄,亦可分泌进入乳汁。胆茶碱对心脏和中枢神经系统作用均较氨茶碱弱,胃肠刺激轻,患者易耐受。用于治疗支气管哮喘和心源性哮喘。老年人、肾功能不全、肥胖、酒精中毒、心衰、低氧血症患者应适当减少剂量。

(三) M 胆碱受体阻断药

内源性乙酰胆碱的释放可激动支气管平滑肌的 M 受体,使支气管收缩,并促进肥大细胞释放组胺,诱发哮喘发作。M 胆碱受体阻断药可阻断乙酰胆碱的作用,用于治疗哮喘。阿托品等 M 受体阻断药选择性低,副作用多,目前用于治疗哮喘的药物为人工合成的高选择性 M 胆碱受体阻断药。

异丙托溴铵[基]

异丙托溴铵(ipratropium bromide,异丙阿托品)为阿托品的异丙基衍生物。气雾吸入 15 min 起效,30～60 min 达峰值,作用持续 3～5 h。对 M_1、M_2、M_3 胆碱受体无选择性,但对气道平滑肌有高度选择性,松弛支气管平滑肌作用较强,对呼吸道腺体和心血管系统作用不明显。可用于慢性阻塞性肺部疾病引起的支气管痉挛的维持治疗,包括慢性支气管炎和肺气肿。吸入给药,全身不良反应少。

噻 托 溴 铵[基]

噻托溴铵(tiotropium bromide)为季铵衍生物,作用维持 24 h。对 M 胆碱受体没有明显选择性,但局部应用时主要作用于 M_3 受体,引起平滑肌松弛,用于慢性阻塞性肺病的维持治疗。可见口干、咽喉刺激等不良反应,偶见尿潴留、急性闭角型青光眼、心律失常等。

三、抗过敏平喘药

抗过敏平喘药通过抗过敏或兼有轻度抗炎作用而发挥疗效,其平喘作用起效慢,主要用于预防哮喘的发作。

(一) 肥大细胞稳定药

色 甘 酸 钠

色甘酸钠(sodium cromoglycate)对速发型变态反应有良好的预防作用,能阻止肥大细胞释放组胺和其他过敏反应介质。

【体内过程】 口服吸收率仅为 1%,主要用其微粒粉末吸入给药,约 10% 到达肺泡并吸收入血,15 min 血药浓度可达峰值,血浆蛋白结合率为 60%～75%,$t_{1/2}$ 为 45～100 min。以原形由胆汁和尿液排出体外。

【药理作用】 色甘酸钠无松弛支气管平滑肌作用,也无对抗过敏介质的作用。但在接触抗原前给药可预防速发型变态反应所致的哮喘,也可预防运动或其他刺激所致的哮喘。其机制与下列因素有关:① 稳定肥大细胞膜,阻止肥大细胞脱颗粒,抑制过敏介质释放;② 抑制与哮喘有关的局部轴突反射;③ 降低哮喘患者非特异性气道高反应性。

【临床应用】 主要用于预防各型支气管哮喘的发作。对过敏性哮喘疗效最好,对运动性哮喘疗效较好,对内源性(感染性)哮喘疗效较差,对已发作的哮喘无效。也可用于过敏性鼻炎、溃疡性结肠炎和其他胃肠道过敏性疾病。该药起效缓慢,应在接触哮喘诱发因素前一周给药。

【不良反应】 毒性低,不良反应少。少数患者可因粉雾刺激引起呛咳、气急甚至诱发哮喘,与少量吸入 β_2 受体激动药合用即可预防。

奈多罗米钠

奈多罗米钠(nedocromil sodium)作用较色甘酸钠强,能抑制支气管黏膜炎性细胞释放致炎介质,吸入给药可改善哮喘患者症状和肺功能,并能降低哮喘患者的气道反应性,用于预防支气管哮喘和喘息型支气管炎。其滴眼液能有效缓解过敏性结膜炎症状。不良反应少,偶见头痛。儿童、孕妇慎用。

酮 替 芬

酮替芬(ketotifen)兼有抑制过敏反应介质释放和组胺 H_1 受体拮抗作用,其预防过敏性哮喘的疗效较色甘酸钠强,且较持久。临床可用于预防各种类型哮喘发作,尤其是对过敏性哮喘疗效显著。酮替芬还可制成滴眼液,用于治疗过敏性结膜炎。主要不良反应有头晕、乏力、嗜睡及口干,偶见皮疹、转氨酶和碱性磷酸酶活性升高。驾驶员、机械操作和高空作业者禁用,孕妇慎用。

(二)白三烯途径抑制剂

齐 留 通

齐留通(zileuton)为 5-脂氧酶抑制剂,抑制花生四烯酸转化成白三烯(LTB_4、LTC_4、LTD_4 和 LTE_4),用于哮喘的维持治疗。常见副作用有鼻窦炎、恶心、咽喉疼痛,还可引起肝脏谷草转氨酶的显著升高。活动性肝病患者禁用。

(三)白三烯受体阻断药

扎 鲁 司 特

扎鲁司特(zafirlukast)是半胱氨酰白三烯受体 1 拮抗剂,能够预防白三烯所致的血管通透性增加、气道水肿和支气管平滑肌收缩。适用于成人和 5 岁以上儿童哮喘的预防和治疗。用于哮喘的长期治疗的效果不及吸入糖皮质激素的疗效,对急性哮喘发作无效。不良反应常见有头痛和胃肠道不适,偶见急性肝损伤。

孟鲁司特(montelukast)主要用于哮喘的维持治疗,特别适用于单用吸入糖皮质激素疗效欠佳的辅助用药,对急性哮喘发作无效。常见不良反应有腹痛、咳嗽和头痛。普仑司特(pranlukast)的药理作用和临床应用与孟鲁司特相似。

第二节 镇 咳 药

咳嗽是呼吸系统受到刺激时机体所产生的一种防御性反射活动,具有促进呼吸道痰液和异物排出、保持呼吸道清洁与通畅的作用。但严重频繁的咳嗽可给患者带来痛苦,影响休息和康复,引发其他并发症。因此,在寻找引起咳嗽的原因进行对因治疗的同时,有时需应用镇咳药。

镇咳药根据其作用部位的不同可分为中枢性镇咳药和外周性镇咳药。前者主要作用于中枢,抑制延髓咳嗽中枢;后者则作用于外周,通过抑制咳嗽反射弧中的感受器、传入神经、传出神经或效应器中任何环节而产生镇咳效应。

一、中枢性镇咳药

可 待 因[基]

可待因(codeine,甲基吗啡)为阿片生物碱类中枢性镇咳药。

【体内过程】 口服易吸收,30 min 起效,2 h 达最大效应,作用可维持 4~6 h。易透过血脑屏障和胎盘屏障,血浆蛋白结合率为 25%,5%~10% 经代谢转化为吗啡发挥作用。主要形成葡萄糖醛酸结合物,经肾排泄。

【药理作用与临床应用】 对延髓咳嗽中枢有选择性抑制作用,镇咳作用为吗啡的 1/4,成瘾性较吗啡弱。主要用于刺激性剧烈无痰干咳,尤其适用于胸膜炎伴有胸痛的干咳。

【不良反应】 部分患者可出现恶心、呕吐、尿潴留、便秘和眩晕等症状,大剂量可引起呼吸抑制。久用可产生耐受性和成瘾性,应控制使用。

右 美 沙 芬

右美沙芬(dextromethorphan)口服吸收良好,15~30 min 起效,作用可维持 3~6 h。主要在肝内代谢,血浆中原型药物浓度很低,主要活性代谢产物 3-甲氧吗啡烷在血浆中浓度高。

本品镇咳强度与可待因相似或较强,无镇痛作用,长期应用无成瘾性,治疗量不抑制呼吸。主要用于各种原因引起的干咳,对伴有疼痛的干咳疗效不及可待因。不良反应较少,偶见头晕、镇静、便秘。

喷 托 维 林[基]

喷托维林(pentoxyverine,咳必清)为中枢镇咳药,镇咳作用为可待因的 1/3,可选择性抑制咳嗽中枢,并有阿托品样作用及局麻作用,可轻度抑制支气管内感受器及传入神经末梢,解除支气管平滑肌痉挛,因此兼有末梢性镇咳作用。用于各种原因引起的干咳。偶有轻度头痛、头晕、口干、恶心、腹泻。青光眼、前列腺肥大、心功能不全患者慎用。

二、外周性镇咳药

苯佐那酯

苯佐那酯(benzonatate)为丁卡因衍生物,属外周性镇咳药。口服 10~20 min 显效,可维持 6~8 h。有局麻作用,能降低下呼吸道及肺牵张感受器敏感性,阻断咳嗽反射的传入冲动而发挥镇咳作用。其镇咳强度不及可待因。用于急性支气管炎、支气管哮喘、肺癌等引起的刺激性干咳和阵咳,也可用于预防喉镜、支气管镜检查及支气管造影引起的咳嗽。不良反应为轻度头晕、嗜睡、鼻塞、恶心,偶见过敏性皮炎。服用时勿嚼碎,以免引起口腔麻木。

那可汀

那可汀(noscapine)属外周性镇咳药,能解除支气管平滑肌痉挛,从而缓解阵咳,具有与可待因大致相等的镇咳作用,但维持时间较短,无镇痛及中枢抑制作用,亦无耐受性与成瘾性,用于支气管哮喘患者的干咳。不良反应少,偶有头痛、口干、腹泻,大剂量可兴奋呼吸并引起支气管痉挛。

第三节 祛 痰 药

祛痰药是指能增加呼吸道分泌,稀释痰液或降低其黏稠度,使痰液易于排出的药物。气道的痰液可刺激气管黏膜引起咳嗽,黏痰还可使气道狭窄引起喘息,加重气道的感染。因此,祛痰药可起到间接镇咳和平喘的作用。

一、痰液稀释药

氯 化 铵

氯化铵(ammonium chloride)为酸性无机盐,口服后刺激胃黏膜迷走神经,反射性引起呼吸道腺体分泌增加,使痰液稀释,易于咳出,常与其他药物配成复方制剂。消化性溃疡和肝、肾功能不良的患者慎用。

氨 溴 索[基]

氨溴索(ambroxol)能增加呼吸道黏膜浆液腺的分泌,减少黏液腺分泌,从而降低痰液黏度,促进肺表面活性物质的分泌,增加支气管纤毛运动,使痰液易于咳出。本品还具有抗炎作用,可减轻喉部红肿。不良反应少,偶见皮疹、恶心、胃部不适、腹痛等。

愈创甘油醚

愈创甘油醚(guaifenesin)通过增加气管和支气管分泌,降低痰液黏度,发挥祛痰作用。

它还可促进纤毛运动,将分泌物向上输送到咽部,有助于痰液的清除。本品可拮抗 N-甲基-D-天冬氨酸(N-methyl-D-aspartic acid,NMDA)受体,具有肌肉松弛和抗惊厥作用。常见不良反应包括恶心、呕吐、腹泻或便秘。长期使用可引起肾结石,多饮水、升高尿液的 pH 能降低这种风险。

二、黏痰溶解药

乙酰半胱氨酸[基]

乙酰半胱氨酸(acetylcysteine)为黏痰溶解剂,口服后迅速被吸收,30 min 血药浓度达峰值,分布快速、广泛,在肠壁及肝被迅速代谢,大约 70% 的药物以硫酸盐形式排泄。分子中所含的巯基(—SH)能使痰液中糖蛋白多肽链中的二硫键(—S—S—)断裂从而降低痰液黏度,促进痰液排出。用于浓稠痰黏过多的呼吸系统疾病,如急性支气管炎、慢性支气管炎急性发作、支气管扩张症等。该药有特殊臭味,可引起恶心、呕吐。对呼吸道有刺激性,可引起呛咳、支气管痉挛,加用异丙肾上腺素可避免。支气管哮喘患者慎用。

溴 己 新[基]

溴己新(bromhexine)口服 1 h 血药浓度达峰值,$t_{1/2}$ 约 1.6 h。能直接作用于支气管腺体,使黏液分泌细胞的溶酶体释出,从而使黏多糖解聚,降低黏液的黏稠度,并能使呼吸道分泌黏性低的小分子黏蛋白,让痰液变稀,易于咳出。可用于慢性支气管炎、支气管哮喘及支气管扩张症痰液黏稠不易咳出者。可引起恶心、胃部不适,偶见转氨酶升高等不良反应。消化性溃疡及肝功能不良患者慎用。

羧 甲 司 坦[基]

羧甲司坦(carbocisteine,羧甲半胱氨酸)可改变黏痰的黏蛋白组成,降低黏痰的黏稠度,使痰液易于咳出。尚有抗炎、增加呼吸道纤毛运动作用。用于慢性支气管炎、哮喘及支气管扩张症痰液黏稠不易咳出的患者。偶见轻度头痛、胃部不适、皮疹等不良反应。消化道溃疡患者慎用。

脱氧核糖核酸酶

脱氧核糖核酸酶(deoxyribonuclease,DNase)是一种核酸内切酶,能催化 DNA 的磷酸二酯键水解,降解 DNA 成核苷酸片段。可直接作用于脓痰,分解 DNA,痰中与 DNA 结合的蛋白失去保护,易被蛋白溶解酶分解,产生继发的蛋白溶解作用,降低黏稠度,使液易于咳出。本品雾化吸入用于治疗伴有大量脓痰的呼吸道感染。不良反应少,长期使用可见皮疹、发热。有急性化脓性蜂窝组织炎、支气管胸腔瘘管的活动性结核病患者禁用。

制剂与用法

1. 丙酸倍氯米松(beclomethasone dipropionate) 气雾剂:200 撤,每撤含丙酸倍氯米松 50 μg。成人一次喷药 0.05～0.1 mg(每撤一次约喷出主药 0.05 mg),3～4 次/d。

2. 硫酸沙丁胺醇(salbutamol sulfate) 片剂:2 mg。控释片:4 mg,8 mg。气雾剂:20 mg,

28 mg。口服,2~4 mg/次,3 次/d。气雾吸入:1~2 撤/次,1 次/4 h。

3. 盐酸克仑特罗(clenbuterol hydrochloride)　片剂:20 μg,40 μg。气雾剂:2 mg。口服:20~30 μg/次,2 次/d。每天最大剂量不超过 150 μg。气雾吸入:10~20 μg/次,3~4 次/d。

4. 硫酸特布他林(terbutaline sulfate)　片剂:2.5 mg,5 mg。注射剂:1 mg/mL。口服:2.5 mg/次,2~3 次/d。皮下注射,0.25 mg/次。

5. 富马酸福莫特罗(formoterol fumarate)　片剂:20 μg,40 μg。口服,80 μg/次,2 次/d。气雾吸入,12~24 μg/次,2 次/d。

6. 沙美特罗(salmeterol)　气雾剂:5 mL。气雾吸入,50 μg/次,2 次/d。

7. 盐酸班布特罗(bambuterol hydrochloride)　片剂:10 mg。口服:10 g/次,1 次/d。在用药 1~2 周后可增加到 20 mg/d。

8. 茶碱(theophylline)　缓释片:0.1 g。成人或 12 岁以上儿童,起始剂量为 0.1 g~0.2 g,2 次/d,早、晚用 100 mL 温开水送服。

9. 氨茶碱(aminophylline)　片剂:0.05 g,0.1 g,0.2 g。口服,0.1~0.2 g/次,3 次/d。

10. 胆茶碱(choline theophyllinate)　片剂:0.1 g。口服:0.2 g/次,3 次/d。

11. 异丙托溴铵(ipratropium bromide)　气雾剂:200 撤,20 μg/撤。气雾吸入:40~80 μg/次,3~6 次/d。

12. 噻托溴铵(tiotropium bromide)　气雾剂:0.15 mg。气雾吸入:2 撤/次,1 次/d。

13. 色甘酸钠(sodium cromoglycate)　气雾剂:14 g,每撤含色甘酸钠 3.5 mg。19.97 g,每撤含色甘酸钠 5 mg。气雾吸入,3.5~7 mg/次,3~4 次/d。

14. 奈多罗米(nedocromil)　气雾剂:112 mg。气雾吸入:2 撤/次,2 次/d。

15. 富马酸酮替芬(ketotifen fumarate)　片剂:1 mg。胶囊剂:1 mg。口服,1 mg/次,2 次/d。

16. 齐留通(zileuton)　片剂:600 mg。口服,600 mg/次,4 次/d。

17. 扎鲁司特(zafirlukast)　片剂:20 mg。口服,20 mg/次,2 次/d。

18. 磷酸可待因(codeine phosphate)　片剂:15 mg,30 mg。注射剂:15 mg,30 mg。口服,15~30 mg/次,3 次/d。皮下注射,15~30 mg/次,3 次/d。

19. 氢溴酸右美沙芬(dextromethorphan hydrobromide)　片剂:15 mg。口服,15~30 mg/次,3~4 次/d。

20. 枸橼酸喷托维林(pentoxyverine citrate)　片剂:25 mg。口服,25 mg/次,3 次/d。

21. 苯佐那酯(benzonatate)　糖衣片:25 mg,50 mg。口服,50~100 mg/次,3 次/d。

22. 那可汀(noscapine)　片剂:15 mg。口服,15~30 mg/次,2~3 次/d。

23. 氯化铵(ammonium chloride)　片剂:0.3 g。口服:0.3~0.6 g/次,用水稀释或配成合剂,3 次/d。

24. 盐酸氨溴索(ambroxol hydrochloride)　片剂:30 mg。口服,8~16 mg/次,3 次/d。

25. 愈创甘油醚(guaifenesin)　片剂:200 mg。口服液:200 mg/10 mL。口服:100~200 mg/次,3~4 次/d;5~10 mL/次,3 次/d。

26. 乙酰半胱氨酸(acetylcysteine)　气雾剂:0.5 g,1 g。气雾吸入,1~3 mL/次,2~3 次/d。

27. 盐酸溴己新(bromhexine hydrochloride)　片剂:8 mg。口服,8 mg/次,3 次/d。

28. 羧甲司坦(carbocisteine)　片剂:0.25 mg。口服液:0.5 g/10 mL。口服:0.25 mg/次,3 次/d;5~15 mL/次,3 次/d。

(黄帧桧)

第二十七章　作用于消化系统的药物

消化系统的基本生理功能是摄取、转运、消化食物和吸收营养、排泄废物,同时提供机体所需的物质和能量,这些生理功能的完成有赖于整个胃肠道的协调活动。消化系统疾病是常见病、多发病。临床常用的作用于消化系统的药物主要有抗消化性溃疡药、助消化药、止吐药、泻药和止泻药等。

第一节　抗消化性溃疡药

胃和十二指肠溃疡合称为消化性溃疡,发病机制与黏膜局部损伤因子和保护因子间的平衡失调有关。胃酸分泌过多、幽门螺杆菌感染和胃黏膜保护作用减弱等因素是引起消化性溃疡的主要原因。常用抗消化性溃疡药有胃酸分泌抑制药、抗酸药、黏膜保护药及抗幽门螺杆菌药等。

一、胃酸分泌抑制药

(一) 质子泵抑制剂

质子泵抑制剂(proton pump inhibitors,PPI)是应用广泛、疗效最好的消化性溃疡治疗药物,临床常用的有奥美拉唑、艾司奥美拉唑、兰索拉唑、泮托拉唑、雷贝拉唑等。胃底壁细胞通过 M_3、H_2 及胃泌素受体,第二信使和 H^+-K^+-ATP 酶(H^+泵,质子泵)三个环节分泌胃酸。H^+-K^+-ATP 酶位于壁细胞的管状囊泡和分泌管上,将 H^+ 从壁细胞内转运到胃腔中,将 K^+ 从胃腔中转运到壁细胞内,进行 H^+-K^+ 交换(图 27.1)。

本类药物服用后分布于壁细胞分泌小管中,在高酸环境下转化为亚磺酰胺活性形式,通过二硫键与质子泵巯基呈不可逆性结合,生成亚磺酰胺-质子泵复合物,抑制该酶活性,阻断胃酸分泌的最后环节。对各种原因引起的胃酸分泌具有强而持久的抑制作用。还具有增加胃黏膜血流量,抑制胃蛋白酶分泌和抗幽门螺杆菌作用。

奥 美 拉 唑[基]

奥美拉唑(omeprazole)为第一代质子泵抑制剂。

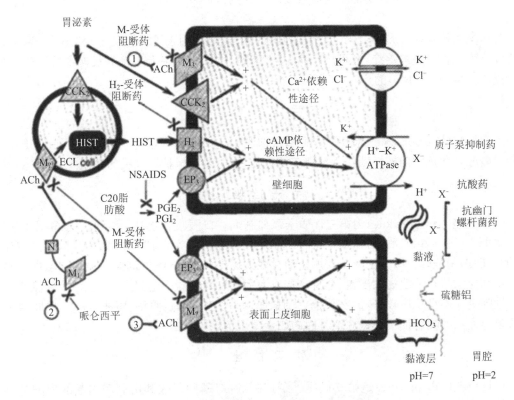

图 27.1 胃酸分泌的生理调节和抗溃疡药的调节

图示胃表面上皮细胞、壁细胞和分泌组胺细胞间的相互作用和抗溃疡药的作用部位。粗线条示胃酸分泌的生理调节途径。ECL cell：分泌组胺细胞；HIST：组胺；NSAIDS：非甾体抗炎药；ACh：乙酰胆碱；H^+-K^+-ATPase：H^+-K^+-ATP 酶。M：M 受体；CCK_2：胃泌素受体；EP_3：前列腺素 E_2-受体

【体内过程】 口服吸收不稳定，食物可推迟吸收，血浆蛋白结合率约为 95%。生物利用度为 35%～60%。主要在肝脏代谢，大部分代谢产物由肾脏排出。

【临床应用】

1. 十二指肠溃疡、胃溃疡和反流性食管炎

疗效优于 H_2 受体阻断药，对 H_2 受体阻断药无效的溃疡患者有效。与抗生素联用可治疗伴有胃幽门螺杆菌感染的消化性溃疡。

2. 卓-艾综合征(Zollinger-Ellison syndrome,胃泌素瘤)

由胃窦 G 细胞增生或肿瘤引起，其特点是高胃泌素血症伴大量胃酸分泌而引起的上消化道多发性、难治性溃疡。奥美拉唑能抑制胃酸分泌，改善症状。

【不良反应】

(1)常见不良反应有腹泻、头痛、失眠、恶心、腹痛、胃肠胀气及便秘等，偶见血清氨基转移酶增高、皮疹、外周神经炎、男性乳房女性化等。

(2)奥美拉唑抑制胃酸分泌作用强，持续时间长，故不宜同服其他抗酸药。除卓-艾综合征外，不宜长期大剂量应用。应用前应排除胃及食管恶性病变的可能性，避免干扰疾病的诊断，延误治疗。肠溶片服用时不能嚼碎，以防药物颗粒过早在胃内释放而影响疗效。

对本品过敏者、严重肾功能不全者及婴幼儿禁用。肝肾功能不全者、孕妇及哺乳期妇女慎用。

艾司奥美拉唑(esomeprazole)是奥美拉唑的 S-异构体,用于胃食管反流性疾病(GERD)、糜烂性反流性食管炎的治疗,还可用于防止已经治愈的食管炎患者复发的长期维持治疗、胃食管反流性疾病(GERD)的症状控制等。

兰 索 拉 唑

兰索拉唑(lansoprazole)为第二代质子泵抑制剂。口服易吸收,生物利用度可达 85%。抑制胃酸分泌和抗幽门螺杆菌作用较奥美拉唑强,同时具有保护胃黏膜的作用。

泮 托 拉 唑

泮托拉唑(pantoprazole)为第三代质子泵抑制剂。口服吸收迅速,$t_{1/2}$ 约 1 h。能不可逆地抑制 H^+-K^+-ATP 酶,抑酸能力强大,不仅能抑制胃泌素、组胺、胆碱等引起的胃酸分泌,而且能抑制基础胃酸分泌。主要用于消化性溃疡出血、非甾体类抗炎药引起的急性胃黏膜损伤和应激状态下溃疡大出血、全身麻醉或大手术后及衰弱昏迷患者,防止胃酸反流合并吸入性肺炎。不良反应较少,偶有头痛、失眠、嗜睡、恶心、腹泻、便秘、腹胀、皮疹、皮肤瘙痒及头晕等症状。哺乳期及妊娠 3 个月内的妇女禁用。

雷 贝 拉 唑

雷贝拉唑(rabeprazole)是第三代质子泵抑制剂,对基础胃酸和由刺激引起的胃酸分泌均有抑制作用。适用于消化性溃疡、反流性食管炎及卓-艾综合征。可有血液系统、胃肠道与精神神经系统不良反应。对本药及苯并咪唑类药物过敏者、孕妇和哺乳期妇女禁用,肝功能损伤患者慎用。

(二) H_2 受体阻断药

H_2 受体阻断药可竞争性阻断组胺 H_2 受体,减少胃酸分泌,促进溃疡愈合。临床常用药物有西咪替丁(cimetidine,甲氰咪胍)、雷尼替丁[基](ranitidine)、法莫替丁[基](famotidine)等(详见组胺及抗组胺药)。

(三) M 胆碱受体阻断药

哌 仑 西 平

哌仑西平(pirenzepine)为选择性 M_1 胆碱受体阻断药,一般剂量可抑制胃酸与胃蛋白酶的分泌,保护胃黏膜。临床用于消化性溃疡、反流性食管炎、应激性溃疡、急性胃黏膜出血、胃泌素瘤等,疗效与西咪替丁相似。常见不良反应有轻度口干、眼睛干涩及视力调节障碍等,停药后症状可消失。偶有便秘、腹泻、头痛、精神错乱等症状。

(四) 胃泌素受体阻断药

丙 谷 胺

丙谷胺(proglumide)口服吸收迅速,生物利用度为 60%~70%,$t_{1/2}$ 约 3.3 h。化学结构与胃泌素及胆囊收缩素两种肠激肽的终末端化学结构相似,能特异性阻断壁细胞上胃泌素受体,抑制胃泌素引起的胃酸和胃蛋白酶分泌,对组胺和迷走神经刺激引起的胃酸分泌作用不明显。能增加胃黏膜氨基己糖含量,促进糖蛋白合成,对胃黏膜有保护和促进愈合作用。用于治疗胃和十二指肠溃疡、慢性浅表性胃炎等。由于抑制胃酸分泌作用较 H_2 受体拮抗剂和质子泵抑制剂弱,临床已不再单用。不良反应较轻,偶有口干、便秘、瘙痒、失眠、腹胀、下肢酸胀等,一般不需要做特殊处理。

二、抗酸药

抗酸药(antacids)是一类弱碱性物质,又称胃酸中和药,口服后能中和胃酸,降低胃内酸度,从而解除胃酸对胃、十二指肠黏膜的侵入和对溃疡面的刺激,降低胃蛋白酶活性,发挥缓解疼痛和促进愈合的作用。常用药物有氢氧化铝、三硅酸镁、碳酸氢钠等,临床用于胃酸过多、胃及十二指肠溃疡、反流性食管炎等。

1. 氢氧化铝

氢氧化铝(aluminum hydroxide)可直接中和胃酸而不被肠道吸收,作用较强、缓慢而持久。中和胃酸时产生的氯化铝有收敛和局部止血作用,还可与胃液混合形成凝胶,覆盖在溃疡表面形成保护膜。临床常用复方氢氧化铝片[基](氢氧化铝、三硅酸镁、颠茄流浸膏)。

2. 三硅酸镁

三硅酸镁(magnesium trisilicate)抗酸作用弱而慢,可维持 $4\sim5$ h。在中和胃酸时生成胶状二氧化硅,对溃疡面有保护作用。

3. 碳酸氢钠

碳酸氢钠(sodium bicarbonate)俗称小苏打,作用快而短暂,口服后能迅速中和胃酸。现已极少单独用于溃疡治疗。

4. 碳酸钙

碳酸钙(calcium carbonate)中和胃酸作用较强,作用快而持久,中和胃酸时产生 CO_2,可引起嗳气、腹胀。

三、黏膜保护药

枸橼酸铋钾[基]

枸橼酸铋钾(bismuth potassium citrate)又名三钾二枸橼酸铋,在酸性条件下能形成氧化铋胶体,黏着于溃疡表面形成保护屏障,防御胃液、胃蛋白酶对溃疡面的刺激;能与胃蛋白酶结合降低其活性;能促进黏液分泌,促进黏膜释放 PGE_2;此外,它还有一定的杀灭幽门螺杆菌作用。临床用于胃、十二指肠溃疡及慢性胃炎治疗,缓解胃酸过多引起的胃痛、胃烧灼感和反酸症状。与抗生素联用,可根除胃幽门螺杆菌。

不良反应少见,偶有恶心等消化道症状。服药期间,口中可带有氨味,舌苔及大便呈灰黑色,停药后可消失,应注意与上消化道出血所致黑便的区别。长期大量服用可引起急性肾衰竭、中毒性脑病等,因此连用不宜超过 2 个月。严重肾功能减退者、孕妇及哺乳期妇女禁用。

胶体果胶铋[基]

胶体果胶铋(colloidal bismuth pectin)的胶体性较枸橼酸铋钾强,在酸性介质中形成高浓度溶胶,可在胃黏膜上形成一层牢固的保护膜。该药对受损的黏膜具有高度选择性,且对消化道出血有止血作用,其余与枸橼酸铋钾相似。不良反应少,常规剂量下一般无肝肾及中枢作用。

铝　碳　酸　镁[基]

铝碳酸镁(magnesium aluminum carbonate)口服不吸收,在胃内发挥抗酸作用,并有胃黏膜保护作用,对胆酸也有一定吸附作用,其作用迅速、温和、持久。适用于急性、慢性胃炎、反流性食管炎、消化性溃疡、胃灼热及与胃酸有关的胃部不适。可引起胃肠道不适、消化不良、呕吐、大便次数增多等。

硫　糖　铝

硫糖铝(sucralfate)是蔗糖硫酸酯的碱式铝盐,在 pH<4 时聚合成胶冻,牢固黏附于上皮细胞和溃疡基底部,抵御胃酸和消化酶侵蚀;能与胃蛋白酶和胆汁酸结合,减少对胃黏膜的损伤;能促进胃黏液和碳酸氢盐分泌,发挥黏膜保护效应。用于治疗消化性溃疡、慢性糜烂性胃炎、反流性食管炎,预防上消化道出血。

常见不良反应为口干、便秘。偶见腹泻、眩晕、消化不良、恶心、皮疹、失眠、嗜睡等。对本品过敏、习惯性便秘者禁用。肝肾功能不全者、孕妇及哺乳期妇女慎用。

米　索　前　列　醇

米索前列醇(misoprostol)为 PGE_1 衍生物,口服吸收良好,血浆蛋白结合率为 $80\%\sim90\%$。可抑制胃酸和胃蛋白酶分泌,刺激胃黏液和碳酸氢盐分泌,增加胃黏膜血流量,加强胃黏膜屏障保护作用。临床作为抗消化性溃疡二线药,对阿司匹林等非甾体类抗炎药引起的消化性溃疡、胃出血有特效。常见腹泻、腹痛、恶心、头痛等不良反应。能引起子宫平滑肌收缩,孕妇禁用。

普　替　瑞　酮

普替瑞酮(teprenone)为萜烯类化合物,可促进胃黏液合成,提高黏液中脂质含量,疏水性增强,防止胃液中 H^+ 回渗作用于黏膜细胞,用于治疗急慢性胃炎、胃溃疡。可见便秘、腹痛、皮疹、皮肤瘙痒等不良反应,但一般较轻,停药后可消失。

四、抗幽门螺杆菌药

幽门螺杆菌(helicobacter pylori)为革兰阴性厌氧菌,寄居于胃及十二指肠的黏液层与黏膜细胞之间,对黏膜产生损伤作用。幽门螺杆菌能产生多种酶及细胞毒素,损伤黏液层及上皮细胞,是消化性溃疡及胃癌的危险因素。十二指肠溃疡者幽门螺杆菌呈阳性率为 $93\%\sim97\%$,胃溃疡者幽门螺杆菌呈阳性率为 70%。因此,在治疗消化性溃疡时,除使用抗酸药外,根除幽门螺杆菌也是主要措施之一。

目前常用的抗幽门螺杆菌药物分为两类,一类为抗菌药,如阿莫西林、甲硝唑、呋喃唑酮、克拉霉素等;另一类为抗溃疡药,如铋剂、质子泵抑制剂、硫糖铝等。临床治疗时宜采用根治疗法,即三联或四联疗法,可明显增加溃疡愈合率,降低复发率。

第二节 助 消 化 药

助消化药能促进消化功能,增加食欲。本类药物能补充消化液的不足,或促进消化液的分泌,或阻止肠内过度发酵。常用助消化药及适应证见表27.1。

表 27.1 常用助消化药及适应证

药　物	作　用	适应证
稀盐酸 (dilute hydrochloric acid)	使胃内酸度增高,胃蛋白酶活性增强	慢性胃炎、胃癌、发酵性消化不良等
胃蛋白酶 (pepsin)	来自猪、牛、羊等胃黏膜,水解蛋白质和多肽,酸性条件下稳定且活性高	与稀盐酸同服用于胃蛋白酶缺乏症。可改善胃癌、恶性贫血患者消化不良症状
胰酶 (pancreatin)	含胰蛋白酶、胰淀粉酶、胰脂肪酶,促进蛋白质、淀粉和脂肪消化	胰腺功能障碍引起的消化不良
乳酶生[基] (lactasin)	能分解糖类产生乳酸,使肠内酸度增高,抑制肠内腐败菌繁殖,减少发酵和产气	用于消化不良、腹胀及小儿消化不良性腹泻

第三节 止 吐 药

呕吐是临床常见症状,在对因治疗的同时可适当应用止吐药。具有止吐作用的 M 胆碱受体阻断药东莨菪碱、组胺 H_1 受体阻断药苯海拉明及吩噻嗪类药物氯丙嗪等在其他章节中有叙述。本节主要介绍 5-HT_3 和多巴胺受体阻断药。

甲氧氯普胺[基]

甲氧氯普胺(metoclopramide,胃复安)口服吸收良好,生物利用度为75%,$t_{1/2}$ 为 4~6 h。易于通过血脑屏障,阻断延髓催吐化学感受区多巴胺受体,发挥强大的中枢性止吐作用;也可阻断胃肠多巴胺受体,促进胃蠕动,加速胃内容物排空。临床用于反流性食管炎、胆汁反流性胃炎、残胃排空延迟症、迷走神经切除后胃排空迟缓所致的恶心、呕吐、胃部胀满、胃酸过多等。

常见昏睡、烦躁不安、倦怠、恶心、便秘、皮疹、腹泻等不良反应,大剂量长期应用可致锥体外系反应,并可刺激催乳素释放增加,导致泌乳等反应。因化疗和放疗而导致呕吐的乳腺癌患者、有癫痫病史及抗精神病药物致迟发型运动功能障碍者、正在应用有致锥体外系反应药物的患者、胃肠道出血、机械性肠梗阻或穿孔患者禁用。

莫 沙 必 利[基]

莫沙必利(mosapride)口服吸收迅速,$t_{1/2}$约为 2 h。选择性激动胃肠道胆碱能中间神经元及肌间神经丛的 5-羟色胺 4(5-HT$_4$)受体,促进乙酰胆碱释放,增强胃肠道运动,改善功能性消化不良病人的胃肠道症状。用于治疗功能性消化不良伴有胃灼热、嗳气、恶心、呕吐、上腹胀、上腹痛等消化道症状;也可用于治疗胃食管反流性疾病、糖尿病性胃轻瘫及胃部分切除患者的胃功能障碍。可引起腹泻、腹痛、口干、皮疹、倦怠、头晕等不良反应。

西 沙 必 利

西沙必利(cisapride)属苯甲酰胺衍生物,为 5-HT$_4$ 受体激动药,能促使肠壁肌丛神经释放乙酰胆碱,促进食管、胃、小肠与结肠的运动,防止食物滞留及反流,因而有止吐效果。用于治疗胃肠运动障碍性疾病,包括胃食管反流、胃轻瘫、自发性便秘和结肠运动减弱等。偶见过敏反应包括红疹、瘙痒、荨麻疹等。

多 潘 立 酮[基]

多潘立酮(domperidone,吗丁啉)为外周多巴胺受体拮抗剂,阻断胃肠道平滑肌多巴胺受体,加强胃肠蠕动,促进胃排空,防止食物反流而止吐。用于治疗消化不良、腹胀、嗳气、恶心、呕吐、腹部疼痛等。不易通过血脑屏障,无中枢不良反应,偶有轻度腹部痉挛,注射给药可引起过敏反应,偶见头痛、溢乳、男性乳房发育等反应。机械性肠梗阻、胃肠道出血患者及孕妇禁用。

昂 丹 司 琼

昂丹司琼(ondansetron)口服生物利用度为 60%,血药浓度 2 h 达峰值,$t_{1/2}$约为 3 h。能选择性阻断中枢及迷走神经传入纤维 5-HT$_3$受体,产生强大止吐作用。用于预防和治疗手术后或化疗、放疗引起的恶心呕吐。对抗肿瘤药物顺铂、环磷酰胺、阿霉素等引起的呕吐,疗效优于甲氧氯普胺,但对晕动病及多巴胺受体激动剂去水吗啡引起的呕吐无效。不良反应较轻,常见头痛、腹部不适、便秘、口干、皮疹,偶见支气管哮喘或转氨酶升高等。

托 烷 司 琼

托烷司琼(tropisetron,托普西龙)为外周神经元和中枢神经系统 5-HT$_3$受体的高选择性拮抗剂,作用机制与昂丹司琼相同。用于预防和治疗癌症化疗引起的恶心和呕吐。主要不良反应为便秘,部分患者有一过性头晕、疲劳和胃肠功能紊乱。对本药及其他 5-HT$_3$受体拮抗药(如昂丹司琼、格雷司琼)过敏者、严重肝肾功能损害者、孕妇及哺乳期妇女禁用。

第四节　泻　药

泻药(laxatives,catharitic)指能增加肠内水分,促进蠕动,软化粪便或润滑肠道促进排便的药物,临床主要用于治疗功能性便秘。按作用机制分为容积性、刺激性和润滑性泻药。

一、容积性泻药

硫　酸　镁

硫酸镁(magnesium sulfate)又称盐类泻药。口服不吸收,在肠腔内形成高渗压而阻止肠内水分吸收,肠腔容积增大,刺激肠壁,增加肠蠕动,产生导泻作用。反射性引起胆总管括约肌松弛、胆囊收缩,具有利胆作用。主要用于外科手术术前或结肠镜检查前排空肠内容物、辅助排出肠内毒物或寄生虫,也可用于阻塞性黄疸、慢性胆囊炎。急腹症、孕妇及胃肠道黏膜破损者禁用。泻下作用剧烈,可引起反射性盆腔充血和失水,故经期、妊娠期及老年人慎用。

乳　果　糖[基]

乳果糖(lactulose)为半乳糖和果糖组成的双糖,在小肠内不被消化吸收,以原形到达结肠,继而被消化道菌群转化成有机酸,导致肠腔 pH 下降并通过保留水分、增加粪便体积等作用刺激结肠蠕动,用于慢性或习惯性便秘。过量可导致腹泻而造成水、电解质紊乱。半乳糖血症、肠梗阻及对乳果糖及其组分过敏者禁用。

二、刺激性泻药

酚　酞

酚酞(phenolphthalein)又名果导,口服后在肠道内与碱性肠液形成可溶性钠盐,刺激结肠黏膜,促进蠕动,并阻止肠液被吸收而产生缓泻作用,适用于慢性或习惯性便秘。不良反应轻,偶见肠绞痛、皮疹等。

比 沙 可 啶

比沙可啶(bisacodyl)与酚酞同属二苯甲烷衍生物,口服后肠内细菌分解产物及药物本身对肠壁均有较强的刺激作用,并可抑制结肠内水及电解质吸收,使肠内容积增大,引起反射性排便。用于急性、慢性便秘或习惯性便秘、肠道检查或术前排空肠内容物。

三、润滑性泻药

润滑性泻药通过局部润滑并软化粪便而发挥作用。适用于儿童、老年人、痔疮及肛门手术患者。

液状石蜡(liquid paraffin)为矿物油,不被肠道吸收,产生滑润肠壁和软化粪便作用,使粪便易于排出。

甘油(glycerin)注入直肠,通过高渗压刺激肠壁引起排便,并有局部滑润作用,数分钟内可引起排便。

第五节　止泻药与吸附药

对腹泻患者以对因治疗为主,如感染性腹泻首选抗菌药物,但对腹泻剧烈而持久的病人,可适量应用止泻药,减少肠蠕动、减轻或保护肠道免受刺激。

阿 片 制 剂

常用的药物有复方樟脑酊、阿片酊等。能增加肠道平滑肌张力,减弱胃肠推进性蠕动,使水分吸收,粪便干燥而止泻,用于较严重的非细菌感染性腹泻。因有成瘾性,应避免滥用。

地 芬 诺 酯

地芬诺酯(diphenoxylate,苯乙哌啶)为人工合成的哌替啶衍生物,可直接作用于肠平滑肌,通过抑制肠黏膜感受器,消除局部黏膜的蠕动反射而减弱蠕动,同时可增加肠的节段性收缩,从而延长肠内容物与肠黏膜的接触,促进肠内水分的吸收,用于治疗急性、慢性功能性腹泻及慢性肠炎等。不良反应少而轻,偶有腹部不适、恶心、呕吐等,大剂量可产生欣快感,长期服用可致依赖性。

洛 哌 丁 胺

洛哌丁胺(loperamide,苯丁哌胺)结构类似地芬诺酯,除直接抑制肠道蠕动外,还可减少肠壁神经末梢释放乙酰胆碱,作用强而迅速。用于急性、慢性腹泻以及肛门直肠手术的病人。不良反应轻微,偶见口干、胃肠痉挛、便秘、恶心等。

鞣酸蛋白(tannalbin)属收敛剂,在肠道内遇碱性肠液经胰蛋白酶分解释放出鞣酸,与肠黏膜表面蛋白质形成沉淀,附着在肠黏膜上,可减轻刺激,降低炎性渗出物,起收敛止泻作用,用于治疗急性胃肠炎和非细菌性腹泻。

蒙脱石[基](montmorillonite)、药用炭(medicinal charcoal)等属吸附药,能吸附肠内细菌及气体,防止毒物吸收,减轻肠内容物对肠壁的刺激,使蠕动减少,从而止泻。用于腹泻、胃肠胀气及食物中毒的治疗。

制剂及用法

1. 奥美拉唑(omeprazole)　缓释胶囊:10 mg,20 mg。口服,20 mg/次,早晨服用。对难治性溃疡可加至 40 mg,1 次/d。治疗卓-艾综合征,60 mg/次,1 次/d。

2. 兰索拉唑(lansoprazole)　肠溶片:15 mg。口服,15~30 mg/次,早晨服用。

3. 泮托拉唑(pantoprazole)　肠溶片或肠溶胶囊:20 mg,40 mg。口服,40 mg/次,早餐前顿服。

4. 西咪替丁(cimetidine)　片剂:0.2 g,0.4 g,0.8 g。注射液:0.3 g。口服,0.3 g/次,4/d,餐后及睡前服,或睡前 1 次服 0.8 g;预防复发用 0.4 g 睡前服;肾功能不全者减量为 0.2 g/次,2 次/d。肌内或静脉注射:0.2 g/次,每 6 h 1 次,静脉注射宜缓慢。

5. 雷尼替丁(ranitidine)　片剂:150 mg。胶囊:150 mg。注射液:50 mg。口服,150 mg/次,2 次/d,或 300 mg 睡前 1 次。

6. 法莫替丁(famotidine)　片剂:20 mg。注射液:20 mg。口服,20 mg/次,早晚各 1 次或睡前 1 次服用 40 mg。缓慢静脉注射:20 mg/次,2 次/d。

7. 盐酸哌仑西平(pirenzepine hydrochloride)　片剂:25 mg。口服,50~75 mg/次,2 次/d 或 50 mg/次,3 次/d,餐前空腹时服用。

8. 丙谷胺(proglumide)　片剂:0.2 g。口服,0.4 g/次,3~4 次/d,餐前 15 min 服用。

9. 氢氧化铝(aluminium hydroxide)　片剂:0.3 g。口服,餐前 1 h 服,0.6~0.9 g/次,3 次/d。

10. 氢氧化铝凝胶(aluminum hydroxide gel)　10%氢氧化铝的液体混悬液。口服,餐前 1 h 服,5~8 mL/次,3 次/d。

11. 复方氢氧化铝(compound aluminum hydroxide)　片剂:每片含氢氧化铝 0.245 g,三硅酸镁 0.105 g,颠茄硫浸膏 0.0026 g。嚼碎服,2~4 片/次,3 次/d。

12. 三硅酸镁(magnesium trisilicate)　片剂:0.3 g。口服,1 g/次,3~4 次/d。

13. 碳酸氢钠(sodium bicarbonate)　片剂:0.3 g,0.5 g。口服,0.3~1.0 g/次,3 次/d。纠正酸中毒时,轻症口服,较重者用 4%~5%碳酸氢钠,根据 CO_2 结合力情况计算剂量静脉点滴。

14. 枸橼酸铋钾(bismuth potassium citrate)　颗粒剂:300 mg。化水冲服,300 mg/次,3~4 次/d,餐前半小时和睡前服用。

15. 硫糖铝(sucralfate)　片剂:0.25 g,0.5 g。口服,1 g/次,4 次/d,餐前 1 h 及睡前嚼碎后服。

16. 米索前列醇(misoprostol)　片剂:200 μg。口服,200 μg/次,1 次/d。

17. 恩前列醇(enprostil)　胶囊剂:35 μg。口服,35~70 μg/次,2 次/d。

18. 稀盐酸(dilute hydrochloric acid)　溶液剂:10%。水稀释后饭前服,0.5~2 mL/次。

19. 乳酶生(biofermin)　片剂:0.15 g,0.3 g。口服,0.3~0.9 g/次,3 次/d。

20. 昂丹司琼(ondansetron)　片剂:4 mg,8 mg,注射液:4 mg,8 mg。口服,8 mg/次,每 8 h 1 次。静脉注射,化疗前 30 min、化疗后各静脉注射 8 mg,再改口服。

21. 甲氧氯普胺(metoclopramide)　片剂:5 mg、10 mg。注射液:10 mg。口服,5~10 mg/次,10~30 mg/d。肌内注射:10~20 mg/次,每日不超过 0.5 mg/kg。

22. 多潘立酮(domperidone)　片剂:10 mg。口服,10~20 mg/次,3 次/d,餐前服。

23. 硫酸镁(magnesium sulfate)　粉剂:口服导泻,5~20 mg/次,用水 400 mL 溶解后顿服。利胆,2~5 g/次,3 次/d。

24. 酚酞(phenolphthalein)　片剂:50 mg,100 mg。口服,50~200 mg/次。

25. 比沙可啶(bisacodyl)　片剂:5 mg。口服,5~15 mg/次,睡前服用。

26. 甘油(glycerin)　栓剂:2.67 g/枚,1.33 g/枚。肛用,成人 2.67 g/次,儿童 1.33 g/次。

27. 复方地芬诺酯(diphenoxylate)　片剂:含盐酸地芬诺酯 2.5 mg,硫酸阿托品 0.025 mg。口服,1~2 片/次,2~3 次/ d。

28. 盐酸洛哌丁胺(loperamide hydrochloride)　胶囊剂:2 mg。口服,初量 2~4 mg/次,以后每次腹泻后服用 2 mg,每日总量不超过 16 mg。

29. 鞣酸蛋白(tannalbin)　片剂:0.25 g。口服,1~2 g/次,3 次/d。

30. 托烷司琼(tropisetron)　胶囊剂:5 mg。注射液:5 mg/1 mL。口服,5 mg/次,1 次/d,总疗程 6 d。静脉给药,在化疗前将本品 5 mg 溶于 100 mL 生理盐水、林格氏液或 5%葡萄糖注射液中静滴或缓慢静脉推注。

31. 雷贝拉唑(rabeprazole)　肠溶片:10 mg;口服,10 mg/次,1 次/d,根据病情可增至 20 mg/d,疗程为 6~8 周。

32. 艾司奥美拉唑(esomeprazole)　肠溶片:20 mg,40 mg。注射液:20 mg/1 mL。口服,40 mg/次,1 次/d。静脉滴注,20~40 mg/次,1 次/d,连用 4 周。

33. 铝碳酸镁(magnesium aluminum carbonate)　咀嚼片:0.5 g。0.5~1 g/次,3~4 次/d,嚼服。

34. 莫沙必利(mosapride)　片剂:5 mg;口服,5 mg/次,3 次/d,饭前服用。

(丁伯平　孔　祥　杨解人)

第二十八章 作用于血液及造血器官的药物

生理情况下,体内血液凝固、抗凝和纤维蛋白溶解过程维持动态平衡,保持循环系统血液处于流动状态。一旦平衡被打破,就会出现血栓或出血性疾病。此外,血液成分和循环血量也是维持机体生理功能的重要因素。临床用于血液及造血器官的药物包括抗凝血药、抗血小板药、纤维蛋白溶解药、促凝血药、抗贫血药及造血细胞生长因子和血容量扩充药。

第一节 抗 凝 血 药

血液凝固是一系列凝血因子参与的复杂的蛋白质水解活化过程,包括凝血酶原激活物形成、凝血酶形成、纤维蛋白形成三个基本环节。根据凝血酶原激活物形成始动途径和参与因子的不同,凝血过程可分为内源性凝血和外源性凝血两条途径(图 28.1)。抗凝血药即是通过影响凝血过程中某些环节如凝血因子的生成,从而防止血液凝固及血栓的形成,主要用于血栓栓塞性疾病的预防和治疗。

一、肝素类

肝 素[基]

肝素(heparin)从猪肠黏膜及猪、牛肺中提取,分子量为 5～30 kD,平均分子量约为 12 kD。主要由葡萄糖醛酸和葡萄糖胺交替连接而成,分子中含有大量硫酸根和羧基而带有负电荷,具强酸性。

【体内过程】 肝素分子量大,不易透过细胞膜,口服不吸收,肌内注射可形成血肿,临床多采用静脉给药。60% 集中分布在血管内皮,几乎不进入组织和胎盘。大部分经肝脏单核-巨噬细胞系统的肝素酶分解,代谢产物从肾脏排出。抗凝活性 $t_{1/2}$ 约为 1.5 h,随剂量增加而延长。肺气肿、肺栓塞及肝肾功能严重障碍者,$t_{1/2}$ 明显延长。

【药理作用】

1. 抗凝血

肝素在体内、外均有迅速强大的抗凝作用,注射 10 min,血液凝固时间、部分凝血酶时间(APTT)均明显延长,维持 3～4 h。肝素本身对凝血因子无直接抑制作用,通过与抗凝血酶

Ⅲ(antithrombin Ⅲ，AT-Ⅲ)结合,加速 AT-Ⅲ灭活含丝氨酸残基的凝血因子,如Ⅱa、Ⅸa、Ⅹa、Ⅺa、Ⅻa、纤溶酶等。

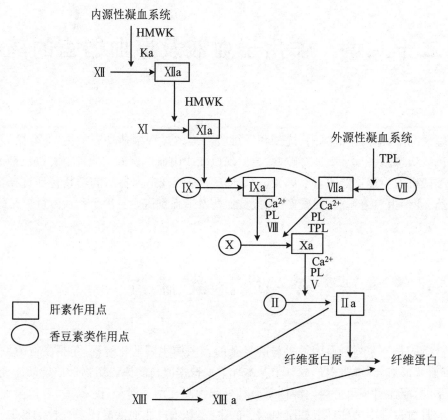

图 28.1　凝血过程及抗凝血药的作用靶点

2. 调血脂

肝素能促进血管内皮脂蛋白酯酶释放,水解血中乳糜微粒和 VLDL,增加 HDL 含量,发挥调血脂作用。

3. 其他

肝素增加血管内皮细胞负电荷,阻止血小板和其他物质与内皮细胞黏附。抑制炎症介质活性和炎性细胞活动,具有抗炎作用。

【临床应用】

1. 血栓栓塞性疾病

用于防治血栓的形成和扩大,如深静脉血栓、肺栓塞、外周动脉栓塞以及急性心肌梗死、脑梗死、心血管手术及外周静脉术后血栓的形成。肝素作用迅速,是临床治疗急性深静脉血栓和肺栓塞的主要药物。

2. 弥散性血管内凝血(DIC)

肝素可用于各种原因引起的 DIC,应早期使用,减少凝血因子的消耗,防止继发性出血。

3. 体外抗凝

肝素可作为心导管检查、血液透析、体外循环的抗凝剂。

【不良反应】

1. 自发性出血

过量易引起自发性出血,是肝素主要不良反应,表现为各种黏膜出血、关节腔积血和伤口出血等。用药期间应严密监测凝血时间或 APTT。一旦发生出血应立即停药,严重时需注射特效拮抗药鱼精蛋白[基](protamine)进行解救。鱼精蛋白呈碱性,带有正电荷,与肝素形成稳定复合物使肝素失活。

2. 血小板减少症

为一过性血小板聚集,可引起动静脉血栓。多数发生在用药后 7～10 d,与促进血小板释放因子 4(PF4)释放并与之结合引起免疫反应有关。停药后可恢复。用药期间定期检查血小板,避免与抗血小板药同用。

3. 其他

偶有哮喘、荨麻疹、发热等过敏反应,久用可致骨质疏松和脱发。

对肝素过敏者、有出血倾向、血液凝固迟缓者(如血友病、紫癜、血小板减少)、溃疡、严重高血压、严重肝功能不全、外伤及术后渗血、产后出血者等禁用。

低分子量肝素[基]

低分子量肝素(low molecular weight heparin,LMWH)由普通肝素直接分离或降解后分离而得,分子量低于 6.5 kD。LMWH 分子链较短,不能与凝血酶等凝血因子和 AT-Ⅲ同时结合形成复合物,因此不能灭活凝血酶,但可以灭活凝血因子Ⅹa(图 28.2)。

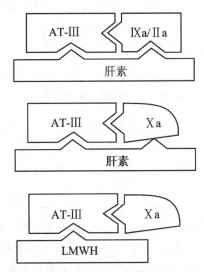

图 28.2　肝素、LMWH 和 AT-Ⅲ及凝血因子相互作用示意图

低分子量肝素选择性抑制凝血因子Ⅹa 活性,对凝血酶等其他凝血因子作用弱,对血小板影响小,较少引起出血。与肝素相比,具有以下优点:剂量个体差异小,一般不用监测抗凝活性;$t_{1/2}$ 较长,静脉注射可维持 12 h,皮下注射每日 1～2 次即可;较安全,适用于门诊病人。用于预防及治疗深静脉血栓和肺栓塞、急性心肌梗死、不稳定型心绞痛和血液透析、体外循环等。LMWH 可引起出血、血小板减少症、过敏和暂时性 ALT,AST 升高等不良反应,出血解救同肝素。

常用制剂有依诺肝素(enoxaparin)、替地肝素(tedelparin)、弗希肝素(fraxiparin)、洛吉

肝素(logiparin)及洛莫肝素(lomoparin)等。

合成肝素衍生物

磺达肝癸钠(fondaparinux sodium)是一种以 AT-Ⅲ 与肝素结合位点结构为基础合成的戊多糖,选择性较高,由于聚合体长度短,只抑制因子 Ⅹa,不抑制凝血酶,与肝素和 LMWH 相比,出血风险明显降低。

水 蛭 素

水蛭素(hirudin)是水蛭唾液中抗凝成分,分子量约为 7 kD。其基因重组技术产品为重组水蛭素(lepirudin,来匹卢定)。口服不易吸收,不易透过血脑屏障,主要以原形经肾排泄,$t_{1/2}$约 1 h。

水蛭素为强效、特异凝血酶抑制剂,主要用于预防术后血栓形成、不稳定型心绞痛、急性心肌梗死溶栓的辅助治疗和 DIC、血液透析、体外循环等。抗凝作用不依赖 AT-Ⅲ,对血小板作用弱,不引起血小板减少性紫癜。大剂量可引起出血,目前尚无有效的水蛭素解毒剂。肾衰竭患者慎用。

二、香豆素类

香豆素类(coumarins)具有 4-羟基香豆素基本结构,口服吸收后参与体内代谢发挥抗凝作用,故称口服抗凝药。常用药物有双香豆素(dicoumarol)、华法林[基](warfarin,苄丙酮香豆素)、醋硝香豆素(acenocoumarol,新抗凝),药理作用基本相同,以华法林为常用。

【体内过程】 华法林口服吸收迅速而完全,与血浆蛋白结合率达 99% 以上,主要经肝脏代谢,代谢物由肾脏排泄。双香豆素吸收慢且不规则。口服抗凝药体内过程见表 28.1。

表 28.1 口服抗凝药体内过程

药 物	每日量(mg)	$t_{1/2}$(h)	T_{max}(h)	持续时间(d)
华法林	5～15	10～60	24～48	3～5
醋硝香豆素	4～12	8	34～48	2～4
双香豆素	25～150	10～30	36～72	4～7

【药理作用】 香豆素类药物结构与维生素 K 相似,抑制肝脏内维生素 K 由环氧化物向氢醌型转化,阻止维生素 K 反复利用(图 28.3),影响含有谷氨酸残基的凝血因子Ⅱ、Ⅶ、Ⅸ、Ⅹ及抗凝血蛋白 C 和 S 的 γ-羧化,使这些因子停留在无凝血活性的前体阶段,影响凝血过程。香豆素类对已 γ-羧化的凝血因子无抑制作用,故体外无效。在体内,须等原有凝血因子耗竭后才出现抗凝作用,故起效缓慢。

【临床应用】 香豆素类与肝素不同(表 28.2),只能用于体内抗凝,主要用于防治血栓栓塞性疾病,如心房纤颤、心脏瓣膜病等所致的血栓栓塞。优点是口服有效,作用时间长;缺点为显效慢,作用过于持久,不易控制。防治静脉血栓和肺栓塞时一般先用肝素控制病情,再用香豆素类维持治疗。

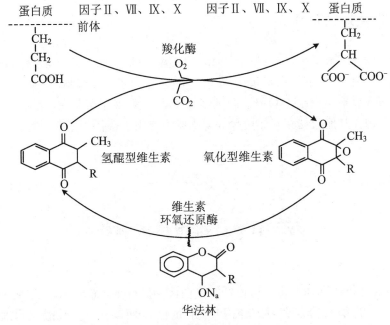

图 28.3　香豆素类作用机制示意图

表 28.2　肝素与双香豆素的比较

	肝　素	双香豆素
作用机制	增强 AT-Ⅲ灭活凝血因子	拮抗维生素 K,阻止凝血因子合成
用途	体内外抗凝	体内抗凝
给药途径	静脉	口服
作用特点	迅速短暂	缓慢持久
过量出血解救	鱼精蛋白	维生素 K

【不良反应】　过量可引起出血,严重者发生颅内出血,应密切观察,检查凝血酶原时间(prothrombin time,PT),一般控制在 18～24 s(正常为 12 s)。一旦出血,立即停药并缓慢静注维生素 K,必要时应输血。

华法林可通过胎盘屏障,影响胎儿骨骼和血液蛋白质的 γ-羧化,影响胎儿骨骼正常发育,故孕妇禁用。

【药物相互作用】

(1) 香豆素类与阿司匹林、保泰松等血浆蛋白结合率高的药物合用,游离型药物增加,抗凝作用增强。

(2) 广谱抗生素抑制肠道菌群合成维生素 K,可增强香豆素类抗凝作用。

(3) 氯霉素、甲硝唑等肝药酶抑制剂可抑制香豆素类代谢,增强抗凝作用。苯巴比妥为肝药酶诱导剂,可加速药物的代谢而降低其抗凝作用。

三、新型口服抗凝药

新型口服抗凝药(new oral anticoagulants,NOACs)是血栓性疾病治疗的新选择,包括因子Ⅱa抑制剂达比加群酯[基](dabigatran etexilate)与因子Ⅹa抑制药利伐沙班[基](rivaroxaban)等。与香豆素类相比,NOACs的优点有药动学、药效学可预测,无需常规抗凝监测,剂量固定,与食物和其他药物相互作用少等。临床主要用于替代华法林,治疗非瓣膜病性房颤患者。

第二节　纤维蛋白溶解药

纤维蛋白溶解药(fibrinolytics)可使纤维蛋白溶酶原(plasminogen,纤溶酶原)转变为纤溶酶(plasmin,纤溶酶),降解纤维蛋白和纤维蛋白原而溶解血栓,故又称血栓溶解药(thrombolyics)(图28.4)。

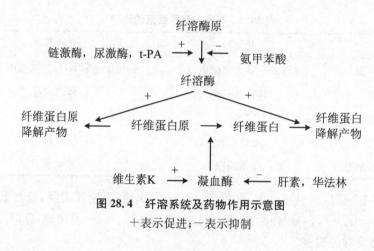

图28.4　纤溶系统及药物作用示意图
＋表示促进;－表示抑制

链　激　酶

链激酶(streptokinase,SK)为第一代天然溶栓药,从β-溶血性链球菌培养液中提取。现以基因工程技术制成重组链激酶(recombinant streptokinase,rsk)。静脉给药或经导管直接冠状动脉内给药,入血后与纤溶酶原形成 SK-纤溶酶原复合物,暴露纤溶酶原的活化部位,使纤溶酶原转变成纤溶酶,主要用于血栓栓塞性疾病的治疗。静脉注射用于治疗急性肺栓塞、深部静脉血栓。冠脉注射用于心肌梗死早期,可使阻塞冠脉再通,以血栓形成不超过6 h疗效最佳。对新近感染过β-溶血性链球菌或近期使用链激酶的患者,其血液中可产生抗链激酶的抗体,应加大负荷剂量。

链激酶有抗原性,可引起发热、皮疹等过敏反应,治疗前应皮试。注射局部可出现血肿,严重出血可用抗纤溶药氨甲苯酸解救。静脉注射过快可致低血压。有出血倾向者、消化性溃疡、严重高血压患者、对链激酶严重过敏者和亚急性心内膜炎病人禁用。

尿 激 酶[基]

尿激酶(urokinase,UK)是从人尿液中分离或从肾细胞培养液中提取的蛋白酶,能直接激活纤溶酶原,通过裂解肽键,使纤溶酶原转变成纤溶酶,发挥溶栓作用。血浆 $t_{1/2}$ 约 16 min,作用短暂。无抗原性,不引起过敏反应,用于对链激酶过敏或耐受者。

组织型纤溶酶原激活剂[基]

组织型纤溶酶原激活剂(tissue plasminogen activator,t-PA)为人体生理性纤溶酶原激活剂,在子宫、心脏、血管内皮细胞等部位合成并释放,存在于全身各组织。现用 DNA 重组技术获得,即阿替普酶(alteplase)。t-PA 主要在肝脏内代谢,$t_{1/2}$ 约 5 min。本品选择性激活血栓中与纤维蛋白结合的纤溶酶原,使其转变为纤溶酶,而对循环中游离型纤溶酶原影响极小,与 SK 相比,较少发生出血情况。t-PA 用于治疗急性心肌梗死、肺栓塞和脑栓塞,阻塞血管的再通率比 SK 高,且不良反应小,无抗原性,是较好的第二代溶栓药。

瑞替普酶(reteplase)为第三代溶栓药,优点有溶栓疗效高,起效快,半衰期延长,用量少,不良反应轻,给药方法简便,耐受性好。临床用于治疗急性心肌梗死。常见不良反应有出血、血小板减少症,有出血倾向者慎用。

第三节 抗血小板药

抗血小板药通过抑制血小板黏附、聚集及释放等功能,防止血栓形成。根据作用机制可分为:① 抑制血小板花生四烯酸代谢,如阿司匹林抑制环氧酶;利多格雷抑制 TXA_2 合成酶并阻断 TXA_2 受体;② 抑制 ADP 活化血小板,如噻氯匹定;③ 抑制凝血酶,如水蛭素;④ 拮抗血小板膜糖蛋白 IIb/IIIa 受体,如阿昔单抗。

阿 司 匹 林[基]

阿司匹林(aspirin,乙酰水杨酸)是临床常用的抗血小板药物,不可逆性抑制 COX-1,减少 TXA_2 合成。由于血小板本身不能合成环氧酶,必须依靠新生血小板才能形成 TXA_2。小剂量阿司匹林($75\sim150$ mg/d)使 TXA_2 显著减少,而对血管内皮 PGI_2 的合成无明显影响。较大剂量阿司匹林(300 mg/d)抑制血管内皮 COX-1 活性,减少 PGI_2 合成,则会抵消部分抗血小板作用。故采用小剂量阿司匹林防治冠心病、心肌梗死、脑梗死、深静脉血栓形成和肺梗死等。作为溶栓疗法的辅助治疗,能减少缺血性心脏病发作和复发的危险,降低一过性脑缺血发作患者的卒中发生率和病死率。

利 多 格 雷

利多格雷(ridogrel)为 TXA_2 合成酶抑制药,并可阻断 TXA_2 受体,防治血小板血栓和冠状动脉血栓,疗效优于阿司匹林。可见轻度胃肠道反应。

双 嘧 达 莫

双嘧达莫(dipyridamole,潘生丁)抑制由胶原、ADP、肾上腺素、凝血酶等引起的血小板聚集,体内外均有抗血栓作用。作用机制为可逆性抑制磷酸二酯酶及激活腺苷酸环化酶,增加血小板中环磷酸腺苷(cAMP);促进 PGI_2 生成并增强其活性;轻度抑制 TXA_2 生成。

本品主要用于防治血栓性疾病、人工心脏瓣膜置换术后缺血性心脏病、脑卒中等,防止血小板血栓形成。单用作用较弱。不良反应有胃肠道刺激,以及血管舒张引起的血压下降、头痛、晕厥等。

噻 氯 匹 定

噻氯匹定(ticlopidine)为第一代 ADP 受体 P2Y12 拮抗剂,特异性抑制由 ADP、胶原等多种诱导剂引起的血小板活化,不可逆地抑制血小板聚集。口服 3～5 d 起效,作用缓慢持久,可持续 10 d。用于预防脑卒中、心肌梗死及外周动脉血栓性疾病的复发,疗效优于阿司匹林。常见不良反应有恶心、腹泻、血小板减少、中性粒细胞减少、骨髓抑制等。

氯 吡 格 雷[基]

氯吡格雷(clopidogrel)为第二代 P2Y12 受体拮抗剂,为前体药。作用机制与噻氯匹啶相似,作用较强,不良反应较少。肝肾功能不良者慎用。

替 格 瑞 洛[基]

替格瑞洛(ticagrelor)是新型 P2Y12 受体拮抗剂,起效快,与受体可逆性结合,可阻断信号传导和血小板活化。

血小板膜糖蛋白Ⅱb/Ⅲa 受体拮抗剂

血小板膜糖蛋白Ⅱb/Ⅲa 受体(GPⅡb/Ⅲa receptor)阻断药是一类新型抗血小板聚集药。

阿昔单抗(abciximab)是 GPⅡb/Ⅲa 受体的单克隆抗体,可竞争性、特异性阻断纤维蛋白原、血管性血友病因子(von Willebrand Factor,vWF)等与 GPⅡb/Ⅲa 的结合,从而抑制血小板聚集。它具有作用强、持续时间短、不良反应少的特点,但价格昂贵,一般用于治疗急性心肌梗死、溶栓、不稳定型心绞痛和血管成形术后再梗死患者。不良反应主要是出血,活动性出血或有出血倾向的病人禁用。

已开发的非肽类 GPⅡb/Ⅲa 受体拮抗药有拉米非班(lamifiban)、替罗非班(tirofiban),还有可口服的珍米罗非班(xemilofiban)、夫雷非班(fradafiban)及西拉非班(sibrafiban),作用强,应用方便,不良反应较少。

第四节　促 凝 血 药

维 生 素 K

维生素 K(vitamin K)广泛存在于自然界中,基本结构为甲萘醌。维生素 K_1[基]、K_2 为脂溶性,需胆汁协助吸收,维生素 K_3、K_4 为人工合成水溶性药物,无需胆汁协助吸收。

【药理作用】　维生素 K 是 γ-羧化酶的辅酶,参与肝脏合成凝血因子 Ⅱ、Ⅶ、Ⅸ、Ⅹ。这些凝血因子前体蛋白的谷氨酸残基形成 γ-羧化后,才能与 Ca^{2+} 结合,再与带负电荷的血小板磷脂结合,促进凝血。

【临床应用】　治疗维生素 K 缺乏所引起的出血,如梗阻性黄疸、胆瘘、慢性腹泻所致维生素 K 吸收障碍;治疗早产儿、新生儿、长期使用广谱抗生素等所致的维生素 K 合成障碍;治疗香豆素类和水杨酸类药物所致的凝血酶原过低。

【不良反应】　静脉注射维生素 K_1 过快,可致面部潮红、出汗、血压降低,甚至虚脱。维生素 K_3、K_4 常致恶心、呕吐;对新生儿特别是早产儿易引起高胆红素血症和贫血,对红细胞葡萄糖-6-磷酸脱氢酶缺乏者可诱发急性溶血。严重肝病患者慎用。

凝 血 酶[基]

凝血酶(thrombin)是从猪、牛血中提取精制而成的,可使血液中纤维蛋白原转变为纤维蛋白,发挥止血作用。可促进上皮细胞有丝分裂,加速伤口愈合。常用于止血困难的小血管、毛细血管以及实质性脏器的止血,也可用于创面、口腔、泌尿道以及消化道等部位的止血,可缩短穿刺部位出血时间。

注意:① 凝血酶必须直接与创面接触,才能起止血作用。使用时用灭菌生理盐水溶解喷雾或敷于创面,切忌进入血管内,严禁注射。如误入血管可致血栓形成、局部坏死;② 具有抗原性,可产生过敏反应。

纤维蛋白溶解抑制药

纤维蛋白溶解抑制药又称抗纤溶药,是一类竞争性对抗纤溶酶原激活因子,阻止纤溶酶原转变为纤溶酶,从而抑制纤维蛋白溶解,产生止血作用的药物。

氨甲苯酸[基](aminomethylbenzoic acid,PAMBA,对羧基苄胺)结构与赖氨酸相似,能竞争性抑制纤溶酶原吸附在纤维蛋白网上,从而保护纤维蛋白不被纤溶酶降解。主要用于纤溶亢进所致的出血,如产后出血、前列腺、肝脏、胰腺、肺等手术出血,因为这些脏器中存在有大量纤溶酶原激活因子;还可用于解救 SK 过量出血,但对癌症、创伤性出血及非纤维蛋白溶解引起的出血无效。偶有视力模糊、头痛、头晕等中枢症状,这与注射速度有关。过量易致血栓形成,诱发心肌梗死。对有血栓形成倾向者慎用。

氨甲环酸[基](tranexamic acid,AMCHA,凝血酸)作用及应用与 PAMBA 相同,但药效较强。

第五节 抗贫血药及造血细胞生长因子

一、抗贫血药

贫血是指循环血液中血红蛋白、红细胞数低于正常值。临床常见有缺铁性贫血、巨幼红细胞性贫血、再生障碍性贫血等。因贫血病因各异,治疗时应注意去除病因。

铁 剂

铁(iron)是血红蛋白的重要组成部分,铁缺乏可导致缺铁性贫血。常用铁剂有硫酸亚铁[基](ferrous sulfate)、枸橼酸铁铵(ferric ammonium citrate)、右旋糖酐铁[基](iron dextran)、琥珀酸亚铁[基](ferrous succinate)等。

【体内过程】 铁主要以 Fe^{2+} 的形式在十二指肠和空肠近端吸收,受药物和食物影响。胃酸、维生素C、果糖、谷胱甘肽可使 Fe^{3+} 还原为 Fe^{2+},利于铁的吸收;四环素、抗酸药以及高磷、高钙及含鞣酸的食物等可妨碍铁吸收。铁吸收量的高低与体内贮存量有关,缺铁时机体吸收率会增加。吸收的铁以 Fe^{3+} 形式或被运送到骨髓等组织中参与造血,或与肠黏膜去铁蛋白结合以铁蛋白(ferritin)形式贮存。铁主要通过肠黏膜细胞脱落以及胆汁、尿液、汗液排出体外,每日约 1 mg。

【药理作用】 铁是合成血红蛋白和肌红蛋白的重要原料。缺铁性贫血患者补充铁剂后,除血红蛋白合成加速外,与组织缺铁和含铁酶活性降低有关的症状,如生长迟缓、行为异常、体力不足、黏膜组织变化及皮肤、指甲病变等均会得到纠正。

【临床应用】 用于预防和治疗各种原因造成的缺铁性贫血,如月经过多、痔疮等慢性失血及营养不良、妊娠、儿童生长发育等引起的贫血。

硫酸亚铁吸收率高,不良反应少,价格低廉,最为常用。枸橼酸铁铵为三价铁,吸收差,易溶于水,刺激性小,制成糖浆剂,适用于儿童。枸橼酸铁铵含铁量低,不适合重症贫血患者。富马酸亚铁含铁量较高,起效快,恶心、呕吐、便秘等不良反应较少。右旋糖酐铁为注射剂,需深部肌内注射,仅适用于少数不耐受口服铁剂或需要迅速纠正缺铁的患者。

【不良反应】 常见不良反应有恶心、呕吐、腹泻,以 Fe^{3+} 多见,也可引起黑便、便秘。儿童误服大量铁剂可引起坏死性胃肠炎、呕吐、腹痛、休克、呼吸困难甚至死亡。急救措施主要为催吐、用磷酸盐或碳酸盐洗胃,并用特殊解毒剂去铁胺注入胃内结合残存铁。

消化道溃疡,严重肝、肾功能不全者及对铁剂过敏者禁用。

四环素、西咪替丁、高磷、高钙、牛奶、浓茶等可妨碍铁吸收,当服用铁剂时应与服用它们间隔至少 2 h。

叶 酸[基]

叶酸(folic acid)广泛存在于动植物中,以肝脏、酵母及绿色蔬菜中含量最多。动物自身不能合成叶酸,需从食物中摄取。

【药理作用】 食物中叶酸主要在空肠近端吸收,经门静脉进入肝脏,在二氢叶酸还原酶的作用下,转变为具有活性的四氢叶酸。四氢叶酸是体内转移一碳基团的载体,参与体内多种生化代谢过程,特别是嘌呤核苷酸和嘧啶核苷酸的合成与转化,也参与促进某些氨基酸的转化和互变(图 28.5)。因此叶酸缺乏时,上述代谢过程受到影响,导致 DNA 合成受阻,蛋白质的合成也受到影响,血细胞的发育和成熟停滞,造成大细胞高色素性贫血(营养性巨幼红细胞性贫血),其他增殖迅速的组织,如消化道黏膜和上皮细胞的生长也受到抑制,会出现舌炎、腹泻。

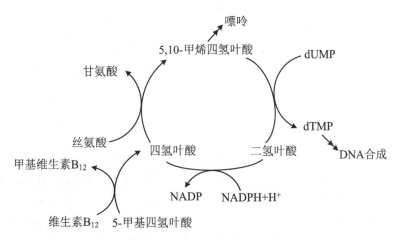

图 28.5 叶酸和维生素 B_{12} 作用

【临床应用】 主要用于治疗各种巨幼红细胞性贫血,如营养性、婴儿期、妊娠期巨幼红细胞性贫血。对甲氨蝶呤、乙氨嘧啶等所致的巨幼红细胞性贫血无效(因二氢叶酸还原酶受到抑制),须用甲酰四氢叶酸钙治疗。对维生素 B_{12} 缺乏所致的恶性贫血,叶酸仅能纠正异常血象,不能改善神经系统症状,治疗以维生素 B_{12} 为主,叶酸为辅。怀孕早期补充叶酸可降低神经管畸形发生的危险。

维 生 素 B_{12} [基]

维生素 B_{12}(vitamin B_{12},钴胺素)为含钴复合物,广泛存在于动物内脏、牛奶和蛋黄中。

【体内过程】 口服维生素 B_{12} 必须与胃壁细胞分泌的内因子结合才能免受胃液破坏,进入空肠吸收。胃黏膜萎缩造成内因子缺乏,影响维生素 B_{12} 吸收,可致恶性贫血。90%贮存于肝,少量经胆汁、胃液等排入肠腔,主要经肾排出。

【药理作用】 维生素 B_{12} 参与体内甲基转换及叶酸代谢,促进 5-甲基四氢叶酸转为四氢叶酸,维持叶酸循环利用,是细胞分裂和维持神经组织髓鞘完整所必需的。维生素 B_{12} 缺乏时,叶酸代谢循环受阻,出现叶酸缺乏症,也可产生神经损害。

【临床应用】 维生素 B_{12} 主要治疗恶性贫血,需肌内注射,辅以叶酸。也可用于神经系统疾病(如神经炎、神经萎缩)和肝病(肝炎、肝硬化)等的辅助治疗。

【不良反应】 偶致皮疹、瘙痒、腹泻及过敏性哮喘,罕见过敏性休克。

二、造血细胞生长因子

促　红　素[基]

促红素(erythropoietin,EPO)又称红细胞生成素,由肾皮质近曲小管管周细胞分泌,可促进红系干细胞增生和成熟,并促使网织红细胞从骨髓释放入血。现临床应用的 EPO 为 DNA 重组技术合成,称重组人促红素(recombinant human erythropoietin,r-HuEPO),可静脉或皮下注射,对于多种原因所致的贫血有效,其最佳适应证为慢性肾衰竭和晚期肾病引起的贫血。对骨髓造血功能低下、化疗以及艾滋病治疗药物引起的贫血也有效。不良反应主要是与红细胞快速增加、血黏度增高有关的高血压、血凝增强等。用药期间应经常测定红细胞比容,需补充铁剂。偶可诱发脑血管意外、癫痫,还可出现瘙痒、发热、恶心、头痛、关节痛、血栓等症状。

非　格　司　亭

非格司亭(filgrastim)为重组人粒细胞集落刺激因子(granulocyte colony stimulating factor,G-CSF)。本品起效迅速,能刺激骨髓产生粒细胞,促进中性粒细胞成熟和释放,增加中性粒细胞趋化、吞噬功能和循环血液中的中性粒细胞含量。用于自体骨髓移植及肿瘤化疗、放疗后严重中性粒细胞缺乏症。可出现皮疹、低热等过敏反应,大剂量长时间应用可产生轻度、中度骨痛、关节肌肉酸痛。

沙　格　司　亭

沙格司亭(sargramostim)为重组人粒细胞-巨噬细胞集落刺激因子(granulocyte-macrophage colony stimulating factor,GM-CSF)。能刺激粒细胞、单核细胞、巨噬细胞和巨核细胞等多种细胞的集落和增殖,并增强其功能,提高机体抗肿瘤及抗感染免疫力,用于治疗肿瘤化疗、放疗引起的严重的中性粒细胞减少症,对再生障碍性贫血和艾滋病治疗药物所致中性粒细胞缺乏均有效。

常见有发热、骨痛、腹泻、皮疹等副作用,连续用药症状可逐渐减轻或消失。初次静滴出现面部潮红、低血压、呕吐、呼吸急促等症状。

第六节　血容量扩充药

大量失血或失血浆(如大面积烧伤)可引起血容量减少,导致休克,需迅速补足血容量。除全血和血浆外,可用血浆代用品,即人工合成的血容量扩充药,如右旋糖酐。

右　旋　糖　酐

右旋糖酐(dextran)是高分子化合物,也是葡萄糖的聚合物。临床使用中分子量、低分子量和小分子量右旋糖酐,分别称为右旋糖酐 70、右旋糖酐 40、右旋糖酐 10。

【药理作用】

1. 扩充血容量

静脉输注右旋糖酐可升高胶体渗透压,扩充血容量。中分子右旋糖酐作用持续时间长达 12 h,而小分子右旋糖酐仅维持 3 h。

2. 抗血栓

低分子和小分子右旋糖酐能够阻止红细胞、血小板及纤维蛋白聚合,降低血液黏滞性,从而改善微循环。

3. 渗透性利尿作用

低分子和小分子右旋糖酐迅速经肾小球滤过,且不被肾小管重吸收,有渗透性利尿作用。

【临床应用】 中分子右旋糖酐主要用于失血、创伤、烧伤等各种原因引起的低血容量性休克。低分子和小分子右旋糖酐改善微循环,用于中毒、外伤及失血性休克及防止休克后期 DIC。

【不良反应】 偶见皮肤瘙痒、荨麻疹等过敏反应,分子量越大,过敏反应发生率越高。连续应用可引起凝血障碍和出血。血小板减少症及出血性疾病患者禁用。

羟乙基淀粉 130/0.4[基]

羟乙基淀粉(hydroxyethyl Starch,HES)是玉米或土豆中支链淀粉的葡萄糖环经羟乙基化形成的高分子复合物。天然淀粉性质不稳定且易被内源性淀粉酶水解,不能被用作血浆代用品。经羟乙基化后,可以延缓其在血液中的分解和消除,延长其在血管内的存留时间。羟乙基淀粉溶液的容量扩充效应和血液稀释效果取决于羟乙基淀粉的分子量大小、取代度、取代方式和药物浓度,以及给药剂量和速度。羟乙基淀粉 130/0.4 分子量为 130 kD,羟乙基化的比例为 40%。在 30 min 内输注本品 500 mL 后,其容量扩充效应为本品输注体积的 100%,该 100%容量效应可稳定维持 4~6 h。用于治疗和预防血容量不足,也可用于急性等容血液稀释(acute normovolemic hemodilution,ANH)。

本品可改变凝血机制,导致一过性出血时间延长;可致眼睑水肿、荨麻疹及哮喘等过敏反应;也可引起心动过缓或心动过速、支气管痉挛、呕吐等。

制剂与用法

1. 肝素钠(heparin sodium) 注射液:1000 U,5000 U,12500 U。含片:2400 IU 抗 Xa 因子。静脉滴注,5000~10000 U/次,必要时 1 次/4~6 h,总量 25000 U。静脉注射或深部皮下注射,5000~10000 U/次。舌下含服,1~2 片/次,3 次/d。

2. 依诺肝素(enoxaparin) 注射剂:2000 U,4000 U,6000 U,10000 U。用于预防血栓形成,皮下注射,100~150 U/kg,1 次/d。用于血液透析,100 U/kg,动脉导管中注入。

3. 替地肝素(tedelparin) 注射剂:1000 U,2500 U。皮下注射,2500 U/d。

4. 双香豆素(dicoumarol) 片剂:0.05 g。口服,0.1 g/次,第 1 日 2~3 次,第 2 日 1~2 次,以后 0.05~0.1 g/d。

5. 华法林钠(warfarin sodium) 片剂:2.5 mg,5 mg。口服,第 1~3 日,3~4 mg,以后 2~5 mg/d。

6. 醋硝香豆素(acenocoumarol)　片剂:1 mg,4 mg。口服,第 1 日,4~8 mg,分次服用,第 2 日,2~4 mg。维持量:2.5~5 mg/d,分次服用。

7. 达比加群酯(dabigatran etexilate)　胶囊:110 mg,150 mg。口服,150 mg/次,2 次/d。

8. 利伐沙班(rivaroxaban)　片剂:10 mg,15 mg,20 mg。预防择期髋关节或膝关节置换手术成年患者的静脉血栓形成,口服 10 mg/次,1 次/d。治疗深静脉血栓,前 3 周 15 mg/次,2 次/d,维持量为 20 mg/次,1 次/d。

9. 重组链激酶(recombinant streptokinase)　粉针剂:10 万 IU,50 万 IU,150 万 IU。急性心肌梗死静脉溶栓治疗,150 万 IU 溶解于 5% 葡萄糖 100 mL,静脉滴注 1 h。急性心肌梗死溶栓治疗应尽早开始,争取发病的 12 h 内开始治疗。

10. 尿激酶(urokinase)　粉针剂:5 万 U,10 万 U,50 万 U,100 万 U。静注或静滴,急性血栓 2 万~4 万 U/d,分 1~2 次,溶于 20~40 mL 氯化钠注射液或 5% 葡萄糖注射液 500 mL 中静滴,疗程为 7~10 d。急性心肌梗死 50 万~150 万 U 溶于氯化钠注射液或 5% 葡萄糖注射液 50~100 mL,30~60 min 滴完。

11. 阿替普酶(alteplase)　粉针剂:20 mg,50 mg。100 mg 溶于 0.9% 氯化钠注射液 500 mL,前 2 min 静脉注射 10 mg,然后 1 h 滴入 50 mg,第 2、3 h 滴注 40 mg。

12. 瑞替普酶(reteplase)　冻干粉剂:500 万 U。静脉注射,采用 1000 万 U＋1000 万 U 给药方式,每次取本品 1000 万 U 溶于 10 mL 注射用水中,缓慢推注 2 min 以上,两次间隔为 30 min。

13. 阿司匹林(aspirin)　肠溶片:25 mg,50 mg,100 mg。口服,100~300 mg,1 次/d,建议阿司匹林的剂量为 100 mg/d。

14. 双嘧达莫(dipyridamole)　片剂:25 mg。口服:25~50 mg/次,3 次/d。

15. 盐酸噻氯匹定(ticlopidine hydrochloride)　片剂:100 mg,250 mg。胶囊:0.125 g,0.25 g。口服:0.25~0.5 g/次,1 次/d。

16. 硫酸氢氯吡格雷(clopidogrel bisulfate)　片剂:25 mg,75 mg。口服:75 mg/次,1 次/d。

17. 替格瑞洛(ticagrelor)　片剂:60 mg,90 mg。口服首次 180 mg,以后 90 mg/次,2 次/d。

18. 替罗非班(tirofiban)　注射剂:5 mg/100 mL、12.5 mg/250 mL,12.5 mg/50 mL。一般与肝素联用,静脉滴注,起始 30 min 滴注速率为 0.4 μg/kg/min,然后改为 0.1 μg/kg/min,疗程为 2~5 d。

19. 维生素 K_1(vitamin K_1)　片剂:5 mg,10 mg。注射剂:10 mg/mL。口服,10 mg/次,3 次/d。肌内或深部皮下注射,低凝血酶原血症 10 mg/次,1~2 次/d,24 h 内总量不超过 40 mg。预防新生儿出血,分娩前 12~24 h 给孕妇 2~5 mg。新生儿出生后给 0.5~1 mg,8 h 后可重复。

20. 维生素 K_3(vitamin K_3)　片剂:2 mg。注射剂:2 mg,4 mg。口服,2~4 mg/次,3 次/d。肌内注射,4 mg/次,1~2 次/d。

21. 维生素 K_4(vitamin K_4)　片剂:2 mg,4 mg。口服,2~4 mg/次,3 次/d。

22. 凝血酶(thrombin)　粉剂:200 U,500 U,1000 U,10000 U。局部止血,用灭菌氯化钠注射液溶解成 50~200 U/mL 的溶液喷雾或用本品干粉喷洒于创面。消化道止血,用生理盐水或温开水(不超过 37 ℃)溶解成 10~100 U/mL 的溶液,口服或局部灌注。

23. 氨甲苯酸(aminomethylbenzoic acid)　片剂:0.25 g。注射液:0.05 g,0.1 g。口服,0.25~0.5 g/次,2~3 次/d。静脉滴注或注射,0.1~0.3 g/次,不超过 0.6 g/d。

24. 氨甲环酸(tranexamic acid)　片剂:0.125 g,0.25 g。注射液:0.1 g,0.25 g。口服,0.25~0.5 g/次,3~4 次/d。静注或滴注,0.25~0.5 g/次,3~4 次/d。

25. 硫酸亚铁(ferrous sulfate)　片剂:0.3 g。缓释片:0.45 g。糖浆:4 g/100 mL。口服:

0.3 g/次,3 次/d,饭后服用。缓释片,1 片/次,2 次/d。

26. 枸橼酸铁铵(ferric ammonium citrate)　糖浆剂:10 mL。口服,10～20 mL/次,3 次/d。

27. 右旋糖酐铁(iron dextran)　片剂:25 mg(以铁计)。注射液:25 mg,50 mg。口服,50～100 mg/次,1～3 次/d,饭后服用。深部肌内注射,50～100 mg/次,2～3 次/周。

28. 琥珀酸亚铁(ferrous succinate)　片剂:0.1 g。口服,0.2～0.4 g/次,3 次/d。

29. 叶酸(folic acid)　片剂:0.4 mg,5 mg。注射剂:15 mg。口服,巨细胞性贫血,5～10 mg/次,3 次/d。肌注,15～30 mg/次,1 次/d。妊娠期、哺乳期妇女预防用药,0.4 mg/次,1 次/d。

30. 维生素 B_{12}(vitamin B_{12})　片剂:25 μg,50 μg。注射液:0.1 mg/1 mL,0.5 mg/1 mL,1 mg/1 mL。口服,片剂,口服。一日 25～100 μg 或隔日 50～200 μg,分次服用。肌内注射,0.05～0.2 mg/次,每日或隔日 1 次。

31. 重组人红细胞生成素(recombinant human erythropoietin)　注射剂:2000 U,3000 U,6000 U,12000 U。皮下或静脉注射,75～100 U/kg,每周 3 次,2 周后视红细胞比容增减剂量。

32. 非格司亭(filgrastim)　冻干粉针剂:75 μg,150 μg,300 μg。皮下注射或静脉滴注,每日 2～5 μg/kg,以 50% 葡萄糖注射液稀释。

33. 沙格司亭(sargramostim)　冻干粉针剂:75 μg,150 μg,300 μg。皮下注射,骨髓增生异常综合征、再生障碍性贫血伴白细胞减少,3 μg/kg,1 次/d。癌症化疗引起白细胞减少症,5～10 μg/kg,1 次/d。

34. 右旋糖酐(dextran)　溶液剂:6%,10%,12%。静脉滴注,视病情选用。

35. 羟乙基淀粉 130/0.4 氯化钠(hydroxyethyl starch 130/0.4 and sodium chloride)　注射液:30 g/50 mL。静脉滴注,初始 10～20 mL 应缓慢输入,并密切观察病人反应。每日剂量及输注速度根据病人失血量、血流动力学参数的维持或恢复及稀释效果确定,每日最大剂量 50 mL/kg。

(王　娟)

第二十九章　组胺和抗组胺药

组胺(histamine)由组氨酸经特异性脱羧酶脱羧产生,广泛存在于动植物体内,人体中以肺、皮肤、胃肠道、神经系统等含量较多。外周组胺主要以无活性的结合型贮存于肥大细胞和嗜碱性粒细胞的颗粒中,当机体受到理化刺激或发生过敏反应时,可引起组胺释放。中枢神经系统组胺属于单胺类神经递质,由特定的神经细胞合成,参与调节睡眠—觉醒循环、体温、伤害感受、内分泌稳态、食欲、认知等功能。

组胺对靶细胞的作用通过激动组胺受体实现。组胺受体是一种 G 蛋白偶联受体,目前已知的有 H_1、H_2、H_3 和 H_4 4 种亚型,其生物学效应及相应阻断药如表 29.1 所示。

表 29.1　组胺受体、效应及其阻断药

受体类型	所在组织	效　应	阻断药
H_1	回肠,支气管	收缩	苯海拉明
	血管	舒张	西替利嗪
	CNS	调节睡眠—觉醒循环	氯雷他定
H_2	胃壁细胞	分泌增多	雷尼替丁
	血管	舒张	西咪替丁
	窦房结	心率加快	
	T 细胞	抑制	
H_3	CNS 突触前自调受体	神经递质释放的反馈抑制	ciproxifan clobenpropit
H_4	嗜碱性粒细胞,骨髓	介导趋化性	JNJ-7777120

第一节　组胺及组胺受体激动药

组　胺

组胺是体内自身活性物质,药用制剂为人工合成品。口服无效,皮下或肌内注射吸收较快,在体内经脱氨及甲基化迅速代谢灭活,作用时间短。

【药理作用】

1. 对血管的作用

组胺可使小动脉、小静脉和毛细血管扩张，毛细血管通透性增加，引起局部水肿和全身血液浓缩。皮下注射小剂量组胺可出现"三联反应"：① 注射部位微血管扩张，出现红斑（直径小于 1 cm）；② 随后毛细血管通透性增加，在红斑位置形成丘疹；③ 最后因轴索反应引起小动脉扩张，在丘疹周围出现不规则的红晕。

2. 对平滑肌的作用

除血管外，组胺能兴奋各种平滑肌。通过激动支气管平滑肌 H_1 受体，引起强烈的支气管收缩，出现哮喘或呼吸困难。同时它对胃肠道平滑肌也有兴奋作用。

3. 对胃腺的作用

组胺是胃酸分泌的强刺激剂，能直接兴奋胃壁细胞上 H_2 受体，激活腺苷酸环化酶，使细胞内 cAMP 含量增加，通过激活壁细胞顶端囊泡膜上 $H^+ - K^+ - ATP$ 酶，产生强大的胃酸分泌作用。此外，组胺也可增加胃蛋白酶的分泌。

【临床应用】

1. 胃分泌功能检查

主要用于鉴别有无真性胃酸缺乏症。在晨起空腹时，皮下注射 $0.25 \sim 0.5$ mg 组胺，如无胃酸分泌，即为真性胃酸缺乏症。目前临床多用五肽促胃泌素代替，组胺已少用。恶性贫血和多数胃癌患者都有真性胃酸缺乏或过少症。

2. 麻风病的辅助诊断

用 1∶1000 的磷酸组胺皮内注射，观察反应，正常皮肤应出现完整的"三联反应"。麻风患者周围神经受损，会出现不完整的"三联反应"。

【不良反应】 有头痛、皮肤潮红、心悸、体位性低血压等。支气管哮喘、心绞痛、溃疡病及胃肠出血患者禁用。

倍 他 司 汀

倍他司汀（betahistine）为 H_1 受体激动药、H_3 受体阻断药。激动 H_1 受体，具有扩张血管、增加内耳、肝、脾、脑动脉及冠状动脉血流量等作用。阻断突触前膜 H_3 受体，抑制负反馈调节，可增加组胺的释放。本品在改善微循环的同时，也能增加内耳毛细胞的稳定性，减少前庭神经的传导，增强前庭器官的代偿功能，减轻膜迷路积水，从而消除内耳性眩晕、耳鸣和耳闭感等症状。用于梅尼埃病、血管性头痛及脑动脉硬化，也可用于急性缺血性脑血管疾病，如脑血栓、一过性脑供血不足等，对高血压所致的直立性眩晕、耳鸣等也有效。偶见恶心、头痛、心悸、溃疡病加重等不良反应。支气管哮喘、溃疡病患者慎用，嗜铬细胞瘤患者禁用。

英 普 咪 定

英普咪定（impromidine）对 H_2 受体具有高度选择性，是选择性 H_2 受体激动药，能刺激胃酸分泌，用于胃功能检查。它还可增强心室收缩功能，适用于心力衰竭的治疗。

第二节 组胺受体阻断药

一、H₁受体阻断药

对 H₁受体有较强的亲和力,能竞争性阻断 H₁受体。目前临床使用的药物按其作用不同可分为三代。第一代药物对中枢神经系统活性强、受体特异性差,有明显的镇静和抗胆碱作用,常用于治疗皮肤黏膜过敏性疾病;第二代药物以西替利嗪为代表,大多不易通过血脑屏障,无镇静作用;第三代药物为第二代的同分异构体,副作用更少。常用三代 H₁受体阻断药的特点见表 29.2。

表 29.2 常用 H₁受体阻断药的特点

药　物	半衰期(h)	镇静催眠	防晕止吐	适应证
第一代				
异丙嗪[基](promethazine)	16~19	+++	++	皮肤黏膜过敏、晕动病
苯海拉明[基](diphenhydramine)	2.4~9.3	++	+	皮肤黏膜过敏
氯马斯汀(clemastine)	21.3	++	−	过敏性鼻炎
氯苯那敏[基](chlorphenamine)	21~27	+	−	皮肤黏膜过敏
曲吡那敏(pyribenzamine)	4~6	+	++	花粉热、过敏性鼻炎
第二代				
西替利嗪(cetirizine)	8.3	+	−	皮肤黏膜过敏
氯雷他定[基](loratadine)	8	−	−	皮肤黏膜过敏
特非那定(terfenadine)	3.5	−	−	过敏性鼻炎、荨麻疹
阿伐斯汀(acrivastine)	1.5	+/−	−	过敏性鼻炎、荨麻疹等
咪唑斯汀(mizolastine)	13	−	−	过敏性鼻炎、荨麻疹等
卢帕他定(rupatadine)	5.9	−	−	过敏性鼻炎、荨麻疹
第三代				
非索非那定(fexofenadine)	14.4	−	−	过敏性鼻炎、荨麻疹
左西替利嗪(levocetirizine)	6~10	+/−	−	荨麻疹、过敏性鼻炎等
地氯雷他定(desloratadine)	27	+/−	−	荨麻疹、过敏性鼻炎等

注:+++表示作用强;++表示作用中等;+表示作用弱;−表示无作用。

【体内过程】 H₁受体阻断药口服或注射均易吸收,大部分在肝内代谢,代谢物从肾脏排出,仅有极少部分以药物原形经肾排泄。口服后多数在 15~30 min 起效,1~2 h 作用达高峰,一般持续 6 h 左右。

【药理作用】

1. 阻断外周 H_1 受体

竞争性阻断效应器细胞膜上 H_1 受体，拮抗组胺收缩胃、肠、气管、支气管平滑肌的作用。对组胺引起的局部毛细血管扩张和通透性增加（水肿）有很强的抑制作用，但对血管扩张和血压降低等仅有部分对抗作用。

2. 中枢抑制作用

第一代 H_1 受体阻断药多数可通过血脑屏障产生镇静、嗜睡等中枢抑制作用，其中以异丙嗪、苯海拉明作用最强。第二代、第三代 H_1 受体阻断药不易通过血脑屏障，较少引起镇静等中枢抑制作用。

3. 抗胆碱作用

有些 H_1 受体阻断药（如苯海拉明、异丙嗪）具有阿托品样抗胆碱作用，防晕和镇吐作用较强。

【临床应用】

1. 皮肤黏膜变态反应性疾病

对组胺释放所引起的荨麻疹、花粉热、过敏性鼻炎等效果好，对昆虫叮咬引起的皮肤瘙痒和水肿也有效。

2. 防晕止吐

苯海拉明、异丙嗪等可预防晕动病及呕吐，应在乘车船前 15～30 min 服用，对放射病引起的呕吐亦有一定效果。

【不良反应】　第一代药物常见不良反应有镇静、嗜睡、头晕、乏力，服药期间应避免驾驶车船和高空作业。第二代药物多数无中枢抑制作用。H_1 受体阻断药还可引起口干、厌食、恶心等不良反应。

二、H_2 受体阻断药

本类药物对 H_2 受体具有高度选择性，能拮抗组胺引起的胃酸分泌，还可部分拮抗组胺的舒血管和降压作用，主要用于治疗消化性溃疡及其他病理性胃酸分泌过多症。常用药物有西咪替丁（cimetidine）、雷尼替丁[基]（ranitidine）、法莫替丁[基]（famotidine）、尼扎替丁（nizatidine）。常用 H_2 受体阻断药的特点见表 29.3。

表 29.3　常用 H_2 受体阻断药特点

药　　物	半衰期（h）	对胃酸分泌抑制强度*	肝药酶抑制程度+
西咪替丁	2	1	10
法莫替丁	2.5～4	32	0
雷尼替丁	2～3	5	1
尼扎替丁	1～2	8	0

* 表示以西咪替丁抑制胃酸分泌强度为 1；+ 表示以雷尼替丁对肝药酶的抑制程度为 1。

【体内过程】　口服吸收良好，1～3 h 后血药浓度达峰值，血浆蛋白结合率较低。小部分药物经肝脏代谢，大部分药物以原形经肾排出。

【药理作用】 竞争性拮抗 H_2 受体,抑制组胺受体激动引起的胃酸分泌,同时对基础胃酸及其他因素所引起的胃酸分泌也有明显的抑制作用。用药后可使胃液量及氢离子浓度下降,其中法莫替丁抑制胃酸分泌作用最强,其次是尼扎替丁、雷尼替丁和西咪替丁。本类药物还能不同程度抑制胃蛋白酶的分泌。

【临床应用】 主要用于消化性溃疡病(胃、十二指肠溃疡)、应激性溃疡、急性胃黏膜出血、胃泌素瘤以及反流性食道炎等。

【不良反应】 以轻微腹泻、眩晕、乏力、便秘、肌肉痛为主。长期大剂量服用西咪替丁可出现内分泌紊乱,引起男性乳房肿胀、泌乳、性欲减退等。

制剂与用法

1. 盐酸倍他司汀(betahistine hydrochloride) 片剂:4 mg,5 mg。注射剂:10 mg/2 mL,30 mg/5 mL。口服,4~8 mg/次,2~次/d。肌内注射,10 mg/次,1~2 次/d。静脉滴注,10~30 mg 加入 5% 葡萄糖注射液或 0.9% 氯化钠注射液中,1 次/d。

2. 盐酸苯海拉明(diphenhydramine hydrochloride) 片剂:25 mg。注射剂:20 mg/1 mL。口服,25~50 mg/次,3 次/d。肌内注射,20 mg/次,1~2 次/d。

3. 盐酸异丙嗪(promethazine hydrochloride) 片剂:12.5 mg,25 mg。注射剂:25 mg/1 mL,50 mg/2 mL。口服,12.5~25 mg/次,2~3 次/d。肌内或静脉注射,25~50 mg/次。

4. 富马酸氯马斯汀(clemastine fumarate) 片剂:1.34 mg。胶囊:1.34 mg。口服,1.34~2.68 mg/次,2 次/d。

5. 马来酸氯苯那敏(chlorphenamine maleate) 片剂:4 mg。注射剂:10 mg/mL,20 mg/2 mL。口服,4 mg/次,3 次/d。皮下或肌内注射,5~20 mg/次。

6. 盐酸曲吡那敏(pyribenzamine hydrochloride) 片剂:25 mg,50 mg。口服,25~50 mg/次,3 次/d。

7. 盐酸西替利嗪(cetirizine hydrochloride) 片剂:10 mg。胶囊:5 mg,10 mg。分散片:10 mg。口服,10~20 mg/次,1 次/d。

8. 阿伐斯汀(acrivastine) 胶囊:8 mg。口服,8 mg/次,2~3 次/d。

9. 咪唑斯汀(mizolastine) 缓释片:10 mg。口服,10 mg/次,1 次/d。

10. 富马酸卢帕他定(rupatadine fumarate) 片剂:10 mg。胶囊:10 mg。口服,10 mg/次,1 次/d。

11. 盐酸非索非那定(fexofenadine hydrochloride) 片剂:60 mg。胶囊:60 mg。口服,60 mg/次,2 次/d。

12. 西咪替丁(cimetidine) 片剂:200 mg。胶囊:200 mg。注射剂:200 mg/2 mL。口服,400 mg/次,3 次/d。静脉滴注,0.2~0.6 g/次。

13. 盐酸雷尼替丁(ranitidine hydrochloride) 片剂:150 mg。胶囊:150 mg。注射剂:50 mg/2 mL,50 mg/5 mL。口服,150 mg/次,2 次/d,或晚饭后服 300 mg,1 次/d。上消化道出血,每次50 mg,稀释后缓慢静滴(1~2 h),或缓慢静脉推注(超过 10 min),或肌注 50 mg。

14. 法莫替丁(famotidine) 片剂:20 mg。注射剂:20 mg/2 mL。口服,20 mg/次,2 次/d,或晚饭后服 40 mg,1 次/d。静脉滴注,20 mg/次,2 次/d。

15. 尼扎替丁(nizatidine) 胶囊:150 mg。口服,150 mg/次,2 次/d,或晚饭后服 300 mg,1 次/d。

(黄帧桧)

第三十章　肾上腺皮质激素类药物

肾上腺皮质激素是肾上腺皮质所分泌激素的总称,属于甾体类化合物。肾上腺皮质的结构由外向内依次为球状带、束状带和网状带。其中,盐皮质激素(mineralocorticoid)由球状带分泌,包括醛固酮(aldosterone)、去氧皮质酮(desoxycorticosterone),主要影响水盐代谢;糖皮质激素(glucocorticoids)由束状带分泌,包括可的松(cortisone)、氢化可的松(hydrocortisone),主要影响糖、脂肪、蛋白质代谢;性激素(sex hormones)由网状带分泌。临床常用的肾上腺皮质激素主要是糖皮质激素类。

第一节　糖皮质激素类药物

肾上腺皮质激素的基本结构为甾核。为了提高临床疗效,降低副作用,对该类化合物的结构进行改造,合成了多种具有糖皮质激素活性的衍生物,临床所用的糖皮质激素类药物大多是人工合成或半合成品,包括氢化可的松[基](hydrocortisone)、泼尼松[基](prednisone)、泼尼松龙(prednisolone)、地塞米松[基](dexamethasone)、甲泼尼龙(methylprednisolone)和倍他米松(betamethasone)等。

【体内过程】　本类药物口服、注射均可吸收。口服吸收速度与各药的脂溶性及其在肠内浓度成正比。口服可的松或氢化可的松后,1～2 h血药浓度达峰值,作用可维持 8～12 h。氢化可的松的血浆蛋白结合率大于 90%,其中约 80% 与皮质激素运载蛋白(corticosteroid binding globulin,CBG)结合,10% 与清蛋白结合,具有活性的游离型约占 10%。CBG 在肝中合成,肝肾功能不全者,CBG 水平降低,游离型激素增多。

糖皮质激素主要在肝脏代谢转化,先经加氢还原、羟化等反应转化成无活性产物,再与葡糖醛酸或硫酸结合,与少量原形物一起经肾排泄。可的松、泼尼松在肝内分别转化生成氢化可的松、泼尼松龙才有活性,因此严重肝功能不全患者只宜用氢化可的松或泼尼松龙。在与苯巴比妥、苯妥英钠、利福平等肝药酶诱导剂合用时,糖皮质激素类药物的分解加速,必要时需增加糖皮质激素类药物的用量。

糖皮质激素类药物的生物学半衰期往往比其血浆半衰期长,如氢化可的松的血浆 $t_{1/2}$ 为 80～144 min,但在 2～8 h 后仍有生物活性。肝、肾功能不全者,糖皮质激素类药物的 $t_{1/2}$ 延长。甲状腺功能亢进时,肝灭活糖皮质激素加速,$t_{1/2}$ 缩短。常用糖皮质激素类药物的特点见表30.1。

表 30.1　常用糖皮质激素类药物的特点

分　类	药　物	抗炎作用（比值）	糖代谢（比值）	水盐代谢（比值）	血浆 $t_{1/2}$(h)	作用持续时间（h）	等效剂量（mg）
短效类	氢化可的松	1.0	1.0	1.0	1.5	8～12	20.00
	可的松	0.8	0.8	0.8	0.5	8～12	25.00
中效类	泼尼松	3.5	4.0	0.8	1.0	12～36	5.00
	泼尼松龙	4.0	4.0	3.3	1.0	12～36	5.00
	甲泼尼龙	5.0	5.0	0.5	3	12～36	4.00
	曲安西龙	5.0	5.0	0	>3.3	12～36	4.00
长效类	倍他米松	25～35	20～30	0	1.7～5.0	36～54	0.60
	地塞米松	30	20～30	0	1.7～5.0	36～54	0.75

【药理作用】　糖皮质激素的作用广泛而复杂，且随着剂量的不同亦会发生变化。生理情况下，体内分泌的糖皮质激素主要影响物质代谢过程。在应激状态下，机体分泌大量糖皮质激素，通过允许作用等促进机体适应内外环境的剧烈变化。使用药理剂量（超生理剂量）时，除能影响物质代谢外，还具有抗炎、抗免疫、抗休克等其他作用。

1. 对物质代谢的影响

（1）糖代谢　糖皮质激素能增加肝糖原、肌糖原的含量，升高血糖。这与其促进糖异生、减慢葡萄糖氧化分解、减少组织对葡萄糖的摄取和利用等有关。

（2）蛋白质代谢　糖皮质激素促进胸腺、肌肉、骨等组织蛋白质等的分解，使尿氮排泄增加，造成负氮平衡。大剂量还能抑制蛋白质的合成。长期应用糖皮质激素类药物可引起肌肉消瘦、皮肤变薄、骨质疏松、伤口愈合延缓。如需长期使用糖皮质激素类药物治疗，需合用蛋白质同化激素，并提高饮食中蛋白质的摄入量。

（3）脂肪代谢　短期使用糖皮质激素对脂肪代谢无明显影响。大剂量长期使用可增高血浆胆固醇含量，激活四肢皮下的脂酶，促进皮下脂肪分解，使得体内脂肪发生重新分布，出现四肢消瘦，但面部、胸、背、臀部脂肪分布增多的趋势，呈现"满月脸""水牛背"等向心性肥胖的特殊体形。

（4）水、电解质代谢　糖皮质激素有较弱的盐皮质激素样作用，能作用于盐皮质激素受体而产生潴钠排钾作用。能提高肾小球滤过率，拮抗抗利尿激素的作用，促使尿量增加。糖皮质激素能减少 Ca^{2+} 在小肠的吸收和在肾小管的重吸收，长期应用可引起血钙降低，导致骨质脱钙。

2. 抗炎作用

糖皮质激素对各种原因如物理、化学、生物、免疫等因素引起的炎症以及炎症的不同阶段均有强大的抗炎作用。在炎症早期，能够减轻毛细血管的扩张充血和渗透性，抑制白细胞浸润及吞噬反应，减轻渗出、水肿，从而改善红、肿、热、痛等症状；在炎症后期和慢性炎症期，则可抑制毛细血管、成纤维细胞的增生，抑制胶原蛋白、黏多糖的合成，延缓肉芽组织增生，防止粘连和瘢痕的形成，从而减轻后遗症。但须注意的是，炎症反应是机体的一种防御功能，炎症后期则是组织修复的重要过程。糖皮质激素在抑制炎症、减轻症状的同时，也有可能降低机体的防御和修复功能,因而导致感染扩散、创口愈合延缓。

糖皮质激素抗炎作用的主要机制是基因组效应。糖皮质激素作为脂溶性分子,易通过靶细胞的细胞膜进入细胞质,与胞浆内糖皮质激素受体(glucocorticoid receptor,GR)结合。GR 约由 800 个氨基酸组成,分为 GRα 和 GRβ 两种亚型。GRα 未活化时在胞浆内与热休克蛋白 90(heat shock protein 90,HSP$_{90}$)等结合形成大的复合体,处于非激活状态。当该复合体与激素结合后,构型发生改变,GRα 从复合体上解离,随后活化的激素-受体复合物迅速透过核膜进入细胞核内,与特异性 DNA 位点即与作为靶基因启动子序列的糖皮质激素反应元件或负性糖皮质激素反应元件相结合,启动基因转录,引起某些特定基因的转录增加或减少,改变相关蛋白的表达水平,进而发挥抗炎作用。具体表现如下:

(1) 抑制炎症介质的产生　① 诱导炎症抑制蛋白脂皮素-1 的合成,进而抑制磷脂酶 A$_2$,干扰花生四烯酸代谢的连锁反应,减少炎症介质 PGs 和 LTs 等的产生;② 通过抑制环氧化酶-2(COX-2)、诱导型一氧化氮合成酶(iNOS)等的表达,减少炎症介质 PGs、NO 等的产生,发挥抗炎作用。

(2) 抑制炎症相关细胞因子、黏附分子　糖皮质激素不仅抑制多种细胞因子 IL-1、IL-2、IL-6、IL-8、TNF-α 等的产生,还能在转录水平上直接抑制黏附分子,如 E-选择素、细胞间黏附分子-1(intercellular adhesion molecule-1,ICAM-1)的表达。此外,也可干扰细胞因子及黏附分子的生物效应的发挥。

(3) 诱导炎性细胞凋亡　糖皮质激素通过 GR 介导基因转录变化,天冬氨酸特异性半胱氨酸蛋白酶(cystenine-containing aspartate-specific protease,caspase)和特异性核酸内切酶,诱导参与炎症反应的细胞凋亡,从而产生抗炎作用。

糖皮质激素的抗炎作用也能通过非基因组效应产生。非基因组效应的主要特点为起效迅速,对转录和蛋白质合成抑制剂不敏感。其作用机制包括:① 由细胞膜类固醇受体介导;② 由非基因的生化效应介导。如甲泼尼松龙溶解于细胞膜并影响其生化特性,作用于线粒体内膜引起离子通透性增加,因而导致氧化磷酸化解偶联;③ 由细胞质受体的受体外成分介导的信号通路。糖皮质激素与 GR 结合后,与 GRα 分离的 HSP$_{90}$ 等受体外成分可进一步激活 Src 等信号通路而产生快速效应。

3. 免疫抑制与抗过敏作用

(1) 免疫抑制作用　糖皮质激素小剂量主要抑制细胞免疫,大剂量则可抑制体液免疫,并对免疫过程的多个环节均有抑制作用。糖皮质激素可抑制巨噬细胞和其他抗原递呈细胞对抗原的吞噬及处理;抑制 T 淋巴细胞增殖与分化,从而抑制细胞免疫;大剂量时则抑制 B 淋巴细胞转化为浆细胞,减少抗体生成,从而抑制体液免疫;糖皮质激素的抗炎作用也参与其抑制免疫反应,如抑制炎症因子 IL-2、IL-6、γ-干扰素(γ-IFN)等产生。糖皮质激素发挥免疫抑制作用的分子机制为:诱导淋巴细胞 DNA 降解;抑制淋巴细胞 DNA、RNA、蛋白质等的生物合成;诱导淋巴细胞凋亡;抑制核转录因子 κB(NF-κB)的活性。

(2) 抗过敏作用　糖皮质激素可抑制抗原-抗体反应所致肥大细胞膜通透性的增加,从而减少组胺、缓激肽等致敏活性介质的释放,抑制因过敏反应产生的病理性改变,从而减轻过敏症状。

4. 抗休克作用

大剂量糖皮质激素广泛用于治疗各种严重休克,特别是感染中毒性休克,其机制可能与下列因素有关:① 抗炎、免疫抑制作用可减轻全身炎症反应及组织损伤;② 兴奋心脏,加强心肌收缩力,保障重要器官的血液供应;③ 扩张痉挛收缩的血管,改善微循环;④ 稳定溶酶体膜,减少心肌抑制因子(myocardial depressant factor,MDF)的形成,而 MDF 具有抑制心肌收缩力、收缩内脏血管、促进休克发生等作用;⑤ 提高机体对大肠埃希菌、痢疾杆菌、脑膜炎奈瑟菌等细菌所产生内毒素的耐受力,但对内毒素无直接中和作用,也不能对抗外毒素。

5. 其他作用

(1) 退热作用　糖皮质激素具有迅速而良好的退热作用,这可能是由于其能抑制体温、调节中枢对致热原的反应,稳定溶酶体膜,减少内源性致热原的释放。

(2) 对血液及造血系统的作用　糖皮质激素能刺激骨髓的造血功能,使红细胞、血红蛋白含量增加,大剂量可使血小板增多,并能提高纤维蛋白原含量,缩短凝血酶原时间;能使中性粒细胞数量增加,但却抑制其游走、吞噬、消化及糖酵解等功能,从而减弱其在炎症区域的浸润、吞噬活动。糖皮质激素也可降低患者血液中淋巴细胞的数量。

(3) 中枢兴奋作用　糖皮质激素可提高中枢的兴奋性,长期大量应用,部分患者可出现欣快、激动、失眠等症状,甚至诱发精神失常。此外,它还能降低大脑的电兴奋阈,促使癫痫发作。大剂量应用可能导致儿童惊厥。

(4) 消化系统　糖皮质激素能促进胃酸、胃蛋白酶的分泌,增进食欲,促进消化,但大剂量应用可诱发或加重溃疡。

(5) 骨骼　长期大剂量应用糖皮质激素,可抑制成骨细胞活力,减少骨胶原合成,促进胶原、骨基质分解,使骨质形成发生障碍,因此可致骨质疏松,尤其是脊椎骨,故可产生腰背疼痛,甚至引起压缩性骨折等。

(6) 允许作用　糖皮质激素对某些组织细胞虽无直接活性,但可给其他激素发挥作用创造条件,称为允许作用。如糖皮质激素能增强血管对儿茶酚胺的反应性、增加胰高血糖素的升血糖作用等。

【临床应用】

1. 替代疗法

用于急性、慢性肾上腺皮质功能减退综合征、腺垂体前叶功能减退以及肾上腺次全切术之后。患者需终身服用生理剂量的糖皮质激素,必要时需要补充盐皮质激素。

2. 严重感染或炎症

(1) 严重急性感染　主要用于中毒性感染或同时伴有休克者。如中毒性菌痢、中毒性肺炎、流行性暴发型脑膜炎、重症伤寒、败血症等,在应用足量有效抗菌药物治疗感染的同时,可应用大剂量糖皮质激素作为辅助治疗。通过增加机体对有害刺激的耐受性,减轻中毒反应,缓解症状,为抢救争取时间。对无特效治疗药的病毒性感染,原则上不用本类药物。但对于一些重症的病毒感染,如严重急性呼吸综合征(severe acute respiratory syndrome,SARS),糖皮质激素的恰当应用可以减轻肺组织的渗出及损伤,提高患者对毒素的耐受力,减轻后期肺纤维化的程度。

对于多种结核病的急性期,尤其是以渗出为主的结核病,如结核性脑膜炎、心包炎、胸膜炎、腹膜炎等,在早期应用抗结核药物的同时,短期适量使用糖皮激素治疗可迅速退热、减少炎性渗出、消退积液,并能抑制愈合过程中发生的纤维组织增生与粘连,减少后遗症的出现。但是,激素用量宜小,一般为常规剂量的 1/2~2/3。

(2) 抗炎治疗及防止某些炎症后遗症　对结核性脑膜炎、结核性脑炎、结核性心包炎、风湿性心瓣膜炎、损伤性关节炎、睾丸炎、烧伤等重要脏器感染或炎症,早期应用糖皮质激素可减少炎症渗出,减轻愈合过程中纤维组织的过度增生及粘连,防止瘢痕形成,避免出现功能障碍。对某些眼部炎症如虹膜炎、角膜炎、视网膜炎、视神经炎等,应用糖皮质激素后可迅速消炎止痛,防止角膜浑浊和瘢痕粘连的产生。

3. 免疫相关疾病

(1)自身免疫性疾病　应用糖皮质激素可缓解严重风湿热、风湿性及类风湿性关节炎、风湿性心肌炎、系统性红斑狼疮、肾病综合征和自身免疫性溶血性贫血等自身免疫性疾病症状,但停药后易复发,长期应用又易产生副作用,故不宜单用,一般应采取综合疗法。对多发性皮肌炎,糖皮质激素为首选药。

(2)过敏性疾病　对荨麻疹、血管神经性水肿、过敏性鼻炎、支气管哮喘、过敏性休克等过敏性疾病,一般主要应用抗组胺药、肾上腺素受体激动药。若疗效不佳或病情严重时,可选用糖皮质激素作辅助治疗,能迅速缓解过敏症状,减轻组织损害。吸入型糖皮质激素防治哮喘疗效较好,安全可靠,且副作用少。

(3)器官移植排斥反应　糖皮质激素可用于异体器官移植,如心、肝、肾移植术后的免疫性排斥反应。若已发生排斥反应,可用大剂量氢化可的松静脉滴注,待排斥反应控制后再逐渐减少剂量至最小维持量,随后改为口服。若与环孢素 A 等免疫抑制剂联用,疗效更佳,并可减少两者用量。

4. 抗休克治疗

糖皮质激素可作为各种休克的综合治疗措施之一。对感染中毒性休克,在足量有效抗菌药物治疗的同时,可及早、短期、突击应用大剂量糖皮质激素,症状控制后即可停药;对过敏性休克,首选肾上腺素,糖皮质激素为次选药物,可于病情严重或发展较快时选用;对低血容量性休克,在补充血容量或电解质后疗效不佳时,可合用超大剂量的糖皮质激素;对心源性休克,需结合病因治疗。

5. 血液病

糖皮质激素多用于治疗儿童急性淋巴细胞性白血病,多与抗肿瘤药联合使用。此外,它也可用于治疗再生障碍性贫血、粒细胞减少症、血小板减少症、过敏性紫癜等,能有效控制症状,但停药后易复发。

6. 局部应用

糖皮质激素可局部应用治疗接触性皮炎、湿疹、肛门瘙痒、银屑病等疾病,多采用氢化可的松、氢化泼尼松或氟轻松等软膏、霜剂、洗剂等制剂。当肌肉、韧带及关节劳损时,可将醋酸氢化可的松或醋酸泼尼松龙混悬液加入 1% 普鲁卡因注射液,进行肌内、韧带压痛点或关节腔内注射,以消炎止痛。对虹膜炎等眼部炎症使用糖皮质激素时,可选用滴眼剂局部应用。

【不良反应】

1. 长期大剂量用药引起的不良反应

(1)医源性肾上腺皮质功能亢进　过量糖皮质激素可引起物质代谢、水盐代谢紊乱,表现为向心性肥胖、满月脸、水牛背、皮肤变薄、多毛、痤疮、水肿、低血钾、高血压、糖尿病等,停药后症状多可自行消失。必要时可加用抗高血压药、抗糖尿病药等治疗,补充氯化钾,采取低盐、低糖、高蛋白饮食。应定期监测血电解质含量。

(2)诱发或加重感染　长期用药可降低自身防御机能,诱发感染或使潜在的感染病灶扩散。见于病程较长、病情较重且抵抗力已减弱的患者,如白血病、肾病综合征、再生障碍性贫血等患者,故须严格掌握其适应证,必要时需合用足量有效的抗菌药物。此外,长期用药可促使结核病灶扩散、恶化或急性发作,故对结核病患者应同时合用抗结核药。对疑有潜在的结核病患者,应用本药前应先做结核菌素试验,排除潜在的结核病。

(3)诱发或加重溃疡 糖皮质激素促进胃酸、胃蛋白酶分泌,抑制胃黏液分泌,降低胃黏膜抵抗力,并能抑制组织修复能力,诱发或加重胃、十二指肠溃疡,甚至造成消化道出血或穿孔。可于餐时给药;注意患者有无胃部疼痛、食欲缺乏、胃酸增高等症状,定期检查大便隐血情况;必要时调整用量或停药,对症处理,也可在服用本药同时给予胃黏膜保护药以预防溃疡加重。

(4)心血管系统并发症 长期用药可因水钠潴留、血脂升高引起高血压和动脉粥样硬化。

(5)骨质疏松、肌肉萎缩、伤口愈合迟缓等 糖皮质激素促进蛋白质分解、抑制其合成、增加钙、磷排泄,可能导致骨质疏松,多见于儿童、绝经妇女和老人,严重者可发生自发性骨折。应注意补充蛋白质、维生素 D 和钙盐。长期使用由于脂质代谢紊乱、骨微血管栓塞,可引起股骨头无菌性缺血坏死。糖皮质激素可抑制生长激素分泌,引起负氮平衡,故可影响儿童生长发育,儿童用药应定期监测生长和发育情况。

(6)糖尿病 长期应用超生理剂量的糖皮质激素可引起糖代谢紊乱,约 50% 的患者出现糖耐量受损或类固醇性糖尿病。应定期检查血糖、尿糖或进行糖耐量实验。当出现糖耐量异常或糖尿病时,应在控制原发病的基础上,尽量减少糖皮质激素的用量,最好停药。如不能停药,应酌情给予口服降血糖药或注射胰岛素治疗。

(7)神经精神症状 可引起欣快、激动、不安、失眠、谵妄、定向力障碍、抑郁等症状,有癫痫或精神病史者禁用或慎用。用药期间应注意有无情感、情绪、行为、睡眠和精神状态的异常改变,特别是对原有精神病者应更加注意。

(8)其他 长期使用糖皮质激素,尤其是局部使用滴眼剂,可引起眼内压升高,诱发青光眼。因此,在用药期间,应定期检查患者的眼压、眼底、视野等。孕妇使用偶可引起畸胎。

2. 停药反应

(1)医源性肾上腺皮质功能不全 长期使用,尤其是每天用药的患者,若糖皮质激素减量过快或突然停药,特别是遇到感染、创伤、手术等严重应激情况时,可引起肾上腺皮质功能不全或危象,表现为恶心、呕吐、嗜睡、乏力、脱水、低血压和休克等。这是由于长期大量使用糖皮质激素期间,下丘脑-垂体-肾上腺轴受到反馈性抑制,使得促肾上腺皮质激素(adreno-corticotropic hormone,ACTH)分泌减少,肾上腺皮质出现失用性萎缩,导致功能减退。防治方法为停药时需缓慢减量,不可骤然停药;停用糖皮质激素后连续应用 ACTH 7 天左右;在停药 1 年内如遇应激情况,应及时给予足量的糖皮质激素。

(2)反跳现象 长期应用糖皮质激素者减量过快或突然停药,使原有疾病出现复发或加重,可能是患者对激素产生了依赖性或症状尚未得到完全控制。此时,需加大剂量、重新治疗,待症状控制后,再缓慢减量直至停药。

【禁忌证】 严重的精神病或癫痫、活动性消化性溃疡、新近胃肠吻合术、骨折、创伤修复期、角膜溃疡、肾上腺皮质功能亢进症、严重高血压、动脉粥样硬化、水肿、心肾功能不全、糖尿病、孕妇、抗菌药物不能控制的细菌或真菌感染等患者禁用或慎用。

【用法与疗程】

1. 大剂量冲击疗法

适用于急性、重度、危及生命的疾病的抢救,如严重中毒性感染、各种原因的休克、急性移植排斥反应、肾上腺皮质功能危象等。常用氢化可的松静脉滴注,首剂 200～300 mg,一日量可超过 1 g,以后逐渐减量,疗程不超过 3～5 天。

2. 一般剂量长期疗法

适用于反复发作的慢性疾病,如结缔组织病、肾病综合征、淋巴细胞性白血病等。常用泼尼松口服,开始 15～40 mg/d,病情稳定后逐渐减量,直至最小维持量 5～10 mg/d,持续数月。

糖皮质激素的分泌具有昼夜节律性,每日清晨为全天分泌高峰,随后逐渐下降,至午夜 0 时前后达全天低谷,这由 ACTH 分泌的昼夜节律性所引起。糖皮质激素在分泌低谷时反馈性促使 ACTH 分泌,随后引起糖皮质激素新的分泌高峰。若配合这种生理性分泌节律进行临床用药,可以减轻外源性糖皮质激素类药物对内源性肾上腺皮质激素分泌的抑制作用。目前有两种给药方法:① 每日清晨一次给药法,即每日早晨 7～8 时 1 次给予全天剂量,宜用短效制剂,如可的松、氢化可的松等;② 隔日清晨给药法,即每隔 1 日的早晨 7～8 时给药,将两天的总药量 1 次顿服,宜用中效制剂,如泼尼松、泼尼松龙等。

3. 小剂量替代疗法

适用于治疗急性、慢性肾上腺皮质功能不全综合征、腺垂体前叶功能减退及肾上腺次全切除术后。一般用维持量,口服可的松 12.5～25 mg/d 或氢化可的松 10～20 mg/d。

在长期使用糖皮质激素治疗的过程中,如遇下列情况之一者,应撤去或停用糖皮质激素:① 维持量已减至正常基础需要量:如泼尼松 5.0～7.5 mg/d,经过长期观察,病情已经稳定不再活动者;② 治疗效果差,不宜再用糖皮质激素而应改药者;③ 产生严重副作用或并发症,难以继续用药者。

第二节　盐皮质激素

盐皮质激素主要有醛固酮(aldosterone)和去氧皮质酮(desoxycorticosterone),对维持机体正常的水、电解质代谢具有重要作用。醛固酮主要作用于肾脏远曲小管,促进 Na^+、Cl^- 的重吸收和 K^+、H^+ 的排出。它与下丘脑分泌的抗利尿激素相互协调,共同维持体内水、电解质的平衡。此外,对唾液腺、汗腺、肌肉、胃肠道黏膜细胞同样具有潴 Na^+ 排 K^+ 的作用。其作用可能与类固醇的基因效应有关。醛固酮与胞浆内受体结合后进入细胞核,与核中 DNA 特异性结合位点相互作用,调节特异性 mRNA 转录,最终合成多种醛固酮诱导蛋白,进而使管腔膜对 Na^+ 的通透性增大,线粒体内 ATP 合成和管周膜上钠泵的活动性增加,从而导致对 Na^+ 的重吸收增强。去氧皮质酮潴钠作用仅为醛固酮的 1%～3%。

第三节　促皮质素及皮质激素抑制药

一、促肾上腺皮质激素

促肾上腺皮质激素（ACTH）简称促皮质素（corticotropin），是一种由 39 个氨基酸组成的多肽，由腺垂体前叶嗜碱细胞合成与分泌，受下丘脑促皮质素释放激素（corticotropin releasing hormone，CRH）调控。促皮质素的生理活性主要依赖于前 24 位氨基酸残基，第 25～39 位氨基酸残基与其免疫原性有关。人工合成的促皮质素仅有 24 个氨基酸残基，免疫原性明显降低，故过敏反应显著减少。药用 ACTH 多从家畜腺垂体中提取制得，易引起过敏反应。

【体内过程】　口服易被消化酶破坏，只能注射给药。肌内注射后于 4 h 达峰值，8～12 h 作用消失。静脉注射作用迅速，于数分钟内即开始起效。$t_{1/2}$ 约 15 min。

【药理作用】　促皮质素对维持肾上腺正常形态和功能具有重要作用。在肾上腺皮质功能完好的情况下，促皮质素可促进肾上腺皮质合成和分泌皮质激素，主要为糖皮质激素。促皮质素缺乏将引起肾上腺皮质萎缩、分泌功能减退。

【临床应用】　主要用于活动性风湿病、类风湿性关节炎、红斑狼疮等结缔组织病；亦用于严重的支气管哮喘、严重皮炎等过敏性疾病及急性白血病、霍奇金淋巴瘤等。此外，可用于促皮质素试验，诊断腺垂体前叶—肾上腺皮质功能状态。

【不良反应】

1. 过敏反应

可产生发热、皮疹、血管神经性水肿等过敏反应，偶可发生过敏性休克。这些反应在垂体前叶功能减退、尤其是原发性肾上腺皮质功能减退患者身上较易发生。

2. 糖皮质激素和雄激素样副作用

长期大剂量应用可引起代谢紊乱、痤疮、多毛、负氮平衡、骨质疏松、高血压、糖尿病、失眠、头痛、精神异常等。结核病、高血压、糖尿病、血管硬化症、胃溃疡等患者及孕妇慎用。

3. 皮肤色素沉着

长期使用促皮质素可使皮肤色素沉着。

二、皮质激素抑制剂

米 托 坦

米托坦（mitotane，双氯苯二氯乙烷）结构与滴滴涕（DDT）相似，为细胞抑制剂和杀虫剂，可使肾上腺皮质萎缩和坏死。

【体内过程】　口服后约 40% 由胃肠道吸收，其余 60% 以原型随粪便排出。从尿中排出的水溶性代谢物约占给药量的 25%。脂溶性高,主要储存于脂肪组织中。停药后 6～9 周,在血浆中仍能检测到微量原型药物。

【药理作用与临床应用】　米托坦能选择性地作用于肾上腺皮质细胞,对肾上腺皮质正常细胞或瘤细胞产生损伤作用,尤其是选择性地作用于肾上腺皮质束状带和网状带细胞,使其萎缩、坏死,用药后血、尿中氢化可的松及其代谢产物迅速减少。但球状带对本药不敏感,故醛固酮的分泌不受影响。

主要用于无法手术的、功能性和非功能性肾上腺皮质癌、肾上腺皮质增生以及肿瘤所致的皮质醇增多症。

【不良反应】　可有厌食、恶心、腹痛、皮疹、嗜睡、乏力、中枢抑制、运动失调等反应,减少剂量后症状可消失。若由于严重肾上腺功能不全而出现休克或严重创伤时,可给予糖皮质激素类药物。

【药物相互作用】　酒精、第一代抗组胺药、镇静催眠药、吗啡类、抗癫痫药等中枢抑制药物,可使米托坦嗜睡、眩晕等作用增强。本品可增加肝脏对部分抗癫痫药、巴比妥类、华法林等的代谢,合用可使后者药效降低。

美替拉酮

美替拉酮(metyrapone,甲吡酮)为肾上腺皮质激素抑制药。通过抑制 11β 羟化酶干扰 11-去氧氢化可的松转化为氢化可的松,使血浆中糖皮质激素浓度降低。此外,糖皮质激素浓度的降低可减少对下丘脑—垂体的反馈性抑制,从而促使 ACTH 释放增加,导致 11-去氧皮质酮、11-去氧氢化可的松代偿性增加,故尿中 17-羟类固醇的排泄也相应增加,11-去氧皮质酮和脱氢异雄酮也增多。临床用于治疗肾上腺皮质肿瘤和产生 ACTH 的肿瘤所引起的氢化可的松过多症和皮质癌。可作为检测下丘脑—垂体—促肾上腺皮质功能的诊断药,也可用于库欣综合征的鉴别诊断与治疗。不良反应较少,可有眩晕、消化道反应等,也可引起高血压和低钾性碱中毒。较大剂量服用易诱发肾上腺皮质功能不全。

制 剂 与 用 法

1. 醋酸可的松(cortisone acetate)　片剂:5 mg,25 mg。注射剂:50 mg/2 mL,125 mg/5 mL,250 mg/10 mL。滴眼剂:15 mg/3 mL。口服,25～37.5 mg,清晨服用 2/3,下午服用 1/3。肌内注射,50～300 mg/d。滴眼,1～2 滴/次,3～4 次/d。

2. 氢化可的松(hydrocortisone)　片剂:10 mg,20 mg。注射剂:125 mg/5 mL。软膏:25 mg/10 g,100 mg/10 g。口服,20～30 mg/次,清晨服用 2/3,午餐后服用 1/3。肌内注射,20～40 mg/d。静脉滴注,100 mg/次,1 次/d。外用,2～4 次/d。外用适量,2～4 次/d。

3. 醋酸泼尼松(prednisone acetate)　片剂:5 mg。口服,5～10 mg/次,10～60 mg/d。

4. 醋酸泼尼松龙(prednisolone)　片剂:5 mg。注射剂:10 mg/2 mL。混悬液:125 mg/5 mL。口服,开始 15～40 mg/次,3～4 次/d,需要时可用到 60 mg/次。肌内注射或关节腔注射,10～40 mg/d,必要时可加量。

5. 甲泼尼龙(methylprednisolone)　片剂:2 mg,4 mg。口服,开始 4～48 mg/次,1 次/d,维持量 4～8 mg/d。注射用其琥珀酸钠酯,53 mg 相当于甲泼尼龙 40 mg。

6. 醋酸地塞米松(dexamethasone acetate)　片剂:0.75 mg。注射剂:2.5 mg/0.5 mL,5 mg/1 mL,25 mg/5 mL。口服,开始 0.75～3.0 mg/次,2～4 次/d,维持量 0.75 mg/d。肌注,1～

8 mg/次，1 次/d。静脉注射，2～20 mg。

7. 曲安西龙(triamcinolone) 片剂：4 mg。乳膏：10 mg/10 g。口服，开始 4～48 mg/d，分1～3 次服用，维持量 4～8 mg/d。外用，适量，2～3 次/d。

8. 倍他米松(betamethasone) 片剂：0.5 mg。乳膏：15 mg/15 g。口服，开始 1～4 mg/d，分次给予，维持量 0.5～1 mg/d。外用，适量，2～4 次/d。

9. 醋酸氟轻松(fluocinolone acetonide acetate) 软膏、乳膏：2.5 mg/10 g，5 mg/20 g。外用，适量，2 次/d。

10. 醋酸氟氢可的松(fludrocortisone) 软膏：2.5 mg/10 g。外用，适量，2 次/d。

11. 促皮质素(corticotrophin, ACTH) 注射剂：25 U。肌内注射：25 U/次，2 次/d。静脉滴注，12.5～25 U/次，2 次/d。

12. 米托坦(mitotane) 胶囊：0.5 g，1 g。片剂：0.5 g。口服，1～6 g/次，3～4 次/d，后可逐步递增至 10 克/d。

13. 美替拉酮(metyrapone) 片剂、胶囊剂：125 mg，250 mg。口服，750 mg/次，1 次/4 h，共6 次。

(熊 莺)

第三十一章 甲状腺激素及抗甲状腺药

甲状腺激素(thyroid hormone)是甲状腺合成分泌的重要生理激素,包括三碘甲状腺原氨酸(triiodothyronine,T_3)和甲状腺素(thyroxine,T_4)。甲状腺激素是维持机体正常代谢、促进生长发育和控制基础代谢所必需的激素。正常人每日释放 T_3 与 T_4 量分别为 $15\sim30\ \mu g$ 及 $70\sim90\ \mu g$,分泌过少或过多均可致疾病。分泌过少,可引起甲状腺功能低下(hypothyroidism),需补充甲状腺激素;分泌过多则引起甲状腺功能亢进症(hyperthyroidism),可采用手术与放射疗法,也可用抗甲状腺药控制甲亢症状。

第一节 甲状腺激素

一、甲状腺激素的合成、贮存、分泌与调节

1. 合成、贮存与分泌

T_3、T_4 在体内的合成与贮存是在甲状腺球蛋白上(TG)进行的,其过程如下:① 血液循环中的碘化物被甲状腺细胞的碘泵主动摄取;② 碘化物在过氧化物酶的作用下被氧化成活性碘或氧化碘中间产物(I^+)。活性碘与 TG 上的酪氨酸残基结合,生成一碘酪氨酸(MIT)和二碘酪氨酸(DIT);③ 在过氧化物酶作用下,一分子 MIT 和一分子 DIT 偶联生成 T_3,二分子 DIT 偶联生成 T_4,合成的 T_3、T_4 贮存于滤泡腔内的胶质中;④ 在蛋白水解酶作用下,TG 分解并释出 T_3、T_4 进入血液。

2. 甲状腺激素的调节

甲状腺激素的合成和释放受下丘脑—垂体系统和甲状腺自身的调节。下丘脑释放促甲状腺激素释放激素(thyrotropin-releasing hormone,TRH),作用于垂体,促进合成和分泌促甲状腺激素(thyroid-stimulating hormone,TSH),TSH 作用于甲状腺,促进甲状腺激素合成和释放。若血液中游离 T_3、T_4 浓度增高,能反馈性抑制垂体 TSH 合成和分泌,维持甲状腺激素分泌的动态平衡。缺碘时甲状腺激素水平降低,反馈抑制作用减弱,TSH 分泌增多,引起甲状腺增生,导致单纯性甲状腺肿(图 31.1):

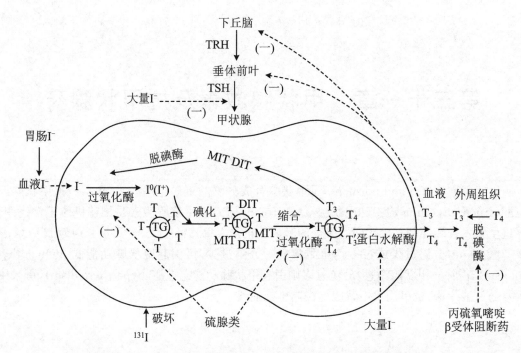

图 31. 1　甲状腺激素的合成、贮存、分泌、调节与抗甲状腺药作用部位

二、甲状腺激素

临床常用的甲状腺激素包括甲状腺片[基]（thyroid）、左甲状腺素钠片[基]（levothyroxine sodium）等。

【体内过程】　药用 T_3、T_4 口服易吸收，生物利用度分别为 $50\%\sim75\%$ 和 $90\%\sim95\%$。T_3 与血浆蛋白的亲和力低于 T_4，游离浓度为 T_4 的 10 倍，因此 T_3 起效快、作用强、消除快、作用时间短，$t_{1/2}$ 为 2 d，是甲状腺激素的主要作用形式。T_4 血浆蛋白结合率高，游离型少，作用慢而弱，但维持作用时间长，$t_{1/2}$ 为 5 d，是甲状腺激素的主要贮存形式。外周组织中 T_4 通过脱碘转化为 T_3。甲状腺激素主要在肝、肾线粒体内脱碘，与葡萄糖醛酸或硫酸结合后通过肾脏排出体外。

【药理作用】　血中游离 T_3、T_4 可进入细胞核，与核内甲状腺激素受体结合，启动靶基因转录，促进 mRNA 形成，加速有关蛋白及酶的合成，产生效应。此外，在细胞膜、线粒体、核糖体上也有甲状腺激素受体。甲状腺激素与此类受体结合，可产生"非基因作用"，影响转录后过程、能量代谢及膜转运功能，如增加葡萄糖、氨基酸摄入细胞，增强酶活性等。

1. 维持生长发育

甲状腺激素为人体正常生长发育所必需，尤其对神经系统的生长发育具有重要影响，若分泌不足或过量都可引起疾病。甲状腺激素分泌不足，可使儿童生长发育迟缓，智力低下，身材矮小，导致呆小病（克汀病）；成人甲状腺功能不全可引起黏液性水肿。

2. 促进代谢与提高基础代谢率

甲状腺激素能促进物质氧化，增加氧耗，提高基础代谢率，使产热增多，甲状腺功能亢进时有畏热、多汗等症状。甲状腺激素还能促进葡萄糖吸收，促进糖原分解和糖异生，但由于氧化增加,所以血糖升高并不明显。

3. 提高交感-肾上腺系统的敏感性

甲状腺激素可提高机体对儿茶酚胺类的敏感性,使心率加快、心肌收缩力加强、心排血量增加。甲状腺功能亢进可出现神经过敏、情绪激动、急躁、失眠、震颤、心率加快、心排血量增加、血压升高等症状。

【临床应用】 甲状腺激素主要用于甲状腺功能低下的替代补充疗法。

1. 呆小病

此类患者功能减退始于胎儿期或新生儿期,若及早诊治,发育仍可恢复正常。若治疗过晚,则智力持续低下,需终身治疗。

2. 黏液性水肿

黏液性水肿是由各种原因引起的甲状腺功能不全导致甲状腺素缺少或甲状腺激素抵抗,皮下黏多糖沉积,面部出现的蜡样水肿。左甲状腺素钠和甲状腺素片对治疗有效,应从小量开始,逐渐增大至足量。剂量不宜过大,以免增加心脏负担。

3. 单纯性甲状腺肿

应根据不同病因选用药物,因缺碘所致者应补碘,病因不详者可给予适量甲状腺激素,以补充内源性激素不足,并可抑制 TSH 过多分泌,缓解甲状腺组织代偿性增生肥大。

【不良反应】 长期过量用药可引起甲状腺功能亢进,表现为心悸、震颤、多汗、体重减轻、神经兴奋性升高和失眠等症状。应定期监测血压、清晨体温及甲状腺功能,及时调整剂量,防止用药过快或过量。老年人和心脏病患者可发生心绞痛和心肌梗死,此时应立即停药并用 β 受体阻断药对抗。

急性二尖瓣关闭不全、肾上腺功能不全、糖尿病、冠心病及对本品过敏者禁用。老年患者、高血压以及其他循环系统疾病患者、肾功能损害患者慎用。

第二节　抗甲状腺药

抗甲状腺药是指能干扰或减少甲状腺激素合成与分泌、用于治疗甲状腺功能亢进的药物。临床上常用的抗甲状腺药有硫脲类、碘和碘化物、放射性碘以及 β 受体阻断药四类。

一、硫脲类

硫脲类可分为两类:① 硫氧嘧啶类,包括甲硫氧嘧啶(methylthiouracil,MTU)、丙硫氧嘧啶[基](propylthiouracil,PTU);② 咪唑类,包括甲巯咪唑[基](methimazole,MMI,他巴唑)、卡比马唑(carbimazole,甲亢平)。

【体内过程】 硫氧嘧啶类口服吸收迅速,约 2 h 血药浓度达到峰值,生物利用度约为 80%,血浆蛋白结合率约为 75%。可分布于全身组织,甲状腺组织药物浓度较高,易透过胎盘屏障,可进入乳汁。PTU 的 $t_{1/2}$ 为 2 h。MMI 的 $t_{1/2}$ 为 6~13 h,但在甲状腺组织中药物浓度可维持 16~24 h,其疗效与甲状腺内药物浓度有关。卡比马唑需在体内转化为甲巯咪唑才产生药理作用,故显效较慢。

【药理作用】 本类药物主要抑制甲状腺激素合成,作用相同,而强度各异。咪唑类作用强于硫氧嘧啶类。

1. 抑制甲状腺激素合成

可抑制过氧化物酶介导的酪氨酸碘化及耦联,进而抑制甲状腺激素的生物合成,药物本身则作为过氧化物酶的底物被碘化。本类药物不影响已合成的甲状腺激素释放,对已合成的激素也无拮抗作用,需待已合成的激素消耗后才能充分显效。用药后 2~3 周甲亢症状开始减轻,用药 1~3 个月基础代谢率才能逐渐恢复正常。

2. 抑制 T_4 转化为 T_3

PTU 能抑制外周 T_4 转化为 T_3,迅速降低血清 T_3 水平,为重症甲亢、甲状腺危象患者首选药物。

3. 免疫抑制作用

目前认为,甲亢发病与自体免疫异常有关,硫脲类轻度抑制免疫球蛋白生成,使血液循环中甲状腺刺激性免疫球蛋白(thyroid stimulating immunoglobulin,TSI)下降,因此对甲亢患者除能控制高代谢症状外,对病因也有一定的治疗作用。

【临床应用】

1. 甲亢治疗

适用于轻度、中度病情、不宜手术和放射性碘(^{131}I)治疗者,如儿童、青少年、手术后复发而不适于^{131}I治疗等的病例。开始可给予大剂量,以求最大限度抑制甲状腺激素合成,给药 1~3 个月,当临床症状明显减轻,基础代谢率接近正常,T_3、T_4 恢复正常水平,药量可递减,直至维持量,维持治疗 1~2 年。

2. 甲亢术前准备

对适宜手术治疗的甲亢患者,术前应先用硫脲类药物,使甲状腺功能恢复或接近正常,以减少麻醉及术后并发症,防止术后发生甲状腺危象。但用药使患者甲状腺激素水平下降,可反馈性促进垂体分泌 TSH,导致甲状腺组织代偿性充血、增生、变软,增加手术困难,所以应在术前 2 周加服碘剂,以利手术进行及减少出血。

3. 甲状腺危象治疗

甲状腺危象是甲状腺毒症急性加重的一个综合征,发生原因与甲状腺激素大量进入循环有关。多发生于重症甲亢未予治疗或治疗不充分的患者。患者可因高热、虚脱、心力衰竭、肺水肿、电解质平衡紊乱而死亡,称为甲状腺危象。除应用碘剂以及综合措施进行治疗外,还可应用大剂量 PTU 阻止甲状腺素的合成,剂量约为治疗量的 2 倍,疗程一般不超过 1 周。

【不良反应】

1. 粒细胞缺乏症

发生率约为 0.7%。甲亢也可引起白细胞减少,所以要区分是甲亢引起还是抗甲状腺药所致,须定期观察白细胞计数变化。当中性粒细胞 $<1.5 \times 10^9$/L 时应当停药。因存在交叉反应,所以发生粒细胞减少时不应换用其他抗甲状腺药治疗。

2. 肝功能损害

甲亢本身可引起肝功能异常,需要与抗甲状腺药的肝毒性相鉴别,故应用 ATD 前后需监测肝功能。PTU 的肝毒性主要是损伤肝细胞,MMI 的肝毒性主要是引起胆汁淤积,肝细胞损伤相对少见。约 30％服用 PTU 的患者转氨酶升高。PTU 和 MMI 可引起药物性肝炎和肝衰竭。

3. 皮疹

发生率约为 5％。轻度皮疹可予以抗组胺药，或换用另外一种抗甲状腺药。发生严重皮疹需停药。

4. 其他

长期应用可使血清甲状腺激素水平显著下降，反馈性增加 TSH 分泌而引起腺体代偿性增生，出现腺体增大、充血，重者可产生压迫症状。可引起发热、关节与肌肉疼痛、淋巴结肿大等。若出现严重颈部淋巴结肿大的情况，应停药。

二、碘及碘化物

临床常用碘制剂包括碘化钾（potassium iodide）、碘化油（iodinated oil）、复方碘溶液（compound iodine solution，卢戈液）等。

【药理作用】　碘和碘化物是治疗甲状腺疾病最古老的药物，其对甲状腺的作用，随用药剂量的不同而不同。

1. 小剂量碘参与甲状腺激素合成

碘是合成甲状腺激素的原料，缺碘时甲状腺激素合成减少，可反馈性促进 TSH 分泌，使甲状腺组织增生肥大。长期缺碘轻则引起单纯性甲状腺肿，重则导致甲状腺功能减退。

2. 大剂量碘具有抗甲状腺作用

大剂量碘主要抑制甲状腺激素释放而产生抗甲状腺作用，与抑制甲状腺球蛋白水解酶使 T_3、T_4 不能从甲状腺球蛋白解离、释放有关；同时，它对过氧化物酶也有一定抑制作用，抑制甲状腺激素的合成；此外，大剂量碘能抑制 TSH 对甲状腺组织的促增生作用，用药后使腺体缩小、变硬、血管减少。大剂量碘抗甲状腺作用具有时间性，用药 1～2 d 后起效，10～15 d 达最大效应，若继续用药，反而使碘的摄取受抑制，导致细胞内碘离子浓度降低，即失去其抑制激素合成的作用，甲亢又可复发，故碘化物不能单独用于甲亢的治疗。

值得注意的是，减少碘摄入是甲亢的基础治疗之一。过量的碘摄入会加重和延长病程，增加复发的可能性，所以甲亢患者应当食用无碘盐，忌用含碘药物和含碘造影剂。复方碘化钠溶液仅在手术前和甲状腺危象时使用。

【临床应用】

1. 防治单纯性甲状腺肿

碘缺乏是引起单纯性甲状腺肿的主要因素。食盐碘化，即在食盐中按 $1/10^4 \sim 1/10^5$ 的比例加入碘化钠或碘化钾，是目前国际上公认的预防碘缺乏病的有效措施。

2. 治疗甲状腺危象

将碘化物加入 10％葡萄糖溶液中静脉滴注，作用快而强，24 h 即可发挥疗效；或服用复方碘溶液，在 2 周内逐渐停服，需同时服用硫脲类药物。

3. 甲亢术前准备

一般在术前 2 周给予复方碘溶液，使甲状腺组织退化、血管减少、腺体缩小变韧，有利于手术的进行和减少出血。

【不良反应】

1. 一般反应

有咽喉不适、口内金属味、呼吸道刺激等症状，以及结膜炎、唾液腺肿大，停药后可恢复。

2. 过敏反应

多于用药后即刻或数小时内发生，表现为皮疹、发热、皮炎、血管神经性水肿，严重者喉头水肿、窒息。一般停药可消退，加服食盐和增加饮水量可促进碘排泄。

3. 慢性碘中毒

表现为口腔及咽喉部烧灼感、唾液分泌增加、鼻炎和眼结膜刺激症状。

4. 甲状腺功能紊乱

碘缺乏可引起甲状腺肿大或甲状腺功能减退，而碘摄入过多也可引起甲状腺肿大或甲状腺功能减退，长期大量应用还可诱发甲亢。

对碘过敏患者及浸润性肺结核患者禁用。孕妇、哺乳期、婴幼儿及肺结核、肺水肿、肾功能不良、高血钾、口腔疾病患者慎用。

三、放射性碘

临床应用的放射性碘（radioiodine）是^{131}I，$t_{1/2}$为 8 d。

【药理作用】 甲状腺具高度摄碘能力，^{131}I 被其摄取，并在组织内产生射程约 2 mm 的 β 射线（占 99%），使辐射作用只限于甲状腺内，破坏甲状腺实质，使腺泡上皮破坏、萎缩、分泌减少；还可抑制甲状腺内淋巴细胞的抗体生成。^{131}I 还产生 γ 射线（占 1%），可在体外测得，用作甲状腺摄碘功能测定。

【临床应用】

1. 甲状腺功能亢进治疗

适用于不宜手术或手术后复发及硫脲类无效或过敏者。一般用药后一个月见效，3～4 个月甲状腺功能恢复正常。

2. 甲状腺功能检查

小剂量^{131}I 可用于检查甲状腺功能。甲亢患者摄碘率增高，峰值时间前移；反之，摄碘率降低，峰值时间后延。

【不良反应】 早期主要有恶心、呕吐、头晕、乏力的不良反应，少数病人有皮疹和瘙痒，部分病人可出现一过性甲亢症状加重、放射性甲状腺炎甚至诱发危象、突眼恶化等。晚期并发症主要是一过性甲状腺功能减低，为甲状腺激素合成分泌不足所致。

患者服药前一晚应禁食，口服^{131}I 后 2 h 方可进食，服药后 48 h 尽量多饮水。用药前后一月内禁用碘剂、溴剂、抗甲状腺药物。用药后半年内应逐月随访。

^{131}I 不宜用于下列情况：① 妊娠、哺乳期（禁用）；② 年龄＜20 岁的甲亢患者，尤其是女性患者；③ 严重心、肝、肾衰竭或活动性结核病患者；④ 外周血白细胞＜3×10⁹/L 或中性粒细胞＜1.5×10⁹/L 者；⑤ TSH 依赖性甲亢；⑥ 甲状腺危象；⑦ 甲状腺摄碘不能或摄碘功能低下者。

四、β受体阻断药

常用药物有普萘洛尔、阿替洛尔、美托洛尔等。

【药理作用】　甲亢患者常伴交感神经兴奋症状,而交感神经兴奋又可增加甲状腺激素分泌。本类药物通过阻断 β 受体而改善甲亢症状,减少甲状腺激素分泌;还可抑制外周 T_4 脱碘转化为 T_3,起效较快,能迅速改善甲亢患者心率加快、心肌收缩力增强等交感神经兴奋症状。

【临床应用】

1. 甲状腺功能亢进和甲状腺危象

作为辅助药用于控制症状,与硫脲类药物合用疗效显著。尤其适用于硫脲类、^{131}I 治疗疗效尚未显现前的辅助治疗。甲状腺危象时静脉注射本类药物,能帮助患者度过危险期。

2. 甲状腺术前准备

术前 1～2 周应用本类药物,可改善腺体增大、变脆现象,使腺体不易撕裂,有利于手术。与硫脲类药物合用疗效迅速而显著。

【不良反应】　主要注意本类药的心血管系统和气管平滑肌等的不良反应,如甲亢伴有心力衰竭者禁用。详见本书第十章。

制剂与用法

1. 甲状腺片(thyroid)　片剂:40 mg,60 mg。口服,开始为 10～20 mg/d,逐渐增加,维持量一般为 40～120 mg/d,少数病人需 160 mg/d。

2. 左甲状腺素钠(levothyroxine sodium)　片剂:25 μg,50 μg,100 μg。口服,甲状腺功能减退症,初始剂量 25 μg～50 μg/次,1 次/d,每 2 周增加 25 μg,直至完全替代剂量 100 μg～150 μg,维持剂量 75 μg～125 μg/d。

3. 丙硫氧嘧啶(propylthiouracil)　片剂:50 mg。胶囊:50 mg。口服,300～600 mg/d,分 3～4 次服用,维持量 25～100 mg/d,分 1～2 次服。

4. 甲硫氧嘧啶(methylthiouracil)　片剂:100 mg。开始剂量为 150～400 mg/d,分次口服,一日最大量 600 mg。病情控制后逐渐减量,维持量为 50～150 mg/d。

5. 甲巯咪唑(methimazole)　片剂:5 mg。开始剂量为 20～60 mg/d,分 3 次服用,维持量为 5～10 mg/d,服药最短时间不能少于 1 年。

6. 卡比马唑(carbimazole)　片剂:5 mg。15～30 mg/d,分 3 次服。服用 4～6 周后若症状改善,改用维持量,2.5～5 mg/d,分次服用。

7. 碘化钾(potassium iodide)　片剂:10 mg。口服,治疗单纯性甲状腺肿,开始宜用小剂量,10 mg/d,20 d 为一疗程,连用 2 疗程,疗程间隔为 30～40 d,1～2 月后,剂量可渐增大至 25 mg/d,总疗程为 3～6 个月。

8. 碘化油(iodinated oil)　咀嚼片:50 mg。软胶囊:20 mg,50 mg,100 mg,200 mg。200 mg/次,半年 1 次。

9. 复方碘溶液(compound iodine solution)　每 1000 mL 含碘 50 g、碘化钾 100 g。口服,治疗单纯性甲状腺肿,0.1～0.5 mL/次,1 次/d,2 周为一疗程,疗程间隔为 30～40 d。用于甲亢术前准备,3～10 滴/次,3 次/d,用水稀释后服用,约服 2 周。用于甲状腺危象,首次服 2～4 mL,以后每 1～2 mL/4 h。

（孔　祥　丁伯平）

第三十二章　胰岛素及口服降血糖药

糖尿病(diabetes mellitus,DM)是一组由于胰岛素分泌缺陷和(或)利用障碍所引起的糖、脂肪、蛋白质代谢紊乱,并以长期高血糖为特征的代谢性疾病。主要分为两型:① 1 型糖尿病(type 1 diabetes mellitus,T1DM),胰岛 β 细胞破坏,常导致胰岛素绝对缺乏,需外源性胰岛素治疗;② 2 型糖尿病(type 2 diabetes mellitus,T2DM),约占糖尿病患者总数的 90% 以上,与胰岛素相对不足或胰岛素抵抗有关。目前,糖尿病尚无法根治,临床治疗目标是将患者血糖控制在正常或接近正常水平,减少并发症的发生。常用药物包括胰岛素和口服降糖药等。

第一节　胰岛素[基]

胰岛素(insulin)为一酸性蛋白质,分子量 56 kD,由 α、β 两条多肽链组成,α 链含 21 个氨基酸残基,β 链含 30 个氨基酸残基,其间由两个二硫键相连。药用胰岛素一般多由猪、牛胰腺提取,结构有种属差异,可引起过敏反应。目前可通过重组 DNA 技术人工合成胰岛素,还可将猪胰岛素 β 链第 30 位的丙氨酸用苏氨酸代替而获得人胰岛素。

目前临床应用尚有胰岛素类似物,即通过 DNA 重组技术,对人胰岛素的氨基酸序列进行修饰生成新的胰岛素类似物,可以模拟正常胰岛素的作用,但具有与普通胰岛素不同的结构、理化性质和药动学特征。

【体内过程】 口服易被消化酶破坏,须注射用药。皮下给药吸收快,注射后 0.5～1 h 开始生效,2～4 h 作用达高峰,维持时间为 5～7 h;静脉注射 10～30 min 起效,15～30 min 达峰值,作用维持 0.5～1 h。主要在肾与肝中代谢。为延长其作用时间,可与碱性蛋白质结合,使等电点提高到 7.3,接近体液 pH,再加入微量锌使之稳定,制成中、长效制剂(表 32.1)。因均为混悬剂,可在皮下及肌内注射,不可静脉注射。

表 32.1　胰岛素制剂种类及其特点

类　别	制剂名称	起效时间 (h)	作用达峰时间 (h)	维持时间 (h)	给药时间(min)
超短效	赖脯氨酸胰岛素	0.12～0.2	0.6～1.5	2～5	餐前 10
短效	普通胰岛素	0.5～1	2～4	5～7	餐前 15～30

续表

类别	制剂名称	起效时间 （h）	作用达峰时间 （h）	维持时间 （h）	给药时间（min）
中效	低精蛋白锌胰岛素	2～4	8～12	18～24	餐前 30～60
长效	精蛋白锌胰岛素	3～4	12～24	24～36	早餐前 30～60
	地特胰岛素	3～6	6～8	6～24	睡前 30～60
	甘精胰岛素	2～5	5～24	18～24	睡前 30～60
预混	双时相低精蛋白锌胰岛素	0.5	2～8	24	

【药理作用】 胰岛素属多肽类激素，主要作用于胰岛素受体。胰岛素受体由两个 α-亚单位及两个 β-亚单位组成，α-亚单位在胞外，含胰岛素结合部位。β-亚单位为跨膜蛋白，其胞内部分具有酪氨酸激酶活性。胰岛素与其受体结合后，可激活胞内部分酪氨酸激酶活性，继而催化受体蛋白自身及其他蛋白的酪氨酸残基磷酸化，从而发挥作用。胰岛素能增加葡萄糖的转运，加速葡萄糖氧化和酵解，促进糖原合成和贮存，抑制糖原分解和糖异生而降低血糖；增加脂肪酸转运，促进脂肪合成并抑制其分解，减少游离脂肪酸和酮体生成；增加氨基酸转运和蛋白质合成，抑制蛋白质分解。

【临床应用】 胰岛素是治疗 T1DM 最主要的药物，对胰岛素缺乏的各型糖尿病均有效。主要用于下列情况：① T1DM 患者；② 新诊断的 T2DM，如有明显的高血糖症状和（或）糖化血红蛋白水平明显升高者；③ T2DM 经饮食控制或用口服降血糖药未能控制者；④ 出现急性或严重并发症的糖尿病酮症酸中毒及非酮症高渗性昏迷者；⑤ 合并重度感染、消耗性疾病、高热、妊娠、创伤以及手术的各型糖尿病患者；⑥ 另外，将胰岛素、葡萄糖与氯化钾组成合剂（GIK），用来纠正细胞内缺钾。

【不良反应】

1. 低血糖反应

剂量过大、进食太少或体力活动过多可出现低血糖，表现为饥饿感、出汗、心悸、焦虑、震颤等，严重者出现意识障碍、共济失调、心动过速甚至昏迷。

2. 过敏反应

以牛胰岛素制剂多见，猪胰岛素与人胰岛素较接近，过敏反应较少。一般反应轻微、短暂，如局部瘙痒、红肿，少数患者可出现荨麻疹、血管神经性水肿、紫癜等全身反应，极个别患者可发生过敏性休克。

3. 胰岛素抵抗

急性抵抗：常因并发感染、创伤、手术、情绪激动等应激状态时血中抗胰岛素物质增多所致，或因酮症酸中毒引起血中产生大量游离脂肪酸和酮体，妨碍了葡萄糖摄取和利用所致，可在短时间内增加胰岛素剂量。

慢性抵抗：指每日需用药 200 U 以上而无并发症者。可能与胰岛素向靶部位转运异常、受体数目减少、受体亲和力下降、细胞膜糖转运系统失常，进而妨碍胰岛素作用发挥有关。

4. 脂肪萎缩

注射部位可出现脂肪萎缩，女性多于男性，应用高纯度胰岛素后较少发生。

第二节　口服降血糖药

常用的口服降血糖药有磺酰脲类、双胍类、α-葡萄糖苷酶抑制剂、胰岛素增敏剂和餐时血糖调节剂。

一、磺酰脲类

第一代磺酰脲类降糖药有甲苯磺丁脲(tolbutamide)和氯磺丙脲(chlorpropamide),是在磺胺类基础上发展而来的。第二代药物有格列本脲[基](glibenclamide)、格列吡嗪[基](glipizide)、格列齐特[基](gliclazide)、格列美脲[基](glimepiride)和格列喹酮[基](gliquidone)等,作用明显强于第一代。

【体内过程】　本类药物口服吸收迅速、完全,血浆蛋白结合率高。多数药物在肝内氧化成羟基化合物,并迅速从尿中排出。甲苯磺丁脲口服 3~4 h 血药浓度达峰值,$t_{1/2}$ 为 4.5~6.5 h,作用持续 6~12 h。氯磺丙脲口服 2~6 h 达峰值,$t_{1/2}$ 为 25~60 h,持续作用 24~48 h,但个体差异大,个别患者作用可达数周。其他药物药代动力学见表 32.2。

表 32.2　磺酰脲类药物的药代动力学参数

药　名	达峰时间 (h)	持续时间 (h)	$t_{1/2}$ (h)	特　点
格列本脲	2~5	24	10	作用强而持久,肝肾功能不全、进食少、饮酒者易致低血糖
格列齐特	3~4	24	10~12	作用缓和,生物 $t_{1/2}$ 较长,低血糖少而轻,适用于高龄患者
格列吡嗪	1~2	>10	3~7	作用快而短,有促胰岛素早期分泌作用,不易发生低血糖
格列喹酮	2~2.5	2~3	1.5	作用缓和,95％经肠道排出,可用于肾功不全者
格列美脲	2~3	24	5~8	作用缓和,低血糖发生少,肝脏代谢,代谢物无降血糖活性

【药理作用】

1. 降血糖作用

磺酰脲类对正常人和胰岛功能尚未完全丧失者均有降糖作用,但对 T1DM 无效。磺酰脲类可作用于胰岛 β 细胞膜上的磺酰脲受体及与之相偶联的 ATP 敏感钾通道和电压依赖钙通道,阻滞钾外流,使细胞膜去极化,增加钙通道开放,胞外钙内流,胞内游离钙浓度增加,触发胰岛素释放。长期用药且胰岛素已恢复情况下,仍具降血糖作用,这可能与药物抑制胰高血糖素分泌、提高靶细胞对胰岛素的敏感性有关。

2. 防治微血管病变

新型磺酰脲类(如格列齐特)能减少血小板黏附与聚集,降低血栓素水平,刺激纤溶酶原合成,从而增加纤维蛋白降解能力,减轻糖尿病微血管病变。

3. 抗利尿作用

氯磺丙脲能促进抗利尿激素(ADH)分泌,具有增强 ADH 的作用。

【临床应用】　用于胰岛功能尚存的 T2DM 且单用饮食控制无效者。对胰岛素抵抗患者可刺激内源性胰岛素分泌,减少胰岛素用量。氯磺丙脲可用于中枢性尿崩症。

【不良反应】　常见不良反应有胃肠不适、恶心、腹痛、腹泻、头痛,也可致黄疸和肝损害,尤以氯磺丙脲多见。大剂量氯磺丙脲可引起中枢神经系统症状,如精神错乱、嗜睡、眩晕、共济失调。少见贫血、白细胞与血小板减少、粒细胞缺乏,用药期间应定期检查肝功能和血象。偶见皮肤红斑或荨麻疹等过敏反应。较严重的不良反应为持久性低血糖,多因药物过量所致,尤以氯磺丙脲为甚。老人及肝、肾功能不良者易发生,故此类患者不宜用氯磺丙脲。新型磺酰脲类较少引起低血糖。

肝肾功能不全、白细胞减少、对磺胺过敏者、昏迷、有外伤、做过重大手术、孕妇、糖尿病并发酸中毒、急性感染以及 T1DM 患者禁用。体质虚弱、高热、恶心和呕吐、甲状腺功能亢进患者、老年人应慎用。

二、双胍类

常用药物为二甲双胍[基](metformin,甲福明)和苯乙双胍(phenformin,苯乙福明)。

【体内过程】　二甲双胍口服后主要在小肠吸收,2 h 血药浓度达峰值,生物利用度为 $50\%\sim60\%$,以原形随尿液排泄,$t_{1/2}$ 约 1.5 h。苯乙双胍口服生物利用度为 60%,主要在肝内代谢,肾脏排泄,$t_{1/2}$ 为 $3\sim5$ h,作用持续 $6\sim8$ h。

【药理作用】　本类药物可降低 T2DM 患者空腹及餐后血糖水平,其机制可能为:① 提高周围组织对胰岛素的敏感性,增加胰岛素介导的葡萄糖利用;② 增加非胰岛素依赖的组织对葡萄糖的利用,如脑、血细胞、肾髓质、肠道、皮肤等;③ 抑制肝糖异生作用,降低肝糖输出;④ 抑制肠壁细胞摄取葡萄糖;⑤ 抑制胆固醇的生物合成和贮存,降低血甘油三酯、总胆固醇水平。与胰岛素作用不同,本类药物无促进脂肪合成作用、对正常人无明显降血糖作用,对 T2DM 单独应用时一般不引起低血糖。

【临床应用】　用于单纯饮食控制效果不佳的 T2DM 患者,尤其是肥胖和伴高胰岛素血症者。本类药物不仅有降血糖作用,还有减轻体重和高胰岛素血症的效果。对某些经磺酰脲类药物治疗效果较差的糖尿病患者,本类药物与磺酰脲类药物合用,可产生协同作用,较分别单用的效果更好。亦可用于胰岛素治疗的患者,以减少胰岛素用量。

【不良反应】　常见不良反应有食欲不振、恶心、呕吐、厌食、腹泻、胃痛、口中金属味等,肠溶胶囊可减轻胃肠道反应。可见乏力、疲倦、体重减轻、头晕、皮疹。大剂量可阻断三羧酸循环,导致丙酮酸在细胞内堆积,引起乳酸性酸中毒。由于糖利用不足,脂肪代谢增加,故酮尿,肝、肾功能障碍者更易发生上述反应。此外,本类药物可影响肠道吸收维生素 B_{12},引起巨幼细胞性贫血。

三、α-葡萄糖苷酶抑制剂

临床常用药物包括阿卡波糖[基]（acarbose）和伏格列波糖（voglibose）。本类药物与碳水化合物竞争小肠上皮刷状缘的糖苷水解酶，减慢葡萄糖产生速度并延缓葡萄糖吸收。单独应用或与其他降糖药合用，可降低患者的餐后血糖。主要不良反应为胃肠道反应，表现为腹胀、上腹部灼痛、腹泻或便秘。个别患者可能出现红斑、皮疹和荨麻疹等皮肤过敏反应。

四、胰岛素增敏剂

胰岛素抵抗和胰岛 β 细胞功能受损是治疗糖尿病的两大难题。很多 T2DM 患者存在胰岛素抵抗现象，从而使胰岛素不能发挥其正常生理功能，引起高血糖，而高血糖又继续刺激胰岛素分泌，形成高胰岛素症，并可引起高血压、高血糖、高血液黏稠度、高体重及心脑血管并发症等一系列改变。因此，改善胰岛素敏感性、缓解高胰岛素血症是 T2DM 治疗的一个重要环节。胰岛素增敏剂又称"胰岛素增敏因子"，是降糖药物研究的新思路。

噻唑烷二酮类（thiazolidinediones，TZDs，格列酮类）药物具有改善胰岛 β 细胞功能、减轻胰岛素抵抗及相关代谢紊乱的作用，对 T2DM 及其心血管并发症均有明显的疗效。药物有曲格列酮（troglitazone）、罗格列酮（rosiglitazone）、吡格列酮[基]（pioglitazone）等，临床上常用的是吡格列酮，曲格列酮由于其特异性肝毒性，现已不再临床使用。

【药理作用】　可选择性激动过氧化物酶体增殖物激活受体-γ（peroxisome proliferators-activated receptors γ，PPAR-γ），调节胰岛素应答基因的转录，控制血糖的生成、转运和利用。

1. 改善胰岛素抵抗，降低高血糖

早期使用本类药物，不仅能使血糖、糖化血红蛋白和血脂水平降低，且能保护、改善胰岛β 细胞功能，延缓病情进展。其作用主要表现在：① 改善骨骼肌、脂肪组织胰岛素抵抗，增加对葡萄糖的摄取；② 降低肝糖原分解，减少葡萄糖释放；③ 减轻胰岛素抵抗，改善 β 细胞功能。

2. 改善脂肪代谢

本类药可降低 T2DM 患者甘油三酯和低密度脂蛋白胆固醇（LDL-C），并可升高高密度脂蛋白胆固醇（HDL-C）水平。

3. 降低心血管并发症

本类药物具有抑制血小板聚集、抗炎、抗动脉粥样硬化、降低血压及保护肾脏的作用，减少心血管疾病病死率。

【临床应用】　本类药物主要用于经饮食和运动控制不佳，单用胰岛素、二甲双胍、磺酰脲类药物疗效不佳的 T2DM 患者。

【不良反应】　主要有轻中度水肿、体重增加、贫血、肝功能异常、骨折等，单独用药低血糖少见。可导致或加重患者的心衰，用药期间应注意监控。吡格列酮使用一年以上有增加膀胱癌的风险。

五、餐时血糖调节剂

瑞 格 列 奈[基]

瑞格列奈(repaglinide)于 1998 年作为"第一个餐时血糖调节剂"上市,是一种非磺酰脲类短效促胰岛素分泌剂,其最大优点是促进糖尿病患者胰岛素生理性分泌曲线的恢复。口服吸收迅速,服药 1 h 血药浓度达峰值,血浆蛋白结合率达 98% 以上。几乎全部被代谢,代谢物无活性,$t_{1/2}$约 1 h。它可与胰岛 β 细胞膜外依赖 ATP 的 K^+ 通道上的特异性受体结合,使钾通道关闭,β 细胞去极化,电压依赖性 Ca^{2+} 通道开放,Ca^{2+} 内流,促进胰岛素分泌。其结合位点与磺酰脲类不同,是一类快速作用的促胰岛素分泌剂,主要刺激胰岛素的早时相分泌而降低餐后血糖。用于饮食及运动不能有效控制血糖的 T2DM 患者的治疗,与二甲双胍联用,对控制血糖有协同作用。常见低血糖反应及胃肠道反应,用药初期少数病人出现暂时性视觉异常,偶见瘙痒、发红、荨麻疹等过敏反应。

那格列奈(nateglinide)药理作用及临床应用同瑞格列奈。

第三节　其他降血糖药

一、胰高血糖素样多肽-1

胰高血糖素样多肽-1 (glucagon like peptide-1,GLP-1)是一种肠促胰素(一种肠源性激素),由胰高糖素原基因表达,此基因在胰岛 α 细胞的主要表达产物是胰高血糖素,而在肠黏膜 L 细胞表达的为 GLP-1。GLP-1 具有以下生理作用:① 以葡萄糖依赖的方式作用于胰岛 β 细胞,促进胰岛素基因的转录,使胰岛素的合成和分泌增加;② 刺激 β 细胞的增殖和分化,抑制凋亡,增加胰岛 β 细胞数量;③ 强烈抑制胰岛 α 细胞的胰高血糖素分泌;④ 促进胰岛 δ 细胞生长抑素分泌,而生长抑素又作为旁分泌激素参与抑制胰高血糖素的分泌;⑤ 抑制食欲与摄食;⑥ 延缓胃内容物排空等。

然而,GLP-1 在体内可迅速被二肽基肽酶-Ⅳ (dipeptidyl peptidase Ⅳ,DPP-Ⅳ)降解而失去生物活性,$t_{1/2}$不到 2 min,这大大限制了其临床应用。GLP-1 受体激动剂及 DPP-Ⅳ 抑制剂的问世,为 T2DM 的治疗提供了新的用药选择。

(一) GLP-1 受体激动剂

本类药物中,短效制剂有艾塞那肽(exenatide)、利司那肽(lixisenatide)等,长效制剂有利拉鲁肽(liraglutide)、阿必鲁肽(albiglutide)等,适用于单用二甲双胍、磺酰脲类,以及二甲双胍合用磺酰脲类血糖仍控制不佳的患者。常见恶心、呕吐、腹泻、消化不良等胃肠道反应,一般为轻到中度,多随继续用药而减轻。

（二）DDP-Ⅳ抑制剂

临床常用药物有沙格列汀（saxagliptin）、西格列汀[基]（sitagliptin）、利格列汀（linaglip-tin）、维格列汀（vildagliptin）、阿格列汀（alogliptin）等。本类药物通过抑制 DPP-Ⅳ 活性而减少 GLP-1 降解，提高内源性 GLP-1 水平，促进胰岛 β 细胞释放胰岛素，同时抑制胰岛 α 细胞分泌胰高血糖素，从而提高胰岛素水平，降低血糖。本类药不易诱发低血糖和体重增加。

可单用或与其他口服降糖药、胰岛素联用治疗 T2DM。不良反应有胃肠道反应、过敏反应、头痛、上呼吸道感染、胰腺炎、关节痛等。孕妇、对 DDP-Ⅳ 抑制剂过敏的儿童、T1DM 和酮症酸中毒患者禁用。

二、钠-葡萄糖协调转运蛋白 2(SGLT-2)抑制剂

近端肾小管中表达钠-葡萄糖协同转运蛋白 2(SGLT-2)，负责肾小管腔内葡萄糖的重吸收。SGLT-2 抑制剂可减少葡萄糖重吸收，促进尿糖排泄，从而降低血糖。此外，SGLT-2 抑制剂尚具有减轻体重和降低血压作用。

本类药物有达格列净[基]（dapagliflozin）、恩格列净（empagliflozin）等，可单用或与其他口服降糖药或胰岛素联用治疗 T2DM。不良反应有低血压、肾功能受损、生殖系统真菌感染等。严重肾功能受损、肾病终末期者禁用。

制剂与用法

1. 胰岛素(insulin)　注射剂：300 U/3 mL，400 U/10 mL，800 U/10 mL。皮下注射，剂量根据病情、血糖、尿糖由小剂量(视体重等因素每次 2～4 单位)开始，逐步调整。一般每日 3 次，餐前15～30 min 注射，必要时睡前加注一次小量。

2. 重组人胰岛素(recombinant human insulin)　注射液：300 U/3 mL，400 U/10 mL，1000 U/10 mL。皮下注射，每日每公斤体重 0.3～1.0 单位。

3. 精蛋白锌胰岛素(isophane insulin)　注射剂：400 U/10 mL。剂量视病情而定，早饭前30～60 min 给药，1 次/d，皮下注射。

4. 低精蛋白锌胰岛素(isophane insulin)　注射剂：300 U/3 mL，400 U/10 mL。剂量视病情而定，早饭前(或加晚饭前)30～60 min 给药，一般从小剂量开始，如每日用量超过 40 U 者，应分两次注射。

5. 氯磺丙脲(chlorpropamide)　片剂：0.1 g，0.25 g。口服，治疗糖尿病，0.1～0.3 g/次，1 次/d。治疗尿崩症，0.1～0.2 g/次，1 次/d。

6. 甲苯磺丁脲(tolbutamide)　片剂：0.5 g。口服，0.5 g/次，2～4 次/d。

7. 格列本脲(glibenclamide)　片剂：2.5 mg。胶囊：1.75 mg。口服，开始 2.5 mg，早餐前或早餐及午餐前各 1 次，轻症者 1.25 mg，3 次/d，7 日后递增每日 2.5 mg。

8. 格列美脲(glimepiride)　片剂：1 mg，2 mg。胶囊：2 mg。口服，起始剂量为 1～2 mg，1 次/d。维持量是 1～4 mg，1 次/d。

9. 格列齐特(gliclazide)　片剂：80 mg。胶囊：40 mg。缓释片：30 mg。口服，开始用量 40～80 mg，1～2 次/d，以后根据血糖水平调整至 80～240 mg/d，分 2～3 次服用，待血糖控制后，每日改服维持量。

10. 格列吡嗪(glipizide) 片剂:5 mg。胶囊:5 mg。缓释片:5 mg。控释片:5 mg。口服,2.5～20 mg,早餐前30 min服用。日剂量超过15 mg,宜在早、中、晚分3次餐前服用。

11. 格列喹酮(gliquidone) 片剂:30 mg。胶囊:30 mg。分散片:30 mg。口服,15～180 mg/d。日剂量30 mg以内者可于早餐前一次服用,大于此剂量者可酌情分为早、晚或早、中、晚分次服用。

12. 盐酸二甲双胍(metformin hydrochloride) 片剂:0.25 g。肠溶片:0.25 g,0.5 g,0.85 g。缓释片:0.25 g,0.5 g。肠溶胶囊:0.25 g。口服,开始0.25 g/次,2～3次/d,以后根据疗效逐渐增加,一般每日量1～1.5 g,最多每日不超过2 g。

13. 盐酸苯乙双胍(phenformin hydrochloride) 片剂:25 mg。口服,25 mg/次,1次/d,餐前服用;数日后,可增加给药次数至3次,每次25 mg。

14. 罗格列酮(rosiglitazone) 片剂:1 mg,4 mg。口服,初始剂量可为4 mg/d,一次或分两次口服,如对初始剂量反应不佳,可逐渐加量至一日8 mg。与磺酰脲类联合用药,初始剂量可为4 mg/d,每日一次或分两次口服。

15. 盐酸罗格列酮(rosiglitazone hydrochloride) 片剂:2 mg,4 mg,8 mg。用法同罗格列酮。

16. 马来酸罗格列酮(rosiglitazone maleate) 片剂:4 mg,8 mg。用法同罗格列酮。

17. 盐酸吡格列酮(pioglitazone hydrochloride) 片剂:15 mg,30 mg。胶囊:15 mg,30mg。分散片:15 mg。口服:15～30 mg/次,1次/d。

18. 阿卡波糖(acarbose) 片剂:50 mg,100 mg。胶囊:50 mg。咀嚼片:50 mg。用餐前服用,起始剂量为50 mg/次,3次/d。以后逐渐增加至0.1 g/次,3次/d。

19. 伏格列波糖(voglibose) 片剂:0.2 mg,0.3 mg。胶囊:0.2 mg。分散片:0.2 mg。咀嚼片:0.2 mg。口服,0.2 mg/次,3次/d,餐前服用。疗效不明显时,经充分观察可以将每次用量增至0.3 mg。

20. 瑞格列奈(repaglinide) 片剂:0.5 mg,1 mg,2 mg。分散片:0.5 mg。餐前0～30 min内服用本药。起始剂量为0.5 mg,以后如需要可每周或每两周做调整。最大单次剂量为4 mg,进餐时服用。

21. 沙格列汀(saxagliptin) 片剂:2.5 mg,5 mg。口服,5 mg/次,1次/d。

22. 苯甲酸阿格列汀(alogliptin benzoate) 片剂:12.5 mg,25 mg。口服,25 mg/次,1次/d。

23. 维格列汀(vildagliptin) 片剂:50 mg。口服,100 mg/次,1次/d。

24. 磷酸西格列汀(sitagliptin phosphate) 片剂:25 mg,50 mg,100 mg。口服,100 mg/次,1次/d。

25. 恩格列净(empagliflozin) 片剂:10 mg,25 mg。口服,10 mg/次,1次/d,晨服。

26. 达格列净(dapagliflozin) 片剂:5 mg,10 mg。口服,5 mg/次,1次/d,晨服。

27. 艾塞那肽(exenatide) 注射液:5 μg(0.25 mg/mL,1.2 mL/支),10 μg(0.25 mg/mL,2.4 mL/支)。皮下注射,5 μg/次,2次/d。

28. 利拉鲁肽(liraglutide) 注射液:18 mg/3 mL(预填充注射笔)。皮下注射,0.6 mg/d,至少1周后,剂量应增加至1.2 mg/d。

29. 利司那肽(lixisenatide) 注射液:20 μg剂量注射笔(深紫红色,0.10 mg/mL,3 mL/支)、10 μg剂量注射笔(绿色,0.05 mg/mL,3 mL/支)。皮下注射,开始剂量10 μg/d,共14天,15天开始增加维持剂量至20 μg每天一次。

(孔 祥 丁伯平)

第三十三章　抗菌药物概论

对病原微生物、寄生虫所致疾病及肿瘤进行的药物治疗统称化学治疗（chemotherapy）。用于化学治疗的药物称化疗药物，包括抗病原微生物药、抗寄生虫药及抗恶性肿瘤药。在化疗药物中占重要地位的抗菌药物（antibacterial drugs）是抗微生物药的一种，对各种细菌有显著的抑制或杀灭作用，临床用于感染性疾病的治疗。

在以抗菌药物防治细菌性感染症的过程中，应重视机体、病原体和药物三者的相互关系，一方面要安全、合理地使用抗菌药物，充分发挥药物的抗菌作用，同时也应调动机体抗病能力以迅速战胜病原体；另一方面应尽力避免和减少药物对机体的不良反应及病原体耐药性，达到最佳的化疗效果（图 33.1）。

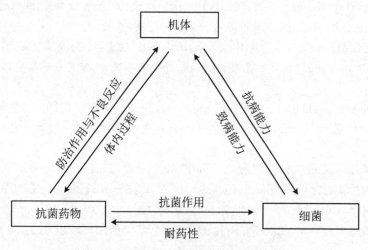

图 33.1　机体、细菌及抗菌药物相互关系

第一节　抗菌药常用术语

1. 抗菌药

抗菌药（antibacterial drugs）指对细菌有显著抑制或杀灭作用的药物，包括抗生素和人工合成药物（喹诺酮类、磺胺类等）。

2. 抗生素

抗生素(antibiotics)指由微生物(细菌、真菌、放线菌等)产生、具有抑制或杀灭其他病原微生物的物质。抗生素分为天然和人工半合成两类,前者由微生物产生,后者是对天然抗生素的结构进行改造而获得的半合成产品。

3. 抗菌谱

抗菌谱(antibacterial spectrum)是指抗菌药物抑制或杀灭病原菌的范围。广谱抗菌药对多种病原微生物有效,如四环素,第三、四代头孢菌素等。窄谱抗菌药仅对一种细菌或某些细菌有抗菌作用,如异烟肼仅对结核分枝杆菌有抗菌作用。抗菌药物的抗菌谱是临床药物选用的基础。

4. 抑菌药

抑菌药(bacteriostatic drugs)是指仅能抑制细菌生长繁殖而不能杀灭细菌的抗菌药物,如四环素类、红霉素类、林可霉素等。

5. 杀菌药

杀菌药(bactericidal drugs)是指能杀灭细菌的药物,如青霉素、头孢菌素、氨基糖苷类抗生素等。

6. 最低抑菌浓度

最低抑菌浓度(minimum inhibitory concentration,MIC)是指在体外实验中,药物能抑制细菌生长的最低浓度,是评价药物抗菌活性的指标。

7. 最低杀菌浓度

最低杀菌浓度(minimum bactericidal concentration,MBC)是指药物杀灭细菌或使细菌数减少99.9%的最低浓度,是评价药物抗菌活性的指标。

8. 化疗指数

化疗指数(chemotherapeutic index,CI)是评价化疗药物有效性与安全性的指标,以化疗药物的半数致死量LD_{50}与半数有效量ED_{50}之比表示。化疗指数越大,表明该药物的毒性越小,临床价值越高。但应指出,有些药物如青霉素类,化疗指数很大,对机体毒性很低,但能引起过敏性休克等危及生命的不良反应。所以仅用化疗指数不能全面反映药物的安全性。

9. 抗菌后效应

抗菌后效应(post-antibiotic effect,PAE)指细菌接触抗菌药物一定时间,当药物消除后,细菌生长受到持续抑制的效应。

10. 二重感染

二重感染(superinfection)又称重复感染,指长期使用广谱抗生素,使敏感菌群受到抑制,而不敏感菌株大量繁殖,产生新的感染。临床上以继发性真菌感染较为常见,如白假丝酵母菌感染性鹅口疮、肠炎等。此外,耐药菌感染也较为常见,如难辨梭状芽孢杆菌引起的假膜性肠炎。二重感染对患者的危害往往大于原有的疾病,给临床治疗带来很大困难。合理使用抗菌药物是防止二重感染的根本措施。

第二节 抗菌药物的作用机制

抗菌药物主要是通过干扰病原菌的生化代谢过程、影响其结构与功能或抑制其生长繁殖能力,从而达到抗菌的目的(图 33.2)。

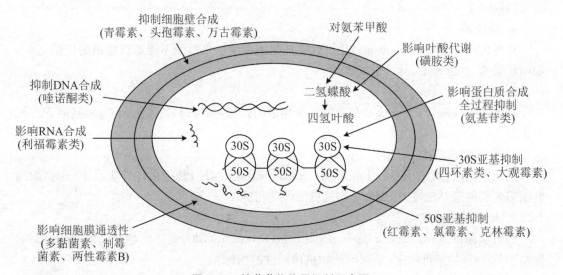

图 33.2 抗菌药物作用机制示意图

一、干扰细菌细胞壁的合成

与哺乳动物不同,细菌的外层有坚韧而厚实的细胞壁,可维持细菌细胞外形完整,抵抗菌体内强大的渗透压,并适应多样的环境变化。细胞壁主要成分为肽聚糖(peptidoglycan),又称黏肽(mucopeptide)。肽聚糖构成网状分子包围并保护菌体。G^+菌细胞壁厚,肽聚糖含量高(50%~80%),菌体内渗透压高;G^-性菌细胞壁薄,肽聚糖较少(1%~10%),类脂质较多,占 60%以上,菌体内渗透压低,且细胞壁外尚有一层外膜,能阻止青霉素类抗生素、去污剂、胰蛋白酶和溶菌酶进入胞内。

青霉素类、头孢菌素类、磷霉素、环丝氨酸、万古霉素、杆菌肽等均可通过抑制细胞壁合成而发挥抗菌作用。青霉素类与头孢菌素类药物可通过与青霉素结合蛋白(penicillin-binding protein,PBPs)结合,抑制转肽酶活性,进而抑制肽聚糖的合成,使新生细胞壁缺损,胞外水分不断进入胞内,引起菌体膨胀破裂死亡,从而起到杀菌的作用。

二、改变胞浆膜的通透性

两性霉素、多黏菌素等抗生素可以使细菌或真菌胞浆膜通透性增加或膜功能受损,导致菌体内氨基酸、蛋白质及离子等物质外漏、死亡而发挥抑制或杀灭细菌的作用。

三、抑制蛋白质的合成

细菌蛋白质在胞浆内通过核糖体循环完成。许多抗菌药物可以分别作用于蛋白质合成的不同阶段,抑制细菌的蛋白质合成,从而发挥抗菌作用。

1. 作用于起始阶段

氨基糖苷类抗生素可阻止细菌核糖体 30S 亚基和 50S 亚基合成 70S 起始复合物,从而抑制细菌蛋白质合成。

2. 作用于肽链延伸阶段

四环素类与细菌核糖体 30S 亚基结合,阻止氨基酰 tRNA 与 30S 亚基的 A 位结合,阻碍了肽链形成,从而发挥抑菌作用。氯霉素和林可霉素可抑制肽酰基转移酶,大环内酯类则抑制移位酶,从而发挥抗菌作用。

3. 作用于终止阶段

氨基糖苷类抗生素阻止终止因子与 A 位结合,使合成的肽链不能从核糖体释放出来,核糖体循环受阻,从而发挥杀菌作用。

四、影响核酸及叶酸代谢

喹诺酮类抑制细菌 DNA 回旋酶,从而抑制细菌 DNA 复制。利福平类则抑制细菌的 DNA 依赖性 RNA 多聚酶,阻碍 mRNA 合成。磺胺类竞争性抑制二氢蝶酸合酶,甲氧苄啶则抑制二氢叶酸还原酶,两种药从不同环节干扰细菌叶酸代谢,故两种药联用具有协同作用。

第三节 细菌耐药性

一、耐药性分类

细菌耐药性(bacterial resistance)可分为固有耐药性和获得耐药性,前者由细菌染色体基因决定,如肠道 G⁻ 杆菌对青霉素耐药,铜绿假单胞菌对氨苄西林耐药均属此类耐药;后者多由质粒、染色体介导,当细菌接触抗生素后,通过改变自身的代谢途径,从而避免被药物抑制或杀灭,如金黄色葡萄球菌可产生 β-内酰胺酶而对青霉素类及头孢菌素类产生耐药性。细菌的获得性耐药可由质粒将基因转移至染色体垂直相传,成为固有耐药性;也可因不再接触抗生素而自行消失。

二、耐药机制

细菌在抗菌药物的影响下,可以通过下述途径中的一种或多种产生耐药性。

1. 产生灭活酶

细菌可通过产生灭活酶类使抗菌药物灭活、失效。灭活酶可以由质粒或染色体基因表达,是最重要的耐药机制之一。常见的细菌灭活酶有 β-内酰胺酶、氨基糖苷类钝化酶(如乙酰化酶、腺苷化酶及磷酸化酶)、氯霉素乙酰转移酶、大环内酯酶及林可霉素核苷转移酶等。

2. 改变药物作用靶位

细菌可改变抗菌药物作用的靶点,使药物不能与靶部位结合而失效。例如肺炎链球菌可改变细胞内膜上青霉素结合蛋白,使药物不能与之结合从而对青霉素高度耐药;甲氧西林耐药的金黄色葡萄球菌(MRSA)可产生新的青霉素结合蛋白,使青霉素不能与之结合而失效;肠球菌对 β-内酰胺类耐药不仅能增加青霉素结合蛋白的数量,而且能产生 β-内酰胺酶灭活药物,形成多重耐药机制。

3. 改变外膜通透性

细菌通过改变细胞膜上通道蛋白的性质和数量,使膜的通透性降低,药物不能进入菌体内发挥作用。例如,铜绿假单胞菌与抗生素反复接触后,菌株发生突变,引起 OmpF 通道蛋白丢失,导致多种抗生素进入菌体的量减少而产生多重耐药性。

4. 主动外排增加

某些细菌的细胞上存在泵系统,可将菌体内药物泵出体外,称主动外排系统(active efflux system)。外排系统对不同的药物有一定选择性,可使多种药物外排增加,产生多重耐药性。

5. 增加代谢物

金黄色葡萄球菌在磺胺类药物作用下,生成对氨基苯甲酸(PABA)能力增强,PABA 含量可增高 20～100 倍,高浓度 PABA 在与磺胺竞争二氢蝶酸合酶时占优势,从而对磺胺类产生耐药性。

三、多重耐药

多重耐药(multi-drug resistance,MDR)是指细菌对多种抗菌药物产生耐药性。多重耐药菌(multi-drug resistance organism,MDRO)主要是指对三类及以上抗菌药物同时产生耐药性的细菌。多重耐药菌感染已成为危害人类健康的大敌,也是近年抗感染研究和监控的重点。临床常见的多重耐药菌有耐甲氧西林金黄色葡萄球菌(MRSA)、耐甲氧西林凝固酶阴性葡萄球菌(MRCNS)、耐万古霉素肠球菌(VRE)、产超广谱 β 内酰胺酶的肠杆菌科细菌(ESBLs)、多重耐药鲍曼不动杆菌(MDR-AB)和多重耐药铜绿假单胞菌(MDR-PA)等。

四、控制细菌耐药的措施

为了减少和避免耐药性的产生,应严格控制抗菌药物的使用,合理使用抗菌药物。可用一种抗菌药物控制的感染就不要使用多种抗菌药物联合应用;窄谱抗菌药可控制的感染就不用广谱抗菌药物;严格掌握抗菌药物预防应用、局部使用的适应证,避免滥用;医院内应对耐药菌感染的患者采取相应的消毒隔离措施,防止院内交叉感染;对抗菌药物要加强管理,抗菌药必须凭医生处方;我国从 2004 年 7 月起抗菌药物的购买必须持有医生的处方,不得在药店随意购买。

第四节　抗菌药物合理应用

抗菌药物的广泛应用,从根本上改变了细菌感染性疾病对人类的威胁,挽救了大量患者的生命。但与此同时,由于抗菌药物不合理使用乃至滥用,引发了日益严重的医疗、社会问题,如抗菌药物的毒性及严重不良反应、细菌耐药性快速增长、条件致病菌感染增多等。因此,正确合理地应用抗菌药物,是提高临床药物疗效、降低不良反应以及减少、延缓细菌耐药的关键。

一、抗菌药物用药基本原则

(一)诊断为细菌性感染者方有指征应用抗菌药物

根据患者的症状、体征、实验室检查或超声等影像学结果,诊断为细菌、真菌感染者方有指征应用抗菌药物;由结核分枝杆菌、非结核分枝杆菌、支原体、衣原体、螺旋体、立克次体及部分原虫等病原微生物所致的感染亦有指征应用抗菌药物。缺乏细菌及上述病原微生物感染的临床或实验室证据,诊断不能成立者以及病毒性感染者,均无应用抗菌药物指征。

(二)尽早查明病原,根据病原种类及药物敏感试验结果选用抗菌药物

抗菌药物品种的选用,原则上应根据病原菌种类及病原菌对抗菌药物敏感性,即细菌药物敏感试验(以下简称药敏试验)的结果而定。因此有条件的医疗机构,对临床诊断为细菌性感染的患者应在开始抗菌治疗前,及时留取合格标本(尤其血液等无菌部位标本)送病原学检测,以尽早明确病原菌和药敏结果,并据此调整抗菌药物治疗方案。

(三)抗菌药物的经验治疗

对于临床诊断为细菌性感染的患者,在未获知细菌培养及药敏结果前,或无法获取培养标本时,可根据患者的感染部位、基础疾病、发病情况、发病场所、既往抗菌药物用药史及其治疗反应等推测可能的病原体,并结合当地细菌耐药性监测数据,先给予抗菌药物经验治疗。待获知病原学检测及药敏结果后,结合先前的治疗反应调整用药方案;对培养结果阴性的患者,应根据经验治疗的效果和患者情况采取进一步诊疗措施。

(四)按照药物的抗菌作用及其体内过程特点选择用药

各种抗菌药物的药效学和人体药动学特点不同,因此各有不同的临床适应证。应根据各种抗菌药物的药学特点,按临床适应证正确选用抗菌药物。药物必须在血液及靶组织中达到一定浓度并维持一定的时间,才能有效地杀灭细菌。因此,应根据药物的药动学特点,确定用药的品种、途径、剂量、间隔及疗程。如治疗细菌性脑膜炎时,应选用易于通过血脑屏障的磺胺嘧啶等药物;治疗泌尿系统感染,宜选用以原形由尿中排泄的药物氨基糖苷类、喹

诺酮类;治疗金葡菌引起的骨髓炎,宜选用骨组织中分布多的克林霉素。

(五)综合患者病情、病原菌种类及抗菌药物特点制订抗菌治疗方案

根据病原菌种类、感染部位、感染严重程度和患者的生理、病理情况及抗菌药物药效学和药动学证据制订抗菌治疗方案,包括抗菌药物的选用品种、剂量、给药次数、给药途径及疗程等。在制订治疗方案时应遵循下列原则。

1. 品种选择

根据病原菌种类及药敏试验结果尽可能选择针对性强、窄谱、安全、价格适当的抗菌药物。进行经验治疗时可根据可能的病原菌及当地耐药状况选用抗菌药物。

2. 给药剂量

一般按各种抗菌药物的治疗剂量范围给药。治疗重症感染(如血流感染、感染性心内膜炎等)和抗菌药物不易达到的部位的感染(如中枢神经系统感染等),抗菌药物剂量宜较大(治疗剂量范围高限);而治疗单纯性下尿路感染时,由于多数药物尿药浓度远高于血药浓度,则可应用较小剂量(治疗剂量范围低限)。

3. 给药途径

对于大多数轻度、中度感染患者,应予口服治疗,选取口服吸收良好的抗菌药物品种,不必采用静脉或肌内注射给药。仅在下列情况下可先予以注射给药:① 不能口服或不能耐受口服给药的患者(如吞咽困难者);② 患者存在明显可能影响口服药物吸收的情况(如呕吐、严重腹泻、胃肠道病变或肠道吸收功能障碍等);③ 所选药物有合适抗菌谱,但无口服剂型;④ 需在感染组织或体液中迅速达到高药物浓度以达杀菌作用者(如感染性心内膜炎、化脓性脑膜炎等);⑤ 感染严重、病情进展迅速,需给予紧急治疗的情况(如血液感染、重症肺炎患者等);⑥ 患者对口服治疗的依从性差。肌内注射给药时难以使用较大剂量,其吸收也受药动学等众多因素影响,因此只适用于不能口服给药的轻度、中度感染者,不宜用于重症感染者。接受注射用药的感染患者经初始注射治疗病情好转并能口服时,应及早转为口服给药。

抗菌药物的局部应用宜尽量避免。皮肤黏膜局部应用抗菌药物后,很少被吸收,在感染部位不能达到有效浓度,反而易导致耐药菌产生,因此治疗全身性感染或脏器感染时应避免局部应用抗菌药物。抗菌药物的局部应用只限于少数情况:① 全身给药后在感染部位难以达到有效治疗浓度时加用局部给药作为辅助治疗(如治疗中枢神经系统感染时某些药物可同时鞘内给药,包裹性厚壁脓肿脓腔内注入抗菌药物等);② 眼部及耳部感染的局部用药等;③ 某些皮肤表层及口腔、阴道等黏膜表面的感染可采用抗菌药物局部应用或外用,但应避免将主要供全身应用的品种作局部用药。局部用药宜采用刺激性小、不易吸收、不易导致耐药性和过敏反应的抗菌药物。青霉素类、头孢菌素类等较易产生过敏反应的药物不可局部应用。氨基糖苷类等耳毒性药不可局部滴耳。

4. 给药次数

为保证药物在体内能发挥最大药效,杀灭感染灶病原菌,应根据药动学和药效学相结合的原则给药。青霉素类、头孢菌素类和其他 β 内酰胺类、红霉素、克林霉素等时间依赖性抗菌药,应一日多次给药。氟喹诺酮类和氨基糖苷类等浓度依赖性抗菌药可一日给药一次。

5. 疗程

抗菌药物疗程因感染不同而异,一般宜用至体温正常、症状消退后 72～96 h,有局部病

灶者需用药至感染灶控制或完全消散。但血液感染、感染性心内膜炎、化脓性脑膜炎、伤寒、布鲁菌病、骨髓炎、B 族链球菌咽炎和扁桃体炎、侵袭性真菌病、结核病等需较长的疗程方能彻底治愈并防止复发。

二、抗菌药物的预防用药

预防使用抗菌药物的目的是为了防止细菌可能引起的感染,目前占抗菌药物使用量的 $30\%\sim40\%$。不适当的预防用药可引起病原菌高度耐药,发生继发感染而难以控制。因此,预防用药仅限于以下几种情况:① 苄星青霉素、青霉素 V 用于风湿性心脏病儿童及常发生链球菌咽炎或风湿热的儿童和成人,以防风湿热的发作,而且需数年以上疗程的预防用药,直到病情稳定;② 感染性心内膜炎高危者,在接受牙科或口腔手术前,预防性应用阿莫西林或氨苄西林、克林霉素;③ 在流行性脑膜炎发病的季节,可用磺胺嘧啶口服预防用药;④ 进入疟疾区的人群在进入前两周开始服用乙胺嘧啶与磺胺多辛的复方制剂,时间不宜超过 3 个月;⑤ 艾滋病患者 CD 4^+ T 细胞计数<200/mm^3者和造血干细胞移植、实体器官移植受者应用复方磺胺甲噁唑预防肺孢子菌肺炎;⑥ 新生儿用抗生素滴眼以防止发生眼炎。

三、抗菌药物的联合用药

1. 联合用药的目的

发挥药物的协同作用,提高治疗效果;对多种细菌混合感染或尚未做出细菌学诊断的病例,联合用药以扩大抗菌范围;可减少单一药物的剂量以减少不良反应;并能延缓或减少耐药菌株的出现。

2. 联合用药的指征

临床对于下列情况之一者,方可考虑联用抗菌药物:病原菌未明的重症感染者;单一药物无法控制的重症感染或混合感染者,如感染性心内膜炎、败血症及肠穿孔后腹膜炎等;需长期用药而细菌可能产生耐药性者,如结核病、慢性骨髓炎等;毒性较大的抗菌药物,联合用药时剂量可适当减少,但需有临床资料证明其同样有效。

3. 联合用药的结果

体内、体外试验均证实,抗菌药联用可分别产生增强(协同)、相加、无关及拮抗四种效应。其中联用产生增强作用的仅占 25%,能产生拮抗作用的占 $5\%\sim10\%$,其余大多数联用仅产生相加或无关效应。可见多药联用并不一定会提高疗效,反而造成不必要的浪费。

抗菌药依其作用性质,大致可以分为四类:Ⅰ类为繁殖期杀菌药,如青霉素类、头孢菌类等;Ⅱ类为静止期杀菌药,如氨基苷类、多黏菌素等;Ⅲ类为速效抑菌药,如大环内酯类、四环素、氯霉素类;Ⅳ类为慢效抑菌药,如磺胺类。

一般而言,Ⅰ、Ⅱ类联用常可获得增强作用,如青霉素与链霉素联用治疗肠球菌心内膜炎,是利用青霉素破坏了细菌胞壁的完整性,有利于氨基苷类进入菌体而发挥作用。Ⅰ、Ⅲ类联用可能产生拮抗作用,如青霉素与四环素联用,由于后者可抑制细菌蛋白质的合成,使细菌处于静止状态,不利于青霉素充分发挥其繁殖期杀菌作用。Ⅰ、Ⅳ类联用可能出现无关作用,但有时也可能产生相加作用,如青霉素与磺胺嘧啶联用治疗流脑,疗效明显提高。Ⅱ、Ⅳ类联用可以提高疗效,如链霉素与磺胺类联用可提高治疗鼠疫的疗效。Ⅲ、Ⅳ类联用可获得相加作用。

应当指出,以上资料主要来自体外试验结果,与临床实际不一定完全吻合,仅供联合用药时参考。临床上对多数细菌感染病例,常规选用一种抗菌药物进行治疗,必要时联用两种抗菌药,联用方式一般是采取广谱抗菌药加用一种窄谱抗菌药。合理的联用确能获得更满意的疗效,但不恰当的联用有可能增加不良反应发生率,加重细菌耐药性,也不是联用品种越多越好,一般联用抗菌药限于两种、三种及三种以上药物联合仅适用于个别情况,如结核病的治疗。

（宋　珏　许金红）

第三十四章 β-内酰胺类抗生素

第一节 概 述

β-内酰胺类抗生素(β-lactam antibiotics)系指化学结构中含有 β-内酰胺环的抗生素,包括临床常用的青霉素、头孢菌素及新发展的头霉素类、碳青霉烯类、单环 β-内酰胺类等其他非典型 β-内酰胺类抗生素。β-内酰胺环为本类药物抗菌活性的重要部分,破坏后抗菌活性即消失。

一、抗菌作用机制

细菌细胞壁的主要成分为肽聚糖,由 N-乙酰葡糖胺(N-acetylglucosamine,NAG)和 N-乙酰胞壁酸(N-acetylmuramic acid,NAMA)交联形成骨架,构成巨大网状分子,包围着整个细菌,维持细菌外形和功能完整。β-内酰胺类抗生素能与青霉素结合蛋白(penicillin-binding proteins,PBPs)结合,抑制肽聚糖的形成,破坏细胞壁的完整性。菌体失去渗透屏障而膨胀、裂解,同时借助细菌的自溶酶溶解作用,最终导致细菌死亡。

哺乳动物的细胞没有细胞壁,所以 β-内酰胺类抗生素对人和动物的毒性很小。由于 β-内酰胺类抗生素对已合成的细胞壁无影响,故对繁殖期细菌的作用较静止期强。

二、耐药机制

细菌对 β-内酰胺类抗生素产生耐药的机制包括:

1. 产生 β-内酰胺酶

β-内酰胺酶(β-lactamase)是细菌产生的一类能水解裂开 β-内酰胺环、使药物失去抗菌活性的酶。目前已发现 200 余种 β-内酰胺酶,这些多是在 β-内酰胺类抗生素使用过程中逐渐诱导细菌产生的。某些耐酶 β-内酰胺类抗生素与 β-内酰胺酶结合后不发生水解,但停留在胞浆膜外间隙中,不能到达作用靶位,这种现象称为"陷阱机制"或 "牵制机制"(trapping mechanism),也是细菌产生耐药的机制之一。

2. 改变 PBPs

PBPs 结构发生改变或产生新的 PBPs,与药物亲和力下降、结合减少,导致抗菌作用减弱或消失。如耐甲氧西林金黄色葡萄球菌(methicillin resistant staphylococcus aureus,

MRSA)具有的多重耐药性就与产生新的 PBPs 有关。

3. 改变菌膜通透性

G$^+$菌的细胞壁允许 β-内酰胺类抗生素透过,而 G$^-$菌的外膜对某些 β-内酰胺类抗生素的通透性较差,产生非特异性低水平耐药。一般情况下,敏感 G$^-$菌外膜上的孔蛋白(一种非特异性跨膜通道,以 OmpF 和 OmpC 为主)允许 β-内酰胺类抗生素透过。接触抗生素后,突变菌株的孔蛋白表达减少或消失,导致 β-内酰胺类抗生素进入菌体内的量减少而产生耐药,如大肠埃希菌、鼠伤寒沙门菌等。此外,铜绿假单胞菌外膜存在一种特异性通道,由 OprD 组成,只允许亚胺培南进入,如发生突变则使该药不能进入菌体内,形成特异性耐药。

4. 增强药物外排

在细菌的胞浆膜上存在主动外排系统,细菌可借此主动外排药物,形成低水平的非特异性多重耐药,如大肠埃希菌、金黄色葡萄球菌、表皮葡萄球菌、铜绿假单胞菌等。

5. 缺乏自溶酶

当细菌缺少自溶酶时,β-内酰胺类抗生素的杀菌作用亦会下降或仅有抑菌作用,如金黄色葡萄球菌的耐药。

第二节　青霉素类抗生素

青霉素类(penicillin)药物包括天然青霉素和半合成青霉素,其结构均含有母核 6-氨基青霉烷酸(6-aminopenicillanic acid,6-APA)和侧链(图 34.1)。母核由噻唑环和 β-内酰胺环组成,为抗菌活性重要部分,β-内酰胺环被破坏后抗菌活性即消失。侧链则主要与抗菌谱、耐酸、耐酶等药理特性有关。

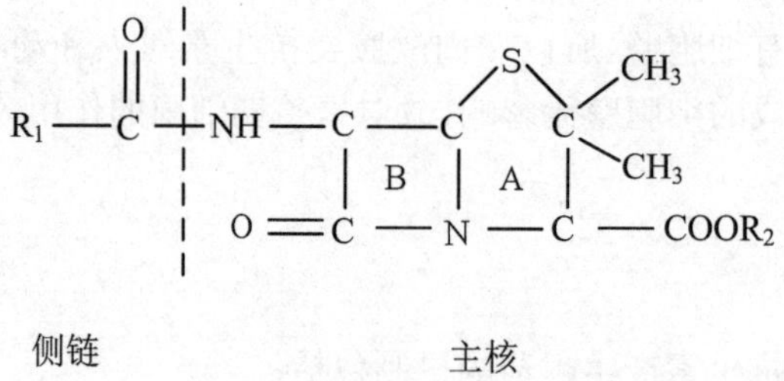

图 34.1　青霉素类药物的基本化学结构

青霉素类药物最早用于临床的是天然青霉素,具有抗菌力强、疗效好、毒性低等特点,目前仍是敏感菌感染的首选药物之一。但其抗菌谱窄,不耐酸(不能口服),不耐酶,且易引起过敏反应。为克服这些缺点,在其母核 6-APA 侧链上接上不同的基团,制得了许多半合成青霉素,使其具有耐酸、耐酶和抗菌谱广等特点,但过敏反应的缺点仍未能解决。

根据其抗菌谱和耐药性,青霉素类药物可分为 5 类:① 窄谱青霉素类,如青霉素 G;② 耐酶青霉素类,如氯唑西林;③ 广谱青霉素类,如氨苄西林;④ 抗铜绿假单胞菌广谱青霉素类,如哌拉西林;⑤ 抗革兰阴性菌青霉素类,如美西林。除青霉素 G 为天然青霉素外,其余均为半合成青霉素。

一、窄谱青霉素类

青 霉 素 G[基]

天然青霉素是从数种青霉菌的培养液中提取而得的。培养液中主要有 F、G、X、K 和双氢 F 5 种青霉素,其中青霉素 G(penicillin G,苄青霉素)含量最多、抗菌作用强、性质较为稳定,是目前最常用的一种青霉素。临床常用其钠盐或钾盐,其晶粉在室温中稳定。易溶于水,但水溶液极不稳定,易被酸、碱、醇、氧化剂、金属离子分解破坏,于室温下放置 24 h,抗菌活性迅速下降,生成有抗原性降解产物,故青霉素应在临用前配成水溶液。

青霉素 G 钠水溶液为短效制剂,为延长其作用时间,可采用难溶的混悬剂普鲁卡因青霉素(procaine penicillin,双效西林)和油剂苄星青霉素(Benzathine Benzylpenicillin,长效西林)两种制剂肌注。但这两种制剂给药后血药浓度均很低,不适用于急性或重症感染,仅用于轻症感染或预防感染。

【体内过程】　青霉素 G 口服易被胃酸及消化酶破坏,吸收少且不规则,故不宜口服。肌注吸收迅速且完全,T_{peak} 为 0.5 h。吸收后广泛分布于全身各部位,在肝、胆、肾、肠道、精液、关节液及淋巴液中均有大量分布。因其脂溶性低、极性大,不易透过细胞膜和血脑屏障,故在房水和脑脊液中含量较低。但有炎症发生时,血管扩张,可有部分药物透入,达到有效浓度。青霉素 G 几乎全部以原形迅速经尿排泄,约 10% 经肾小球滤过排出,90% 经肾小管分泌排出,$t_{1/2}$ 为 0.5 h。丙磺舒、阿司匹林、吲哚美辛、保泰松等可竞争性抑制内酰胺类抗生素从肾小管的分泌,使之排泄减慢,血药浓度增高,可增强 β 内酰胺类抗生素的作用,并延长作用时间。

【抗菌作用】　青霉素 G 的抗菌作用强,在细菌繁殖期低浓度就可抑菌,较高浓度即可杀菌。对下列细菌有高度抗菌活性:① 大多数 G⁺ 球菌,如溶血性链球菌、肺炎球菌、草绿色链球菌、不耐药的金黄色葡萄球菌和表皮葡萄球菌等;② G⁺ 杆菌,如白喉棒状杆菌、炭疽杆菌、产气荚膜梭菌、破伤风杆菌、败血梭状芽孢杆菌、乳酸杆菌、肉毒杆菌等;③ G⁻ 球菌,如脑膜炎奈瑟菌、不耐药的淋病奈瑟菌、卡他莫拉菌等;④ 螺旋体、放线杆菌,如梅毒螺旋体、钩端螺旋体、回归热螺旋体、牛放线杆菌等。

【临床应用】　青霉素适用于敏感细菌所致的各种感染,如脓肿、菌血症、肺炎和心内膜炎等。

(1) 首选用于以下感染:① 溶血性链球菌感染,如咽炎、扁桃体炎、猩红热、丹毒、蜂窝组织炎、产褥热等;② 肺炎链球菌感染,如肺炎、中耳炎、脑膜炎、菌血症等;③ 不产青霉素酶的葡萄球菌感染;④ 破伤风、气性坏疽等梭状芽孢杆菌感染;⑤ 白喉、回归热、梅毒(包括先天性梅毒)、钩端螺旋体病;⑥ 与氨基糖苷类药物联合用于治疗草绿色链球菌性心内膜炎。

(2) 可用于以下感染:流行性脑脊髓膜炎、放线菌病、淋病、奋森咽峡炎、莱姆病、鼠咬热、李斯特菌感染和除脆弱拟杆菌外的多种厌氧菌感染。

(3) 预防用药:风湿性心脏病或先天性心脏病患者进行口腔、牙科、胃肠道或泌尿生殖道手术和操作前,可用青霉素预防感染性心内膜炎的发生。

【不良反应】　本品毒性较低,主要不良反应为变态反应。

1. 变态反应

较常见,总发生率为 3%～10%,以Ⅱ型变态反应如溶血性贫血、白细胞减少、药疹、哮喘发作等和Ⅲ型变态反应(血清病型反应)较为多见,多不严重,停药后可恢复。最严重的是Ⅰ型变态反应——过敏性休克,发生率为 0.4～1.5/10000,死亡率约为 0.1/10000。

发生变态反应的原因是青霉素降解产物青霉噻唑酸、青霉烯酸、6-APA 高分子聚合物所致,机体接触后可在 5～8 d 内产生抗体,当再次接触时即产生变态反应。用药者多在接触药物后立即发生,少数人可在数日后发生。

过敏性休克的临床表现主要为循环衰竭、呼吸衰竭和中枢抑制。主要防治措施有:① 严格掌握青霉素的适应证,避免滥用和局部用药,避免在饥饿时注射青霉素;② 详细询问过敏史,有青霉素过敏史或过敏体质者禁用;③ 用药前必须做皮肤过敏试验。初次使用、用药间隔 3 d 以上或换批号者必须做皮肤过敏试验,反应阳性者禁用;④ 注射液须现用现配;⑤ 做好急救准备。在进行皮试、皮试阴性者给药时,须严密观察 30 min,无反应者方可离去;一旦发生过敏性休克,应立即皮下或肌内注射肾上腺素 0.5～1.0 mg,严重者应稀释后缓慢静注或滴注,必要时加入糖皮质激素和抗组胺药。

2. 赫氏反应(Herxheimer reaction)

青霉素治疗梅毒或钩端螺旋体病时可有症状加剧现象,表现为全身不适、寒战、发热、咽痛、肌痛、心跳加快等症状,也称暂时性矛盾反应。此反应可能是螺旋体抗原与相应的抗体形成免疫复合物的结果,也可能与螺旋体释放非内毒素致热源有关。

3. 毒性反应

青霉素 G 用量过大,进入中枢的药物亦相应增多,可出现肌肉阵挛、抽搐、昏迷等毒性症状(青霉素脑病)。此反应多见于婴儿、老年人和肾功能不全者。

4. 局部刺激

肌注青霉素 G(尤其是钾盐)有明显刺激性,导致局部疼痛、硬结和无菌性炎症,这是由于刺激组织释放组胺和缓激肽等物质所致。钠盐局部注射引起的疼痛较轻。剂量过大或静脉给药过快时,可对大脑皮质产生直接刺激作用。

青 霉 素 V

青霉素 V(penicillin V,苯甲氧青霉素)为广泛使用的口服青霉素类药,抗菌谱和抗菌活性同青霉素 G。最大的特点为耐酸,口服吸收好。主要用于轻度敏感菌感染、恢复期的巩固治疗和防止感染复发。

其他口服青霉素有:非奈西林(phenethicillin,苯氧乙青霉素)、海巴明青霉素 V(hydrabamine penicillin V)、丙匹西林(propicillin,苯氧丙青霉素)等。

二、耐酶青霉素类

本类药物通过改变青霉素化学结构的侧链,使 β-内酰胺环的周围空间排列紧密,细菌产生的青霉素酶难以接近,从而保护药物免遭破坏。常用的有苯唑西林[基](oxacillin,新青霉素Ⅱ)、氯唑西林(cloxacillin)、双氯西林(dicloxacillin)与氟氯西林(flucloxacillin)等。它们的共同特点是耐酶、耐酸,抗菌谱同青霉素 G,但抗菌作用不及青霉素 G。主要用于耐青霉素 G 的金黄色葡萄球菌感染,其中以双氯西林和氟氯西林作用较强。口服吸收较好,主要以原形从肾脏排泄,排泄速度较青霉素 G 慢,有效血药浓度的维持时间较长。

三、广谱青霉素类

本类药物的共同特点是耐酸、可口服,对 G^+ 和 G^- 菌都有杀菌作用,疗效与青霉素 G 相当,但不耐酶,对耐药金黄色葡萄球菌感染无效。包括氨苄西林、阿莫西林及匹氨西林。

1. 氨苄西林[基]（ampicillin）

药物吸收后在体内分布广泛,$t_{1/2}$ 约为 1.5 h。对溶血性链球菌、肺炎链球菌和不产青霉素酶葡萄球菌具有较强的抗菌活性。用于治疗敏感菌所致的呼吸道感染、胃肠道感染、泌尿道感染、软组织感染、脑膜炎、败血症、心内膜炎等。

2. 阿莫西林[基]（amoxicillin,羟氨苄西林）

为对位羟基氨苄西林,口服后迅速吸收,$t_{1/2}$ 为 1～1.3 h。抗菌谱、抗菌活性与氨苄西林相似,但对肺炎链球菌、肠球菌、沙门菌属、幽门螺杆菌的杀菌作用较强。主要用于对敏感菌所致的呼吸道、泌尿道、胆道感染和伤寒治疗,也可以与克拉霉素、兰索拉唑合用治疗幽门螺杆菌感染。

四、抗铜绿假单胞菌广谱青霉素类

该类药物皆为广谱抗生素,共同特点为不耐酸、不能口服、不耐酶、广谱且对铜绿假单胞菌作用较强。主要用于治疗铜绿假单胞菌、大肠埃希菌及其他肠杆菌科细菌所致的感染。

1. 羧苄西林（carbenicillin）

本品不耐酸、不耐酶,抗菌谱与氨苄西林相似,特点是对 G^- 杆菌作用强,对铜绿假单胞菌有特效,且不受病灶脓液的影响。常用于治疗烧伤继发铜绿假单胞菌感染。不能口服,需注射给药,剂量过大会致电解质紊乱、神经系统毒性及出血。单用时细菌易产生耐药性,常与庆大霉素联合应用,有协同作用,但不能混合静脉注射。

2. 哌拉西林[基]（piperacillin,氧哌嗪青霉素）

该药采用肌内注射和静脉注射给药,脑组织药物浓度高,$t_{1/2}$ 约为 1.0 h。具有毒性低、抗菌谱广和抗菌作用强等优点,对各种厌氧菌均有一定作用。与氨基糖苷类合用对铜绿假单胞菌和某些脆弱拟杆菌及肠杆菌科细菌有协同抗菌作用。主要用于治疗铜绿假单胞菌、大肠埃希菌、变形杆菌、流感杆菌、伤寒沙门菌等所致的呼吸道、泌尿道、胆道感染和败血症。不良反应较少,主要表现为皮疹、皮肤瘙痒等,少数患者可发生以腹泻为主的胃肠道反应。

3. 呋苄西林（furbenicillin）

口服不易吸收,局部刺激性强,不宜肌内注射。抗铜绿假单胞菌活性较羧苄西林强 6～10 倍,对流感嗜血杆菌、奇异变形杆菌、伤寒沙门菌和部分大肠埃希菌等革兰阴性杆菌也有良好的抗菌作用。主要用于治疗铜绿假单胞菌、大肠埃希菌、奇异变形杆菌等敏感菌所致的败血症、尿路感染、肺部感染、皮肤软组织感染等。

4. 替卡西林（ticarcillin,羟噻吩青霉素）

口服不吸收,肌注给药生物利用度为 86%。肌注后体内分布广,胆汁浓度高,$t_{1/2}$ 约为 1.3 h。适用于治疗敏感菌所致的下呼吸道感染、骨和关节感染、皮肤及软骨组织感染、尿路感染及败血症等,与氨基糖苷类、喹诺酮类等联用,对铜绿假单胞菌有协同作用。

5. 美洛西林(azlocillin)

抗菌谱与羧苄西林相似,但抗菌活性更强。对多数肠杆菌科细菌和肠球菌以及铜绿假单胞菌均有较强作用,对耐羧苄西林和庆大霉素的铜绿假单胞菌有较好的抗菌作用。主要用于敏感 G⁻ 杆菌所致的呼吸道、泌尿道、消化道等感染。

五、抗革兰阴性杆菌青霉素类

本类药物为窄谱抗生素,有供注射用的美西林(mecillinam)和替莫西林(temocillin),供口服用的匹美西林(pivmecillinam)。对 G⁻ 杆菌作用强,但对铜绿假单胞菌无效,对 G⁺ 菌作用弱。抗菌作用靶位是 PBP2,与药物结合后细菌变为圆形,代谢受抑制,但并不死亡。因此,本类药为抑菌药,若与作用于其他 PBPs 的抗菌药合用,可提高疗效。不良反应主要为胃肠道反应和一般过敏反应。

第三节　头孢菌素类

头孢菌素类(cephalosporins)为半合成抗生素,是将冠头孢菌培养液中提取的头孢菌素 C 催化水解,得到母核 7-氨基头孢烯酸(7-ACA,图 34.2),进而在其侧链引入不同功能基团,制得的一系列半合成头孢菌素。本类药物主核 7-ACA 与青霉素类主核 6-APA(图 34.1)相似,因此,这两类药物的理化性质、抗菌机制和临床应用均相似。头孢菌素类的特点是抗菌谱广、杀菌力强、对 β-内酰胺酶较稳定、过敏反应少。该类药物发展极快,日益受到临床重视。根据药物的抗菌谱、抗菌强度、对 β-内酰胺酶的稳定性及对肾脏毒性可分为五代。

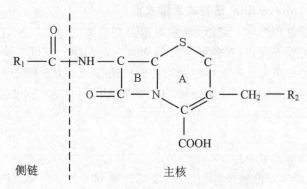

图 34.2　头孢菌素类药物的基本化学结构

第一代:有供注射用的头孢噻吩(cephalothin,先锋霉素Ⅰ)、头孢唑林[基](cefazolin,先锋霉素Ⅴ)、头孢乙氰(cefacetrile,先锋霉素Ⅶ)、头孢匹林(cefapirin,先锋霉素Ⅷ)、头孢硫脒(cefathiamidine,先锋霉素 18)、头孢西酮(cefazedone)等;有供口服用的头孢氨苄[基](cefalexin,先锋霉素Ⅳ)、头孢羟氨苄(cefadroxil)等;供口服和注射用的头孢拉定[基](cefradine,先锋霉素Ⅵ)。

第二代:有供注射用的头孢呋辛[基](cefuroxime)、头孢孟多(cefamandole)、头孢替安(cefotiam)、头孢尼西(cefonicid)、头孢雷特(ceforanide)等;有供口服用的头孢呋辛酯(cefuroxime axetil)、头孢克洛(cefaclor)等。

第三代:有供注射用的头孢噻肟(cefotaxime)、头孢唑肟(ceftizoxime)、头孢曲松[基](ceftriaxone)、头孢地秦(cefodizime)、头孢他啶[基](ceftazidime)、头孢哌酮[基](cefoperazone)、头孢匹胺(cefpiramide)、头孢甲肟(cefmenoxime)、头孢磺啶(cefsulodin)等;有供口服用的头孢克肟(cefixime)、头孢特仑酯(cefteram pivoxil)、头孢他美酯(cefetamet pivoxil)、头孢布烯(ceftibuten)、头孢地尼(cefdinir)、头孢泊肟酯(cefpodoxime pivoxetil)、头孢托仑匹酯(cefditoren pivoxil)等。

第四代:有供注射用的头孢匹罗(cefpirome)、头孢吡肟(cefepime)、头孢利定(cefolidin)等。

第五代:有供注射用的头孢洛林(ceftaroline fosamil)、头孢吡普(ceftobiprole)等。

【体内过程】　耐酸可口服,吸收后渗入各组织中,在滑囊液、心包积液中均获得较高浓度。第三代头孢菌素多能透入眼部房水、前列腺和胆汁中,头孢呋辛、头孢曲松、头孢他啶等可透过血脑屏障,在脑脊液中达到有效浓度。大多数头孢菌素血浆 $t_{1/2}$ 均较短(0.5~2.0 h),有的可达 3 h,但头孢曲松 $t_{1/2}$ 可达 8 h。

【药理作用与临床应用】　头孢菌素类为杀菌药,抗菌机制与青霉素类相同,能与细菌细胞膜上 PBPs 结合,抑制细胞壁合成,与青霉素类有部分交叉耐药。

(1)第一代头孢菌素对 G⁺ 菌抗菌作用较第二、三代强,但对 G⁻ 菌的作用差。可被细菌产生的 β-内酰胺酶破坏。对肾脏有一定的毒性。主要用于敏感菌所致呼吸道和尿路感染、皮肤及软组织感染。

(2)第二代头孢菌素对 G⁺ 菌作用略逊于第一代,对 G⁻ 菌有明显作用,对厌氧菌有一定作用,但对铜绿假单胞菌无效,对多种 β-内酰胺酶较稳定。对肾脏的毒性较第一代有所降低。用于治疗敏感菌所致肺炎、胆道感染、菌血症、尿路感染和其他组织器官感染等。

(3)第三代头孢菌素对 G⁺ 菌作用不及第一、二代,但对 G⁻ 菌包括肠杆菌类、铜绿假单胞菌及厌氧菌有较强的作用。对多种 β-内酰胺酶有较高的稳定性,对肾脏基本无毒性。用于危及生命的败血症、脑膜炎、肺炎、骨髓炎及严重尿路感染,能有效控制严重的铜绿假单胞菌感染。

(4)第四代头孢菌素对 G⁺ 菌、G⁻ 菌作用均高效,对 β-内酰胺酶高度稳定,可用于治疗对第三代头孢菌素耐药的细菌感染。

(5)第五代头孢菌素对 G⁺ 菌的作用强于前四代,尤其对耐甲氧西林金葡菌、耐万古霉素金葡菌、耐甲氧西林表皮葡萄球菌、耐青霉素肺炎链球菌有效,对部分厌氧菌也有良好的抗菌作用,对 G⁻ 菌的作用与第四代头孢菌素相似,对 β-内酰胺酶稳定,无肾毒性。主要用于治疗复杂性皮肤与软组织感染以及 G⁻ 菌引起的糖尿病足感染、社区获得性肺炎和医院获得性肺炎等。

【不良反应】　头孢菌素类不良反应较少。

1. 过敏反应

多为皮疹、荨麻疹等,过敏性休克罕见,但与青霉素类有交叉过敏现象,青霉素过敏者有 5%~10%对头孢菌素类也可发生过敏反应。

2. 肾毒性

第一代头孢菌素类大剂量使用时可损害近曲小管细胞,第二代较之减轻,第三代以后药物肾毒性很小,甚至无肾毒性。

3. 血液系统

头孢孟多、头孢哌酮可引起低凝血酶原血症或血小板减少而导致严重出血。

4. 其他

口服给药可发生胃肠道反应,静脉给药可发生静脉炎,第三、四代偶见二重感染。此外,应用头孢菌素类药物期间或停药 3 d 内应忌酒及含乙醇类饮料,以免发生"双硫仑样"反应(头痛、面红、头昏、恶心、呕吐、腹痛等)。

第四节　其他 β-内酰胺类抗生素

本类药物包括碳青霉烯类、头孢素类、氧头孢烯类、单环 β-内酰胺类和 β-内酰胺酶抑制剂。

一、碳青霉烯类

碳青霉烯类(carbopenems)抗生素是抗菌谱最广、抗菌活性最强的非典型 β-内酰胺类抗生素,其对 β-内酰胺酶稳定且毒性低,已经成为治疗严重细菌感染最主要的药物之一。其结构与青霉素类似,不同之处在于噻唑环上的硫原子为碳所替代,且 C2 与 C3 之间存在不饱和双键;另外,其 6 位羟乙基侧链为反式构象,不同于通常青霉烯的顺式构象。

第一个碳青霉烯类抗生素为硫霉素(thienamycin),具有抗菌谱广、抗菌活性强和毒性低等特点,但稳定性极差,临床不适用。对其进行化学结构改造后得到优点突出、临床可用的亚胺培南(imipenem),又称亚胺硫霉素。

亚胺培南对 PBPs 亲和力强,对 β-内酰胺酶稳定。对金葡菌、表皮葡萄球菌和链球菌均敏感,对 G⁻ 杆菌抗菌谱广,几乎对所有肠道杆菌和 G⁻ 球菌具有活性,对厌氧菌也有良好效果。在体内易被肾脱氢肽酶 1(DHP-1)降解失活,降解产物有一定肾毒性,临床常与脱氢酶抑制剂西司他丁合用(泰能),以减少毒性反应。

帕尼培南(panipenem)与亚胺培南相似,对 G⁺ 和 G⁻ 菌及需氧菌、厌氧菌均有很强的抗菌作用。倍他米隆可抑制帕尼培南向肾皮质转移而减少后者在肾组织蓄积,降低帕尼培南的肾毒性(克倍宁)。

美罗培南(meropenem)对肾脱氢酶稳定,因此不需要配伍脱氢肽酶抑制剂。

二、头霉素类

头霉素类(cephamycins)化学结构与头孢菌素相似,主要是在 7-ACA 的 C7 上增加了一个甲氧基,使其对 β-内酰胺酶的稳定性更强。头霉素可分 A、B、C 三型,其中 C 型抗菌作用最强,临床常用其衍生物,主要品种有头孢西丁、头孢美唑(先锋美他醇)、头孢替坦、头孢米诺、头孢拉宗等。

头霉素类对 G^+ 菌的作用低于第一代头孢菌素,对 G^- 菌作用优异,对 G^- 菌产生的 β-内酰胺酶稳定。头孢西丁(cefoxitin)为该头霉素类代表性药物,其抗菌谱与第二代头孢菌素相似,其他几种则与第三代头孢菌素相近。

三、氧头孢烯类

氧头孢烯类(oxacephems)是 7-ACA 上的 S 被 O 取代的一类抗菌药物,代表药为拉氧头孢(latamoxef)和氧氟头孢(flomoxef)。拉氧头孢是第一个用于临床的氧头孢烯类抗生素,其抗菌谱和抗菌活性与第三代头孢菌素相似,对多种 β 内酰胺酶稳定。$t_{1/2}$ 为 2.3~2.8 h,脑脊液和痰液中浓度高。可用于尿路、呼吸道、妇科、胆道感染及脑膜炎、败血症等的治疗。不良反应以皮疹多见,偶致嗜酸粒细胞增多、凝血酶原减少或血小板功能障碍等。

四、单环 β-内酰胺类

单环 β-内酰胺类(monobactams)抗生素代表药物有氨曲南(aztreonam)和卡芦莫南(carumonam),属于抗需氧 G^- 杆菌窄谱抗生素,对 G^- 杆菌产生的 β-内酰胺酶稳定性及抗菌活性与头孢他啶相似,对 G^+ 菌和厌氧菌耐药。

氨曲南是第一个应用于临床的单环内酰胺类抗生素,抗菌活性不同于其他 β-内酰胺类,只对需氧 G^- 菌有较强的抗菌作用,对 G^+ 菌和厌氧菌作用差。口服不易吸收,肌内注射吸收良好,体内分布广泛,$t_{1/2}$ 为 1.7 h,主要经肾排泄。临床用于大肠埃希菌、沙门菌属、克雷伯菌和铜绿假单胞菌等所致的下呼吸道、尿路、软组织感染及脑膜炎、败血症的治疗。不良反应少而轻,主要表现为皮疹。

五、β-内酰胺酶抑制剂

β-内酰胺酶抑制剂(β-lactamase inhibitors)主要针对细菌产生的 β-内酰胺酶而发挥作用,其共同特点是:① 本身没有或只有较弱的抗菌活性,但可与 β-内酰胺酶不可逆结合而抑制其活性,与 β-内酰胺类抗生素联合应用可增强后者的药效;② 对不产酶的细菌无增效作用;③ 在与配伍的抗生素联合使用时,两种药应有相似的药动学特征,以便更好地发挥协同作用;④ 随着细菌产酶情况的不断变化,酶抑制剂结合能力和抑制效果也会发生相应的变化,临床使用中应密切观察。

目前临床应用的 β-内酰胺酶抑制剂包括克拉维酸(Clavulanic acid,棒酸)、舒巴坦(Sulbactam,青霉烷砜)和他唑巴坦(Tazobactam,三唑巴坦)三种。

1. 克拉维酸

为氧青霉烷类广谱 β-内酰胺酶抑制剂,与酶牢固结合,使酶失活。口服抗感染药奥格门汀(augmentin)为克拉维酸钾与阿莫西林的配伍制剂,替门汀(timentin)为克拉维酸钾与替卡西林钠的配伍制剂,临床主要用于金葡菌、肠球菌等所致感染。

2. 舒巴坦

为半合成 β-内酰胺酶抑制剂,对金葡菌和 G⁻ 杆菌产生的 β-内酰胺酶有很强且不可逆的抑制作用,抗菌作用略强于克拉维酸。优立新(unasyn)为舒巴坦和氨苄西林(1∶2)的混合物,供肌内或静脉注射。舒巴哌酮(sulperazone)为舒巴坦和头孢哌酮(1∶1)的混合物,供静脉注射。

3. 他唑巴坦

为舒巴坦衍生物,抑酶作用强于克拉维酸和舒巴坦,与哌拉西林合用即特治星(tazocin),供静脉滴注或静脉注射用。

制剂与用法

1. 青霉素钠(penicillin sodium)　粉针剂:80 万 U,160 万 U,200 万 U,400 万 U,800 万 U。成人:一日 80 万～200 万 U 肌内注射,分 3～4 次给药。静脉滴注,一日 200 万～2000 万 U,分 2～4 次给药。儿童:肌内注射,按体重 2.5 万 U/kg,每 12 h 给药 1 次;静脉滴注,每日按体重 5 万～20 万 U/kg,分 2～4 次给药。

2. 青霉素钾(penicillin potassium)　粉针剂:20 万 U,40 万 U,80 万 U,100 万 U。用法用量同青霉素钠。

3. 青霉素 V 钾(penicillin V potassium)　片剂:0.236 g。胶囊:0.118 g,0.236 g。颗粒:0.118 g、0.236 g。分散片:0.236 g。口服,成人 125～500 mg/次,1 次/6～8 h。儿童 2.5～9.3 mg/kg,1 次/4 h;或 3.75～14 mg/kg,1 次/6 h。

4. 苯唑西林钠(oxacillin sodium)　片剂:0.25 g。胶囊:0.25 g,0.5 g。注射剂:0.5 g,1.0 g。空腹口服,成人一般感染,一次 0.5～1.0 g;重症患者一次 1～1.5 g,3～4 次/d。儿童每日 70～100 mg/kg,分 3～4 次。肌内注射,4～6 g/d,分 4 次给药。静脉注射,4～8 g/d,分 2～4 次给药。

5. 氟氯西林钠(flucloxacillin sodium)　注射剂:0.25 g,0.5 g,1.0 g。胶囊:0.25 g,颗粒剂:0.125 g。肌内注射,250 mg/次,4 次/d。静脉滴注,250～1000 mg/次,4 次/d,加入 100～250 mL 生理盐水或葡萄糖注射液中溶解,缓慢滴注(每次滴注持续时间 30～60 min)。口服,1 粒/次,4 次/d,饭前至少半小时服用,重症感染,剂量加倍。

6. 氨苄西林钠(ampicillin sodium)　片剂:0.125 g,0.25 g。胶囊:0.125 g,0.25 g。颗粒剂:0.1 g,0.125 g,0.25 g。注射剂:0.5 g,1.0 g,2.0 g。口服,0.25～0.75 g/次,4 次/d;肌内注射,2～4 g/d,分 4 次给药;静脉注射,4～8 g/d,严重感染可增至 12 g,日最大剂量 14 g。

7. 阿莫西林(amoxycillin)　片剂:0.125 g,0.25 g。颗粒:0.125 g,0.25 g。胶囊 0.125 g,0.25 g,0.5 g。注射剂:0.5 g,1.0 g,2.0 g。口服,0.5 g/次,6～8 h 1 次,一日不超过 4 g。肌内注射或稀释后静脉滴注给药,0.5～1 g/次,6～8 h 1 次。

8. 羧苄西林钠(carbenicillin sodium)　注射剂:0.5 g,1.0 g,2.0 g。肌内注射或静脉注射,中度感染,8 g/d,分 2～3 次给药;严重感染,10～30 g/d,分 2～4 次给药。

9. 呋苄西林钠(furbenicillin sodium)　注射剂:0.25 g,0.5 g,1.0 g,2.0 g。成人:4.0～8.0 g/d,儿童 50～150 mg/kg/d,分 4 次静脉注射或静脉滴注。

10. 磺苄西林钠(sulbenicillin sodium)　注射剂:1.0 g,2.0 g。成人 4～8 g/d;静滴:分 2～4 次静滴或静注,严重病例可用至每日 13 g。儿童,40～80 mg/kg/d,最大剂量 180 mg/kg/d。

11. 哌拉西林钠(piperacillin sodium)　注射剂:0.5 g,1.0 g,2.0 g,4.0 g。中度感染,静脉滴

注,8 g/d,分两次给药静滴;严重感染,3~4 g/次,每4~6 h 1 次。

12. 阿洛西林钠(azlocillin sodium) 注射剂:1.0 g,2.0 g,3.0 g。6~10 g/d,分 2~4 次静滴,严重者可增至 10~16 g/d。

13. 美洛西林钠(mezlocillin sodium) 注射剂:1.0 g,1.5 g,2.0 g,4.0 g。肌内注射临用前加灭菌注射用水溶解,静脉注射通常加入 5%葡萄糖氯化钠注射液或 5%~10%葡萄糖注射液溶解后使用。2~6 g/d,严重感染者可增至 8~12 g,最大可增至 15 g,肌内注射,2~4/d,静脉滴注按需要每 6~8 h 1 次。

14. 头孢氨苄(cephalexin) 片剂:0.125 g,0.25 g。颗粒:0.05 g,0.125 g,0.25 g。泡腾片:0.125 g,0.25 g。口服,0.25~0.5 g/次,每 6 h 1 次。

15. 头孢唑啉钠(cefazolin sodium) 注射剂:0.5 g,1.0 g,2.0 g。肌内注射,0.5 g~1.0 g/次,4 次/d。静脉注射,2 g/次,2~4 次/d。

16. 头孢硫脒(cefathiamidine) 注射剂:0.5 g,1.0 g,2.0 g。肌内注射,成人:一次 0.5 g~1.0 g,一日 4 次;小儿:按体重一日 50~100 mg/kg,分 3~4 次给药。

17. 头孢拉定(cefradine) 注射剂:0.5 g,1.0 g,2.0 g。颗粒:0.125 g,0.25 g。胶囊:0.25 g,0.5 g。分散片:0.25 g。干混悬剂:0.125 g,0.25 g。口服,0.25~0.5 g/次,每 6 h 1 次。肌内注射,静脉注射、滴注,0.5~1 g/次,每 6 h 1 次。

18. 头孢呋辛(cefuroxime) 注射剂:0.25 g,0.5 g,1.0 g,2.0 g,2.5 g。片剂:0.125 g,0.25 g。胶囊:0.125 g,0.25 g。口服,0.25 g/次,2 次/d。肌内注射或静脉滴注,0.75~1.5 g/次,3 次/日。

19. 头孢克洛(cefaclor) 片剂:0.25 g。胶囊:0.25 g,0.5 g。颗粒剂:0.1 g,0.125 g,0.25 g。缓释片:0.125 g,0.375 g。泡腾片:0.125 g,0.25 g。干混悬剂:0.125 g,0.25 g。口服,① 非缓释制剂,0.25 g/次,3 次/日,空腹给药,重症感染剂量可加倍。② 缓释制剂,0.375~0.75 g/次,2 次/日,早、晚餐后服用。

20. 头孢噻肟钠(cefotaxime sodium) 注射剂:1.0 g,1.5 g,2.0 g,2.5 g,3.0 g。静脉滴注或注射,2~6 g/d,分 2~3 次给药;严重感染者每 6~8 h,2~3 g,一日最高剂量不超过 12 g。

21. 头孢唑肟钠(ceftizoxime sodium) 注射剂:0.5 g,1.0 g,1.5 g,2.0 g。静滴或静注,1~2 g/次,每 8~12 h 1 次;严重感染者的剂量可增至 3~4 g/次,每 8 h 1 次。

22. 头孢米诺钠(cefminox sodium) 注射剂:0.5 g,1.0 g,1.5 g,2.0 g。静注或静滴,1 g/次,2 次/d;败血症时,一日可用到 6 g,分 3~4 次给予。

23. 头孢曲松钠(ceftriaxone sodium) 注射剂:0.25 g,0.5 g,1.0 g,1.5 g,2.0 g,2.5 g,3.0 g。肌注或静滴,1~2 g/次,1 次/d,每日不超过 4 g。

24. 头孢他啶(ceftazidime) 注射剂:0.75 g,1.0 g,1.5 g,2.0 g。败血症、下呼吸道感染、胆道感染等,一日 4~6 g,分 2~3 次静脉滴注或静脉注射,疗程 10~14 d;泌尿系统感染和重度皮肤软组织感染等,一日 2~4 g,分 2 次静脉滴注或静脉注射,疗程 7~14 d;对于某些危及生命的感染、严重铜绿假单胞菌感染和中枢神经系统感染,可酌情增量至 0.2 g/kg/d,分 3 次静脉滴注或静脉注射。

25. 头孢哌酮钠(cefoperazone sodium) 注射剂:0.5 g,1.0 g,2.0 g,3.0 g,4.0 g。肌内注射、静脉注射或静脉滴注,一般感染,1~2 g,每 12 h 1 次;严重感染,一次 2~3 g,每 8 h 1 次。

26. 头孢西丁钠(cefoxitin sodium) 注射剂:0.5 g,1.0 g,2.0 g,3.0 g。肌内注射,轻至中度感染,每日剂量 3 g,分 3 次溶于 1%利多卡因溶剂 3.5 mL 中作深部肌内注射。静脉注射,轻至中度感染:每次 1～2 g 溶于灭菌生理盐水或 5％葡萄糖注射液 10～20 mL 中于 4～6 min 内缓慢静脉注射。静脉滴注,重度感染,每日剂量可递增至 6～8 g,分 3～4 次溶于灭菌生理盐水、5％～10％葡萄糖液等中静脉滴注,于 0.5 h 内滴完。

27. 拉氧头孢钠(latamoxef sodium)　注射剂:0.25 g,0.5 g,1.0 g。静滴、静注或肌注,成人 1～2 g/d,分 2 次给药;小儿 40～80 mg/kg/d,分 2～4 次给药。

(汪五三　洪宗元)

第三十五章 大环内酯类、林可霉素类及多肽类抗生素

第一节 大环内酯类抗生素

大环内酯类(macrolides)抗生素是一类含有 14～16 元大环内酯环的抗生素,为链霉菌培养液中提取或半合成的弱碱性物质。其抗菌机制是不可逆地与细菌核糖体 50 S 亚基结合,阻断肽酰基 t-RNA(14 元大环内酯类)移位,或抑制肽酰基的转移(16 元大环内酯类),从而抑制细菌蛋白质的合成。大环内酯类抗生素疗效肯定,无严重不良反应,对青霉素过敏者,可用其作为替代品,用于对敏感需氧 G⁺ 菌、G⁻ 球菌和厌氧球菌等感染的治疗。

红霉素是最早用于临床的大环内酯类药物,但由于抗菌谱窄、不良反应大、耐药性等问题,其应用受到一定的限制。20 世纪 70 年代起陆续发现的第二代大环内酯类药物(罗红霉素、克拉霉素和阿奇霉素),在药动学、药效学及不良反应等方面均有所改善,抗菌活性明显增高,并具有良好的抗生素后效应(post-antibiotic, PAE),现已广泛用于敏感菌感染的治疗。随着药物的使用,细菌对大环内酯类抗生素耐药性日益严重,促使人们加紧开发第三代大环内酯类,代表药物有泰利霉素和喹红霉素。

红 霉 素[基]

红霉素(erythromycin)从链霉菌培养液中提取,在中性水溶液中稳定,在酸性(pH＜5)溶液中不稳定,易分解。

【体内过程】 不耐酸,口服易被破坏,生物利用度为 30％～65％,故临床一般多用其肠溶片或酯化物。体内分布较广,尤以肝、胆汁和脾中的浓度为高,胆汁中药物浓度可达血药浓度的 10～40 倍;在肾、肺等组织中的浓度可高出血药浓度数倍;在皮下组织、痰及支气管分泌物中的浓度也较高,痰中浓度与血药浓度相仿;在胸、腹水、脓液等中的浓度可达有效治疗水平;难以通过正常的血脑屏障,脑膜有炎症时可促进药物的组织渗透,但脑脊液中浓度仅为血药浓度的 10％左右;可透过胎盘进入胎儿体内。主要在肝脏代谢,胆汁排泄,血浆 $t_{1/2}$ 为 1.4～2 h。

【药理作用】 对 G⁺ 的金黄色葡萄球菌(包括耐药菌)、链球菌、白喉杆菌等抗菌作用强,对部分 G⁻ 菌如脑膜炎奈瑟菌、拟杆菌、流感嗜血杆菌、百日咳鲍特菌、布鲁菌、军团菌等高度敏感。另外,对肺炎支原体、立克次体、螺旋体和幽门螺杆菌也有抑制作用。

【临床应用】 对青霉素过敏者可用其作为替代品,用于溶血性链球菌、肺炎链球菌、白

喉、螺旋体、破伤风等敏感菌感染；也常用于治疗厌氧菌引起的口腔感染和肺炎支原体、肺炎衣原体、溶脲脲原体等非典型病原体所致的呼吸道和泌尿生殖系统感染；还可用于沙眼衣原体所致的婴儿结肠炎及肺炎；风湿热复发、感染性心内膜炎的预防用药。

【不良反应】 多表现为腹泻、呕吐、腹痛等胃肠道反应，有些患者常因不能耐受而停药。少数患者可发生肝损害，表现有转氨酶升高、黄疸、肝肿大等，一般于停药后数日可自行恢复。过敏反应的发生率为 $0.5\% \sim 1\%$，主要表现为药疹、药热、嗜酸性粒细胞增多等。大剂量（$\geqslant 4g/$日）应用时，可能引起听力减退，尤其肝、肾疾病患者或老年患者表现明显。偶有心律失常、口腔或阴道假丝酵母菌感染。本品为抑菌剂，可干扰青霉素的杀菌效能，故当需要快速杀菌作用如治疗脑膜炎时，两者不宜合用。与氯霉素和林可酰胺类有拮抗作用，不宜合用。

除克拉霉素和阿奇霉素外，其他大环内酯类抗生素均与红霉素相似。

克 拉 霉 素[基]

克拉霉素（clarithromycin）为半合成的 14 元环大环内酯类抗生素，主要特点是抗菌活性强于红霉素，对酸稳定，口服吸收迅速，但首过消除明显，生物利用度较低，仅为 55%。食物可稍延缓药物吸收，但不影响生物利用度。主要用于呼吸道、泌尿生殖系统及皮肤软组织感染的治疗，还可与其他药物联合用于幽门螺杆菌感染的治疗。主要不良反应为胃肠道反应、口腔异味，偶可发生皮疹、皮肤瘙痒、头痛、肝毒性和假膜性肠炎等。利托那韦、氟康唑可抑制本品的代谢。

阿 奇 霉 素[基]

阿奇霉素（azithromycin）是目前唯一半合成的 15 元大环内酯类抗生素，其抗菌谱较红霉素广，对 G^- 菌作用较红霉素强，对某些细菌表现为快速杀菌作用；口服吸收快、组织分布广、血浆蛋白结合率低，细胞内药物浓度较血药浓度高 $10 \sim 100$ 倍。主要用于敏感菌所致的支气管炎、肺炎等下呼吸道感染；皮肤软组织感染；急性中耳炎；鼻窦炎、咽炎、扁桃体炎等上呼吸道感染；泌尿生殖系统感染。不良反应轻且发生率较低，患者多可耐受，主要有胃肠道反应，偶可出现头昏、头痛及皮疹、关节痛等过敏反应，少数患者可出现一过性中性粒细胞减少、血清转氨酶升高。

酮内酯类抗生素

酮内酯类抗生素（ketolides）是通过将大环内酯环第 3 个碳原子（C-3）上的糖替换成羰基而得到的一类新抗生素，目前已上市用于临床治疗的主要是泰利霉素（telithromycin，TLM）。其作用机制同红霉素，对肺炎链球菌、流感嗜血杆菌、肺炎衣原体、肺炎支原体等有较强的抗菌活性。主要用于轻度、中度社区获得性肺炎（CAP）的治疗。常见的不良反应有腹泻、恶心、头晕和呕吐，有一定程度的肝毒性。

第二节 林可酰胺类抗生素

林可霉素和克林霉素

林可酰胺类抗生素包括林可霉素(lincomycin,洁霉素,林肯霉素)和克林霉素(clindamycin,氯林可霉素)。林可霉素是由链丝菌产生的一种碱性抗生素,其第7位的羟基被氯离子取代即为克林霉素。两种药具有相同的抗菌谱和抗菌机制,但克林霉素口服吸收好、抗菌活性强、临床疗效好且毒性低,故临床较为常用。

【体内过程】 林可霉素口服吸收差,生物利用度为 $20\%\sim30\%$,且易受食物影响,T_{peak} 为 $2\sim4$ h。克林霉素口服吸收好,生物利用度为 90%,受食物影响小,T_{peak} 为 $0.75\sim2$ h。两者吸收后均迅速并广泛分布于除脑脊液外的各体液和组织,包括骨组织,能透过胎盘屏障,不能透过正常血脑屏障,但炎症时脑组织可达有效治疗浓度。林可霉素血浆蛋白结合率为 $77\%\sim82\%$,克林霉素结合率为 $92\%\sim94\%$。主要在肝脏代谢,部分代谢物具抗菌活性。林可霉素 $t_{1/2}$ 为 $4\sim6$ h,克林霉素 $t_{1/2}$ 为 $2.4\sim3$ h。

【抗菌作用】 两种药抗菌谱与红霉素类似,主要特点是对各类厌氧菌有强大抗菌作用,对需氧 G$^+$ 菌有显著活性,需氧 G$^-$ 菌包括流感嗜血杆菌、奈瑟菌属及支原体属均对本类药物耐药。克林霉素的抗菌活性比林可霉素强 $4\sim8$ 倍。

本类药物抗菌机制与大环内酯类相同,能不可逆性地与细菌核糖体 50S 亚基结合,抑制细菌蛋白质合成。

【临床应用】 主要用于敏感菌(如葡萄球菌属、链球菌属及厌氧菌)所致的呼吸道感染、皮肤软组织感染、泌尿生殖系统感染和盆腔及腹腔感染等,为金黄色葡萄球菌引起的骨髓炎的首选药。

【不良反应】

1. 胃肠道反应

常见恶心、呕吐、腹痛、腹泻等;伴有发热、异常口渴和疲乏(假膜性肠炎),可发生在用药初期,也可发生于停药后数周。

2. 血液系统

偶可发生白细胞减少、中性粒细胞减少、嗜酸性粒细胞增多和血小板减少等,罕见再生障碍性贫血。

3. 过敏反应

可见皮疹、瘙痒等,偶见荨麻疹、血管神经性水肿和血清病反应等,罕见剥脱性皮炎、大疱性皮炎、多形性红斑。

4. 肝功能异常

如血清转氨酶升高、黄疸等。

5. 局部刺激

静脉滴注可能引起静脉炎,肌内注射可出现疼痛、硬结和无菌性脓肿。

第三节　多肽类抗生素

万古霉素类

万古霉素属糖肽类抗生素,包括万古霉素(vancomycin)、去甲万古霉素(norvancomycin)和替考拉宁(teicoplanin)。万古霉素是从链霉菌培养液中分离获得的抗生素,化学性质稳定,因能杀灭 MRSA 和 MRSE 而得到广泛应用。去甲万古霉素是我国从诺卡菌属培养液中分离获得的,作用略强于万古霉素。替考拉宁是从特定的游动放线菌属培养液中分离获得的,其脂溶性较万古霉素高 50～100 倍。

【体内过程】　口服难吸收,绝大部分经粪便排泄,肌注可引起局部剧痛和组织坏死,全身用药只能静脉给药。可分布至各组织和体液,可透过胎盘屏障,但难以透过血脑屏障。炎症时透入增多,可达有效水平。90%以上由肾排泄,万古霉素和去甲万古霉素的 $t_{1/2}$ 约为 6 h,替考拉宁则长达 70～100 h。

【药理作用】　本类药对化脓性链球菌、肺炎链球菌、金黄色葡萄球菌等 G^+ 菌产生强大杀菌作用,尤其是 MRSA 和 MRSE。分枝杆菌、立克次体、衣原体等对本品不敏感。抗菌作用机制是与细胞壁前体肽聚糖结合,干扰细胞壁合成,造成细胞壁缺陷,使菌体破裂而杀灭细菌,尤其是对正在分裂增殖的细菌具有快速杀菌作用。

【临床应用】　仅用于对其他抗菌药物耐药的 G^+ 球菌引起的严重感染,尤其是 MRSA、MRSE 和肠球菌属所致感染,如败血症、脑膜炎、心内膜炎、呼吸道感染等。口服给药用于治疗消化道感染和假膜性肠炎。

【不良反应】　万古霉素和去甲万古霉素毒性较大,替考拉宁毒性较小。

1. 耳毒性和肾毒性

大剂量长期应用可出现较严重的耳毒性及肾毒性,表现为耳鸣、听力减退、甚至耳聋;肾小管损伤,表现为蛋白尿和管型尿甚至肾衰竭。应避免与有耳毒性、肾毒性的药物同用。

2. 过敏反应

少数患者用药后可出现皮疹、药热等过敏反应,偶见过敏性休克。万古霉素、去甲万古霉素剂量过大、静注速度过快时,会出现极度皮肤潮红、红斑、荨麻疹、心动过速和低血压等症状,称为"红人综合征"(red man syndrome),尤以躯干上部为甚,替考拉宁则较少发生上述症状。用药前使用抗组胺药可使症状减轻或避免症状出现。

3. 其他

口服时可引起恶心、呕吐、金属异味感和眩晕,静注时偶发疼痛和血栓性静脉炎。

多黏菌素类

多黏菌素类(polymyxins)是从多黏类芽孢杆菌培养液中分离的一组多肽抗生素,有 A、B、C、D、E 五种。临床上常用多黏菌素 B(polymyxin B)及多黏菌素 E(polymyxin E),两者均为结构相对简单的碱性肽,为阳离子型表面活性剂,易溶于水,性质稳定。

【体内过程】　口服不吸收,肌注 2 h 血药浓度达峰值,因分子量较大,穿透力差,故脑脊液、胸腔、关节腔和感染灶内浓度低。本类药物代谢慢,主要经肾脏排泄,连续给药会导致药物在体内蓄积。成人 $t_{1/2}$ 约 6 h,儿童较短,约 2 h。

【药理作用】　多黏菌素类属窄谱慢效杀菌药,主要作用于细菌胞浆膜,与细胞膜磷脂结合,导致膜通透性增加,使细菌细胞内重要物质外漏而造成细胞死亡。对某些 G^- 杆菌有强大抗菌活性,如大肠埃希菌及铜绿假单胞菌呈高度敏感,对志贺菌属、沙门菌属、真杆菌属、流感杆菌等其他类杆菌也较敏感。多黏菌素 B 的抗菌活性稍高于多黏菌素 E。细菌对多黏菌素不易产生耐药性,一旦出现则有交叉耐药。

【临床应用】　主要用于耐氨基糖苷类、耐第三代头孢菌素菌以及铜绿假单胞菌或其他敏感菌所致的严重感染,如菌血症、心内膜炎、肺炎、烧伤后感染等。口服可用于肠道手术前准备,局部用于敏感菌引起的眼、耳、皮肤及黏膜感染。

【不良反应】　常用剂量可出现肾毒性和神经系统不良反应,肾毒性表现为蛋白尿、血尿、管型尿、氮质血症,严重时出现急性肾小管坏死及肾衰。神经毒性与剂量有关,轻者出现头昏、面部麻木和周围神经炎,重者出现意识混乱、昏迷、共济失调等,停药后可消失。此外可引起瘙痒、皮疹、药热等变态反应,吸入给药可引起哮喘。

杆 菌 肽 类

杆菌肽(bacitracin)是从枯草杆菌培养液中分离获得的,为含噻唑环的多肽类抗生素的混合物,主要成分是杆菌肽 A。杆菌肽属于慢性杀菌药,其作用机制是选择性地抑制细菌细胞壁合成过程中的脱磷酸化,干扰细胞壁合成,同时损伤细菌胞浆膜,使胞质内容物外漏,造成细菌死亡。本品对 G^+ 菌有强大的抗菌作用,对耐 β-内酰胺类的细菌也有作用。细菌对其耐药性产生缓慢,与其他抗生素无交叉耐药性。全身用药肾毒性严重,故目前仅限于局部使用抗感染,具有刺激性小、过敏反应少、不易产生耐药性的特点,其锌盐制剂可提高抗菌作用。

制剂与用法

1. 红霉素(erythromycin)　片剂:0.125 g,0.25 g。肠溶片:0.125 g,0.25 g。肠溶胶囊:0.125 g,0.25 g。口服,1~2 g/d,分 3~4 次服用。

2. 乳糖酸红霉素(erythromycin lactobionate)　注射剂:0.25 g,0.3 g。静脉滴注,0.5~1.0 g/次,3~4 次/d。

3. 罗红霉素(roxithromycin)　片剂:50 mg,75 mg,150 m,300 mg。胶囊剂:50 mg,75 mg,150 mg。缓释片:300 mg。口服,0.15 g/次,2 次/d 或 0.3 g/次,1 次/d。

4. 克拉霉素(clarithromycin)　片剂:0.125 g,0.25 g。胶囊剂:0.125 g,0.25 g。分散片:0.125 g,0.25 g。口服,0.25~0.5 g/次,每 12 h 1 次。

5. 阿奇霉素(azithromycin)　片剂:0.125 g,0.25 g,0.5 g。胶囊剂:0.125 g,0.25 g,0.5 g。分散片:0.1 g,0.25 g。注射剂:0.1 g/2 mL,0.2 g/2 mL,0.25 g/5 mL,0.5 g/5 mL。口服,0.5 g/次,1 次/d。静脉滴注,0.5 g/次,1 次/d。

6. 盐酸林可霉素(lincomycin hydrochloride)　片剂:0.25 g,0.5 g。胶囊:0.25 g,0.5 g。注射剂:0.6 g/2 mL。口服,1.5~2 g/d,分 3~4 次服用。肌内注射,0.6~1.2 g/d,分次注射。静脉滴注,0.6 g/次,每 8 h 或 12 h 1 次。

7. 盐酸克林霉素(clindamycin hydrochloride)　注射剂：0.6 g/2 mL。肌内注射或静脉滴注，0.6～1.2 g/d，分 2～4 次。

8. 克林霉素磷酸酯(clindamycin phosphate)　片剂：150 mg。口服，0.15～0.3 g/次，4 次/d。

9. 盐酸万古霉素(vancomycin hydrochloride)　粉针剂：0.5 g，1.0 g。静脉滴注，2 g/d，0.5 g/6 h 或 1.0 g/12 h，静滴 60 min 以上。

10. 盐酸去甲万古霉素(norvancomycin hydrochloride)　粉针剂：0.4 g，0.8 g。静脉缓慢滴注，0.8～1.6 g/d，分 2～3 次静滴。

11. 替考拉宁(teicoplanin)　粉针剂：0.2 g，0.4 g。肌内注射或静脉滴注，首次 0.4 g，以后 0.2 g，1 次/d。

12. 硫酸多黏菌素 B(polymyxin B sulfate)　注射剂：0.5 g。静滴：1.5～2.5 mg/kg/d，分成两次，每 12 h 1 次。肌注：2.5～3 mg/kg/d，分次给予，每 4～6 h 一次。

13. 杆菌肽(bacitracin)　软膏：500 U/g。外用，适量，2～3 次/d。

（韩　军）

第三十六章　氨基糖苷类抗生素

氨基糖苷类(aminoglycosides)抗生素是临床上常用的广谱抗生素,主要包括两大类:一类为天然来源,由链霉菌和小单胞菌产生,如链霉素(streptomycin)、新霉素(neomycin)、庆大霉素(gentamicin)、卡那霉素(kanamycin)、妥布霉素(tobramycin)、小诺米星(micronomicin)、西索米星(sisomicin)等;另一类为半合成品,如阿米卡星(amikacin)、奈替米星(netilmicin)、异帕米星(isepamicin)、依替米星(etimicin)、地贝卡星(dibekacin)等。

第一节　氨基糖苷类抗生素的共同特点

本类药物的基本结构是氨基醇环通过糖苷键与一个或几个氨基糖结合,形成性质稳定的化合物。由于结构相似,所以氨基糖苷类抗生素在抗菌谱、抗菌机制、体内过程及不良反应等方面具有共同特点。

【体内过程】 口服难吸收,肌内注射吸收迅速而完全,30~90 min 血药浓度达峰值。穿透力弱,主要分布于细胞外液。肾皮质及内耳内、外淋巴中浓度高,可透过胎盘屏障,但不能渗入细胞内,也不能透过血脑屏障,但在脑膜炎时,可透过血脑屏障。几乎全部经肾小球滤过以原形排出。$t_{1/2}$ 为 2~3 h。

【药理作用】 氨基糖苷类药物对各种需氧 G^- 杆菌包括铜绿假单胞菌有强大的抗菌作用,对沙雷菌属、产碱杆菌属、布氏杆菌、沙门杆菌、嗜血杆菌、痢疾杆菌等亦有良好的抗菌作用,对 MRSA 和 MRSE 也有较好抗菌活性,但对革兰阴性球菌,如淋病奈瑟菌、脑膜炎奈瑟菌的作用差,各型链球菌、肠球菌及各种厌氧菌对本类药物具有耐药性。链霉素、卡那霉素还对结核分枝杆菌有效。

氨基糖苷类与细菌核糖体结合,从而干扰细菌蛋白质的合成,其作用环节为:① 抑制 70S 始动复合物的形成;② 选择性地与 30S 亚基上的靶蛋白结合,诱导错误匹配,合成异常无功能的蛋白质;③ 阻止终止密码子与核糖体结合,使已合成的肽链不能释放;④ 抑制 70S 核糖体解离,造成细菌核糖体循环受阻。另外,还可通过离子吸附作用附着于细菌表面而造成胞膜缺损,使膜通透性增加,胞内钾离子、核苷酸、酶等重要物质外漏而导致细菌死亡。

氨基糖苷类药物为速效杀菌剂,对静止期细菌有较强作用。其杀菌特点有:① 仅对需氧菌有效,对厌氧菌无效;② PAE 长,为浓度依赖性抗菌药;③ 在碱性环境中抗菌活性增强。

【耐药性】 细菌对本类抗生素可产生不同程度的耐药性,其机制有:① 由耐药细菌产生的一系列钝化酶能通过磷酰化、腺苷化或乙酰化氨基糖苷类结构中的羟基或氨基而使抗生素失活;② 由于细菌膜通透性改变或细胞转运异常,导致药物不能进入菌体内使菌体内药物浓度下降而产生耐药;③ 细菌核糖体结构发生改变,特异性影响链霉素与之结合,从而对链霉素产生耐药,但不影响与其他氨基糖苷类的结合。

【临床应用】 主要用于敏感需氧 G⁻ 杆菌所致的全身感染,如脑膜炎、呼吸道、泌尿道、皮肤软组织、胃肠道、烧伤、创伤及骨关节感染等。卡那霉素、庆大霉素、妥布霉素、阿米卡星和奈替米星对上述感染的疗效无显著差异,对于败血症、脑膜炎等严重感染,需联合应用其他抗 G⁻ 杆菌的抗菌药,如广谱半合成青霉素、第三代头孢菌素及氟喹诺酮类等。此外,链霉素、卡那霉素可作为结核病治疗药物。

【不良反应】 所有氨基糖苷类均有较严重的耳毒性和肾毒性,其不良反应儿童和老人表现明显。

1. 耳毒性

由于药物在内耳蓄积,损伤耳蜗和前庭,不同程度地使感觉毛细胞发生退行性和永久性改变。耳蜗神经损害表现为耳鸣、听力减退或耳聋,并可发生于停药数周之后,发生率依次为新霉素＞卡那霉素＞阿米卡星＞西索米星＞庆大霉素＞妥布霉素＞奈替米星。一旦听力丧失,即使停药也不能恢复。前庭损害表现为眩晕、恶心、呕吐、眼球震颤、平衡失调等,发生率依次为新霉素＞卡那霉素＞链霉素＞庆大霉素＞妥布霉素＞奈替米星。不宜与有耳毒性的呋塞米、利尿酸、卡铂、顺铂等合用。

2. 肾毒性

该类药物主要经肾脏排泄,尿液中药物浓度较高,且易在肾蓄积,轻则引起肾小管肿胀,重则产生急性坏死。通常表现为蛋白尿、管型尿,严重者可致氮质血症及无尿症。在常用剂量时,各种药肾损害发生率为新霉素＞卡那霉素＞庆大霉素＞妥布霉素＞阿米卡星＞奈替米星。与两性霉素、杆菌肽、头孢噻吩、多黏菌素、万古霉素等合用能增加肾毒性。

3. 神经肌肉阻断作用

阻滞神经肌肉传导,严重者可发生肌肉麻痹。这可能由于氨基糖苷类药物与突触前膜钙结合部位结合,阻止神经末梢释放乙酰胆碱所致。一旦发生,应立即静脉注射新斯的明和钙剂。避免与肌肉松弛药、全身麻醉药等合用。

4. 过敏反应

如皮疹、发热、血管神经性水肿、剥脱性皮炎,也可引起过敏性休克,尤其是链霉素,应引起警惕。

第二节 常用氨基糖苷类药物

链 霉 素[基]

链霉素(streptomycin)是 1944 年从链霉菌培养液中分离获得的并用于临床的第一个氨

基糖苷类药物,也是第一个用于治疗结核病的药物,临床常用其硫酸盐。本品口服吸收极少,肌注后吸收良好。主要分布于细胞外液,可分布至除脑以外的全身器官组织,可到达胆汁、胸水、腹水、结核性脓肿和干酪样组织。本品在体内不代谢,主要经肾小球滤过排出,给药后 24 h 经尿排出 80%~98%。$t_{1/2}$ 为 5~6 h。临床主要与其他抗结核病药联合,用于治疗结核分枝杆菌所致的各种结核病的初治病例及其他敏感分枝杆菌感染,也可单用于土拉菌病,或与其他抗菌药物联合用于鼠疫、腹股沟肉芽肿、布鲁菌病、鼠咬热等病的治疗,是土拉菌病和鼠疫的首选药。亦可与青霉素或氨苄西林联合治疗草绿色链球菌或肠球菌所致的心内膜炎。

庆 大 霉 素[基]

庆大霉素(gentamicin)是从小单胞菌的培养液中分离获得的。由于价廉、疗效可靠,已成为治疗各种 G⁻杆菌感染的主要抗菌药,为氨基糖苷类中的首选药。

庆大霉素口服吸收少,肌注吸收快而完全。临床主要用于治疗敏感 G⁻杆菌引起的严重感染,如败血症、呼吸系统感染、腹腔感染、盆腔感染、泌尿系统感染,也可作为脑膜炎的辅助治疗。可与羧苄西林等广谱青霉素或头孢菌素联用,治疗铜绿假单胞菌感染和其他未明原因的革兰阴性杆菌感染。口服可用作肠道术前准备,也可用于治疗肠道感染。局部用药可用于敏感菌所致的眼部感染。

卡 那 霉 素

卡那霉素(kanamycin)是从链霉菌培养液中分离获得的,有 A、B、C 三种成分,以 A 组成分较为常用。对多数常见革兰阴性菌和结核分枝杆菌有效,曾被广泛用于治疗各种肠道革兰阴性菌感染,但因不良反应较大,抗菌谱较窄,现已被庆大霉素、妥布霉素等取代。目前主要与其他抗结核病药物合用治疗结核病,口服可用作肠道术前准备,也可用于治疗肠道感染。

阿 米 卡 星[基]

阿米卡星(amikacin,丁胺卡那霉素)为卡那霉素的半合成衍生物,肌内注射吸收迅速,主要分布于细胞外液,可在肾脏皮质细胞和内耳液中蓄积。可透过胎盘进入胎儿组织。在体内不代谢,主要经肾小球滤过排出,$t_{1/2}$ 为 2~2.5 h。阿米卡星抗菌谱在本类药物中较广,抗菌活性较庆大霉素略低,突出优点是它对许多肠道 G⁻杆菌所产生的钝化酶较稳定,因而广泛用于治疗庆大霉素及妥布霉素耐药的 G⁻杆菌感染和大多数需氧革兰阴性杆菌感染,并对结核分枝杆菌及某些其他分枝杆菌有效。其耳毒性较庆大霉素强,肾毒性则弱于庆大霉素。

妥 布 霉 素

妥布霉素(tobramycin)是从链霉菌培养液中分离获得的,也可由卡那霉素 B 脱氧而成。其抗菌活性、临床应用和药动学特征与庆大霉素相似,但抗铜绿假单胞菌作用较庆大霉素强3~5 倍,且对耐庆大霉素菌株有效。常与抗铜绿假单胞菌青霉素、氨曲南或头孢拉定合用治疗铜绿假单胞菌引起的各种感染。

异 帕 米 星

异帕米星(isepamicin)为卡那霉素 B 的半合成衍生物,抗菌作用与阿米卡星相似,为广谱抗生素。对多种钝化酶稳定,尤其适用于对其他氨基糖苷类(包括阿米卡星)耐药严重的革兰阴性杆菌(包括铜绿假单胞菌)和葡萄球菌感染。肾毒性与阿米卡星相似,耳毒性则较阿米卡星低。不良反应主要为眩晕、耳鸣和重听、静脉炎、皮疹、胃部不适等。亦可引起蛋白尿、血尿等症状;偶见周围血中白细胞及血小板减少,嗜酸粒细胞增多。

制剂与用法

1. 硫酸链霉素(streptomycin sulfate)　注射剂:0.375 g,0.75 g,1.0 g,2.0 g,5.0 g。肌内注射,0.5 g/次,2 次/d。

2. 硫酸庆大霉素(gentamicin sulfate)　片剂:20 mg,40 mg;颗粒剂:10 mg。注射剂:40 mg/1 mL,80 mg/2 mL。口服,80~160 mg/次,3~4 次/d。肌内注射或静脉滴注,80 mg/次,2~3 次/d。

3. 硫酸卡那霉素(kanamycin sulfate)　注射剂:0.5 g,1.0 g。片剂:0.125 g。口服,0.75~1.25 g/次,3 次/d。肌内注射:0.5 g/次,1~2 次/d。

4. 硫酸妥布霉素(tobramycin sulfate)　注射剂:80 mg/2 mL。肌内注射或静脉滴注,80 mg/次,2~3 次/d,疗程不超过 10 d。

5. 硫酸阿米卡星(amikacin sulfate)　注射剂:0.2 g。肌内注射或静脉滴注,每 12 h 7.5 mg/kg,或每 24 h 15 mg/kg。成人一日不超过 1.5 g,疗程不超过 10 d。

6. 硫酸异帕米星(isepamicin sulfate)　注射剂:0.2 g/2 mL,0.4 g/4 mL。肌内注射或静脉注射,400 mg/d,分 1~2 次给予。

(洪宗元)

第三十七章 氯霉素类及四环素类抗生素

第一节 氯 霉 素 类

氯 霉 素

氯霉素(chloramphenicol)最初从委内瑞拉链丝菌的培养液中提得,因化学结构含有氯原子故称氯霉素。氯霉素有左旋体和右旋体两种光学异构体,其左旋体为主要抗菌成分,右旋体无抗菌活性但保留毒性,消旋体名为合霉素,现已淘汰。目前临床使用的是人工合成的左旋体。

【体内过程】 口服吸收迅速而完全,生物利用度为 $80\% \sim 90\%$。吸收后广泛分布于全身组织和体液,可透过血脑屏障。血浆蛋白结合率为 $50\% \sim 60\%$。90% 在肝脏与葡萄糖醛酸结合而失活,代谢产物和少量原形药物经肾排泄。$t_{1/2}$ 为 $1.5 \sim 3.5$ h。

【药理作用】 氯霉素属广谱抗生素,对需氧 G^- 菌及 G^+ 菌、厌氧菌、立克次体、螺旋体和衣原体均有抑制作用。对 G^- 菌的作用强于 G^+ 菌,对 G^+ 菌的作用不及青霉素和四环素。氯霉素为抑菌剂,但对流感嗜血杆菌、肺炎链球菌和脑膜炎奈瑟菌具有杀灭作用。

氯霉素可与细菌核糖体 50S 亚基上的肽酰基转移酶作用位点可逆性结合,阻止 P 位上肽链末端羧基与 A 位上氨基酸 tRNA 的氨基发生反应,从而阻止肽链延伸,使蛋白质合成受阻。

【临床应用】 由于氯霉素可对造血系统产生严重的毒性作用,一般不作为首选药物,必须严格掌握适应证。

1. 耐药菌诱发的严重感染

作为备选药物,选用的前提是患者使用氯霉素的利大于弊,例如无法使用青霉素类药物的脑膜炎患者、多药耐药的流感嗜血杆菌感染患者。

2. 伤寒

一般多选用氟喹诺酮类或第三代头孢菌素,两者具有速效、低毒、复发少和愈后不带菌等特点。因氯霉素成本低廉,有些国家和地区仍将其用于治疗伤寒。

3. 立克次体感染

可用于 Q 热、落基山斑点热、地方性斑疹伤寒等的治疗。

4. 其他

与其他抗菌药联合使用,治疗腹腔或盆腔的厌氧菌感染。也可作为眼科的局部用药,安全有效地治疗敏感菌引起的眼内感染、全眼球感染、沙眼和结膜炎。

【不良反应】

1. 血液系统毒性

血液系统毒性是氯霉素最严重的不良反应,也是限制氯霉素应用的主要原因。一般有两种表现形式:一是与剂量和疗程相关的可逆性骨髓抑制,常见于血药浓度超过 25 mg/L 的患者,表现为贫血,并可伴白细胞和血小板减少,停药可恢复;二是与剂量和疗程无关的不可逆性骨髓抑制,常表现为严重的、不可逆性再生障碍性贫血,可能是药物变态反应或遗传缺陷所致,潜伏期数周至数月,死亡率达 50% 以上。

2. 灰婴综合征

早产儿和新生儿肝脏的葡萄糖醛酸转移酶缺乏,肾排泄功能不完善,对氯霉素解毒能力差。大剂量使用氯霉素可致早产儿和新生儿药物中毒,表现为循环衰竭、呼吸困难、进行性血压下降、皮肤苍白和发绀,故称灰婴综合征(gray syndrome)。典型的病例发生于出生后 48 小时内即给予高剂量的氯霉素,治疗持续 3~4 d 后发生。有时大龄儿童甚至成人大剂量使用时也可发生类似的症状。

3. 其他

口服用药时可出现恶心、呕吐、腹泻等症状。少数病人有过敏反应(皮疹、药热、血管神经性水肿)、视神经炎、视力障碍等不良反应。还可见溶血性贫血(葡萄糖-6-磷酸脱氢酶缺陷者)、二重感染。

甲 砜 霉 素

甲砜霉素(Thiamphenicol),也称甲砜氯霉素,为合成的广谱抗菌药,属氯霉素类抗菌药物。

【体内过程】 口服吸收迅速而完全,2 h 血药浓度达峰值。体内分布广泛,尤以胆、肾、脾、肝、肺等组织含量较高,胆汁中药物浓度可为血药浓度的数十倍。70%~90% 以原型经肾排泄,部分经胆汁排泄。$t_{1/2}$ 约 1.5 h。

【药理作用与临床应用】 抗菌作用机制与氯霉素相似,抑制细菌蛋白质合成、抗菌活性较高,对沙门菌属、大肠埃希菌和肺炎杆菌的作用较链霉素差,与氯霉素呈完全交叉耐药性。适用于治疗敏感菌所致的呼吸道感染、尿路感染、肠道感染等。

【不良反应】 常见食欲减退、恶心、呕吐、腹泻、白细胞降低和血小板减少等不良反应,少见皮疹、光敏性皮炎、血管神经性水肿、药物热等过敏反应,罕见再生障碍性贫血。长期用药后可引起二重感染,也可出现周围神经炎和视神经炎。

第二节　四 环 素 类

四环素类(tetracyclines)是一组具有共轭双键四元稠合环结构的抗生素,可与酸或碱结合成盐,在酸性溶液中稳定,碱性溶液中易降解,临床常用其盐酸盐。按来源分为天然四环素类和半合成四环素类。天然四环素类包括四环素(tetracycline)、土霉素(oxytetracycline)、金霉素(chlortetracycline)和地美环素(demeclocycline)等。半合成四环素类包括美他环素(metacycline)、多西环素(doxycycline)和米诺环素(minocycline)等。天然四环素类药物随着耐药菌株的不断增多,已逐步被半合成类药品取代。

【体内过程】　四环素类药物口服吸收不完全,多西环素、米诺环素吸收率最高,其次为四环素和土霉素。食物可影响本类药物的吸收,二价、三价金属离子与药物形成不吸收的配合物。其分布广泛,主要集中在肝、脾、肾、皮肤、牙齿和骨髓等钙化组织和钙含量高的肿瘤,易于透过胎盘屏障集中到胎儿骨骼。在脑脊液中除米诺环素外均难达到有效浓度。四环素类药物部分在肝脏代谢,以代谢产物或原形分泌到胆汁,在小肠被重吸收,形成肝肠循环。

【药理作用】　为广谱抑菌药,高浓度时具有杀菌作用。抗菌谱包括 G^+、G^- 需氧菌和厌氧菌、立克次体、支原体、衣原体、螺旋体及某些原虫等,对 G^+ 菌的抑制作用较 G^- 菌强,对伤寒、副伤寒、铜绿假单胞菌、结核分枝菌、真菌和病毒无效。药物与核糖体30S 亚基的 A 位特异性结合,阻止氨基酰 tRNA 进入 A 位,阻碍肽链延长和蛋白质的合成。药物尚可使细菌细胞膜通透性改变,导致胞内核苷酸及其他重要成分外漏,抑制细菌生长增殖。

【临床应用】　四环素类药物常首选用于下列感染的治疗,一般首选多西环素。

1. 立克次体感染

包括流行性斑疹伤寒、地方性斑疹伤寒、洛矶山热、恙虫病和 Q 热。

2. 衣原体感染

包括鹦鹉热衣原体引起的鹦鹉热、肺炎衣原体引起的肺炎、沙眼衣原体引起的非特异性尿道炎、子宫颈炎、性病淋巴肉芽肿、包涵体结膜炎和沙眼等。

3. 支原体感染

包括肺炎支原体性非典型性肺炎、溶脲脲原体性非特异性尿道炎等。

4. 螺旋体感染

四环素类是现今治疗莱姆病和回归热最有效的药物。

5. 细菌性感染

包括肉芽肿荚膜杆菌引起的腹股沟肉芽肿、霍乱弧菌引起的霍乱和布鲁菌引起的布鲁菌病。

【不良反应】

1. 胃肠道反应

可刺激胃肠道,引起上腹部不适、腹胀、腹痛、恶心、呕吐,甚至引起溃疡。

2. 二重感染

正常人的口腔、鼻腔、肠道等处有多种微生物寄生,彼此相互竞争、相互抑制而维持相对平衡的共生状态。长期应用四环素类等广谱抗生素,敏感菌株受到抑制,而不敏感菌株则大量繁殖,引起新的感染,称为二重感染或菌群交替症。常见的有白假丝酵母菌引起的口腔炎(鹅口疮)、难辨梭状芽孢杆菌引起的假膜性肠炎等。

3. 影响牙齿和骨骼发育

四环素类药物能与牙齿中的钙结合,引起牙齿釉质变黄和发育不全(称四环素牙)。其对乳牙影响最大的时期为妊娠中期到出生后的 4~6 个月,对恒牙影响最大的时期是从 6 个月到 5 岁。其也可与新形成的骨骼中的钙结合,抑制骨质生成和婴幼儿骨骼发育。

4. 肝损害

长期大剂量或静脉给药可致肝损伤,表现类似急性肝炎,出现恶心、呕吐、厌食、乏力等,严重者可出现肝性脑病、出血倾向。

5. 变态反应

多为斑丘疹和红斑，少数患者可出现荨麻疹、血管神经性水肿、过敏性紫癜以及系统性红斑狼疮皮疹。偶有过敏性休克、光敏反应和哮喘反应。

四 环 素

四环素（tetracyclines）口服吸收不完全，易受食物和金属离子影响，生物利用度为 $60\%\sim70\%$。主要自肾小球滤过排出体外，少量药物自胆汁分泌至肠道排出，$t_{1/2}$ 为 $6\sim11$ h。可用于立克次体感染，如斑疹伤寒及恙虫病、支原体感染引起的肺炎以及布鲁菌病。一般不作为首选药。此外，尚可与其他药物联用治疗幽门螺杆菌引起的消化性溃疡。

多 西 环 素[基]

多西环素（doxycycline，强力霉素）口服，吸收迅速且完全。脂溶性较高，穿透力较强，体内分布广泛，在胆汁中浓度可达同期血药浓度的 $10\sim20$ 倍。血浆蛋白结合率为 $80\%\sim93\%$。部分在肝内代谢灭活，主要自肾小球滤过排泄。肾功能不全患者应用本品时，药物自胃肠道的排泄量增加，成为主要排泄途径。因此本品是四环素类中可安全用于肾功能损害患者的药物。由于显著的肝肠循环，$t_{1/2}$ 长达 $12\sim22$ h，属长效半合成四环素类。

抗菌谱与四环素相同，抗菌活性比四环素强 $2\sim10$ 倍，具有强效、速效、长效的特点。临床适应证同四环素，尤其适用于肾外感染伴有肾衰竭以及胆道系统感染。也可用于治疗对青霉素类过敏者的破伤风、气性坏疽、梅毒、淋病和钩端螺旋体病以及放线菌属、李斯特菌感染。由于药物分布广泛，还可用于中度、重度痤疮患者的辅助治疗。应饭后服用，并以大量水送服。服药后宜保持直立体位 30 min 以上，以避免食管炎的发生。静脉注射时，可能出现舌麻木及口腔异味感。易致光敏反应。

米 诺 环 素[基]

米诺环素（minocycline，二甲胺四环素）的抗菌活性在本类药物中最强。口服吸收率接近 100%，抗酸药或重金属离子可影响吸收。脂溶性高于多西环素，穿透力强，分布广泛，在脑脊液中的浓度高于其他四环素类。$t_{1/2}$ 为 $11\sim22$ h。

抗菌谱与四环素相似。对耐四环素的金黄色葡萄球菌、链球菌等和对淋病奈瑟菌均有很强的作用。主要用于治疗酒糟鼻、痤疮和沙眼衣原体所致的性传播疾病，以及上述耐药菌引起的感染。

除与四环素类共有的不良反应外，米诺环素还可引起眩晕、运动失调等前庭反应症状，反应程度呈剂量依赖性，且多见于女性。首剂服药可迅速出现，$12\%\sim52\%$ 的患者因严重的前庭反应而停药，停药 $24\sim48$ h 后症状可消失。用药期间不宜进行高空作业、驾驶和机器操作。

制剂及用法

1. 氯霉素（chloramphenicol）　片剂：0.25 g。胶囊：0.25 g。注射剂：0.25 g/2 mL。滴眼液：20 mg/8 mL。口服，$1.5\sim3$ g/d，分 $3\sim4$ 次服用。肌内注射、静脉注射或静脉滴注，$2\sim3$ g/d，分 2 次给予。滴眼，$1\sim2$ 滴/次，$3\sim5$ 次/d。

2. 甲砜霉素（thiamphenicol）　片剂：0.125 g，0.25 g。颗粒剂：0.125 g，0.25 g。胶囊：0.25 g。口服，1.5～3 g/d，分 3～4 次服用。

3. 四环素（tetracycline hydrochloride）　片剂：0.05 g、0.125 g、0.25 g。口服，0.25～0.5 g/次，每 6 h 1 次。

4. 盐酸多西环素（doxycycline hydrochloride）　片剂：50 mg，100 mg。胶囊：100 mg。注射剂：0.1 g，0.2 g。口服，第 1 日 0.1 g/次，每 12 h 1 次。继以 0.1～0.2 g/次，1 次/d。静脉滴注，第 1 日 200 mg，1 次或 2 次给药；以后根据感染的程度给药 100～200 mg/d，200 mg 1 次或 2 次给药。

5. 米诺环素（minocycline）　片剂：50 mg，100 mg。胶囊：50 mg，100 mg。口服，首剂 0.2 g，以后每隔 12 h 再口服 0.1 g。

（洪宗元）

第三十八章　人工合成抗菌药

人工合成抗菌药是用化学合成方法制成的抗菌药物,主要包括喹诺酮类、磺胺类和其他合成抗菌药。

第一节　喹诺酮类抗菌药

一、概述

喹诺酮类(quinolones)是临床广泛应用的一类化学合成的广谱抗菌药,按其发明先后及其抗菌性能的不同可分为四代。

1. 第一代喹诺酮类

包括萘啶酸(nalidixic acid)和吡咯酸(piromidic acid),只对大肠埃希菌、痢疾杆菌、克雷白杆菌、少部分变形杆菌有抗菌作用。因口服吸收差、疗效不佳、耐药性发展迅速,现已少用。

2. 第二代喹诺酮类

主要是吡哌酸(pipemidic acid),其在抗菌谱方面有所扩大,抗菌活性比萘啶酸强,不良反应较萘啶酸少,可用于敏感菌所致的尿路感染和肠道感染,现已少用。

3. 第三代喹诺酮类

抗菌谱进一步扩大,对葡萄球菌等 G^+ 菌也有抗菌作用,对一些 G^- 菌的抗菌作用则进一步加强。因药物分子中含有氟原子,故称为氟喹诺酮,如诺氟沙星(norfloxacin)、氧氟沙星(ofloxacin)、培氟沙星(pefloxacin)、依诺沙星(enoxacin)、环丙沙星(ciprofloxacin)等。

4. 第四代喹诺酮类

在第三代药物基础上进行了结构修饰,如在 C-8 上引入甲氧基。其抗菌谱更广、不良反应更小,但价格较贵。多数产品半衰期较长,如加替沙星、莫西沙星、加雷沙星等。

近年上市的奈诺沙星(nemonoxacin)对 G^+ 菌有更高的抗菌活性。

【体内过程】　氟喹诺酮类口服吸收良好,多数药物生物利用度接近甚至高于 90%。食物一般不影响药物的吸收,但应避免与含 Fe^{2+}、Mg^{2+}、Ca^{2+} 的食物和药物同服。体内分布广泛。药物的消除方式各不相同,多数以原形经肾排泄,尿药浓度高,部分经由肝脏代谢。

【药理作用】　氟喹诺酮类属于广谱杀菌药,尤其对 G⁻杆菌,包括铜绿假单胞菌在内,具有强大的杀菌作用,对金葡菌及产酶金葡菌也有良好抗菌作用。对 G⁺菌、结核分枝杆菌、军团菌、支原体及衣原体也有抗菌作用。

喹诺酮类药物主要作用于 G⁻菌 DNA 回旋酶(即拓扑异构酶Ⅱ,topoisomerase Ⅱ)及 G⁺菌的拓扑异构酶Ⅳ(topoisomerase Ⅳ),干扰 DNA 超螺旋结构的解旋,阻碍 DNA 的复制,导致细菌死亡。哺乳动物细胞内的拓扑异构酶Ⅱ在功能上类似于细菌的 DNA 回旋酶,喹诺酮类对细菌的 DNA 回旋酶选择性高,仅在很高浓度下才会影响哺乳动物的拓扑异构酶Ⅱ。

【耐药性】　随着喹诺酮类药物的广泛应用,细菌对喹诺酮类药物的耐药性发展较快,且本类药物间存在交叉耐药性。常见耐药菌为金葡菌、肠球菌、大肠埃希菌和铜绿假单胞菌。耐药机制主要是基因突变,如细菌 DNA 回旋酶的 A 亚单位多肽编码基因突变,与药物亲和力降低;细菌通道蛋白的改变或缺失,细胞膜通透性降低;药物主动排出机制增强,使菌体内药物浓度降低。

【临床应用】　氟喹诺酮类药物具有抗菌谱广、抗菌活性强、口服吸收良好、与其他类别抗菌药无交叉耐药性等特点,主要用于敏感菌(如金黄色葡萄球菌、肠道革兰阴性杆菌、铜绿假单胞菌、淋病奈瑟菌和弯曲菌属等)所致的泌尿生殖系统感染、呼吸系统感染、肠道感染及骨、关节和皮肤软组织感染。

【不良反应】

1. 胃肠道反应

可见胃部不适、恶心、呕吐、腹痛、腹泻等,一般可耐受。

2. 中枢神经系统毒性

轻者表现为失眠、头晕、头痛,重者可出现精神异常、抽搐、惊厥等。发生率依次为氟罗沙星＞诺氟沙星＞司帕沙星＞环丙沙星＞依诺沙星＞氧氟沙星＞培氟沙星＞左氧氟沙星。发生机制与药物抑制 GABA 与 GABAa 受体结合,导致中枢神经兴奋症状。有精神病或癫痫病史者、合用茶碱或 NSAIDs 者易出现中枢毒性,停药可消失。

3. 光敏反应

在紫外线激发下,药物氧化生成活性氧,激活皮肤成纤维细胞中的蛋白激酶 C 和酪氨酸激酶,引起皮肤炎症。表现为光照部位的皮肤出现瘙痒性红斑,严重者可出现皮肤糜烂、脱落现象。司帕沙星、洛美沙星、氟罗沙星诱发光敏反应最常见,严重者需住院治疗。其他药物光敏反应的发生率依次为依诺沙星＞氧氟沙星＞环丙沙星＞莫西沙星＞加替沙星。喹诺酮类药物的光毒性与其 8 位取代基的性质有关,如果取代基为卤素,则光毒性增强;如果取代基为甲氧基,则光毒性减弱。

4. 软骨损害

药物的 C3 羧基以及 C4 羰基与软骨组织中的 Mg^{2+} 形成配合物,并沉积于关节软骨,造成软骨损伤,尤其是负重关节的软骨。儿童用药后会出现关节痛及关节水肿,故不宜用于青春期前儿童或妊娠期女性。

5. 心脏毒性

此不良反应罕见但后果严重,可见 Q-T 间期延长、尖端扭转型心律失常(TdP)等。TdP 的发生率依次为司帕沙星＞加替沙星＞左氧氟沙星＞氧氟沙星＞环丙沙星。

6. 其他

包括横纹肌溶解、跟腱炎、肝毒性、替马沙星综合征、过敏反应、血糖变化等。

二、常用喹诺酮类药物

诺 氟 沙 星[基]

诺氟沙星(norfloxacin)是第一个用于临床的氟喹诺酮类药物。口服吸收迅速但不完全,生物利用度为 30%～40%。$t_{1/2}$ 为 3～4 h。抗菌谱广,抗菌作用强。尤其对需氧 G^- 菌如大肠埃希菌、肠杆菌科、弯曲菌、沙门菌、志贺菌和奈瑟菌抗菌活性高,临床主要用于肠道、泌尿道感染,也可外用治疗皮肤和眼部的感染。

环 丙 沙 星[基]

环丙沙星(ciprofloxacin),又名环丙氟哌酸。口服生物利用度为 38%～60%,血药浓度较低,静脉滴注可弥补此缺点。50%经肾排泄,$t_{1/2}$ 约为 4 h。抗菌谱广,尤其对需氧 G^- 杆菌的抗菌活性高,其体外抗菌活性高于多数氟喹诺酮类药物。对多重耐药菌也具有抗菌活性,对耐青霉素的淋病奈瑟菌、产酶流感嗜血杆菌和莫拉菌属均具有高度抗菌活性。对沙眼衣原体、支原体、军团菌具有良好抗菌作用,对结核分枝杆菌和非典型分枝杆菌也有抗菌活性。对厌氧菌的抗菌活性差。主要用于对其他抗菌药耐药的 G^- 杆菌所致的呼吸系统、消化系统、泌尿生殖系统、骨与关节和皮肤软组织感染。对于必须使用喹诺酮类药物的感染患者,可多采用环丙沙星治疗。因其可诱发跟腱炎和跟腱断裂,老年人和运动员慎用。

氧 氟 沙 星

氧氟沙星(ofloxacin),口服生物利用度为 95%～100%,$t_{1/2}$ 为 4.7～7 h。体内代谢少,80%的药物以原形由尿液排出。抗菌作用与环丙沙星相似。主要用于敏感菌所致的呼吸道感染、泌尿生殖系统感染和皮肤软组织感染,亦可作为二线药物与其他抗结核药合用。常见胃肠道不良反应,偶见转氨酶升高,可诱发跟腱炎和跟腱断裂。肾功能减退或老年患者应减量。

左 氧 氟 沙 星[基]

左氧氟沙星(levofloxacin)为氧氟沙星的左旋异构体,因除去了抗菌作用很弱的右旋体,其抗菌活性是消旋体(氧氟沙星)的两倍。口服吸收完全,吸收率几乎达 100%,广泛分布于各组织和体液中,并可渗入吞噬细胞内,细胞内可达有效药物浓度。主要经肾排泄,在尿液中的浓度较高,$t_{1/2}$ 约 6 h。临床用于由敏感菌引起的各种感染,效果良好。对铜绿假单胞菌的抗菌活性低于环丙沙星,但可用于临床治疗。对厌氧菌和肠球菌的作用较差。不良反应少且轻微,发生率低于氧氟沙星。

莫 西 沙 星[基]

莫西沙星(moxifloxacin)系第四代喹诺酮类药物。口服生物利用度约为 90%,吸收后可广泛分布于全身,$t_{1/2}$ 为 12～15 h。对绝大多数厌氧菌、结核分枝杆菌、G^+ 菌、支原体和衣原体具有很强的抗菌活性,作用强于环丙沙星、氧氟沙星和左氧氟沙星等。对大多数 G⁻ 菌的作用与诺氟沙星相近。主要用于敏感菌所致的慢性支气管炎急性发作、急性鼻窦炎、社区获得性肺炎,也可用于皮肤软组织和泌尿生殖系统感染。不良反应发生率较低,常见轻度呕吐和腹泻,但也可致严重不良反应,如过敏性休克、横纹肌溶解、Q-T 间期延长和尖端扭转型心律失常等。

加替沙星

加替沙星(gatifloxacin)口服吸收良好,不受饮食影响,生物利用度为 96%。广泛分布于全身组织和体液,$t_{1/2}$ 为 7～14 h。具广谱抗菌作用,对大多 G⁺ 菌、G⁻ 菌、肺炎衣原体、嗜肺性军团菌、肺炎支原体等均有抗菌活性。主要用于敏感病原体所致的各种感染,如慢性支气管炎急性发作、急性鼻窦炎、社区获得性肺炎、单纯性尿路感染和复杂性尿路感染、急性肾盂肾炎、男性淋球菌性尿路炎症或直肠感染和女性淋球菌性宫颈感染等。

奈诺沙星

奈诺沙星(nemonoxacin)为无氟喹诺酮类抗菌药,口服吸收迅速完全,1～2 h 血药浓度达峰值。广泛分布于全身各组织,主要以原形经肾排泄,$t_{1/2}$ 约为 11 h。对需氧 G⁺ 菌(金黄色葡萄球菌的甲氧西林敏感株、甲氧西林耐药株、肺炎链球菌、化脓性链球菌、无乳链球菌)、需氧 G⁻ 菌(流感嗜血杆菌、副流感嗜血杆菌、卡他莫拉菌)均具高度抗菌活性,对肺炎支原体、肺炎衣原体、嗜肺军团菌也具有高度活性。适用于治疗奈诺沙星敏感肺炎链球菌、金黄色葡萄球菌、流感嗜血杆菌、副流感嗜血杆菌、卡他莫拉菌、肺炎克雷伯菌以及肺炎支原体、肺炎衣原体和嗜肺军团菌所致的轻度、中度成人(≥18 岁)社区获得性肺炎。常见恶心、呕吐、腹痛、腹泻、头痛、头晕、肝功能异常、血细胞减少等不良反应。

第二节 磺胺类药物

磺胺类药物(sulfonamides)为对氨基苯磺酰胺衍生物,是第一个用于临床治疗细菌感染的化学治疗药物,属广谱抑菌药,曾广泛用于临床。近年来,由于耐药菌株出现,不良反应较多,加之抗生素和喹诺酮类药物的快速发展,磺胺类药物的应用明显减少。因本类药物对流行性脑脊髓膜炎、鼠疫等感染性疾病疗效显著,故在抗感染治疗中仍占有一定的位置。

根据吸收难易程度和临床应用,磺胺类药物可分为以下三类:

1. 口服易吸收类

用于全身感染疾病的治疗,根据 $t_{1/2}$ 的长短而分为 3 类:① 短效类($t_{1/2} < 10$ h),如磺胺异噁唑(SIZ),因每日用药次数多、不良反应多,现已少用;② 中效类($t_{1/2}$ 为 10～24 h),如磺胺嘧啶(sulfadiazine,SD)、磺胺甲噁唑(sulfamethoxazole,SMZ),抗菌活性强,血中或其他体液中药物浓度高,临床常用;③ 长效类($t_{1/2} > 24$h),如磺胺间甲氧嘧啶(SMM)、磺胺多辛(SDM,周效磺胺),因抗菌活性弱、血药浓度低,且过敏反应多,临床少用。

2. 口服难吸收类

如柳氮磺吡啶(sulfasalazine,SASP),主要用于肠道感染的治疗。

3. 外用类

如磺胺米隆(SML)、磺胺嘧啶银(SD-Ag)和磺胺醋酰钠(SA-Na)。

【体内过程】 用于全身性感染的磺胺药,口服后于小肠上段迅速吸收。吸收后在体内分布广泛,可透过胎盘屏障,在尿液中可达到较高的抑菌浓度。血浆蛋白结合率为25%~95%,血浆蛋白结合率较低的磺胺类药物可透过血脑屏障进入脑脊液,用于流行性脑脊髓膜炎的治疗。大多数药物在肝脏代谢,以乙酰化代谢产物、葡萄糖醛酸结合物或原形三种形式排泄。药物和乙酰化代谢产物在酸性尿液中易形成结晶,可导致肾损伤。少量从乳汁、胆汁及粪便排出。

【药理作用】 为广谱抑菌药,对大多数G^+菌和G^-菌均有抑制作用,对溶血性链球菌、脑膜炎奈瑟菌、痢疾志贺菌较敏感;对葡萄球菌、肺炎链球菌、大肠埃希菌、鼠疫杆菌、伤寒沙门菌及衣原体、放线菌、弓形虫、疟原虫等亦有效;对立克次体、支原体、螺旋体无效。磺胺米隆和磺胺嘧啶银对铜绿假单胞菌有效。

磺胺类药物化学结构与对氨基苯甲酸(PABA)结构相似,可与PABA竞争二氢蝶酸合酶,阻止细菌二氢叶酸的合成,抑制细菌生长、繁殖。由于人和哺乳动物可直接从食物中获取叶酸,因此磺胺类药物对人和哺乳动物细胞叶酸代谢无影响。坏死组织或脓液中含有大量PABA,局麻药普鲁卡因在体内也会水解产生PABA,它们均可减弱磺胺药的抗菌作用。

【耐药性】 细菌对磺胺类药物易产生耐药,特别是在药量不足或疗程过长时更易发生。耐药性多由细菌基因突变或质粒介导产生,主要包括改变代谢途径直接利用外源性叶酸、通过自身合成过量PABA与磺胺药竞争二氢蝶酸合酶,使磺胺药的抑菌作用减弱或消失。各种磺胺类药物之间存在交叉耐药性。与甲氧苄啶(TMP)合用可延缓耐药性的产生。

【临床应用】 用于治疗各种敏感菌引起的感染。

1. 全身性感染

可选用口服易吸收的磺胺药,如磺胺嘧啶或磺胺甲噁唑,用于治疗流行性脑脊髓膜炎、中耳炎、泌尿道感染、呼吸道感染、伤寒等的治疗。与甲氧苄啶合用,可产生明显的协同作用,用于治疗复杂性泌尿系统感染、呼吸系统感染等。

2. 肠道感染

可选用口服不易吸收的磺胺药,如柳氮磺吡啶。该药可在肠道内保持较高浓度,与肠壁结缔组织结合后可释放出磺胺吡啶(抗菌作用)和5-氨基水杨酸盐(抗炎和免疫抑制作用),用于治疗节段性肠炎或溃疡性结肠炎。

3. 局部感染

可选用磺胺米隆或磺胺嘧啶银乳膏,能有效抑制G^-菌或G^+菌,如铜绿假单胞菌、金黄色葡萄球菌等引起的局部感染,临床多用于烧伤和创伤感染。磺胺醋酰钠穿透力强,可用于治疗眼科感染性疾病,如沙眼、角膜炎、结膜炎等。

【不良反应】

1. 泌尿系统损害

磺胺类药主要由肾脏排出,药物原形及其乙酰化物在尿中浓度较高,易形成结晶沉淀,且在酸性尿中溶解度降低,可致血尿、结晶尿、尿痛和尿闭等症状,损伤肾脏。为减轻肾毒性,使用磺胺类药物时,应同服等量碳酸氢钠碱化尿液,并多饮水,以降低尿中药物浓度。服药超过一周者,应定期检查尿常规,监测肝肾功能。

2. 过敏反应

局部用药时易发生,常见皮疹、发热,偶致多形性红斑和剥脱性皮炎,严重时可致死。本类药之间有交叉过敏反应,有过敏史者禁用。

3. 血液系统反应

长期用药可抑制骨髓造血功能,引起粒细胞减少、血小板减少、再生障碍性贫血,对葡萄糖-6-磷酸脱氢酶缺乏者易引起溶血性贫血。对用药时间较长者,需定期检查血象。

4. 胃肠道反应

口服可引起恶心、呕吐和食欲减退,餐后服用或同服碳酸氢钠可减轻此反应。

5. 神经系统反应

少数患者出现头痛、头晕、乏力、失眠等症状,从事高空作业者或驾驶人员慎用。

6. 其他

胆红素脑病,主要发生于新生儿,因磺胺类药物可与胆红素竞争血浆蛋白结合,导致游离胆红素进入中枢所致。早产儿、新生儿、孕妇和哺乳期妇女均不宜使用。

磺 胺 嘧 啶[基]

磺胺嘧啶(SD),口服易吸收,生物利用度达 70% 以上,可透过血脑屏障,在脑脊液中的浓度可达血药浓度的 50%～80%。$t_{1/2}$ 为 8～13 h。SD 为防治流行性脑脊髓膜炎的首选药,也可用于治疗诺卡菌属引起的肺部感染、脑脓肿和脑膜炎及敏感菌所致的上呼吸道感染和泌尿道感染。与甲氧苄啶合用产生协同作用。

磺胺甲噁唑

磺胺甲噁唑(SMZ,新诺明),$t_{1/2}$ 为 10～12 h。脑脊液中浓度低于 SD,但仍能用于流行性脑脊髓膜炎的防治。尿中浓度与 SD 相似,故也适用于治疗大肠埃希菌等敏感菌诱发的泌尿系统感染,如膀胱炎、肾盂肾炎、单纯性尿道炎等。临床主要与甲氧苄啶合用,产生协同抗菌作用,扩大临床适应证范围。

柳氮磺吡啶

柳氮磺吡啶(SASP),口服后少量在胃肠道吸收,通过胆汁可重新进入肠道(肠-肝循环)。未被吸收的部分被回肠末段和结肠的细菌分解为 5-氨基水杨酸与磺胺吡啶。磺胺吡啶有较弱的抗菌作用,5-氨基水杨酸与肠壁结缔组织络合后较长时间停留在肠壁组织中起到抗菌消炎和免疫抑制作用,可抑制大肠埃希菌和梭状芽孢杆菌,同时抑制前列腺素、白三烯等炎症介质的合成。主要用于炎症性肠病,即 Crohn 病和溃疡性结肠炎,也可用于类风湿关节炎和强直性脊柱炎的治疗。

第三节　其他合成抗菌药

甲 氧 苄 啶

甲氧苄啶(trimethoprim,TMP)口服吸收迅速、完全,体内分布广泛,脑脊液中药物浓度较高,炎症时接近血药浓度。主要以原形经肾排出,$t_{1/2}$ 为 11 h。可抑制细菌二氢叶酸还原酶,阻碍四氢叶酸合成。与磺胺类合用,可双重阻断细菌的叶酸代谢过程,抑制细菌 DNA 复制和转录,因而可使抗菌作用增强数倍至数十倍,甚至出现杀菌作用。抗菌谱与 SMZ 相似,对多种 G⁺菌和 G⁻菌有效。单用易产生耐药性,临床常与其他抗菌药物联合应用。TMP对人体毒性小,但对某些敏感患者可引起叶酸缺乏症,导致巨幼细胞性贫血、血小板减少及白细胞减少等症状,停药后可恢复。

复方磺胺甲噁唑[基]

复方磺胺甲噁唑(cotrimoxazole,SMZco,复方新诺明),为临床最常用的磺胺复方制剂,磺胺甲噁唑和甲氧苄啶按 5∶1 的比例组成。两药联合使用,可双重阻断细菌四氢叶酸合成,抗菌效果明显增强,抗菌谱变广,耐药菌株减少。对磺胺药耐药的细菌,如大肠埃希菌、伤寒沙门菌和志贺菌仍对复方磺胺甲噁唑敏感。主要用于治疗呼吸道感染、尿路感染、肠道感染、伤寒和其他沙门菌属感染,也可作为流脑预防用药。对卡氏肺孢子菌肺炎,本品系首选。

呋 喃 妥 因[基]

呋喃妥因(nitrofurantoin,呋喃坦啶)为硝基呋喃类药物。口服易吸收,血药浓度低,但在尿液中浓度高,且在酸性尿液中抗菌活性增强。抗菌作用机制为干扰细菌体内氧化还原酶系统,阻断其代谢过程。主要用于治疗大肠埃希菌、肠球菌属、葡萄球菌属以及克雷伯菌属、肠杆菌属等敏感细菌所致的急性单纯性下尿路感染,也可用于尿路感染的预防。主要不良反应为恶心、呕吐及腹泻等胃肠道反应;亦可发生皮疹、药热等过敏反应;偶可发生头痛、头晕和嗜睡等神经系统不良反应,严重者可发生周围神经炎;长期使用也可引起间质性肺炎和肺纤维化;葡萄糖-6-磷酸脱氢酶缺乏者可发生溶血性贫血。新生儿、足月的孕妇、肾功能减退者禁用。

甲 硝 唑

甲硝唑(metronidazole)又名灭滴灵,为硝基咪唑类药物,其分子内硝基在细胞内无氧环境下可被还原为氨基,进而抑制病原体 DNA 的合成,发挥抗厌氧菌作用。对需氧菌或兼性需氧菌无效。对滴虫、阿米巴滋养体亦有较强的杀灭作用。本品口服吸收良好,体内分布广泛,可进入感染病灶和脑脊液。临床主要用于治疗厌氧菌引起的口腔、腹腔、女性生殖系统、下呼吸道、骨和关节等部位的感染,对耐四环素的难辨梭状芽孢杆菌所致的假模性肠炎以及幽门螺杆菌引起的消化性溃疡均有特殊疗效。同时它也是治疗滴虫病、阿米巴虫病和破伤风(与破伤风抗毒素合用)的首选药。用药期间和停药一周内,禁饮含乙醇的饮料,并减少钠盐摄入量。本品不良反应较轻,包括过敏反应、胃肠道反应、外周神经炎等。

制剂与用法

1. 诺氟沙星(norfloxacin)　片剂:0.1 g。胶囊:0.1 g。注射剂:0.1 g/2 mL,0.2 g/2 mL,0.2 g/10 mL,0.4 g/20 mL。软膏:0.1 g/10 g。滴眼液:24 mg/8 mL。口服,0.4 g/次,2 次/d。静脉滴注,0.2～0.4 g/次,2 次/d。局部用药,适量,2 次/d。滴眼,1～2 滴/次,3～6 次/d。

2. 盐酸环丙沙星(ciprofloxacin hydrochloride)　片剂、胶囊剂:0.25 g。注射剂:0.1 g/100 mL,0.2 g/100 mL,0.25 g/250 mL。口服,0.5～1.5 g/d,分 2～3 次服用。静脉滴注,0.2 g/次,每12 h 1 次。

3. 氧氟沙星(ofloxacin)　片剂:0.1 g、0.2 g。胶囊:0.1 g。0.1 g/2 mL,0.2 g/5 mL,0.2 g/10 mL。口服,0.3 g/次,2 次/d。静脉滴注,0.2～0.3 g/次,2 次/d。

4. 盐酸左氧氟沙星(levofloxacin hydrochloride)　片剂、胶囊剂:0.1 g。注射剂:0.1 g/2 mL,0.2 g/2 mL,0.3 g/5 mL。滴眼剂:15 mg/5 mL。口服,0.1～0.2 g/次,2 次/d。静脉滴注,0.2 g/次,2 次/d。滴眼,1 滴/次,3 次/d。

5. 莫西沙星(moxifloxacin)　片剂:0.4 g。注射剂:0.4 g/20 mL。口服,0.4 g/次,1 次/d。静脉滴注:0.4 g/次,用 5‰葡萄糖和生理盐水稀释,1 次/d。

6. 加替沙星(gatifloxacin)　片剂:0.1 g,0.2 g,0.4 g。胶囊:0.1 g,0.2 g。注射剂:0.1 g/2 mL,0.2 g/5 mL,0.2 g/20 mL,0.4 g/5 mL。口服,0.4 g/次,1 次/d。静脉滴注,0.2 g/次,2 次/d。

7. 苹果酸奈诺沙星(nanoxacin malate)　胶囊:0.25 g。口服,0.5 g/次,1 次/d。

8. 磺胺嘧啶(sulfadiazine)　片剂:0.2 g,0.5 g。口服,1.0 g/次,2 次/d,首剂加倍。

9. 复方磺胺甲噁唑(cotrimoxazole)　片剂:每片含 SMZ 0.4 g,TMP 0.08 g。口服,2 片/次,每12 h 1 次。

10. 柳氮磺吡啶(sulfasalazine)　片剂:0.25 g。栓剂:0.5 g。口服,2～3 g/d,分 3～4 次口服,如无胃肠道反应或过敏反应则逐日增至 4～6 g/d,分 4 次服,待症状好转后可逐渐减至维持量,1.5 g/d,分 3 次服。直肠给药:重症患者每日早、中、晚排便后各用一粒,中或轻症患者早、晚排便后各用一粒,症状明显改善后,改用维持量,每晚或隔日晚用一粒。

11. 呋喃妥因(nitrofurantoin)　片剂:0.05 g。口服,0.05～0.1 g/次,3～4 次/d。

12. 甲硝唑(metronidazole)　片剂:0.2 g。注射剂:50 mg/10 mL,100 mg/20 mL,500 mg/100 mL。口服,0.2～0.4 g/次,3 次/d。静脉滴注,500 mg/次,2～3 次/d。

(韩　军)

第三十九章　抗真菌药及抗病毒药

第一节　抗真菌药

真菌感染分为浅部真菌感染和深部真菌感染两类。浅部真菌感染由各种癣菌引起，主要侵犯毛发、指(趾)甲、皮肤、口腔等，发病率高。深部真菌感染由白假丝酵母菌和新型隐球菌引起，主要侵犯内脏器官和深部组织，发病率低，但病死率高。

抗真菌药具有抑制真菌生长繁殖或杀灭真菌的作用，根据其化学结构不同分为抗生素类抗真菌药物、唑类抗真菌药物、嘧啶类抗真菌药物和丙烯胺类抗真菌药四类。各类药物抗真菌作用机制如图 39.1 所示。

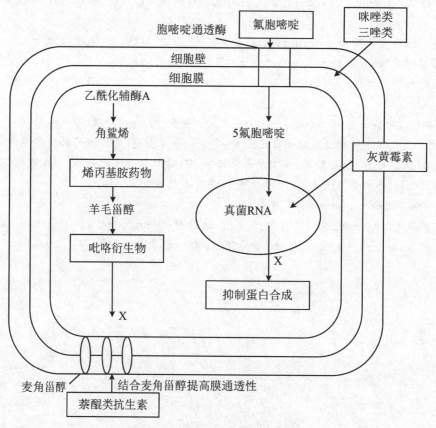

图 39.1　抗真菌药作用机制示意图

一、抗生素类抗真菌药

两性霉素 B[基]

两性霉素 B(amphotericin B)为多烯类抗真菌药,是治疗严重深部真菌感染的首选药之一。

【体内过程】　口服生物利用度仅为 5%,肌内注射难吸收,故宜静脉给药。体内分布广,血浆蛋白结合率为 90%～95%,不易进入脑脊液、玻璃体液和羊水中。主要在肝脏中代谢,经肾脏排泄,$t_{1/2}$ 为 24 h。

【药理作用】　广谱抗真菌药,可与真菌细胞膜上麦角固醇结合,致使真菌细胞膜通透性增加,细胞内重要物质如核苷酸、氨基酸和电解质等外漏,导致真菌死亡。对所有真菌均有抗菌活性,尤其对新型隐球菌、皮炎芽生菌、组织胞浆菌、球孢子菌属、孢子丝菌属、假丝酵母属等活性较强。

【临床应用】　适用于敏感真菌所致的深部真菌感染且病情呈进行性发展者,如败血症、心内膜炎、脑膜炎(隐球菌及其他真菌)、腹腔感染(包括与透析相关者)、肺部感染、尿路感染和眼内感染等患者。局部应用可治疗皮肤、黏膜及指甲等浅部真菌感染。

【不良反应】

1. 变态反应

静滴过程中或静滴后可发生寒战、高热、严重头痛、恶心、呕吐等,甚至可出现血压下降、眩晕等。

2. 肾毒性

可引起血尿素氮、肌酐升高,出现血尿、蛋白尿、管型尿,严重者可出现肾小管性酸中毒。用药期间应定期检查血象、肾功能,碱化尿液可增加两性霉素 B 的排泄,以减少肾小管性酸中毒的发生。

3. 其他

可见低钾血症、巨幼红细胞性贫血、血小板减少等。静滴过快可引起心室颤动或心脏骤停。注射部位可发生血栓性静脉炎。

制　霉　素

制霉素(nystatin)也称制霉菌素,为多烯类抗真菌药,口服不吸收,对全身真菌感染无作用。

【药理作用】　广谱抗真菌药,抗菌机制同两性霉素 B,对假丝酵母属的抗菌活性高,新型隐球菌、毛霉菌、小孢子菌、荚膜组织胞浆菌、皮炎芽生菌及皮肤癣菌通常对本品亦敏感。细菌胞膜不含甾醇,故对细菌无效。

【临床应用】　主要用于皮肤、黏膜等浅部真菌感染,如消化道、阴道、眼、耳等假丝酵母菌感染。

【不良反应】　口服有异味,大剂量易引起恶心、呕吐、腹痛、腹泻等消化道症状,减量或停药后可迅速消失。毒性大不能肌内注射和静脉给药。局部应用后可引起过敏性接触性皮炎。

灰 黄 霉 素

灰黄霉素(griseofulvin)属非多烯类抗生素。

【体内过程】 口服吸收差,高脂饮食可增加其吸收,体内分布广泛,在皮肤、毛发、指(趾)甲、脂肪组织及肝脏中含量较高。主要经肝脏代谢,肾脏排泄,$t_{1/2}$ 为 24 h。不易透过皮肤角质层,外用无效。

【药理作用】 灰黄霉素吸收后能渗入并沉积在皮肤、毛发、指(趾)甲的角蛋白前体中,干扰真菌有丝分裂,抑制真菌 DNA 合成。能抑制或杀灭各种皮肤癣菌,如表皮癣菌属、小芽孢菌属和毛菌属等,对生长旺盛的真菌有杀灭作用,对静止状态的真菌有抑菌作用,但对细菌和深部真菌如组织胞浆菌属、放线菌属、隐球菌属等无效。

【临床应用】 主要用于各种癣菌所致的感染,如头癣、体癣、股癣、足癣和甲癣等,其中对头癣疗效较好,对甲癣疗效较差。由于对静止期的真菌仅有抑制作用,彻底根除真菌有赖于角质层的新生和受感染角质层的脱落,所以治疗常需数周至数月。

【不良反应】 常见恶心、呕吐、腹痛、腹泻及食欲减退等。可出现皮疹、红斑、荨麻疹等过敏反应。部分患者可见白细胞减少、头痛、嗜睡、抑郁、失眠、精神错乱等。由于毒性反应较大,临床已少用。

二、唑类抗真菌药

唑类抗真菌药包括咪唑类和三唑类,咪唑类包括酮康唑、咪康唑、益康唑、克霉唑和联苯苄唑等,其中酮康唑等可作为浅部真菌感染的首选药。三唑类包括伊曲康唑、氟康唑和伏立康唑等,可作为治疗深部真菌感染的首选药。唑类抗真菌药可干扰真菌细胞中麦角固醇的生物合成,使真菌细胞膜缺损,通透性增加,进而导致真菌生长抑制或死亡。

氟 康 唑^[基]

氟康唑(fluconazole)为三唑类抗真菌药。

【体内过程】 口服吸收良好,生物利用度为 95%,体内分布广泛,易于通过血脑屏障,脑脊液中药物浓度高,可达血药浓度的 50%～60%。主要以原形经肾脏排泄,$t_{1/2}$ 为 35 h,肾功能不良可延长药物排泄时间。

【药理作用】 对多种真菌感染,如假丝酵母菌、新型隐球菌、糠秕马拉色菌、小孢子菌属、毛癣菌属、表皮癣菌属、皮炎芽生菌、粗球孢子菌及荚膜组织胞浆菌等有效。

【临床应用】

1. 假丝酵母菌感染

口咽部和食管感染、腹膜炎、肺炎、尿路感染及外阴阴道炎等。

2. 隐球菌感染

用于治疗脑膜以外的新型隐球菌病;治疗隐球菌脑膜炎时,本品可作为两性霉素 B 联合氟胞嘧啶初治后的维持治疗药物,是治疗艾滋病患者隐球菌性脑膜炎的首选药。

3. 其他

用于球孢子菌感染,也可替代伊曲康唑用于芽生菌和组织胞浆菌感染。

【不良反应】 常见恶心、腹痛、腹泻及胀气等胃肠道反应,偶见皮疹、剥脱性皮炎甚至发生过敏性休克等症。可致转氨酶升高,严重者见肝脏损伤。对咪唑类药物有过敏史者或对本药过敏者禁用。

伏 立 康 唑

伏立康唑(voriconazole)为广谱抗真菌药,抗菌活性强于氟康唑。口服吸收迅速而完全,生物利用度为96%,体内广泛分布,可透过血脑屏障。对耐氟康唑、两性霉素 B 的深部真菌感染作用明显,主要用于对氟康唑耐药的假丝酵母菌引起的严重侵袭性感染、由足放线病菌属和镰刀菌属引起的严重感染以及侵袭性曲霉病。也可用于免疫缺陷患者的进行性、可能威胁生命的真菌感染的治疗。可引起视觉改变、视力模糊、色觉改变、皮疹、红斑等,偶致肝毒性、肾毒性、心律失常等。

伊 曲 康 唑[基]

伊曲康唑(itraconazole)为三唑类广谱抗真菌药。

【体内过程】 口服后 3～4 h 血药浓度达峰值,血浆蛋白结合率为99.8%。体内分布广泛,在皮肤、肺、肾脏、肝脏、骨骼、胃、脾脏和肌肉中浓度比血浆浓度高 2～3 倍。由肝脏代谢,大部分经肠道排泄,少部分经肾排泄,$t_{1/2}$ 为 1～1.5 d。

【药理作用】 广谱抗真菌药,对皮肤癣菌(毛癣菌属、小孢子菌属、絮状表皮癣菌)、酵母菌(新生隐球菌、糖秕孢子菌属)、假丝酵母菌属(包括白假丝酵母菌、光滑假丝酵母菌和克柔假丝酵母菌)、曲霉菌属、组织胞浆菌属、皮炎芽生菌以及各种其他的酵母菌和真菌均有抑制作用。

【临床应用】 主要用于外阴阴道假丝酵母菌病、花斑癣、皮肤真菌病、真菌性角膜炎、口腔假丝酵母菌病和甲真菌病治疗。此外可治疗深部真菌感染,如系统性曲霉病及假丝酵母菌病、隐球菌病、组织胞浆菌病、芽生菌病和其他各种系统性真菌病。

【不良反应】 常见恶心、呕吐、腹痛、腹泻及食欲缺乏等胃肠道反应,部分患者出现皮疹、瘙痒、药热等过敏反应。偶致水肿、心力衰竭、肺水肿、周围神经炎、转氨酶升高、胆红素血症等。孕妇禁用。

酮 康 唑

酮康唑(ketoconazole)为咪唑类抗真菌药。

【体内过程】 口服吸收完全,生物利用度约为75%。体内分布广泛,血浆蛋白结合率为90%,在关节液、唾液、胆汁、尿液、乳汁、皮肤软组织等含量较高,不易透过血脑屏障。主要在肝脏代谢,经胆汁和肾脏排泄,$t_{1/2}$ 为 6.5～9 h。

【药理作用与临床应用】 广谱抗真菌药,对深部真菌感染如假丝酵母属、着色真菌属、球孢子菌属、组织浆胞菌属、孢子丝菌属等均有抗菌作用,对毛发癣菌等亦具抗菌活性。主要用于全身真菌感染,如假丝酵母菌病、球孢子菌病、组织胞浆菌病、芽生菌病,也可用于真菌和酵母菌引起的皮肤、毛发和指(趾)甲的感染,如皮肤真菌病、甲癣、甲周炎、花斑癣、头皮糠疹癣性毛囊炎等。局部应用可治疗慢性、复发性阴道假丝酵母菌病。

【不良反应】 常见恶心、呕吐、腹痛、腹泻等胃肠道反应,偶见转氨酶升高、暴发性肝坏死、血浆睾酮减少及药疹、瘙痒、头晕、头痛、嗜睡等症状。

咪 康 唑[基]

咪康唑(miconazole)为广谱抗真菌药。口服生物利用度低,静脉注射不良反应较多,临床主要局部用于真菌引起的阴道、皮肤、指(趾)甲感染,如阴道炎、体股癣、手足癣、花斑癣、头癣、甲癣、口角炎等。

克 霉 唑

克霉唑(clotrimazole)为广谱抗真菌药,对白假丝酵母菌敏感,主要外用治疗体癣、股癣、手癣、足癣、花斑癣、头癣及假丝酵母菌性甲沟炎和外阴阴道炎。外用无严重不良反应,偶见局部炎症。

联 苯 卞 唑

联苯卞唑(bifonazole)为广谱抗真菌药,既可抑制 24-甲烯二氢羊毛固醇转化为脱甲基固醇,又能抑制羟甲基戊二酰辅酶 A 转化为甲羟戊酸,使之不能形成麦角固醇和角鲨烯,从而抑制真菌麦角固醇的合成。对皮肤癣菌及假丝酵母菌等有较强抗菌活性,主要用于各种皮肤真菌病,如手足癣、体股癣、花斑癣等。

三、嘧啶类抗真菌药

氟 胞 嘧 啶

氟胞嘧啶(flucytosine)为人工合成的广谱抗真菌药。

【体内过程】 口服吸收完全,2~4 h 血药浓度达峰值。体内分布广泛,可进入关节腔、体液和脑脊液中,脑脊液中药物浓度是血药浓度的 5 倍。主要以原形经肾排出体外,$t_{1/2}$ 为2.5~6 h。

【药理作用】 氟胞嘧啶通过胞嘧啶透性酶作用进入真菌细胞内,脱去氨基形成 5-氟尿嘧啶,与尿苷-5-磷酸焦磷酸化酶作用转变为 5-氟尿嘧啶脱氧核苷,阻断尿嘧啶脱氧核苷转变为胸腺嘧啶核苷,影响真菌核酸合成。低浓度时抑菌,高浓度时杀菌,对隐球菌属、假丝酵母菌属有较高的抗菌活性,对芽生菌属、分枝芽孢菌属、着色真菌属等也有抗菌活性。

【临床应用】 主要用于白假丝酵母菌及新生隐球菌等所致的深部真菌感染,单用易产生耐药性且效果较差,与两性霉素 B 合用可增强疗效。

【不良反应】 常见恶心、腹泻等胃肠道反应,部分患者出现肝损害,表现为转氨酶升高、肝肿大和肝坏死。应定期检查肝功能,必要时停药。偶见骨髓抑制现象,表现为白细胞及血小板减少。

四、丙烯胺类抗真菌药

特 比 萘 芬

特比萘芬(terbinafine)口服吸收快而完全,血浆蛋白结合率为 99%。外用可迅速经真皮弥散,聚集于角质层。也可经皮脂腺排泄,在毛囊和富含皮脂的部位浓度较高。主要经肝脏代谢,肾脏排泄,$t_{1/2}$为17 h。

【药理作用与临床应用】　特异性干扰真菌固醇生物合成的早期步骤,抑制真菌细胞膜上的角鲨烯环氧化酶,导致真菌麦角固醇缺乏,角鲨烯在细胞内的积聚,致使真菌细胞死亡。对毛癣菌、小孢子菌、絮状表皮癣菌及假丝酵母菌属和糠秕癣菌属等均有抗菌活性,主要用于敏感菌引起的皮肤、头发和指(趾)感染。

【不良反应】　耐受性良好,可见恶心、腹痛、腹泻等胃肠道反应,偶见皮疹、荨麻疹、关节痛、肌痛、味觉丧失等。

第二节　抗病毒药

病毒是一种没有细胞结构的特殊生物,结构简单,由蛋白质外壳和内部的遗传物质组成,包括DNA病毒和RNA病毒。病毒不能独立生存,它必须生活在其他生物的细胞内。病毒首先吸附并穿入宿主细胞,在胞内进行脱壳,然后利用宿主细胞的代谢系统、按病毒基因组提供的遗传信息进行核酸和蛋白质的合成,重新装配成新的病毒颗粒并从细胞中释出(图39.2)。

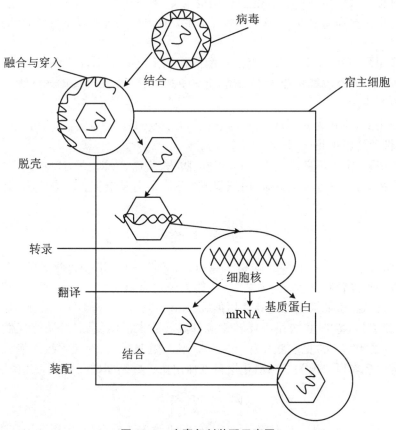

图 39.2　病毒复制装配示意图

抗病毒药的作用机制主要包括：① 竞争细胞表面受体、阻止病毒吸附；② 阻碍病毒穿入和脱壳；③ 抑制病毒生物合成；④ 增强宿主抗病毒能力。根据主要用途不同，抗病毒药可分为抗人类免疫缺陷病毒（Human Immunodeficiency Virus，HIV）药、抗疱疹病毒药、抗流感病毒药和抗肝炎病毒药等。

一、抗 HIV 药

HIV 是一种逆转录病毒，主要有 HIV-1 和 HIV-2 两型。当 HIV 进入 CD4$^+$ T 细胞后，病毒 RNA 即被用作模板，在逆转录酶作用下合成互补双链 DNA，后者进入细胞核并在整合酶作用下掺入宿主细胞基因组。最后病毒 DNA 被转录并翻译成大分子非功能多肽，再经蛋白酶裂解成小分子功能蛋白。病毒蛋白与病毒 RNA 再重新装配成完整病毒颗粒，并以芽生方式穿透细胞膜释放出来，再次感染其他 CD4$^+$ T 细胞。抗 HIV 药可针对以上不同环节发挥作用。

（一）核苷类逆转录酶抑制药

齐 多 夫 定[基]

齐多夫定（zidovudine）为脱氧胸苷衍生物，是第一个上市的抗 HIV 药，也是获得性免疫缺陷综合征（acquired immunodeficiency syndrome，AIDS）的首选药。

【体内过程】 口服吸收迅速，生物利用度为 60%～70%，可分布到大多数组织和体液中，脑脊液可达血清药物浓度的 60%～65%。主要在肝脏与葡萄糖醛酸结合后经肾脏排泄，$t_{1/2}$ 为 1 h。

【药理作用】 齐多夫定进入细胞后在酶的作用下转化为活性代谢物齐多夫定 5′-三磷酸酯，后者可与内源性脱氧胸苷 5′-三磷酸酯竞争逆转录酶，并可被掺入病毒 DNA，使病毒 DNA 链合成终止。

【临床应用】 与其他抗 HIV 病毒药联用治疗感染 HIV 的成人和儿童，亦可用于 HIV 阳性怀孕女性及其新生儿。

【不良反应】 常见不良反应有恶心、呕吐、腹泻、头痛、头晕、乏力、皮疹、流感样综合征、关节痛、咽喉痛等，严重者可致贫血、白细胞减少等。肝肾功能损害。老年人、妊娠期及哺乳期妇女禁用。

拉 米 夫 定[基]

拉米夫定（lamivudine）为胞嘧啶衍生物，口服吸收良好，不受食物影响，生物利用度为 80%，主要以原形经肾脏排泄，$t_{1/2}$ 为 2.5 h。体内外均有显著抗 HIV-1 活性，其抗病毒作用及机制同齐多夫定，也能抑制乙型肝炎病毒（hepatitis B virus，HBV）的复制。临床常与其他药物联用治疗 HIV 感染，也可用于伴转氨酶升高和病毒活动复制、肝功能代偿的成年慢性乙型肝炎病人的治疗。常见皮肤瘙痒、荨麻疹、喉部阻塞感、咽食及呼吸不畅、舌体麻木、言语不清等，部分患者可出现关节和消化道自发性出血。妊娠期妇女及婴幼儿禁用。

阿 巴 卡 韦[基]

阿巴卡韦（abacavir）为嘌呤核苷类似物，口服吸收迅速而充分，生物利用度为 83%，不受食物影响。可抑制 HIV-1 和 HIV-2 逆转录酶,包括对齐多夫定、拉米夫定、扎西他滨、去羟肌苷或奈韦拉平敏感度降低的 HIV-1 分离株。临床与其他抗病毒药合用治疗 HIV 感染。常见头痛、恶心、呕吐、腹泻、发热、皮疹等不良反应。

替 诺 福 韦[基]

替诺福韦(tenofovir)为新型核苷类逆转录酶抑制剂,临床所用为其水溶性双酯前体药物富马酸替诺福韦二吡呋酯(tenofovir disoproxil fumarate)。药物进入体内后水解转化为替诺福韦,然后磷酸化为二磷酸替诺福韦,通过与天然底物 5-三磷酸脱氧腺苷竞争,抑制 HIV-1 和 HBV 逆转录酶活性,且可整合入 DNA 终止 DNA 链合成。对哺乳动物 DNA 聚合酶抑制作用弱。临床与其他抗逆转录病毒药合用治疗 HIV-1 感染,也可用于成人和 12 岁以上儿童慢性乙肝的治疗。常见腹泻、恶心、呕吐和胃肠胀气等胃肠道反应,也可发生乳酸性酸中毒。

去 羟 肌 苷

去羟肌苷(didanosine)为脱氧腺苷衍生物,是人工合成的核苷类药物。口服生物利用度为 30%～40%,食物可影响药物的吸收,血浆 $t_{1/2}$ 为 0.6～1.5 h,细胞内 $t_{1/2}$ 为 12～24 h。可与其他抗病毒药物联用治疗 HIV-1 感染。治疗剂量下即可发生胰腺炎、外周神经炎,也可出现视网膜色素沉着、头痛、腹泻、恶心、呕吐等不良反应。

司 他 夫 定

司他夫定(stavudine)为人工合成的脱氧胸苷衍生物。口服生物利用度为 80%,不受食物影响。主要经肾脏消除,血浆 $t_{1/2}$ 为 1.2 h,细胞内 $t_{1/2}$ 为 3.5 h。主要与其他抗病毒药物联用治疗 HIV-1 感染。主要不良反应为外周神经病变、胰腺炎、肝脏损害等,也可出现头痛、寒战、发热、腹泻及皮疹等症状。

恩 曲 他 滨

恩曲他滨(emtricitabine)为人工合成的胞嘧啶核苷类似物,口服吸收迅速,体内分布广泛,$t_{1/2}$约 10 h。对 HIV-1、HIV-2 及 HBV 均有抗病毒活性,主要与其他抗病毒药物合用治疗成人 HIV-1 感染,也可用于慢性乙型肝炎的治疗。常见头痛、腹泻、恶心、皮疹等不良反应,也可致皮肤色素沉着、关节痛、肌痛及眩晕、失眠等。

(二) 非核苷类逆转录酶抑制药

奈 韦 拉 平[基]

奈韦拉平(Nevirapine)为非核苷类逆转录酶抑制剂。

【体内过程】　口服吸收不受饮食、抗酸药或其他碱性药物的影响,生物利用度大于 90%。体内分布广泛,可进入乳汁。主要经肝脏代谢,肾脏排泄,$t_{1/2}$ 为 25～30 h。

【药理作用】　奈韦拉平与 HIV-1 的逆转录酶直接结合,并通过使酶的催化端破裂以阻断 HIV 病毒 RNA 依赖和 DNA 依赖的 DNA 聚合酶活性,抑制病毒复制。不与底物或三磷酸核苷产生竞争,对 HIV-2 病毒的逆转录酶及真核细胞 DNA 聚合酶无抑制作用。

【临床应用】 常与其他抗逆转录病毒药物合用治疗 HIV-1 感染,还可预防分娩过程中 HIV-1 的母婴传播。

【不良反应】 常见皮疹和肝功能异常,部分患者会出现恶心、疲劳、发热、头痛、嗜睡、呕吐、腹泻、腹痛和肌痛等症状。

依 非 韦 伦[基]

依非韦伦(efavirenz)为非竞争性 HIV-1 逆转录酶抑制剂,对 HIV-2 逆转录酶无明显作用。临床与其他抗病毒药物联合,治疗 HIV-1 感染的成人、青少年及儿童。常见不良反应有皮疹、头晕、恶心、头痛、乏力等,有致畸作用。孕妇禁用。

(三)整合酶抑制药

HIV 前病毒 DNA 整合进入宿主细胞 DNA 链,是 HIV 复制的关键环节,其过程需要整合酶催化。因此,抑制整合酶活性可有效抑制 HIV 病毒的复制。本类药物包括拉替拉韦和多替拉韦(dolutegravir)。

拉 替 拉 韦

拉替拉韦(raltegravir)口服吸收迅速,受食物影响较小。可抑制 HIV 整合酶的催化活性,阻止感染早期 HIV 基因组整合到宿主细胞基因组上。整合失败的 HIV 基因组无法引导生成新的感染性病毒颗粒,阻止病毒传播。常与其他抗逆转录病毒药物合用,用于已接受过治疗的成年 HIV-1 感染者,这些患者多有病毒复制证据且对多种抗逆转录病毒药耐药。常见头晕、腹泻、恶心、衰弱、疲乏、抑郁、肾结石等不良反应,偶见淋巴结疼痛、嗜中性粒细胞减少、眩晕、耳鸣、呕吐、上腹痛等症状。

(四)融合抑制药

HIV 包膜表面糖蛋白 gp41 是介导病毒颗粒与靶细胞膜融合的特异性蛋白,也是抗 HIV-1 融合抑制药的作用靶点。目前临床应用的融合抑制药包括恩夫韦肽(enfuvirtide)和艾博韦泰(albuvirtide)。此外,CD4$^+$ T 细胞膜蛋白 CCR5 是 HIV-1 入侵机体细胞的主要辅助受体之一,受体拮抗剂马拉韦罗(maraviroc)可与 CCR5 结合,阻止 HIV 表面 gp120 与 CCR5 结合,使病毒不能进入细胞。

艾 博 韦 泰

艾博韦泰(albuvirtide)为 HIV 融合抑制剂,2018 年 7 月获批上市。在体内分布广泛,血浆蛋白结合率高,作用持续时间长。能与 HIV gp41 结合,阻断 HIV 表面膜蛋白与 CD4$^+$ T 细胞间的通道,抑制 HIV 进入细胞及在体内的复制与传播。临床与其他抗 HIV 药合用治疗 HIV 感染。常见不良反应有恶心、腹泻、皮疹等。

(五)蛋白酶抑制药

HIV 基因编码的前体蛋白需在蛋白酶作用下裂解为功能性蛋白才能装配成完整的病毒颗粒,蛋白酶抑制剂可以抑制蛋白酶活性,导致蛋白前体不能裂解,阻止新生病毒颗粒形成。本类药物包括茚地那韦(Indinavir)、洛匹那韦(lopinavir)、利托那韦(ritonavir)、达卢那韦(darunavir)、阿扎那韦(atazanavir)等。

茚 地 那 韦

茚地那韦口服吸收迅速,生物利用度为 65%。体内分布广泛,可透过血脑屏障,也可进入乳汁。主要经肝代谢,85%由粪便排出,$t_{1/2}$ 为 1.8 h。能抑制 HIV-1 和 HIV-2 蛋白酶,对 HIV-1 蛋白酶的选择性是 HIV-2 的 10 倍,主要与其他抗病毒药联用治疗成人及儿童 HIV-1 感染。常见疲乏、头痛、眩晕、恶心、呕吐、腹痛、腹泻、味觉异常等不良反应,偶见血尿、肌痛、高胆红素血症、溶血性贫血等。

利 托 那 韦

利托那韦可抑制 HIV-1 和 HIV-2 蛋白酶,口服有效。单独或与核苷类抗逆转录药合用治疗晚期或非进行性的艾滋病。常见恶心、呕吐、腹泻、腹痛、厌食、头痛等不良反应。

二、抗疱疹病毒药

疱疹病毒为 DNA 病毒,包括单纯疱疹病毒(herpes simplex virus,HSV)1 型、单纯疱疹病毒 2 型、水痘带状疱疹病毒(varicella zoster virus,VZV)、巨细胞病毒(cytomegalo virus,CMV)、EB 病毒等 8 种,主要侵犯皮肤、黏膜和神经组织。

阿 昔 洛 韦[基]

阿昔洛韦(acyclovir)为人工合成的嘌呤类抗 DNA 病毒药。

【体内过程】 口服吸收差,进食对血药浓度无明显影响,体内分布广泛。在肝脏代谢,肾脏排泄,$t_{1/2}$ 约为 2.5 h。

【药理作用】 阿昔洛韦进入病毒感染的细胞后,在病毒腺苷酸激酶的催化下,转化为三磷酸无环鸟苷,抑制病毒 DNA 多聚酶,阻滞病毒 DNA 合成。为广谱、高效抗病毒药,对 HSV-1、HSV-2 抑制作用最强,对 VZV 和 EB 病毒等其他疱疹病毒也有效。

【临床应用】 为治疗 HSV 感染的首选药,用于初发或复发性皮肤、黏膜、外生殖器感染及免疫缺陷患者发生的 HSV 感染,对 HSV 感染所致的脑炎疗效优于阿糖腺苷。也可用于治疗带状疱疹病毒、EB 病毒感染或免疫缺陷患者并发的水痘、带状疱疹等。

【不良反应】 可引起头晕、头痛、关节痛、恶心、呕吐、腹泻、食欲减退、白细胞减少、皮肤瘙痒、蛋白尿及尿素氮轻度升高等不良反应。

更 昔 洛 韦[基]

更昔洛韦(ganciclovir)为人工合成的鸟嘌呤类似物,可竞争性抑制三磷酸脱氧鸟苷与 DNA 聚合酶结合,也可掺入病毒 DNA,阻止 DNA 复制。对 CMV、HSV-1、HSV-2、VZV、HBV 等均有抑制作用,临床用于预防和治疗危及生命或受巨细胞病毒感染的免疫缺陷病人,以及预防与巨细胞病毒感染有关的器官移植病人。常见不良反应有胃肠道反应、白细胞及血小板减少、高血压、头痛、焦虑等。

伐 昔 洛 韦

伐昔洛韦(valacyclovir)为阿昔洛韦二异戊酰胺酯,进入体内后迅速转化为阿昔洛韦,其血药浓度是口服同剂量阿昔洛韦的 5 倍。用于治疗带状疱疹、单纯疱疹病毒感染及预防单纯疱疹病毒感染复发。偶见头痛、头晕、关节痛、恶心、呕吐、腹泻、食欲减退、白细胞下降等不良反应。

膦甲酸钠

膦甲酸钠(foscarnet sodium)为焦磷酸衍生物,口服吸收差,必须静脉给药。可非竞争性阻断病毒 DNA 多聚酶的磷酸盐结合部位,阻止焦磷酸盐从三磷酸脱氧核苷中解离,抑制病毒 DNA 链延长。对所有疱疹病毒均有抑制作用,主要用于免疫缺陷者巨细胞病毒性视网膜炎的治疗,也可用于对阿昔洛韦耐药的免疫缺陷者皮肤黏膜单纯疱疹病毒或带状疱疹病毒感染。常见贫血、粒细胞减少、血小板减少等不良反应,也可引起急性肾小管坏死、肾性尿崩症等。部分患者可见头痛、震颤、易激惹、幻觉、抽搐、恶心、呕吐、腹痛、肝功能异常等。

碘 苷

碘苷(idoxuridine)为嘧啶类抗病毒药,竞争性抑制 DNA 聚合酶或代替胸腺嘧啶核苷掺入病毒 DNA 中,可抑制病毒复制。临床主要用于单纯疱疹性角膜炎、牛痘病毒性角膜炎和带状疱疹病毒感染的治疗。全身应用毒性大,仅作为局部用药。主要不良反应为畏光、局部充血、水肿、瘙痒或疼痛等。

曲 氟 尿 苷

曲氟尿苷(trifluridine)结构与碘苷相似,对 HSV-1 和 HSV-2 作用最强,对腺病毒、牛痘病毒、巨细胞病毒、带状疱疹病毒也有抑制作用,对阿昔洛韦耐药的疱疹病毒有效。全身用药毒性大,仅局部用于单纯疱疹性角膜炎、结膜炎及其他疱疹性眼病。

三、抗流感病毒药

金 刚 烷 胺

金刚烷胺(amantadine)能特异性抑制甲型流感病毒,大剂量可抑制乙型流感病毒、风疹病毒和其他流感病毒,抗病毒谱较广。它能阻止流感病毒进入宿主细胞,对已进入细胞的病毒能干扰其脱壳和阻止病毒核酸向宿主细胞胞质转移,用于预防或治疗亚洲甲型流感病毒所引起的呼吸道感染。也用于治疗帕金森病、帕金森综合征及药物诱发的锥体外系反应等。常见眩晕、失眠、恶心、呕吐、厌食、口干、便秘等不良反应,偶见抑郁、焦虑、幻觉、精神错乱等症状。

利 巴 韦 林[基]

利巴韦林(ribavirin)为人工合成的鸟嘌呤核苷类似物。口服吸收迅速,体内分布广泛,经磷酸化生成活性代谢产物单磷酸利巴韦林发挥作用,为广谱抗病毒药,对呼吸道合胞病毒、流感病毒、甲肝病毒、腺病毒等均有抑制作用,主要用于治疗呼吸道合胞病毒性肺炎和支气管炎。常见贫血、乏力、白细胞减少等不良反应,停药后可消失。偶见疲倦、头痛、失眠等,大剂量应用可出现皮疹、腹泻甚至胃肠道出血。

奥 司 他 韦[基]

奥司他韦(oseltamivir)为前体药物,其活性代谢产物奥司他韦羧酸盐可特异性抑制流感病毒表面神经氨酸酶,抑制成熟的流感病毒脱离宿主细胞,从而抑制流感病毒在人体内的传播。口服吸收迅速,不受进食的影响。体内分布广泛,主要经肝脏和肠壁酯酶代谢转化为活性形式的奥司他韦羧酸盐,经肾脏排泄。临床用于成人及 1 岁以上儿童的甲型和乙型流感治疗,成人及 13 岁以上青少年的甲型和乙型流感预防。主要不良反应为恶心、呕吐、腹泻、腹痛等消化道反应,也可引起支气管炎、咳嗽、头痛、眩晕、失眠、疲劳等反应。

扎 那 米 韦

扎那米韦(zanamivir)为神经氨酸酶抑制剂,可干扰病毒颗粒释放。吸入给药,$1\sim2\ h$ 血药浓度达峰值,以原形经肾排出,$t_{1/2}$ 为 $2.5\sim5\ h$。临床适用于成人及 7 岁以上儿童的甲型和乙型流感治疗。不良反应较少,可见头痛、腹泻、恶心、呕吐、眩晕等。

四、抗肝炎病毒药

干 扰 素[基]

干扰素(interferon)是一种由单核细胞和淋巴细胞产生的细胞因子,主要分为 α、β、γ 三类,目前临床所用干扰素为重组人干扰素。干扰素具有广谱抗病毒活性,但不能直接抑制或杀灭病毒,而是通过细胞表面受体作用使细胞产生抗病毒蛋白,从而抑制病毒的复制。此外,干扰素具有影响细胞生长、分化、调节免疫功能等多种生物活性。临床主要用于治疗乙型肝炎、丙型肝炎和丁型肝炎。

阿德福韦酯

阿德福韦酯(adefovir)为单磷酸腺苷类似物。

【体内过程】 口服易吸收,进入体内迅速转化为阿德福韦,生物利用度约为 59%。体内分布广泛,其中肾脏、肝脏和肠道等组织药物浓度较高。主要经肾小球滤过和肾小管分泌排泄,$t_{1/2}$ 为 $7\sim9\ h$。

【药理作用】 阿德福韦在细胞激酶的作用下磷酸化为活性代谢产物阿德福韦二磷酸盐,后者既可抑制乙型肝炎病毒(HBV)DNA 多聚酶,也可以掺入病毒 DNA 引起 DNA 链延长终止。还可诱导内源性 α 干扰素,增加自然杀伤细胞(NK)的活力和刺激机体的免疫反应。此外对 HIV 及疱疹病毒也有抑制作用。

【临床应用】 用于 HBV 复制活动期和血清氨基酸转移酶持续升高的肝功能代偿的成年慢性乙肝患者。也可用于经拉米夫定治疗无效者,包括接受肝移植者、代偿或失代偿期肝病患者或同时感染 HIV 的慢性乙肝患者。

【不良反应】 常见头痛、发热、恶心、呕吐、腹痛、腹泻等不良反应,也可出现瘙痒、皮疹、咳嗽、咽炎等过敏反应。突然停药可致肝炎加重。停止阿德福韦酯治疗的患者,应定期监测肝功能至少数月,必要时应恢复治疗。

恩 替 卡 韦

恩替卡韦(entecavir)为鸟嘌呤核苷类似物,在体内磷酸化成为活性形式的三磷酸盐,能抑制 HBV 多聚酶,其在细胞内的 $t_{1/2}$ 为 15 h。适用于病毒复制活跃、血清丙氨酸氨基转移酶(ALT)持续升高或肝脏组织学显示有活动病变的慢性成人乙型肝炎的治疗。常见头痛、疲劳、眩晕、恶心等不良反应。

索 非 布 韦

索非布韦(sofosbuvir)也称索磷布韦,在体内被代谢为尿苷三磷酸类似物,可抑制丙型肝炎病毒(hepatitis C virus,HCV)NS5B RNA 聚合酶,也可掺入 HCV RNA,使病毒 RNA 复制终止。临床可合用利巴韦林治疗基因 2 型和 3 型慢性丙型肝炎,也可合用 PEG-IFN-α 和利巴韦林用于治疗基因 1 型和 4 型丙型肝炎初治成人患者。不良反应较少,常见头痛、恶心、疲乏、失眠及中性粒细胞减少等。

雷 迪 帕 韦

雷迪帕韦(ledipasvir)是丙型肝炎病毒 NS5A RNA 聚合酶抑制剂,抑制 HCV RNA 复制。目前临床所用为雷迪帕韦和索非布韦组成的复方制剂"Harvoni",适用于成年慢性丙肝基因型 1、4、5 或 6 的治疗。其耐受性良好,常见疲乏、头痛、乏力等不良反应。

2016 年,索非布韦(400 mg)与维帕他韦(velpatasvir,100 mg)组成的复方制剂"Epclusa"上市,适用于所有基因型丙型肝炎。2017 年,由索非布韦(400 mg)、维帕他韦(100 mg)和 voxilaprevir(100 mg)组成的复方制剂"Vosevi"上市,适用于接受过含一种 NS5A 抑制剂方案治疗失败的所有基因型丙肝患者的再治疗,或对接受过含索非布韦但不含 NS5A 抑制剂方案治疗失败的基因型 1a 或 3 型成人丙肝患者的再治疗。

制剂与用法

1. **两性霉素 B(amphotericin B)** 注射剂:5 mg,25 mg,50 mg。脂质体:10 mg。泡腾片:5 mg。静脉滴注:成人按体重首次每天 0.1 mg/kg,第 2 日开始增加 0.25~0.50 mg/kg/d,剂量逐日递增至维持剂量 3 mg/kg/d。外用,2 片/次,1 次/d,必要时可增加至 4 片,每晚睡前使用。

2. **制霉素(nystatin)** 片剂:50 万 U。栓剂:20 万 U。泡腾片:10 万 U。口服,50 万~100 万 U/次,3 次/d。外用,栓剂,每晚 1 枚,7 d 为一疗程。泡腾片,1 片/次,1~2 次/d。

3. **灰黄霉素(griseofulvin)** 片剂:0.1 g、0.125 g、0.25 g。甲癣和足癣:口服,500 mg/次,每 12 h 1 次。头癣、体癣或股癣:250 mg/次,每 12 h 1 次,或 500 mg/次,1 次/d。

4. **氟康唑(fluconazole)** 片剂:50 mg,100 mg,200 mg。胶囊:50 mg,150 mg。注射剂:100 mg,200 mg,400 mg。念珠菌病及皮肤真菌病,50~100 mg/次,1 次/d。阴道念珠菌病:150 mg/次,1 次/d。隐球菌脑膜炎:常用剂量为首日 400 mg,随后 200~400 mg/d。

5. **伏立康唑(voriconazole)** 片剂:50 mg,200 mg。胶囊:50 mg。注射剂:50 mg,100 mg,200 mg。口服,负荷剂量 400 mg/次,2 次/d,维持量 200 mg/次,2 次/d。静脉滴注,负荷剂量,6 mg/kg,2 次/d,维持量 4 mg/kg,2 次/d。

6. **伊曲康唑(itraconazole)** 胶囊:100 mg。分散片:100 mg。口服,假丝酵母菌病:200 mg/次,1 次/d,疗程 2~5 个月。侵袭性或播散性感染者:200 mg/次,2 次/d。

7. 酮康唑(ketoconazole)　片剂:200 mg。乳膏、霜剂、洗剂、混悬剂。真菌性口腔炎:口服,200 mg/次,1 次/d,疗程 10 d。皮肤、毛发真菌病、全身白假丝酵母菌病,200 mg/次,1 次/d,疗程 1~2 个月。外用适量。

8. 硝酸咪康唑(miconazole nitrate)　胶囊:0.25 g。栓剂:0.2 g。软膏:2%。口服,0.25~0.5 g/次,2 次/d。阴道给药,每晚 1 粒。软膏外用适量。

9. 克霉唑(clotrimazole)　片剂:0.25 g。栓剂:0.15 g。阴道泡腾片:0.15 g,0.5 g。乳膏:3%。阴道给药,1 粒/次,每晚 1 次,疗程 7 d。外用适量。

10. 联苯苄唑(bifonazole)　栓剂:0.15 g。阴道片:0.1 g。乳膏:1%。阴道给药,1 粒/次,1 次/d。外用适量。

11. 氟胞嘧啶(flucytosine)　片剂:0.25 g,0.5 g。注射剂:2.5 g/250 mL。口服,100~150 mg/kg,分 4 次服用。静滴,2.5 g/次,2~3 次/d。

12. 盐酸特比萘芬(terbinafine hydrochloride)　片剂:125 mg,250 mg。乳霜:1%。凝胶:1%。溶液:1%。口服,250 mg/次,1 次/d。外用,适量。

13. 齐多夫定(zidovudine)　片剂:0.1 g,0.3 g。胶囊:0.1 g。注射剂:0.1 g/10 mL,0.2 g/20 mL。口服,500 或 600 mg/d,分 2~3 次给药。静脉滴注,1 mg/kg,注射时间应超过 1 h,5~6 次/d。

14. 拉米夫定(lamivudine)　片剂:0.1 g,0.15 g,0.3 g。胶囊:0.1 g。口服,0.1 g/次,1 次/d。

15. 硫酸阿巴卡韦(abakavir sulfate)　片剂:300 mg。口服溶液:4.8 g/240 ml。口服,600 mg/d,分 1~2 次服用。

16. 富马酸替诺福韦二吡呋酯(tenofovir dixifuran fumarate)　片剂:300 mg。口服,1 片/次,1 次/d。

17. 去羟肌苷(didanosine)　分散片:100 mg。咀嚼片:25 mg,100 mg。肠溶胶囊:100 mg。口服,200 mg/d,分 1~2 次服用。

18. 司他夫定(stavudine)　片剂:20 mg,30 mg,40 mg。胶囊:15 mg,20 mg,40 mg。口服,40 mg/次,2 次/d。

19. 恩曲他滨(emtricitabine)　胶囊:0.2 g。片剂:0.2 g。口服,0.2 g/次,1 次/d。

20. 奈韦拉平(nevirapine)　片剂:0.2 g。胶囊:0.2 g。分散片:0.2 g。口服,0.2 g/次,1 次/d,连续 14 d,之后改为 0.2 g/次,2 次/d。

21. 依非韦伦(efavirenz)　片剂:50 mg,200 mg,600 mg。口服:成人 600 mg/次,1 次/d。

22. 拉替拉韦钾(raltegravir potassium)　片剂:400 mg。干混悬剂:100 mg。口服,400 mg/次,2 次/d。

23. 硫酸茚地那韦(indinavir sulfate)　片剂:0.2 g。胶囊:0.1 g,0.2 g。口服,0.8 g/次,3 次/d。

24. 利托那韦(ritonavir)　片剂:100 mg。口服,600 mg/次,2 次/d。

25. 马拉维罗(maraviroc)　片剂:150 mg。口服,150 mg/次,2 次/d。

26. 阿昔洛韦(acyclovir)　片剂:0.1 g,0.2 g。胶囊剂:0.2 g。分散片:0.1 g,0.2 g。缓释片:0.2 g,0.4 g。滴眼液:8 mg/8 mL。口服,0.2 g/次,5 次/d。滴眼,适量,每 2 h 1 次。

27. 盐酸伐昔洛韦(valacyclovir hydrochloride)　片剂:0.15 g,0.3 g。胶囊:0.15 g。分散片:0.3 g,0.5 g。口服,0.3 g/次,2 次/d,空腹服用,疗程 710 d。

28. 更昔洛韦(ganciclovir)　片剂:0.5 g。分散片:0.25 g。胶囊:0.25 g。注射液:50 mg/2 mL,

62.5 mg/5 mL,0.25 g/5 mL,0.25 g/10 mL。滴眼液:8 mg/8 mL。口服,0.1 g/次,3 次/d。滴眼,2 滴/次,每 2 h 1 次。

29. 膦甲酸钠(foscarnet sodium)　注射剂:2.4 g/100 mL,6 g/250 mL。滴眼液:0.15 g/5 mL。乳膏:0.15 g/5 g,0.3 g/10 g。静脉滴注,巨细胞病毒性视网膜炎,诱导期 60 mg/kg,每 8 h 1 次。维持期 90 mg/kg,1 次/d。滴眼,2 滴/次,6 次/d。外用适量。

30. 碘苷(idoxuridine)　滴眼液:1%。滴于结膜囊内,1~2 滴/次,每 1~2 h 1 次。

31. 曲氟尿苷(trifluridine)　眼膏:1%。滴眼液:1%,滴眼,1~2 滴/次,每 2 h 1 次,连续 1 周;眼膏适量,5 次/d,连续 3 周。

32. 盐酸金刚烷胺(amantadine hydrochloride)　片剂:0.1 g。胶囊:0.1 g。颗粒:60 mg,140 mg。口服,200 mg/次,1 次/d。

33. 利巴韦林(ribavirin)　片剂:20 mg,50 mg,100 mg。颗粒:50 mg,100 mg。注射剂:100 mg/1 mL。滴眼剂:8 mg/8 mL。滴鼻液:50 mg/10 mL。口服,100 mg~200 mg/次,3 次/d。肌肉注射,每日 10 mg/kg~15 mg/kg,分 2 次或静脉滴注。外用适量。

34. 磷酸奥司他韦(oscavir phosphate)　胶囊:75 mg。颗粒:15 mg,25 mg。口服,75 mg/次,2 次/d,共 5 d。

35. 扎那米韦(zanamivir)　吸入粉雾剂:5 mg。吸入给药,2 吸(2×5 mg)/次,2 次/d。

36. 阿德福韦酯(adefovir dipivoxil)　胶囊:10 mg。片剂:10 mg。口服,10 mg/次,1 次/d。

37. 恩替卡韦(entecavir)　片剂:0.5 mg,1.0 mg。胶囊:0.5 mg。分散片:0.5 mg,1.0 mg。口服,0.5~1 mg/次,1 次/d。

38. 索磷布韦(sofosbuvir)　片剂:400 mg。口服,400 mg/次,1 次/d。

(王宏婷　杨解人)

第四十章 抗结核病药及抗麻风病药

第一节 抗结核病药

结核病是由结核分枝杆菌引起的慢性传染病,可侵入人体全身各种器官,以肺脏受累最为多见。抗结核病药物能够抑制结核分枝杆菌生长,控制疾病发展。目前临床上抗结核病的药物种类很多,通常把疗效高、不良反应少、病人较易耐受的药物称为一线抗结核药,包括异烟肼、利福平、乙胺丁醇、链霉素、吡嗪酰胺等;将毒性大、疗效差、主要用于对一线抗结核药产生耐药性或用于与其他抗结核药配伍使用的称为二线抗结核药,包括对氨基水杨酸、氨硫脲、卡那霉素、乙硫异烟胺、卷曲霉素等。

一、一线抗结核药物

异 烟 肼[基]

异烟肼(isoniazid)是异烟酸的肼类衍生物,因其杀菌力强、不良反应少、价格低廉等特点,是临床上常用的抗结核病药物。

【体内过程】 口服或注射吸收快而完全,1~2 h血药浓度达峰值,广泛分布于全身体液和组织中,包括脑脊液和胸水中。药物穿透力强,可渗入关节腔、胸、腹水以及纤维化或干酪化的结核病灶中,也易透入细胞内作用于已被吞噬的结核杆菌。异烟肼主要在肝内代谢,由乙酰化酶代谢为乙酰异烟肼和异烟酸等,代谢产物与少量原形药最后从肾排出。乙酰化酶的表型与人种有明显关系,异烟肼的代谢分为快、慢两种代谢型。前者尿中乙酰化异烟肼较多,后者尿中的游离异烟肼较多。在白种人中快代谢型占20%~30%,慢代谢型占50%~60%;在中国人中快代谢型约占50%,慢代谢型约占26%。

【药理作用】 异烟肼对结核分枝杆菌有高度选择性,能抑制结核分枝杆菌独有的分枝菌酸合成,使细菌丧失耐酸性、疏水性和增殖力,最终导致细菌死亡。异烟肼具有低浓度抑菌、高浓度杀菌作用,对细胞内外的结核分枝杆菌具有同等的杀灭作用,对静止期的结核分枝杆菌,通过提高药物浓度或延长接触时间也有杀菌作用。单用易产生耐药性,联合用药可延缓耐药性产生,并增强疗效。异烟肼与其他抗结核病药无交叉耐药性。

【临床应用】 异烟肼为治疗结核病的首选药物,适用于治疗各种类型的结核病,如肺、淋巴、骨、肾、肠等结核以及结核性脑膜炎、胸膜炎、腹膜炎等。为了预防和延缓耐药性的产生,应将异烟肼与其他一线抗结核药联合应用。静脉滴注大剂量异烟肼可治疗急性粟粒性肺结核。

【不良反应】

1. 胃肠道反应

治疗量的异烟肼不良反应较少,可有轻度胃肠道反应,如食欲不振、恶心、呕吐、腹痛及便秘等。

2. 神经毒性

常见周围神经炎,初期表现为四肢末梢感觉异常,多为两侧对称性改变,进而出现指趾末端麻木针刺感、手脚疼痛、四肢无力和关节软弱。大剂量可引起头痛、头晕、幻觉、抽搐、视神经炎等,严重者可致中毒性脑病和精神病。慢乙酰化者易于发生,补充维生素 B_6 可预防或减轻神经系统反应。

3. 肝脏毒性

大剂量异烟肼可损害肝脏,引起转氨酶暂时性升高,严重者可造成肝细胞性黄疸。快乙酰化者、35 岁以上及嗜酒者较易发生,饮酒或与利福平合用可增加肝毒性。用药期间应定期检查肝功能。

4. 其他

异烟肼可引起皮疹、瘙痒、粒细胞减少、溶血性贫血等,偶见内分泌失调、男子乳腺发育、泌乳、月经失调等。

异烟肼为肝药酶抑制剂,可使香豆素类抗凝血药、苯妥英钠等药物代谢减慢,血药浓度升高,合用时应调整剂量。

利 福 平[基]

利福平(rifampicin)是利福霉素的人工半合成品,为橘红色结晶粉末。

【体内过程】 口服吸收完全,用药后 1~2 h 血药浓度达峰值。体内分布广泛,易渗入机体组织、体液、脑脊液中,口服常用剂量有效浓度可维持 6 h。主要经肝脏代谢,除药物原形外,其代谢物也具有抗菌活性。利福平大部分经胆汁排泄,约 1/3 由尿排泄,尿中药物浓度可达治疗水平。$t_{1/2}$ 为 3~5 h,反复用药后可缩短至 2 h。服药后尿、唾液、汗液等排泄物均可呈橘红色。

【药理作用】 利福平抗菌谱广,能特异性与细菌依赖于 DNA 的 RNA 多聚酶结合,阻碍细菌的 mRNA 合成。对结核分枝杆菌和麻风分枝杆菌均有明显的杀菌作用。此外,对多种 G^+ 菌和 G^- 菌,如金黄色葡萄球菌、脑膜炎奈瑟菌、大肠埃希菌、变形杆菌、流感嗜血杆菌等也有一定的抗菌作用。对某些病毒、衣原体也有效。利福平抗菌强度与其浓度有关,低浓度抑菌、高浓度杀菌。利福平单独使用易产生耐药性,这与细菌的 RNA 多聚酶基因突变有关。

【临床应用】 与其他抗结核病药合用治疗肺结核和其他各种类型的结核病。与异烟肼合用治疗初发患者,与乙胺丁醇及吡嗪酰胺合用对复发患者产生良好的治疗效果。此外,可用于麻风病、耐药金葡菌以及其他敏感菌所致感染,局部用药可治疗沙眼、敏感菌引起的急性结膜炎和病毒性角膜炎。

【不良反应】

1. 胃肠道反应

常见恶心、呕吐、腹痛、腹泻等不良反应,可于饭后服用。

2. 肝脏毒性

长期大量应用可出现血清氨基转移酶升高、肝肿大、肝功能减退等症状,严重时伴黄疸、胆道梗阻导致死亡。慢性肝病患者、酒精中毒者、老年患者、使用异烟肼者肝脏毒性发生率明显增加。用药期间禁止饮酒,定期检查肝功能。

3. 流感综合征

大剂量间隔使用可引起发热、寒战、头痛、肌肉酸痛等类似感冒的症状,发生频率与剂量大小、间隔时间有明显关系。一旦出现,应立即停药,可合用地塞米松、阿司匹林或吲哚美辛以减轻流感症状。

4. 其他

偶见皮疹、药热、白细胞减少、血小板减少、蛋白尿、血尿、心律失常等不良反应,也可致神经系统反应,如头痛、嗜睡、肢体麻木、视力模糊等。肝功能严重不全、胆道阻塞和妊娠 3 个月以内者禁用。

乙 胺 丁 醇[基]

乙胺丁醇(ethambutol)是人工半合成的乙二胺衍生物。

【体内过程】　口服吸收快,用药后 2～4 h 血药浓度达峰值,广泛分布于全身组织和体液,但脑脊液中浓度较低。大部分以原形经肾脏排泄,少部分在肝脏内转化为醛及二羧酸衍生物,由尿中排出,有肾脏毒性。

【药理作用与临床应用】　乙胺丁醇与二价金属离子 Mg^{2+} 等结合,阻止菌体内亚精胺与 Mg^{2+} 结合,干扰细菌 RNA 合成,发挥抑制结核分枝杆菌作用。单独使用易产生耐药性,常与其他抗结核病药合用。用于各型肺结核和其他结核病,与异烟肼和利福平合用可治疗结核病初期患者,与利福平和卷曲霉素合用治疗复发患者,尤其适用于经链霉素和异烟肼治疗无效的病人。

【不良反应】

1. 胃肠道反应

常见不良反应有恶心、呕吐、腹泻等。

2. 视神经炎

连续大剂量使用可产生球后视神经炎,表现为视敏度降低、辨色力受损、视力减退、视野缩小、出现暗点等,停药后可缓慢恢复,也有不能恢复者。用药期间需定期检查视力。

3. 周围神经炎

少数患者出现触觉减弱、四肢麻木感、针刺感、烧灼痛等症状,轻者停药数日症状可消失,重者需用维生素 B_6、B_1 进行治疗。

4. 其他

可引起发热、皮疹等过敏反应,严重时出现剥脱性皮炎、过敏性休克。偶见肝功能损害、粒细胞减少、高尿酸血症等。肾功能不良者慎用。

链 霉 素[基]

链霉素(streptomycin)是第一个有效的抗结核病药物,仅有抑菌作用,疗效不及异烟肼和利福平。穿透力较弱,不易渗入细胞及纤维化、干酪样病灶,疗效较差。链霉素口服吸收少,肌内注射吸收快,有效抑菌浓度可维持 12 h。主要经肾脏排泄,$t_{1/2}$ 为 5～6 h。不能通过血脑屏障,故对结核性脑膜炎疗效差。链霉素在体内穿透力较弱,仅能抑制结核分枝杆菌生长而无杀菌作用,所以单独使用疗效较差,常与其他抗结核病药物合用。

吡 嗪 酰 胺[基]

吡嗪酰胺(pyrazinamide,PZA)又称异烟酰胺,是结构类似烟酰胺的抗结核病药物。口服易吸收,体内分布广泛,其中细胞内和脑脊液中浓度较高。主要在肝脏代谢,经肾脏排泄,$t_{1/2}$ 为 6 h。用于治疗各型肺结核和其他结核病,单独使用易产生耐药性,与异烟肼和利福平合用具有协同作用。常见不良反应有食欲不振、恶心、呕吐等,长期大剂量应用可发生中毒性肝炎。部分患者可表现关节酸痛、肿胀、活动受限等痛风症状。肝功能不良及 3 岁以下儿童禁用。

二、二线抗结核病药

对氨基水杨酸钠[基]

对氨基水杨酸钠(sodium para-amino salicylate,PAS)口服易吸收,可分布于全身组织和体液(脑脊液除外)。主要在肝脏代谢,经肾脏排泄,$t_{1/2}$ 为 0.5～1.5 h。对氨基水杨酸钠能竞争性抑制二氢蝶酸合酶,阻止二氢叶酸的合成,使细菌蛋白质合成受阻,发挥抑菌作用,疗效较一线抗结核药差。常与异烟肼、链霉素等合用,以增强疗效并延缓耐药性产生。不宜与利福平合用,因其可影响利福平的吸收。常见恶心、呕吐、腹痛、腹泻等不良反应,偶见皮疹、剥脱性皮炎、关节酸痛、哮喘、高热、白细胞减少等。

卷 曲 霉 素

卷曲霉素(capreomycin)为多肽类抗生素,体内分布广泛,主要以原形经肾排泄,肾功能损害患者可发生药物蓄积。卷曲霉素抑制结核分枝杆菌蛋白质合成,作用较卡那霉素强。单用易产生耐药性,常与异烟肼、对氨基水杨酸钠及乙胺丁醇等合用治疗结核病,也可用于一线抗结核病药治疗失败者。常见不良反应为耳毒性、肾毒性,也可引起呼吸困难、嗜睡、心律失常、肌痛或肌痉挛等神经肌肉阻滞症状。

乙硫异烟胺

乙硫异烟胺(ethionamide)为异烟酸的衍生物。口服易吸收,可渗入干酪样病灶。对结核分枝杆菌有抑制作用,抗菌活性为异烟肼的 1/10。单独使用易产生耐药性,多与其他抗结核病药物合用。常见恶心、呕吐、腹痛、腹泻、厌食等不良反应,偶见精神抑郁、头痛、末梢神经炎、脱发、关节痛、皮疹等。部分患者出现转氨酶升高和黄疸,用药期间应监测肝功能。

三、新一代抗结核病药

利 福 定

利福定(rifandin)为人工合成的利福霉素衍生物。口服吸收良好,2～4 h 血药浓度达峰值。体内分布广泛,以肝脏和胆汁中为最高,其次为肾、肺、心、脾,在脑组织中含量甚微。抗菌谱及抗菌机制同利福平,对结核分枝杆菌、麻风分枝杆菌的抗菌活性强于利福平。此外,对金黄色葡萄球菌有良好作用,对部分大肠杆菌、沙眼衣原体也有一定的抗菌活性。临床主要用于肺结核和其他结核病、麻风病、化脓性皮肤病、结膜炎、沙眼等。对胃肠道刺激轻微,偶有恶心、呕吐、腹泻等不良反应。偶见白细胞增加,以及 AST、ALT 升高。肝、肾功能不全者及孕妇慎用。

利 福 喷 丁

利福喷丁(rifapentine)为人工合成的利福霉素衍生物。口服易吸收,体内分布广泛,其中在肺、肝、肾脏分布较多,骨组织和脑组织中也有较高浓度。抗菌谱与利福平相同,对结核分枝杆菌的抗菌活性为利福平的 7 倍。主要用于肺结核及其他结核病、麻风病、化脓性皮肤病、结膜炎、沙眼等的治疗。常见不良反应为头昏、失眠、皮疹及胃肠道反应等,偶见白细胞或血小板减少、转氨酶升高、肝功能异常,一旦出现上述情况应及时停药。肝功能不良者及孕妇禁用。

贝 达 喹 啉

贝达喹啉(bedaquiline)是二芳基喹啉家族的新型药物,口服后 5 h 血药浓度达峰值,血浆蛋白结合率大于 99.9％。能抑制结核分枝杆菌 5-三磷酸腺苷(ATP)合成酶,导致结核分枝杆菌能量代谢障碍而死亡。联合用于治疗成人($\geqslant$18 岁)耐多药肺结核(MDR-TB),一般在无其他有效治疗方案时,方可使用本品。可增加心律失常和死亡风险,并可引起恶心、关节痛、头痛、胸痛、食欲减退、转氨酶升高、皮疹、血淀粉酶升高等不良反应。用药期间监测心电图、肝功能,若出现 Q-T 间期>500 ms 或出现显著室性心律失常,应立即停药。

德 拉 马 尼

德拉马尼(delamanid)属硝基咪唑类药物,主要通过抑制结核分枝杆菌细胞壁霉菌酸的合成发挥抗菌作用,对耐药结核分枝杆菌有明显的抗菌活性,联合用药治疗成人耐多药肺结核。常见 Q-T 间期延长、焦虑、感觉异常、震颤、恶心、呕吐和头晕等不良反应。

四、抗结核病药应用原则

抗结核化学药物是治疗结核病的主要手段,合理应用化疗药物能提高药物疗效,降低不良反应。合理用药原则包括:

1. 早期用药

未接受过抗结核治疗的病人,在确诊后应立即进行治疗。因结核病早期病变部位的肺泡壁充血,血液供应良好,有利于药物渗透进入病灶。同时,早期病变部位的结核杆菌处于生长旺盛期,对抗结核药敏感,细菌易被抑制或杀灭。

2. 联合用药

两种及两种以上的抗结核药物同时应用,可增强抗菌作用、延缓或减少结核分枝杆菌耐药性的产生。临床常根据病情采取二联、三联甚至四联用药方案,一般轻症多选用异烟肼和利福平联合应用,重症则采用四联或更多药物联合应用。

3. 适宜剂量

剂量过小,既不能有效发挥抗菌作用,又会易诱发细菌产生耐药性。剂量过大则可能产生严重不良反应,影响药物的继续使用。因此,采用适宜剂量以实现既能发挥有效抗菌作用,又能尽量减少不良反应的发生。

4. 坚持规律全程用药

结核病容易复发,过早停药会使已被抑制的细菌再度增殖或迁移,导致治疗失败。因此,结核病的治疗必须坚持有规律的全程用药,不能随意改变药物剂量或品种。一般轻症肺结核应持续治疗 9～12 个月,中度和重度肺结核持续治疗 18～24 个月,或根据病情调整用药方案。

第二节　抗麻风病药

麻风病是由麻风分枝杆菌引起的慢性传染性疾病,其病变主要损害皮肤、黏膜和周围神经。麻风病大多数是结核型麻风病,若能早期治疗,病情消退快,可完全恢复健康;少数病人属瘤型麻风病,对药物反应较差,难治愈。抗麻风病的主要药物有氨苯砜、利福平、氯法齐明、沙利度胺等。

氨 苯 砜[基]

氨苯砜(dapsone,DDS)为目前治疗麻风病的首选药物。

【体内过程】　口服吸收缓慢而完全,4～8 h 血药浓度达峰值。广泛分布于全身组织和体液中,其中肝脏和肾脏浓度较高,其次为皮肤和肌肉。主要由肝脏代谢,以乙酰化物形式经胆汁排泄,也可经尿排出,$t_{1/2}$ 为 10～50 h。

【药理作用与临床应用】　抗菌谱与磺胺类药物相似,对麻风分枝杆菌有强大的抑菌作用。因其作用可被对氨基苯甲酸(PABA)拮抗,一般认为其抗菌机制可能与磺胺类相同。主要用于治疗各种类型麻风病,单用易产生耐药性,与利福平合用可延缓耐药性的产生。

【不良反应】　常见恶心、呕吐、头痛、头晕、心动过速等,也可引起白细胞减少、粒细胞缺乏、贫血等。偶致"麻风样反应",表现为发热、不适、剥脱性皮炎、肝坏死并发黄疸、淋巴结肿大、贫血、高铁血红蛋白血症等,多于用药后 1～4 周发生。

氯 法 齐 明

氯法齐明(clofazimine)为一种吩嗪染料,口服吸收后全身分布广泛,大部分经胆汁排泄,也可由尿液、皮脂、汗液、乳汁排泄。能与麻风分枝杆菌的 DNA 结合,抑制依赖 DNA 的 RNA 聚合酶,阻止 RNA 合成,从而抑制细菌蛋白质合成,发挥抗菌作用。与利福平或乙硫异烟胺联合用于治疗耐氨苯砜的菌株所致的麻风病,首选用于治疗瘤型麻风病,也可用于治疗红斑结节性麻风病和其他药物引起的急性麻风病。常见的不良反应有胃肠道反应、皮肤黏膜着色、皮肤色素减退、视力减退或黄疸等。

制剂与用法

1. 异烟肼(isoniazid)　片剂:50 mg,100 mg,300 mg。注射液:50 mg/2 mL,100 mg/2 mL。口服,每日 5 mg/kg,最高 300 mg,1 次/d;或每日 15 mg/kg,最高 900 mg,2～3 次/周。静脉注射或静脉滴注,0.3～0.4 g/d 或每日 5～10 mg/kg。急性粟粒型肺结核或结核性脑膜炎患者,每日 10～15 mg/kg,不超过 0.9 g。

2. 利福平(rifampicin)　片剂:0.15 g。胶囊:0.15 g,0.3 g。注射液:0.3 g/5 mL。口服,抗结核,0.45～0.60 g,空腹顿服,每日不超过 1.2 g。脑膜炎奈瑟菌带菌者,5 mg/kg,每 12 h 1 次,连续 2 日。静脉滴注,结核病,每日单次静脉滴注 600 mg 超过 2～3 h。

3. 盐酸乙胺丁醇(ethambutol hydrochloride)　片剂:0.25 g。胶囊:0.25 g。口服,结核初治,15 mg/kg,每日 1 次顿服;或每次口服 25～30 mg/kg,最高 2.5 g,每周 3 次;或 50 mg/kg,最高 2.5 g,每周 2 次。结核复治,按体重 25 mg/kg,每日 1 次顿服,连续 60 d,继以按 15 mg/kg 每日 1 次顿服。

4. 吡嗪酰胺(pyrazinamide)　片剂:0.25 g,0.5 g。胶囊:0.25 g,0.5 g。口服,每日 15～30 mg/kg 顿服,或 50～70 mg/kg,每周 2～3 次。每日服用者最高每日 2 g,每周 3 次者最高每次 3 g,每周服 2 次者最高每次 4 g。

5. 对氨基水杨酸钠(sodium para-aminosalicylate)　片剂:0.5 g。肠溶片:0.5 g。注射剂:2 g,4 g,6 g。口服,2～3 g/次,8～12 g/d,饭后服。静脉滴注,4～12 g/d(先从小剂量开始),以等渗氯化钠注射液或 5%葡萄糖液溶解后,配成 3%～4%浓度滴注。

6. 乙硫异烟胺(ethionamide)　肠溶片:0.1 g。口服剂量 0.5～0.8 g/d,1 次服用或分次服。

7. 硫酸卷曲霉素(capreomycin sulfate)　注射剂:0.5 g,1 g。肌内注射,0.75～1 g/d,1 次或分 2 次用。用药 2～4 周后,1 g/次,2～3 次/周,持续 6～12 个月。

8. 利福定(rifandin)　片剂:50 mg,100 mg,150 mg。胶囊:50 mg,100 mg,150 mg。口服,150～200 mg/d,早晨空腹一次服用,治疗肺结核病的疗程为 6～12 个月。

9. 利福喷丁(rifapentine)　胶囊:0.15 g,0.3 g。分散片:0.15 g。口服:600 mg/次,1 次/周,必要时 2 次/周。

10. 富马酸贝达喹啉(beda quinoline fumarate)　片剂:100 mg。口服,400 mg/次,1 次/d,用药 2 周;然后 200 mg/次,3 次/周,用药(每次服药至少间隔 48 h)22 周,治疗总持续时间是 24 周。

11. 德拉马尼(delamanid)　片剂:50 mg。口服,100 mg/次,2 次/d,连服 24 周。

12. 氨苯砜(dapsone)　片剂:50 mg,100 mg。口服,50～100 mg/次,1 次/d,与其他一种或几种抗麻风药合用。伴红斑结节麻风反应的各型麻风有神经损害或皮肤溃疡者,100～300 mg/d,控制后逐渐递减至 100 mg/d。

13. 氯法齐明(clofazimine)　软胶囊:50 mg。口服,耐氨苯砜的各型麻风,50～100 mg/次,1 次/d,与其他一种或几种抗麻风药合用。伴红斑结节麻风反应的各型麻风有神经损害或皮肤溃疡者,100～300 mg/d,反应控制后,逐渐递减至 100 mg/d。

(王宏婷)

第四十一章 抗 疟 药

疟疾是由疟原虫寄生于人体引起的传染病,按蚊是疟疾的主要传播媒介。正常人可经疟蚊叮咬或输入带疟原虫的血液而感染。疟疾夏秋季节发病较多,在热带及亚热带地区一年四季都可发病、流行。不同的疟原虫分别引起间日疟、三日疟、恶性疟及卵形疟。疟疾的主要表现为周期性规律发作,全身发冷、发热、多汗,长期多次发作后,可引起贫血和脾肿大。抗疟药主要通过以下三个方面发挥抗疟作用:① 杀灭红内期的疟原虫以控制发作;② 杀灭红外期的疟原虫以防止复发;③ 杀灭配子体以防止传播。

第一节 疟原虫生活史及抗疟药作用环节

疟疾是由疟原虫引起的疾病,需要人和雌性按蚊两个宿主。疟原虫在人体内先后寄生于肝细胞和红细胞内,进行裂体增殖。在红细胞内,除进行裂体增殖外,尚可形成配子体,开始有性生殖的初期发育。在按蚊体内,完成配子生殖,继以孢子增殖过程(图 41.1)。

一、在人体内的发育阶段及药物作用环节

1. 红细胞外期

红细胞外期(exo-erythrocytic cycle,简称红外期),感染疟原虫的雌性按蚊刺吸人血时,子孢子随唾液进入人体,并经血流侵入肝细胞,并在肝细胞内进行裂体增殖,形成红外期裂殖体。此期为疟疾潜伏期,一般为 $10\sim14$ d,无临床症状。间日疟原虫和卵形疟原虫子孢子进入肝脏后,部分子孢子可进入休眠期,称休眠子。伯胺奎对休眠子有较强的杀灭作用。

2. 红细胞内期

红细胞内期(erythrocytic cycle,简称红内期),红外期的裂殖子从肝细胞释放出来,一部分裂殖子被巨噬细胞吞噬,其余部分侵入红细胞,开始红内期发育。裂殖子侵入红细胞的过程包括以下步骤:① 裂殖子通过特异部位识别和附着于红细胞膜表面受体;② 红细胞膜在环绕裂殖子处凹入形成纳虫空泡;③ 裂殖子入侵完成后纳虫空泡密封。侵入的裂殖子先形成环状体,经滋养体、未成熟裂殖体,最后形成含有一定数量裂殖子的成熟裂殖体。红细胞破裂后,裂殖子释出,一部分裂殖子被巨噬细胞消灭,其余裂殖子再侵入其他正常红细胞,重复其红内期的裂体增殖过程,引起临床症状反复发作。抗疟药氯喹、奎宁、甲氟喹、青蒿素等

能杀灭红内期裂殖体,控制疟疾症状。

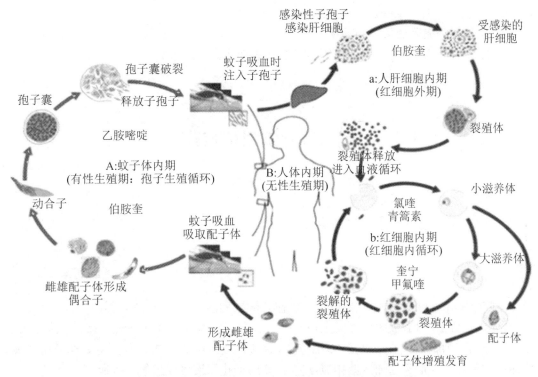

图 41.1 疟原虫生活史及各种抗疟药的作用部位示意图

二、疟原虫在按蚊体内的发育

疟原虫经几代红内期裂体增殖后,部分裂殖子侵入红细胞后不再进行裂体增殖而发育成雌、雄配子体。当雌性按蚊叮吸病人血液时,红细胞内的雌、雄配子体进入按蚊体内继续发育。在蚊胃内,雌、雄配子体发育成雌、雄配子。雄配子钻进雌配子体内,受精形成合子,并于数小时后发育为能活动的动合子。动合子穿过胃壁,在胃弹性纤维膜下形成圆球形的卵囊。卵囊长大,囊内的核和胞质反复分裂进行孢子增殖,生成成千上万的子孢子。子孢子随卵囊破裂释出或由囊壁上的微孔逸出,随血淋巴进入蚊体组织,只有进入蚊唾液腺的子孢子才具有传染性。当按蚊再吸血时,子孢子即可随唾液进入人体,又开始在人体内的发育。由于配子体是疟疾流行、传播的根源,因此应用杀灭配子体或抑制配子体在按蚊体内发育的药物伯胺喹可防止疟疾传播。乙胺嘧啶对红细胞外期的子孢子有较强的杀灭作用。

三、抗疟药的分类

1. 主要用于控制症状的药物

能杀灭红细胞内期裂殖体,发挥控制症状发作和症状抑制性预防作用,代表药物为氯喹、奎宁、甲氟喹、青蒿素等。

2. 主要用于控制远期复发和传播的药物

能杀灭肝脏中休眠子,控制疟疾的远期复发;同时能杀灭各种疟原虫的配子体,控制疟疾传播,代表药物有伯氨喹。

3. 主要用于病因性预防的药物

能杀灭红外期的子孢子,发挥预防作用,代表药物为乙胺嘧啶。

第二节　常用抗疟药

一、主要用于控制症状的药物

氯　喹[基]

氯喹(chloroquine)为人工合成的 4-氨基喹啉类衍生物。

【体内过程】　口服吸收快而完全,1~2 h 血药浓度达峰值。体内分布广泛,浓集于被疟原虫入侵的红细胞中。消除缓慢,作用持久,后遗效应持续数周或数月。主要在肝脏代谢,代谢产物及部分原形药物随尿液排泄,$t_{1/2}$ 为 48 h,酸化尿液可促进氯喹排泄。

【药理作用与临床应用】

1. 抗疟作用

可干扰疟原虫裂殖体 DNA 的复制与转录过程,阻碍其内吞作用,从而导致虫体缺乏氨基酸而死亡。对各种疟原虫的红内期裂殖体均有较强杀灭作用,能有效控制疟疾症状发作。对红外期无作用,不能阻止复发,但因作用较持久,能使复发推迟。因为恶性疟无红外期,故氯喹能根治恶性疟。此外,氯喹对原发性红外期无效,对配子体也无直接作用,故不能作病因预防,也不能阻断疟疾传播。主要用于治疗疟疾急性发作和控制疟疾症状。

2. 抗肠外阿米巴作用

氯喹能杀灭阿米巴滋养体,因其在肝脏中浓度高,可治疗阿米巴肝脓肿。

3. 免疫抑制作用

大剂量氯喹有免疫抑制作用,可用于治疗自身免疫性疾病,如系统性红斑狼疮、类风湿性关节炎、肾病综合征等。

【不良反应】　可有食欲减退、恶心呕吐、腹泻等不良反应。久服可出现不可逆的神经视网膜改变,如小动脉狭窄、斑点状损害、视神经萎缩及不均匀色素沉着等,严重者可致失明,故应定期进行眼科检查。部分患者可出现皮肤瘙痒、紫癜、湿疹、剥脱性皮炎、头痛、眩晕、耳鸣、睡眠障碍等。偶见心律失常、休克、阿-斯综合征。静脉滴注过快可引起心脏骤停。

青　蒿　素[基]

青蒿素(artemisinin)是从菊科植物黄花蒿中提取的有过氧基团的倍半萜内酯药物。

【体内过程】　青蒿素口服后迅速吸收,体内分布广泛,可透过血脑屏障进入脑组织,红细胞内浓度低于血浆浓度。主要从肾及肠道排出,$t_{1/2}$为 4 h。

【药理作用】 青蒿素在血红素或 Fe^{2+} 的催化下形成自由基破坏疟原虫红内期超微结构,阻断疟原虫营养摄取的最早阶段,使疟原虫较快出现氨基酸合成障碍,迅速形成自噬泡而死亡。对各种疟原虫红内期裂殖体有快速杀灭作用,48 h 内疟原虫基本上从血中消失,但对红细胞外期疟原虫无效。由于青蒿素代谢与排泄均较快,有效血药浓度维持时间短,不利于彻底杀灭疟原虫,故复发率较高。

【临床应用】 对各类疟疾有效,尤其是用于耐氯喹的恶性疟。此外,还可用于间日疟、恶性疟的症状控制,也可用于治疗凶险型恶性疟,如脑型、黄疸型等。青蒿素还可用于系统性红斑狼疮、盘状红斑狼疮的治疗。

【不良反应】 青蒿素毒性低,不良反应较少。少数患者出现一过性转氨酶升高、轻度皮疹、食欲减退、恶心呕吐、腹泻等胃肠道反应,一般可自行恢复。治疗系统性红斑狼疮与盘状红斑狼疮初期可出现病情加重,全身有蚁行感,继续治疗半月可逐渐减轻,一个月左右上述症状可改善。因此,治疗前应将治疗反应告知病人,以免在治疗初期出现反应而中断治疗。

蒿 甲 醚[基]

蒿甲醚(artemether)为青蒿素的脂溶性衍生物,口服易吸收,30 min 血药浓度达峰值。体内分布广泛,以脑中最多,肝、肾次之。蒿甲醚通过脱甲基代谢为双氢青蒿素,主要通过粪便排泄,其次为尿液排泄。对疟原虫红内期裂殖体有强大、快速的杀灭作用,其抗疟活性较青蒿素强 6 倍。适用于各型疟疾,但主要用于抗氯喹的恶性疟和凶险型恶性疟的抢救。治疗疟疾复发率较高,与伯氨喹合用可降低复发率。个别患者可出现门冬氨酸氨基转移酶、丙氨酸氨基转移酶轻度升高、网织红细胞一过性减少等不良反应。

青 蒿 琥 酯[基]

青蒿琥酯(artesunate)是青蒿素的水溶性衍生物。体内分布广泛,以肠、肝、肾较高。主要在肝脏代谢转化,仅少量原形药由尿、粪便排泄,$t_{1/2}$ 为 30 min。青蒿琥酯对疟原虫有较强的杀灭作用,能迅速控制疟疾发作,适用于脑型疟及各种危重疟疾的抢救。治疗间日疟、恶性疟原虫转阴时间快于氯喹。可出现外周网织红细胞一过性降低。

双氢青蒿素[基]

双氢青蒿素(dihydroartemisinin)为青蒿素衍生物,口服吸收良好,起效迅速。口服后1.33 h 血药浓度达峰值,血浆 $t_{1/2}$ 为 1.57 h。体内分布广泛,代谢和排泄迅速。对疟原虫红内期有强大且快速的杀灭作用,能迅速控制临床发作及症状,适用于各型疟疾,主要用于抗氯喹恶性疟和凶险型恶性疟的抢救。

奎 宁

奎宁(quinine)是从金鸡纳树皮中提取的喹啉类生物碱。

【体内过程】 口服吸收迅速、完全,广泛分布于全身组织,以肝脏浓度最高,肺、肾、脾次之,骨骼肌和神经组织中最少。主要在肝中被代谢失效,代谢物及少量原形药经肾排泄,$t_{1/2}$为 8.5 h。

【药理作用与临床应用】 奎宁能与疟原虫的 DNA 结合形成复合物,从而抑制 DNA 复制和 RNA 转录,抑制疟原虫的蛋白质合成,作用较氯喹弱。此外,奎宁能降低疟原虫氧耗量,通过抑制疟原虫内的磷酸化酶而干扰其糖代谢。对红外期无效,长疗程服用可根治恶性疟,但对恶性疟的配子体无直接作用,故不能中断传播。用于治疗耐氯喹和耐多种药物虫株所致的恶性疟,也可用于治疗间日疟。

【不良反应】

1. 金鸡纳反应

每日用量超过 1 g 或连用较久,可出现耳鸣、头痛、恶心、呕吐、视力听力减退等,严重者会产生暂时性耳聋,停药后多可恢复。

2. 视神经损害

短时间大剂量应用奎宁,可直接损害神经组织并收缩视网膜血管,出现视野缩小、复视、弱视等,应定期进行眼科检查。

3. 特异质反应

少数特异质者可出现白细胞减少、急性溶血、血管神经性水肿等症,一旦出现应立即停药。

4. 其他

长期应用可出现 QRS 增宽、ST 段延长、T 波改变等心电图改变,还可引起皮疹、瘙痒等。奎宁有催产作用,可通过胎盘,引起胎儿听力及中枢神经系统损害。

甲 氟 喹

甲氟喹(mefloquine)是由奎宁改变结构而获得的 4-喹啉-甲醇衍生物。口服易吸收,体内代谢较慢,主要经肾脏及肠道排出,$t_{1/2}$约为 30 d。可杀灭红内期疟原虫,用于治疗恶性疟原虫、间日疟原虫引起的疟疾,也可用于治疗耐氯喹疟原虫感染的治疗。甲氟喹起效较慢,与乙胺嘧啶合用可增强疗效、延缓耐药性的产生。主要不良反应为恶心、头晕、发热、头痛、幻觉、意识错乱等。与氯喹、奎宁合用可增加癫痫病人发作的频率,有癫痫病史者忌用。

咯 萘 啶

咯萘啶(malaridine)口服和肌注吸收迅速,体内分布广,在肝中浓度最高。主要经肾脏和肠道排泄,$t_{1/2}$为 2～3 d。对各种疟原虫的红内期裂殖体均有杀灭作用,对耐氯喹的恶性疟原虫也有较强作用。用于治疗脑型、凶险型及耐氯喹虫株所致的恶性疟,也用于治疗间日疟。口服可见恶心、腹痛、胃部不适、头痛等不良反应,一般反应较轻微,停药后即消失。偶见窦性心动过缓等心律失常。

二、主要用于控制复发和传播的抗疟药物

伯 氨 喹[基]

伯氨喹(primaquine)是人工合成的 8-氨基喹啉类衍生物,为阻止复发、中断传播的有效药物。

【体内过程】 口服吸收快而完全,生物利用度约为 96%,主要分布在肝组织内,其次为肺、脑和心等组织。主要在肝内代谢,$t_{1/2}$约 5.8 h。

【药理作用与临床应用】 伯氨喹抗疟机制尚不明确,可能与干扰疟原虫 DNA 合成有关。此外,其体内代谢产物喹啉醌衍生物具有较强氧化性能,能将红细胞内的还原型谷胱甘肽(GSH)转变为氧化型谷胱甘肽(GSSH),干扰辅酶 Ⅱ 的还原过程,使辅酶 Ⅱ 减少,破坏疟原虫的糖代谢及氧化过程。可杀灭间日疟、三日疟、恶性疟和卵形疟组织期的虫株,也可杀灭红外期配子体,对恶性疟作用最强,但对红内期疟原虫作用较弱。用于根治间日疟、控制疟疾传播以及恶性疟。

【不良反应】 不良反应较少,可引起恶心、呕吐、腹痛等胃肠道反应,停药后可自行恢复。红细胞缺乏葡萄糖 6-磷酸脱氢酶患者可发生急性溶血性贫血和高铁血红蛋白血症。孕妇忌用,肝、肾、血液系统疾及糖尿病患者慎用。

三、主要用于病因性预防的抗疟药物

乙 胺 嘧 啶[基]

乙胺嘧啶(pyrimethamine)为疟疾病因性预防的首选药物。

【体内过程】 口服吸收较慢但完全,6 h 内血浆浓度达峰值,主要分布于红细胞、白细胞及肺、肝、肾、脾等器官中。体内消除缓慢,$t_{1/2}$ 为 80～100 h,服药一次有效血药浓度可维持约两周。

【药理作用】 乙胺嘧啶可抑制疟原虫的二氢叶酸还原酶,使二氢叶酸不能还原为四氢叶酸,进而影响嘌呤及嘧啶核苷酸的生物合成,使核酸合成减少,疟原虫繁殖受到抑制。疟原虫的 DNA 合成主要发生在滋养体阶段,在裂殖体期合成甚少,故乙胺嘧啶主要作用于进行裂体增殖的疟原虫,对已发育完成的裂殖体则无效。

【临床应用】 对恶性疟及间日疟原虫红细胞前期有效,也能抑制疟原虫在蚊体内的发育,主要用于疟疾的预防,也可用于治疗弓形虫病。

【不良反应】 抗疟剂量时,毒性低,不良反应少。大剂量长时间应用可引起叶酸缺乏,主要影响生长增殖迅速的组织,如骨髓、消化道黏膜等,引起味觉改变或丧失,舌头疼痛、红肿、烧灼感、针刺感和口腔溃疡,食道炎所致吞咽困难、恶心、呕吐、腹痛等。严重者可致巨细胞性贫血、白细胞减少等。出现上述症状应及早停药,多可自行恢复。

磺胺类与砜类

磺胺类、砜类能与对氨基苯甲酸竞争二氢蝶酸合酶,抑制二氢蝶酸合酶的活性,从而阻止疟原虫二氢叶酸的合成,主要用于治疗耐氯喹的恶性疟,单用疗效差,仅抑制红内期疟原虫,对红外期疟原虫无效。与乙胺嘧啶或甲氧苄啶等二氢叶酸还原酶抑制剂合用可增强疗效。常用药物有磺胺多辛和氨苯砜。

四、抗疟药物的合理应用

1. 抗疟药的选择
抗疟药应根据不同症状选用合适的药物,见表 41.1。

表 41.1 抗疟药的选择示意表

药　物	作用机制	适应证
氯喹	杀灭红内期裂殖体	控制症状
青蒿素类、奎宁	抑制、杀灭红内期裂殖体	脑型疟
青蒿素类、奎宁、甲氟喹	抑制、杀灭红内期裂殖体	耐氯喹的恶性疟
乙胺嘧啶合用伯氨喹	抑制杀灭红外期配子体	休止期
乙胺嘧啶	抑制红外期配子体	预防用药

2. 联合用药

现有的抗疟药只能作用于疟原虫生活史的某些环节,对其他环节作用弱或无作用,因此应联合用药,抗疟药的联用方案如图 41.2 所示。

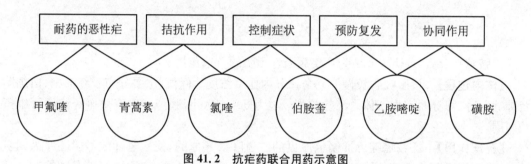

图 41.2 抗疟药联合用药示意图

制剂与用法

1. 磷酸氯喹(chloroquine phosphate)　片剂:0.075 g,0.25 g。注射液:322 mg/5 mL。口服,间日疟,口服首剂 1 g,第 2、3 日各 0.75 g。抑制性预防疟疾,口服 0.5 g/次,1 次/周。肠外阿米巴病,口服 1 g/d,连服 2 日后改为 0.5 g/d,总疗程为 3 周。静脉滴注,脑型疟第 1 天 18～24 mg/kg,第 2 天 12 mg/kg,第 3 天 10 mg/kg。

2. 青蒿素(artemisinin)　栓剂:400 mg,600 mg。直肠给药,首次 0.6 g,4 h 后 0.6 g,第 2、3 日各 0.4 g。

3. 双氢青蒿素(dihydroartemisinin)　片剂:20 mg。口服,60 mg/次,1 次/d,首次剂量加倍,连用 5～7 d。

4. 青蒿琥酯(artesunate)　片剂:50 mg,100 mg。注射剂:30 mg,60 mg。口服,首剂 100 mg,第 2 日起 50 mg/次,2 次/d,连服 5 日。静脉注射,60 mg/次,临用前加入所附的 5% 碳酸氢钠注射液 0.6 mL,振摇 2 min,待完全溶解后,加 5% 葡萄糖注射液或葡萄糖氯化钠注射液 5.4 mL 稀释,使每 1 mL 溶液含青蒿琥酯 10 mg,缓慢静注。首次剂量后 4 h,24 h,48 h 各重复注射 1 次。

5. 蒿甲醚(artemether)　胶囊:25 mg,40 mg,100 mg。注射液:40 mg/0.5 mL,80 mg/1 mL。口服,首剂 160 mg,第 2 日起 80 mg/次,1 次/d,连服 5～7 d。肌内注射,首剂 160 mg,第 2 日起 80 mg/次,1 次/d,连用 5 d。

6. 硫酸奎宁(quinine)　片剂:0.3 g。口服,1.8 g/d,分次服用,疗程为 14 d。

7. 二盐酸奎宁注射液:0.25 g/1 mL,0.5 g/1 mL。静脉滴注,5～10 mg/kg,加入氯化钠注射液 500 mL 中静脉滴注,4 h 滴完,12 h 后重复 1 次。

8. 甲氟喹(mefloquine)　片剂:0.25 g,0.5 g。口服,1.0～1.5 g,顿服。

9. 磷酸咯萘啶(malaridine phosphate)　肠溶片:100 mg。注射液:80 mg/2 mL。口服,第 1 日 0.3 g/次,2 次/d；第 2、3 日 0.3 g/次,1 次/d。静脉滴注,3～6 mg/kg,加入 5% 葡萄糖液200～500 mL 中,于 2～3 h 滴完,2 次/d,间隔 4～6 h。肌内注射,2～3 mg/kg,2 次/d,间隔 4～6 h。

10. 磷酸伯氨喹(primaquine phosphate)　片剂:13.2 mg。口服,根治间日疟,39.6 mg/d,连服 7 d。用于治疗杀灭恶性疟配子体时,26.4 mg/d,连服 3 d。

11. 乙胺嘧啶(pyrimethamine)　片剂:6.25 mg。预防用药,于进入疫区前 1～2 周开始服用,一般宜服至离开疫区后 6～8 周,每周服 4 片。耐氯喹虫株所致的恶性疟,1 片/次,2 次/d,疗程为 3 d。治疗弓形虫病,50～100 mg/d,顿服,共 1～3 日(视耐受力而定),然后 25 mg/d,疗程为 4～6 周。

(王宏婷　杨解人)

第四十二章　抗阿米巴病药及抗滴虫病药

第一节　抗阿米巴病药

阿米巴病是由阿米巴包囊引起的肠道内和肠道外感染。阿米巴包囊在消化道发育成滋养体,通过其膜上的凝集素附着在结肠上皮细胞。滋养体可溶解宿主细胞,侵袭黏膜下层组织,引起肠阿米巴病,表现为痢疾样症状或慢性肠道感染;也可随血流侵入肝脏或其他部位,引起肠道外阿米巴病,表现为各脏器的脓肿,以阿米巴肝脓肿和肺脓肿最常见。部分被感染者即包囊携带者无症状,但包囊可随粪便排出体外,成为阿米巴病的传染源。包囊在外界潮湿环境中可存活 1 周。目前治疗的药物主要有甲硝唑、二氯尼特等。

甲　硝　唑[基]

甲硝唑(metronidazole,灭滴灵)为人工合成的 5-硝基咪唑类化合物。

【体内过程】　口服吸收迅速,1～3 h 血药浓度达峰值,生物利用度在 95% 以上,$t_{1/2}$ 为 8～10 h。体内分布广泛,渗入全身组织和体液,可通过胎盘和血脑屏障,脑脊液中药物也可达有效浓度。主要在肝脏代谢,代谢产物及原形药主要经肾脏排泄,亦可经乳汁排泄。

【药理作用与临床应用】　甲硝唑的作用机制未明,可能由于甲硝唑的甲基被还原后生成细胞毒性还原物,作用于细胞中大分子物质(DNA、蛋白质或膜结构),抑制 DNA 合成,促进 DNA 降解,从而干扰病原体的生长、繁殖,最终导致细胞死亡。

1. 抗阿米巴作用

甲硝唑对肠内、肠外阿米巴滋养体有强大的杀灭作用,治疗急性阿米巴痢疾和肠道外阿米巴感染效果显著,为首选药物。但对肠腔内阿米巴原虫和包囊则无明显作用。主要用于治疗组织感染,无根治肠腔病原体的作用,也不用于治疗无症状的包囊携带者。

2. 抗滴虫作用

甲硝唑是治疗阴道毛滴虫感染的首选药物,口服后可分布于阴道分泌物、精液和尿液中,对阴道毛滴虫有直接杀灭作用,而对阴道内的正常菌群无影响,对男女感染患者均有良好的疗效。

3. 抗厌氧菌作用

甲硝唑对革兰阳性或阴性厌氧杆菌和球菌都有较强的抗菌作用,对脆弱拟杆菌感染尤为敏感。常用于厌氧菌引起的产后盆腔炎、败血症和骨髓炎等的治疗,也可与抗菌药合用预防妇科手术、胃肠外科手术时的厌氧菌感染。

4. 抗贾第鞭毛虫作用

甲硝唑是治疗贾第鞭毛虫病的有效药物,治愈率达 90%。

【不良反应】

(1) 胃肠道反应:可见恶心、呕吐、厌食、腹痛、腹泻、便秘、口干、味觉改变等,可于餐时或餐后给药,以减轻胃肠道反应。

(2) 过敏反应:偶见皮疹、荨麻疹、红斑、瘙痒等。静脉滴注时,罕见过敏性休克,如出现休克症状,应立即停药,并及时给予肾上腺素、异丙嗪及地塞米松等治疗。

(3) 大剂量和长疗程使用时,可出现头痛、眩晕、嗜睡、失眠、共济失调、精神错乱和肢体感觉异常等神经系统症状,一旦出现,应立即停药。

(4) 少数病人可发生暂时性和可逆性粒细胞减少,故治疗中和治疗后应检查血象,特别是白细胞分类。

哺乳期、妊娠 3 个月内、活动性中枢神经系统疾病、有硝基咪唑类过敏史及血液病患者禁用。妊娠 3 个月以上及假丝酵母菌感染、肝病、酒精中毒者慎用。可干扰乙醛代谢,用药期间饮酒易发生乙醛中毒。

依米丁和去氢依米丁

依米丁(emetine,吐根碱)为茜草科吐根属植物提取的异喹啉生物碱,去氢依米丁(dehydroemetine)为其衍生物,药理作用相似,毒性略低。口服可引起强烈恶心、呕吐,只能深部肌内注射。药物主要分布于肝、肾、脾和肺,以肝脏内浓度最高。经肾脏缓慢排泄,停药 1~2 月后仍可在尿中检出,连续用药可引起蓄积中毒。其作用机制可能为抑制肽酰基 tRNA 的移位,抑制肽链的延伸,阻碍蛋白质合成,从而干扰滋养体的分裂与繁殖。

两种药物对溶组织内阿米巴滋养体有直接杀灭作用,治疗急性阿米巴痢疾与阿米巴肝囊肿能迅速控制临床症状。因毒性大,仅限于甲硝唑治疗无效或禁用者。对肠腔内阿米巴滋养体无效,不适用于症状轻微的慢性阿米巴痢疾和无症状的阿米巴包囊携带者。

本品的不良反应多,毒性大。主要不良反应为心脏毒性,常表现为心前区疼痛、心动过速、低血压、心律失常,甚至心力衰竭;心电图改变表现为 T 波低平或倒置、Q-T 间期延长。故注射前后 2 h 应让病人卧床休息,并注意检查心脏与血压的变化。用药后病人如有心电图变化,应立即停药,否则可致急性心肌炎而引起死亡。孕妇、儿童和患有心、肝、肾疾病者禁用。

二 氯 尼 特

二氯尼特(diloxanide)为二氯乙酰胺类衍生物,通常用其糠酸酯(diloxanide furoate),为目前最有效的杀包囊药。口服吸收迅速,1 h 血药浓度达峰值,分布于全身各组织。对无症状或轻微症状的排包囊者有良好疗效。单用对急性阿米巴痢疾疗效差,用甲硝唑控制症状后,再用本药可肃清肠腔内包囊,有效防止复发。对肠外阿米巴病无效。不良反应轻,偶有恶心、呕吐和皮疹等,如出现上述不良反应,一般要对症处理,无需停药。大剂量时可致流产,故孕妇禁用。

巴 龙 霉 素

巴龙霉素(paromomycin)为氨基糖苷类抗生素,口服吸收少,肠道浓度高。巴龙霉素抑制蛋白质合成,直接杀灭阿米巴滋养体;间接抑制肠内阿米巴共生菌,影响阿米巴生存与繁殖,临床用于治疗急性阿米巴痢疾。

氯　喹

氯喹(chloroquine)为抗疟药,对阿米巴滋养体也有杀灭作用。口服吸收迅速完全,肝脏中药物浓度远高于血浆药物浓度,而肠壁的分布量很少。对肠内阿米巴病无效,用于治疗肠外阿米巴病,仅用于对甲硝唑无效的阿米巴肝囊肿,应与肠内抗阿米巴病药合用,以防复发。

第二节　抗滴虫病药

抗滴虫病药用于治疗阴道毛滴虫所引起的阴道炎、尿道炎和前列腺炎。目前临床使用较多的药物是甲硝唑,但耐甲硝唑虫株日益增多。替硝唑(tinidazole)是甲硝唑衍生物,也是高效低毒的抗滴虫病药。其他用于治疗滴虫病的药物包括奥硝唑、乙酰胂胺等。

制剂与用法

1. 甲硝唑(metronidazole)　片剂:0.2 g。栓剂:0.5 g,1.0 g。洗液:0.5 g/250 mL,1 g/500 g。口服,肠道阿米巴病,0.4～0.6 g/次,3 次/d,疗程为 7 d;肠道外阿米巴病,0.6～0.8 g/次,3 次/d,疗程为 20 d。滴虫病,0.2 g/次,4 次/d,疗程为 7 d;可同时用栓剂,每晚 0.5 g 置入阴道内,连用7～10 d。栓剂:阴道给药,一次 0.5 g,每晚一次,连用 7～10 d。

2. 替硝唑(tinidazole)　片剂:0.5 g。胶囊:0.2 g,0.25 g,0.5 g。栓剂:0.2 g,0.25 g,0.5 g。含片:2.5 mg,5 mg。口服,滴虫病单剂量 2 g 顿服,饭时服用。性伴侣应以相同剂量同时治疗。贾第鞭毛虫病,单剂量2 g 顿服,饭时服用。阿米巴肠病,成人推荐剂量是 2 g/d,饭时服用,服用3 d。阿米巴肝脓肿,2 g/d,饭时服用,服用 3～5 d。厌氧菌感染,第 1 天起始剂量为 2 g,以后1 g/次,1 次/d,一般疗程为 5～6 d。口腔局部含用,1 片/次,每次口腔滞留时间为 20～30 min,4 次/d,连用 3 d。

3. 硫酸巴龙霉素(paromomycin sulfate)　片剂:0.1 g,0.25 g。口服,肠阿米巴病,0.5 g/次,3 次/d,共 7 d。隐孢子虫病,0.5～0.75 g/次,3 次/d。结肠手术前准备及肝性脑病患者,1 g/次,3 次/d。

4. 盐酸依米丁(emetine hydrochloride)　注射液:30 mg/1 mL,60 mg/1 mL。深部皮下或肌内注射,每日 1 mg/kg,最大剂量不超过 60 mg/d,1 次/d,疗程为 4～6 d,如需第二疗程时必须间隔 6 周。

(李先伟)

第四十三章　抗血吸虫病药和抗丝虫病药

第一节　抗血吸虫病药

寄生于人体的血吸虫有日本血吸虫、曼氏血吸虫、埃及血吸虫等，主要分布于亚洲、非洲、拉丁美洲。我国流行的是日本血吸虫病，疫区主要分布于长江流域及其以南的 12 个省、市、自治区。血吸虫病严重危害着人类健康，药物治疗是消灭该病的重要措施之一。吡喹酮具有安全有效、使用方便的特点，是目前治疗血吸虫病的首选药物。

吡　喹　酮[基]

吡喹酮(praziquantel，环吡异喹啉)是人工合成的吡嗪异喹啉衍生物。

【体内过程】　口服吸收快而完全，2 h 左右血药浓度达峰值，生物利用度约为 80%，血浆蛋白结合率约为 80%。主要在肝脏代谢为单羟基和多羟基代谢产物，$t_{1/2}$ 为 0.8～1.5 h，经肾脏(60%～80%)和胆汁(15%～35%)排泄。

【药理作用】　吡喹酮对日本血吸虫、埃及血吸虫、曼氏血吸虫单一感染或混合感染均有良好疗效，对血吸虫成虫有迅速且强效的杀灭作用，对幼虫也有作用，但作用较弱；对其他吸虫如华支睾吸虫、姜片吸虫、肺吸虫有显著杀灭作用；对各种绦虫感染和其幼虫引起的囊虫病、包虫病也有不同程度的疗效。在有效浓度时，可提高虫体肌肉活动，引起虫体痉挛性麻痹，失去吸附能力，导致虫体脱离宿主组织，如血吸虫从肠系膜静脉迅速移至肝脏。在较高治疗浓度时，可引起虫体表膜损伤，暴露隐藏的抗原，在宿主防御机制参与下，导致虫体破坏、死亡。吡喹酮损伤虫体表膜也可引起一系列生化变化，如谷胱甘肽 S-转移酶、碱性磷酸酶活性降低，抑制葡萄糖的摄取、转运等。吡喹酮的作用有高度选择性，对哺乳动物细胞膜无上述作用。

【临床应用】　为广谱抗吸虫和绦虫药物，适用于治疗各种血吸虫病、华支睾吸虫病、肺吸虫病、姜片虫病以及绦虫病和囊虫病。

【不良反应】　常见头晕、头痛、恶心、腹痛、腹泻、乏力、四肢酸痛等不良反应，一般较轻，不影响治疗。偶见心悸、胸闷、室上性心动过速、心房纤颤，如果出现，应立即停药。少数病例可出现一过性转氨酶升高，应定期检查肝肾功能。

第二节　抗丝虫病药

丝虫病是由丝虫寄生于人体淋巴系统引起的一系列病变,早期主要表现为淋巴管炎和淋巴结炎,晚期出现淋巴管阻塞所致的症状。寄生于人体的丝虫有 8 种,我国仅有斑氏丝虫和马来丝虫两种。目前乙胺嗪是治疗丝虫病的首选药物。

乙　胺　嗪

乙胺嗪(diethylcarbamazine)又名海群生,临床用其枸橼酸盐,极易溶于水。

【体内过程】　口服吸收迅速,1～2 h 血药浓度达峰值,$t_{1/2}$ 为 8 h。均匀分布于各组织,大部分在体内氧化失活,原形药及代谢物主要经肾脏排泄。反复给药无蓄积性,酸化尿液促进其排泄,因此在肾功能不全或碱化尿液时须减少用量。

【药理作用】　乙胺嗪对斑氏丝虫和马来丝虫均有杀灭作用,且对马来丝虫的作用优于斑氏丝虫,对微丝蚴的作用胜于成虫。在体外,乙胺嗪对两种丝虫的微丝蚴和成虫并无直接杀灭作用。这表明其杀虫作用依赖于宿主防御机制的参与。乙胺嗪分子中的哌嗪部分可使微丝蚴的肌组织超极化产生弛缓性麻痹而从寄生部位脱离,迅速"肝移",并易被网状内皮系统捕获。乙胺嗪也可破坏微丝蚴表膜的完整性,暴露抗原,使其易遭宿主防御机制的破坏。

【临床应用】　治疗马来丝虫病的疗效优于斑氏丝虫病。因本药对成虫作用弱,必须数年内反复用药才能治愈。

【不良反应】　不良反应轻微,常见厌食、恶心、呕吐、头痛、乏力等,通常在几天内会消失。但因成虫和微丝蚴死亡释出大量异体蛋白引起的过敏反应则较明显,表现为皮疹、淋巴结肿大、血管神经性水肿、畏寒、发热、哮喘、肌肉关节酸痛等,可使用地塞米松缓解症状。

呋　喃　嘧　酮

呋喃嘧酮(furapyrimidone,M170)为近年我国研制的抗丝虫新药。对成虫作用强,对棉鼠丝虫、马来丝虫和斑氏丝虫的成虫与微丝蚴均有强大的杀灭作用,杀虫活性和疗效优于乙胺嗪。口服吸收迅速,30 min 达血药浓度峰值,$t_{1/2}$ 约为 1 h。吸收后分布于各组织,代谢迅速,代谢物随尿液排泄,无蓄积作用。不良反应与乙胺嗪相似。

制剂与用法

1. 吡喹酮(praziquantel)　片剂:0.2 g。口服,各种慢性血吸虫病采用总剂量 60 mg/kg 的 1～2 d 疗法,每日量分 2～3 次餐间服用。急性血吸虫病总剂量为 120 mg/kg,每日量分 2～3 次服用,连服 4 d。华支睾吸虫病,总剂量为 210 mg/kg,3 次/d,连服 3 d。肺吸虫病,25 mg/kg,3 次/d,连服 3 d。姜片虫病:15 mg/kg,顿服。牛肉和猪肉绦虫病,10 mg/kg,清晨顿服,1 h 后服用硫酸镁。短小膜壳绦虫和阔节裂头绦虫病:25 mg/kg,顿服。囊虫病,总剂量 120～180 mg/kg,分 3～5 d 服,每日量分 2～3 次服。

2. 枸橼酸乙胺嗪(diethylcarbamazine citrate)　片剂:50 mg,100 mg。治疗斑氏丝虫病及重

度感染马来绦虫病总量 4.2 g,7 d 疗法,即 0.6 g/d,分 2～3 次服,7 d 为一个疗程。间隔 1～2 个月,可应用 2～3 个疗程。治疗马来绦虫病可用大剂量短疗程法,即 1～1.5 g,夜间顿服,也可间歇服用 2～3 个疗程。

3. 呋喃嘧酮(furapyrimidone)　肠溶片:50 mg,100 mg。口服:用于斑氏丝虫病,每天 20 mg/kg,分 3 次餐后服用,7 d 为一个疗程,总剂量为 140 mg/kg。用于治疗马来丝虫病,每天 15～20 mg/kg,分 3 次餐后服用,连续 6 d 为一个疗程,总剂量为 90～120 mg/kg。

(李先伟)

第四十四章　抗肠蠕虫病药

在肠道寄生的蠕虫有线虫、绦虫和吸虫,在我国肠蠕虫病中以线虫(如蛔虫、蛲虫、钩虫、鞭虫)感染最为普遍。抗肠蠕虫药是驱除或杀灭肠道蠕虫类的药物。近几年来,高效、低毒、广谱的抗肠蠕虫药不断问世,使多数肠蠕虫病得到有效治疗和控制。

甲 苯 咪 唑

【体内过程】　口服吸收率低于10%,被吸收的药物主要与血浆蛋白结合(>90%),可迅速转化为无活性代谢物(主要在肝脏首过消除),$t_{1/2}$为2～6 h。大部分以脱羧基衍生物形式从尿液中排泄,也可通过胆汁排泄。

【药理作用和临床应用】　广谱驱肠虫药,对蛔虫、钩虫、蛲虫、鞭虫、绦虫和粪类圆线虫等肠道蠕虫均有效。本品影响虫体多种生化代谢途径,与虫体微管蛋白结合抑制微管聚集,从而抑制分泌颗粒转运和其他亚细胞器运动;抑制虫体对葡萄糖的摄取,导致糖源耗竭;抑制虫体线粒体延胡索酸还原酶系统,减少 ATP 生成,干扰虫体生存及繁殖而死亡。这种干扰作用需要一定时间才能产生,因此药效缓慢,数日后才能将虫体排出。甲苯咪唑还对蛔虫卵、钩虫卵、鞭虫卵及幼虫有杀灭和抑制发育作用,用于治疗上述肠蠕虫单独感染或混合感染。

【不良反应】　不良反应较少,驱虫后由于大量虫体排出可引起短暂的腹痛、腹泻。大剂量偶见转氨酶升高、粒细胞减少、血尿、脱发等。孕妇及肝、肾功能不全者禁用。

阿 苯 达 唑[基]

阿苯达唑(albendazole,丙硫咪唑)为甲苯咪唑的同类物,是高效、低毒的广谱驱肠虫药,能杀灭多种肠道线虫、绦虫和吸虫的成虫及虫卵,用于治疗多种线虫混合感染,疗效优于甲苯咪唑。该药也可用于治疗棘球蚴病(包虫病)与囊虫病,对肝片吸虫病及肺吸虫病也有良好的疗效。抗虫作用机制同甲苯咪唑。本药短期治疗胃肠道蠕虫病不良反应较少,偶有腹痛、腹泻、恶心、头痛、头晕等。少数患者可出现血清转氨酶升高,停药后可恢复正常,严重肝功能不全者慎用。孕妇禁用。

哌 嗪

哌嗪(piperazine)为常用驱肠虫药,对蛔虫、蛲虫具有较强的驱虫作用,对钩虫、鞭虫作用不明显。哌嗪能改变虫体肌细胞膜对离子的通透性,引起膜超极化,导致虫体弛缓性麻痹,随粪便排出体外;哌嗪也能抑制琥珀酸合成,干扰虫体糖代谢,使其能量供应受阻。主要用于驱除肠道蛔虫,以及治疗蛔虫所致的不完全性肠梗阻和早期胆道蛔虫。对蛲虫病也有一定的疗效,但用药时间长,现已少用。

不良反应较轻,大剂量使用时可出现恶心、呕吐、腹泻、上腹部不适,甚至可见神经症状,如嗜睡、眩晕、眼球震颤、共济失调、肌痉挛等。孕妇、肝肾功能不全和神经系统疾病患者禁用。

左 旋 咪 唑

左旋咪唑(levamisole)为四咪唑的左旋异构体,对多种线虫有杀灭作用,其中对蛔虫作用较强。作用机制为抑制虫体琥珀酸脱氢酶活性,阻止延胡索酸还原为琥珀酸,减少能量生成,使虫体肌麻痹,失去附着能力而排出体外。用于治疗蛔虫、钩虫、蛲虫感染,对丝虫病和囊虫病也有一定的疗效。

使用治疗剂量时偶有恶心、呕吐、腹痛、头晕等症状,大剂量使用或多次用药可致粒细胞减少、肝功能减退等,严重者可出现嗜睡、意识模糊、认知障碍、共济失调、肢体感觉异常、瘫痪、昏迷等神经精神症状,发病机制未明。可采用激素治疗,能改善症状和体征。妊娠早期及肝肾功能不全者禁用。

噻 嘧 啶

噻嘧啶(pyrantel)为人工合成四氢嘧啶衍生物,是广谱抗肠蠕虫药。可抑制虫体胆碱酯酶,使神经肌肉接头处乙酰胆碱堆积,神经肌肉兴奋性增强,肌张力增高,随后虫体痉挛性麻痹,不能附壁而排出体外。对钩虫、绦虫、蛲虫、蛔虫等均有抑制作用,用于蛔虫、钩虫、蛲虫单独感染或混合感染。使用治疗剂量时不良反应较少,偶有发热、头痛、皮疹和腹部不适,少数患者出现血清转氨酶升高的情况,故肝功能不全者慎用。孕妇及2岁以下儿童禁用。

氯 硝 柳 胺

氯硝柳胺(niclosamide,灭绦灵)为水杨酰胺类衍生物。对多种绦虫成虫有杀灭作用,对牛肉绦虫、猪肉绦虫、鱼绦虫、阔节裂头绦虫、短膜壳绦虫感染均有效。抗虫机制为抑制虫体细胞内线粒体氧化磷酸化过程,使能量物质 ATP 生成减少,使绦虫的头节和邻近节片变质,虫体从肠壁脱落随粪便排出体外。但其对虫卵无效。死亡节片易被肠腔内蛋白酶消化分解,释放出虫卵,有致囊虫病的危险。本药对钉螺和日本血吸虫尾蚴亦有杀灭作用,可防止血吸虫传播。不良反应少,仅见胃肠不适、腹痛、头晕、乏力、皮肤瘙痒等。

吡 喹 酮

吡喹酮 (praziquantel)为广谱抗吸虫药和绦虫药,不仅对多种吸虫有强大的杀灭作用,对绦虫感染和囊虫病也有良好的效果,是治疗各种绦虫病的首选药。治疗脑型囊虫病时,可因虫体死亡后的炎症反应引起脑水肿、颅内压升高,宜同时使用脱水药和糖皮质激素以防意外。

抗肠蠕虫药的合理选用除依据药品的疗效、安全性外,还应考虑药品的价格、来源以及病情特点等因素。常用抗肠蠕虫药的选用可参考表44.1。

表 44.1　肠蠕虫病的药物治疗

肠蠕虫病	首选药物	次选药物
蛔虫感染	甲苯咪唑、阿苯达唑	噻嘧啶、哌嗪、左旋咪唑
蛲虫感染	甲苯咪唑、阿苯达唑	噻嘧啶、哌嗪
钩虫感染	甲苯咪唑、阿苯达唑	噻嘧啶
鞭虫感染	甲苯咪唑	
绦虫感染	吡喹酮	氯硝柳胺
囊虫病	吡喹酮、阿苯达唑	
包虫病	阿苯达唑	吡喹酮、甲苯咪唑

制剂与用法

1. 甲苯咪唑(mebendazole)　片剂:50 mg,100 mg。口服,蛔虫和蛲虫病,200 mg 顿服;钩虫和鞭虫病,200 mg/次,2 次/d,连服 3 d;第一次未见效果两周后再给予第二疗程;绦虫病:300 mg/次,3 次/d,连服 3 d。

2. 阿苯达唑(albendazole)　片剂:0.1 g,0.2 g。颗粒:0.1 g,0.2 g。胶囊:0.1 g,0.2 g。咀嚼片:0.1 g。口服,蛔虫和蛲虫病,400 mg/d,顿服;钩虫和鞭虫病,400 mg/次,2 次/d,连服 3 d;绦虫病,300 mg/次,3 次/d,连服 3 d;囊虫病,200~300 mg/次,3 次/d,10 d 为一疗程。一般给予 2~3 个疗程,疗程间隔为 15~21 d。

3. 枸橼酸哌嗪(piperazine citrate)　片剂:0.5 g。颗粒:0.16 g。糖浆:16%。口服,驱蛔虫,成人一次 2.5~3.0 g,极量 4 g/d,儿童一次 80~130 mg/kg,极量 2.5 g/d,睡前顿服,连服 2 d。驱蛲虫,成人 1.5~2.0 g/次,小儿 60 mg/kg,2 次/d,连服 7 d。12 岁以下儿童用量减半。

4. 磷酸哌嗪(piperazine phosphate)　片剂:0.5 g。宝塔糖:0.2 g。片剂:驱蛔虫,成人常用量 2.5~3 g/次,睡前顿服,连服 2 d。儿童一次 80~130 mg/kg,一日量不超过 2.5 g,睡前顿服,连服 2 d。驱蛲虫,成人常用量为 1.5~2 g/d,分 2 次服,连服 7~10 d。儿童 50 mg/kg/d,分 2 次服,一日量不超过 2 g,连服 7~10 d。宝塔糖:口服,1~3 岁,体重 10~15 kg,用量蛔虫病 5~7 粒,蛲虫病 3 粒;4~6 岁,体重 16~21 kg,用量蛔虫病 7~10 粒,蛲虫病 4~5 粒;7~9 岁,体重 22~27 kg,用量蛔虫病 10~12 粒,蛲虫病 5~7 粒;9~12 岁,体重 28~32 kg,用量蛔虫病 12~15 粒,蛲虫病 7~8 粒。

5. 双羟萘酸噻嘧啶(pyrantel pamoate)　片剂:0.3 g。颗粒:0.15 g。栓剂:0.2 g。口服,钩虫病 5~10 mg/kg,顿服,连服 2~3 d;蛔虫病:剂量同上,疗程 1~2 d;蛲虫病:剂量同上,连服 1 周。栓剂:直肠给药,1 枚/次,1 次/d,睡前使用,连续 3~5 d。

6. 氯硝柳胺(niclosamide)　片剂:0.5 g。口服,驱牛带绦虫和猪带绦虫,空腹口服,应嚼碎后服下,成人常用量 1 g/次,隔 1 h 再服 1 g,2 h 后导泻,并可进食。儿童 10~35 kg,1 g;<10 kg,0.5 g。

7. 盐酸左旋咪唑(levamisole hydrochloride)　片剂:25 mg,50 mg。栓剂:25 mg,50 mg,75 mg,100 mg,150 mg。驱蛔虫,口服,成人 1.5~2.5 mg/kg,空腹或睡前顿服,儿童剂量为 2~3 mg/kg。驱钩虫:口服,1.5~2.5 mg/kg,每晚 1 次,连服 3 d。治疗丝虫病:4~6 mg/kg,分 2~3 次服,连服 3 d。直肠给药,栓剂,治蛲虫、蛔虫病 1 岁内用 50 mg,3 岁内用 75 mg,5 岁内用 100 mg,10 岁内用 150 mg,1 粒/次,1 次/d,连用 3 d 为一疗程。治钩虫病 1~4 岁用 25 mg,5~12 岁用 50 mg,13~15 岁用 100 mg,1 粒/次,1 次/d,连用 3 d 为一疗程。

（李先伟　杨解人）

第四十五章　影响免疫功能的药物

参与免疫反应的各种细胞、组织和器官,如胸腺、骨髓、淋巴结、脾、扁桃体及分布在全身组织中的淋巴细胞和浆细胞等构成机体的免疫系统。这些组分及其正常功能是机体免疫功能的基础,任何因素的异常都可能导致免疫功能障碍。正常的免疫功能对维持机体的防御反应、自我稳定及免疫监视等诸方面是必不可少的,而调节疾病状态下免疫系统的失衡是治疗免疫性疾病的关键。影响免疫功能的药物是一类通过影响免疫应答反应和免疫病理反应,进而防治机体免疫功能异常所致疾病的药物。

第一节　免疫应答与免疫病理反应

一、免疫应答

免疫系统的主要生理功能是识别、破坏和清除异物,以维持机体的内环境稳定。广义的免疫反应指机体对抗原产生免疫应答的全过程,包括抗原对机体的免疫诱导、免疫细胞间相互作用以及免疫效应物质(致敏淋巴细胞、抗体)介导的效应反应。狭义的免疫反应指免疫应答的效应阶段,即指免疫应答过程中所产生的抗体和致敏淋巴细胞与相应抗原特异性结合所发生的一系列反应。免疫反应可分为特异性免疫和非特异性免疫。特异性免疫包括细胞免疫和体液免疫,分别由 T 细胞和 B 细胞介导,并有多种与免疫系统功能有关的细胞因子参与。非特异性免疫为先天具有,由吞噬细胞、补体、干扰素等组成,参与吞噬、清除异物,介导和参与特异性免疫的杀伤反应。

二、免疫病理反应

正常的免疫应答反应在抗感染、抗肿瘤及抗器官移植排斥方面具有重要意义。但当机体免疫功能异常时,可出现免疫病理反应,包括变态反应(过敏反应)、自身免疫性疾病、免疫缺陷病和免疫增殖病等,表现为机体的免疫功能低下或免疫功能过度增强,严重时可导致死亡。影响免疫功能的药物通过影响上述一个或多个环节而发挥免疫抑制或免疫增强作用,从而防治免疫功能异常所致的疾病。

1. 超敏反应

超敏反应(hypersensitivity)即异常的、过高的免疫应答。机体与抗原性物质在一定条件下相互作用,产生致敏淋巴细胞或特异性抗体,如与再次进入的抗原结合,可导致机体生理功能紊乱和组织损害的免疫病理反应。超敏反应又称变态反应。

2. 自身免疫性疾病

自身免疫性疾病(autoimmune diseases)是指机体对自身抗原产生免疫反应而导致自身组织损害所引起的疾病。自身免疫性疾病常具有以下共同特点:① 病因大多不明,女性多于男性;② 血液中存在高滴度自身抗体和(或)对自身抗体组织成分起反应的致敏淋巴细胞;③ 常反复发作或呈慢性迁延;④ 有明显的家族倾向性,多与 HLA 抗原相关。早期诊断、早期对症治疗、防止疾病进展是治疗的主要策略。

3. 免疫缺陷病

免疫缺陷病(immunodeficiency diseases)是一组由于免疫系统发育不全或遭受损害所致的免疫功能缺陷引起的疾病。有两种类型:① 原发性免疫缺陷病:又称先天性免疫缺陷病,与遗传有关,多发生在婴幼儿时期;② 继发性免疫缺陷病:又称获得性免疫缺陷病,可发生在任何年龄,多是由严重感染,尤其是直接侵犯免疫系统的感染、恶性肿瘤、应用免疫抑制剂、放射治疗和化疗等原因引起的。

4. 免疫增殖病

免疫增殖病(immunoproliferative disease)是指免疫器官、免疫组织或免疫细胞(包括淋巴细胞和单核-巨噬细胞)异常增生(包括良性或恶性)所致的一组疾病。这类疾病的表现包括免疫功能异常及免疫球蛋白质和量的变化。

第二节　免疫抑制剂

免疫抑制药(immunosuppressant)是一类具有免疫抑制作用的药物,临床主要用于器官移植的排斥反应和自身免疫反应性疾病。大多数免疫抑制药主要作用于免疫反应的感应期,抑制淋巴细胞增殖,也有一些作用于免疫反应的效应期。免疫抑制药物可大致分为以下几类:① 抑制 IL-2 生成及其活性的药物,如环孢素、他克莫司等;② 抑制细胞因子基因表达的药物,如糖皮质激素;③ 抑制嘌呤或嘧啶合成的药物,如硫唑嘌呤等;④ 阻断 T 细胞表面信号分子,如单克隆抗体等。近年来,针对鞘氨醇-1-磷酸(S1P)、淋巴细胞特异性酪氨酸蛋白激酶(Lck)、Janus 激酶 3(JAK3)、哺乳动物雷帕霉素靶蛋白(mTOR)等特异靶点开发的活性高、副作用小的新型免疫抑制剂正在深入研究中。

环 孢 素[基]

环孢素(cyclosporin)又名环孢霉素 A(cyclosporin A,CsA),是从真菌的代谢产物中提取的含 11 个氨基酸的环状多肽,现已能人工合成。其具有潜在的免疫抑制活性,但对急性炎症反应无作用。

【体内过程】　环孢素可口服或静脉注射给药。口服吸收慢且不完全,生物利用度为

20％～50％,3～4 h 达峰值。在血液中约 50％被红细胞摄取,30％与血红蛋白结合,4％～9％结合于淋巴细胞,血浆中游离药物仅 5％,$t_{1/2}$ 为 24 h,主要在肝脏代谢,自胆汁排出,有明显的肠肝循环,体内过程有明显的个体差异。此外,环孢素的有效浓度与中毒浓度接近,因此在临床应用时须进行血药浓度监测。

【药理作用】 环孢素对多种细胞类型均有作用,与免疫抑制相关的作用主要包括以下几方面:选择性抑制 T 细胞活化,使 Th 细胞明显减少并降低 Th 与 Ts 的比例。抑制效应 T 细胞介导的细胞免疫反应,如迟发型超敏反应。对 B 细胞的抑制作用弱,可部分抑制 T 细胞依赖的 B 细胞反应。环孢素能进入淋巴细胞与环孢素结合蛋白(cyclophilin)结合,进而与钙调磷酸酶结合形成复合体,抑制钙调磷酸酶活性,从而抑制 Th 细胞的活化及相关基因表达。此外,环孢素还可增加 T 细胞内转化生长因子(transforming growth factor-β,TGF-β)的表达,TGF-β 对 IL-2 诱导的 T 细胞增殖有强大的抑制作用,也能抑制抗原特异性细胞毒 T 细胞的产生。

【临床应用】 环孢素主要用于器官移植后排异反应和自身免疫性疾病。

1. 器官移植

主要用于肾、肝、心、肺、角膜和骨髓等组织的移植手术,以防止排异反应或移植物抗宿主反应,常单独应用或与小剂量糖皮质激素联合应用。

2. 自身免疫性疾病

经其他免疫抑制剂治疗无效的狼疮肾炎、难治性肾病综合征等自身免疫性疾病,对银屑病亦有效。

【不良反应】 环孢素的不良反应发生率较高,其严重程度与用药剂量、用药时间及血药浓度有关,多具可逆性。

1. 肾毒性

肾毒性是最常见的不良反应,发生率为 70％～100％。用药时应控制剂量,并密切监测肾功能,若血清肌酐水平超过用药前的 30％时,即应减量或停用。

2. 肝损害

多见于用药早期,表现为高胆红素血症,转氨酶、乳酸脱氢酶、碱性磷酸酶升高。大部分患者在减量后可缓解,应用时要注意定期检查肝功能。

3. 神经系统毒性

在器官移植或长期用药时发生,表现为震颤、惊厥、癫痫发作、神经痛、精神错乱、共济失调等,减量或停药后可缓解。

4. 胃肠道反应

常见恶心、呕吐、食欲减退等,与食物同用可减轻胃肠道反应。

5. 其他

较常见为牙龈增生、多毛症等,一般无需处理,停药后可逐渐恢复。

有恶性肿瘤史、未控制的高血压、肾功能减退、免疫缺陷的患者以及孕妇和哺乳期妇女禁用。肝功能不良、高钾血症者以及老年人慎用。

他 克 莫 司

他克莫司(tacrolimus,KF506)是一种强效免疫抑制剂,从链霉菌属(Streptomyces ofivorecticuli)分离而得,其化学结构属 23 元环大环内酯类。

【体内过程】 口服吸收快,吸收部位主要在肠道上段,$t_{1/2}$ 为 $5\sim8$ h,有效血药浓度可维持 12 h。在体内经肝 CYP3A4 脱甲基和羟化代谢后,经肠道排泄。

【药理作用】 他克莫司作用于细胞 G_0 期,能抑制不同刺激所致的淋巴细胞增殖,同时还能抑制 Ca^{2+} 依赖性 T 和 B 淋巴细胞的活化,抑制 T 细胞依赖的 B 细胞产生免疫球蛋白。

【临床应用】 主要用于器官移植抗排斥反应,如肝移植、肾移植和骨髓移植等,其中对肝移植疗效最好,可降低急性排异反应的发生率和再次移植率,减少糖皮质激素的用量。还可以用于类风湿性关节炎、肾病综合征等自身免疫性疾病。

【不良反应】

1. 中枢神经系统反应

常见神经毒性,轻者可出现头痛、震颤、失眠、畏光、感觉迟钝等,重者可致运动不能、缄默症、癫痫发作等。大多数症状在减量或停止用药后消失。

2. 肾毒性

可出现肾功能异常,如肌酐和尿素氮升高、尿量减少等。用药期间应监测肾功能,如出现异常应立即停药。

3. 内分泌系统反应

对胰岛细胞具有毒性作用,可导致高血糖和糖尿病,用药期间应监测血糖情况。

孕妇、哺乳期妇女及对大环内酯类药物过敏者禁用,肝肾功能不良者慎用。

糖皮质激素类

糖皮质激素(glucocorticoids)为一类具有多种生物活性的非选择性免疫抑制药,毒副作用大。常用药物有泼尼松、泼尼松龙和地塞米松等,作用广泛而复杂,且随剂量不同而异。生理情况下所分泌的糖皮质激素主要影响物质代谢过程,超生理剂量则发挥抗炎、抑制免疫等药理作用。

【体内过程】 口服、注射均可吸收。口服可的松或氢化可的松后 $1\sim2$ h 血药浓度达峰值,一次给药药效持续 $8\sim12$ h。药物吸收后,主要在肝脏代谢,与葡糖醛酸或硫酸结合,经尿排出体外。

【药理作用】 作用于免疫反应的各期,通过抑制转录因子、降低其对多种炎症因子转录的上调,进而减少炎症因子的生成。具有抗炎、免疫抑制、抗毒和抗休克等作用。其抑制免疫反应的机制包括:抑制巨噬细胞对抗原的吞噬和处理,抑制 IL-1 的合成和分泌;抑制淋巴细胞 DNA 合成和有丝分裂,破坏淋巴细胞,使外周淋巴细胞数量减少;抑制辅助性 T 细胞和 B 细胞,使抗体生成减少;抑制细胞因子如 IL-2、IL-6 等基因表达,减轻效应期的免疫性炎症反应等。

【临床应用】 主要用于器官移植的抗排斥反应、自身免疫疾病和变态反应性疾病。用于抗慢性排斥反应时,常将泼尼松与环孢素等其他免疫抑制剂合用,于器官移植前 $1\sim2$ d 开始给药。对于抗急性排斥反应,多采用泼尼松大剂量给药。

【不良反应】 诱发或加重感染为主要不良反应。较大剂量易引起糖尿病、消化道溃疡等。长期应用后突然停药可引起反跳现象。患有严重精神病、癫痫、糖尿病、活动性溃疡病、新近胃肠手术者及孕妇禁用糖皮质激素。

抗 代 谢 药

硫唑嘌呤(azathioprine,Aza)[基]、甲氨蝶呤(methotrexate,MTX)、巯嘌呤(mercaptopurine，6-MP)是常用抗代谢药，其中 Aza 最为常用，通过干扰嘌呤代谢的所有环节，抑制嘌呤核苷酸合成，进而抑制细胞 DNA、RNA 及蛋白质的合成，发挥抑制 T、B 淋巴细胞及自然杀伤细胞(NK)的效应，故能同时抑制细胞免疫和体液免疫反应，但不抑制巨噬细胞的吞噬功能。T 细胞较 B 细胞对该类药物更为敏感，但不同亚群 T 细胞敏感性有差别。主要用于肾移植排斥反应和类风湿性关节炎、系统性红斑狼疮等多种自身免疫性疾病的治疗。最主要的不良反应为骨髓抑制，其他毒性反应包括胃肠道反应、口腔及食管溃疡、皮疹及肝损害等。用药时应常规监测肝肾功能。

烷 化 剂

环磷酰胺(cyclophosphamide，CTX)为常用的烷化剂，不仅杀伤增殖期淋巴细胞，而且会影响某些静止细胞，故使循环中淋巴细胞数目减少。B 细胞较 T 细胞对该药更为敏感，因而能选择性地抑制 B 细胞。还可以明显降低 NK 细胞的活性，从而抑制初次和再次体液与细胞免疫反应。临床常用于防止排异反应与移植物抗宿主反应，以及长期应用糖皮质激素不能缓解的多种自身免疫性疾病。不良反应有骨髓抑制、胃肠道反应、出血性膀胱炎及脱发等。

吗替麦考酚酯[基]

吗替麦考酚酯(mycophenolatemofetil，霉酚酸酯)，又名麦考酚吗乙酯，是一种真菌抗生素的半合成衍生物。口服吸收迅速，生物利用度较高，血浆药物浓度在 1 h 左右达峰值，有明显肠肝循环，$t_{1/2}$ 为 16~17 h。在体内可转化成霉酚酸(mycophenolic acid，MPA)，而 MPA 是次黄嘌呤单核苷磷酸脱氢酶(inosine 5-monophosphate dehydrogenase，IMPDH)的抑制剂，能抑制经典途径中嘌呤的合成，导致鸟嘌呤生成减少。可抑制 T 细胞和 B 细胞的增殖与抗体生成，抑制细胞毒性 T 细胞的产生；能快速抑制单核-巨噬细胞的增殖，减轻炎症反应；减少细胞黏附分子，抑制血管平滑肌的增生。主要用于肾移植和其他器官的移植。不良反应为腹泻，减量或对症治疗可消除，无明显的肝、肾毒性。

单克隆抗体

巴利昔单抗和达珠单抗是 IL-2 受体的单克隆抗体，可以阻断 Th 细胞 IL-2 受体从而发挥免疫抑制效应。用于预防肾移植术后的早期急性器官排斥，常与环孢素和皮质类固醇激素联用作为基础的二联免疫抑制剂治疗方案(成人和儿童)或以长期的环孢素、皮质类固醇激素和硫唑嘌呤/吗替麦考酚酯为基础的三联免疫抑制剂治疗方案(仅成人)联合使用。不良反应主要表现为寒战、发热、呕吐、呼吸困难等。

利妥昔单抗(B 细胞表面 CD20 分子单抗)是一种嵌合鼠/人的单克隆抗体，该抗体与前 B 细胞和成熟 B 淋巴细胞膜的 CD20 抗原特异性结合，并引发 B 细胞溶解。适用于治疗非霍奇金淋巴瘤、慢性淋巴细胞白血病和自身免疫性疾病。不良反应主要表现为与输液相关的不良反应、腹泻、消化不良等，也可出现心脏、神经系统不良反应。

抗淋巴细胞球蛋白

抗淋巴细胞球蛋白(antilymphocyte globulin，ALG)采用人淋巴细胞或胸腺细胞、胸导管淋巴细胞或培养的淋巴母细胞免疫动物(马、羊、兔等)获得抗淋巴细胞血清，经提纯得到抗淋巴细胞球蛋白,其中用人的胸腺细胞免疫动物得到的制品,又称抗胸腺细胞球蛋白(antithymocyte globulin,ATG)。

【药理作用】 ALG 选择性地与 T 淋巴细胞结合,在血清补体的参与下,使外周血淋巴细胞裂解,对 T、B 细胞均有破坏作用,但对 T 细胞的作用较强。能有效抑制各种抗原引起的初次免疫应答,对再次免疫应答作用较弱。

【临床应用】 用于防治器官移植排斥反应,可与硫唑嘌呤或糖皮质激素等合用预防肾移植排斥反应,可延迟排斥反应,减少糖皮质激素的用量,提高器官移植的成功率。临床还适用于白血病、多发性硬化症、重症肌无力及溃疡性结肠炎、类风湿关节炎和系统性红斑狼疮等疾病。

【不良反应】 常见寒战、发热、血小板减少、关节疾病和血栓性静脉炎等不良反应,静脉注射可引起血清病及过敏性休克,还可引起血尿、蛋白尿,停药后消失。注射前须做皮肤过敏试验。过敏体质者禁用,伴急性感染者慎用。

来 氟 米 特

来氟米特(leflunomide)为具有抗增殖活性的异噁唑类免疫抑制药,口服吸收后,在肠道和肝脏内迅速转化为活性代谢产物 A771726,后者可抑制二氢乳清酸脱氢酶(DHODH)活性,阻断嘧啶的从头合成途径,影响 DNA 和 RNA 的合成,使活化的淋巴细胞处于 G1/S 交界处或 S 期休眠。来氟米特具有选择性抑制活化 T 细胞的功能,此外尚可阻断活化的 B 细胞增殖,减少抗体生成。不仅有免疫抑制作用,还有明显的抗炎作用。临床主要用于治疗类风湿关节炎、抗移植排斥反应及其他自身免疫性疾病。不良反应少,主要有腹泻、可逆性转氨酶升高、皮疹等,由于其半衰期较长,可产生蓄积毒性。

雷公藤多苷[基]

雷公藤多苷(triperygium wilfordii multiglucoside)是从卫矛科植物雷公藤根提取、精制而成的一种脂溶性混合物。

【药理作用】 具有较强的抗炎和免疫抑制作用:① 抗炎作用:通过抑制多种炎症因子 IL-1、IL-6、IL-8、TNF-α 的产生而发挥抗炎作用;② 免疫抑制作用:在细胞免疫方面,大剂量(60 mg/kg)TG 可使动物胸腺萎缩,治疗剂量 TG 可抑制 T 细胞增殖反应和 T 细胞对刀豆素 A 的增殖反应。

【临床应用】

1. 类风湿关节炎

TG 抑制类风湿关节炎患者外周血单核细胞体外培养产生 PCE_2 的作用,这可能也是其抗炎机制之一。TG 联合小剂量甲氨蝶呤用于治疗老年性类风湿性关节炎。

2. 系统性红斑狼

TG 联合环磷酰胺治疗难治性狼疮肾炎的疗效确切。

3. 肾脏疾病

TG 治疗肾炎、肾病综合征、肾小球疾病,对狼疮模型的肾小球硬化具有明确的保护作用。

4. 其他疾病

治疗重症肌无力、皮肌炎、银屑病、急性前葡萄膜炎、溃疡性结肠炎等,TG 可降低子宫内膜异位症术后复发率,也是治疗过敏性紫癜的有效药物。

【不良反应】　主要有皮肤过敏反应,心血管系统、消化系统、造血系统、神经系统不良反应,也可引起脱发、色素沉着、腰痛等。

第三节　免疫增强剂

随着对疾病治疗观念的转变,治疗的重点已经由直接杀伤外源性病原体转向调整生物机体自身功能,免疫增强药的应用引起广泛关注。免疫增强药(immunostimulants)是指单独或同时与抗原使用时能增强机体免疫应答的药物,主要用于治疗免疫缺陷病、慢性感染性疾病,也常作为肿瘤的辅助治疗药物。免疫增强药种类繁多,包括提高巨噬细胞吞噬功能的药物如卡介苗等,提高细胞免疫功能的药物如左旋咪唑、转移因子及其他免疫核糖核酸、胸腺素等,提高体液免疫功能的药物如丙种球蛋白等。

免 疫 佐 剂

卡介苗(Bacillus Calmette-Guerin Vaccine,BCG),又名结核菌素,是牛型结核杆菌的减毒活疫苗,为非特异性免疫增强剂。

【药理作用】　具有免疫佐剂作用,即增强与其合用的各种抗原的免疫原性,加速诱导免疫应答,提高细胞和体液免疫水平。本品能增强巨噬细胞的吞噬功能,促进 IL-1 产生,促进 T 细胞增殖,增强抗体反应和抗体依赖性淋巴细胞介导的细胞毒性,增强自然杀伤细胞的活性。给动物预先或早期应用 BCG,可阻止自发、诱发或移植肿瘤的生长,致部分肿瘤消退,其抗癌作用机制尚未阐明。

【临床应用】　除用于预防结核病外,本品主要用于肿瘤的辅助治疗,如白血病、黑色素瘤和肺癌。近年来也用于膀胱癌术后灌洗,可预防肿瘤复发。

【不良反应】　注射局部可见红斑、硬结和溃疡,可用 1‰龙胆紫涂抹以防感染,一般 8～12 周可结痂愈合。反复瘤内注射可发生过敏性休克或肉芽肿性肝炎,一旦发生,立即停药,对症处理。剂量过大可降低免疫功能,甚至可促进肿瘤生长,应控制使用剂量。

干 扰 素[基]

干扰素(interferon,IFN)是一族可诱导的分泌性糖蛋白,主要分为 α、β、γ 三类,对酸、碱、热有较强的抵抗力,但易被蛋白酶等破坏。哺乳动物细胞如淋巴细胞、巨噬细胞及成纤维细胞均可因病毒感染或其他刺激而产生 IFN。IFN 具有高度的种属特异性,故动物的 IFN 对人无效。目前临床所用干扰素为重组人干扰素。

【体内过程】　口服不吸收。肌内或皮下注射,α 干扰素吸收率在 80%以上,而 β 及 γ 干扰素的吸收率较低。一般在注射后 4～8 h 血药浓度达峰值。IFN-γ 吸收不稳定,全身给药后,可再分布至呼吸道分泌物、脑脊液、眼和脑;IFN-α、IFN-β 和 IFN-γ 血浆 $t_{1/2}$ 分别为 2 h,1 h 和 0.5 h。

【药理作用】　干扰素具有抗病毒、抗肿瘤和免疫调节作用。IFN-α 与 IFN-β 的抗病毒作用强于 IFN-γ。IFN-γ 具有免疫调节作用,能活化巨噬细胞,表达组织相容性抗原,介导局部炎症反应。IFN-γ 对免疫应答的总效应取决于剂量和注射时间,致敏前或大剂量给药可抑制免疫,致敏后或小剂量给药可增强免疫,其机制可能是通过不同的细胞膜受体介导。

【临床应用】 IFN 是广谱抗病毒药,多用于预防感冒、乙型肝炎、带状疱疹和腺病毒性角膜炎等。还可用于肿瘤的辅助治疗、抑制器官移植的排斥反应、类风湿关节炎和多发性硬化症等。

【不良反应】 大剂量可致可逆性血细胞减少,以白细胞和血小板减少为主,故用药期间应定期检查血常规。偶见变态反应、肝功能障碍及注射局部疼痛、红肿等。对过敏体质、严重肝功能不全、肾功能不全、白细胞及血小板减少者慎用。

白介素-2

白介素-2(interleukin-2,IL-2)是由白细胞或其他细胞产生并介导白细胞间相互作用的一类细胞因子,也称为 T 细胞生长因子。现采用基因工程生产,称重组人白介素-2。

【药理作用】 IL-2 可使细胞毒性 T 细胞、自然杀伤细胞和淋巴因子活化的杀伤细胞增殖,并使其杀伤活性增强,还可以促进淋巴细胞分泌抗体和干扰素,具有抗病毒、抗肿瘤和增强机体免疫功能等作用。

【临床应用】

1. 抗肿瘤

IL-2 可增强机体对肿瘤的免疫力,可与其他细胞因子或化疗药物联用,治疗肾细胞癌、黑色素瘤、非霍奇金淋巴瘤、结肠癌、膀胱癌、卵巢癌、多发性骨髓瘤、肝癌等。

2. 感染性疾病

IL-2 本身无直接抗病毒作用,但它可通过增强 CTL、NK 细胞的活性,以及诱导 IFN-γ 产生而介导抗病毒作用,对某些因细胞免疫功能低下而受病毒感染、需要增强细胞免疫功能的病人有一定的疗效。对活动性肝炎和单纯疱疹病毒感染等也有一定的疗效。

【不良反应】 常有发热、寒战等流感样症状,一般无需处理,严重时可静脉注射哌替啶控制寒战,用对乙酰氨基酚防止发热。大剂量使用毒性较大,可引起毛细血管渗漏综合征,引起严重低血压,并可伴致命的心血管毒性,如果发生,应立即停药,并及时对症处理。严重低血压者、严重心肾功能不全者、高热者禁用。

左 旋 咪 唑

左旋咪唑(levamisole,LMS)为口服免疫调节药物,口服易吸收,主要在肝内代谢,经肾排泄的原形不到 5%。本品及其代谢物的消除 $t_{1/2}$ 分别为 4 h 和 16 h,但单次剂量的免疫调节作用可持续 5～7 d,故目前常用每周一次的治疗方案。

左旋咪唑的免疫调节作用具有双向性,对免疫功能低下者,可促进抗体生成和恢复低下的细胞免疫功能,增强巨噬细胞的趋化和吞噬功能;对自身免疫性疾病患者,可减少其抗体的生成,但对正常人无明显影响。主要用于免疫功能低下者恢复免疫功能,增强机体抗病能力。与抗癌药物合用治疗肿瘤可巩固疗效,减少复发和转移,延长缓解期。可改善多种自身免疫疾病,如类风湿关节炎、系统性红斑狼疮等免疫功能异常症状。不良反应发生率较低,主要有恶心、呕吐、腹痛等,少数有发热、头痛、乏力等现象。

依 那 西 普

依那西普(etanercept)是由肿瘤坏死因子(tumor necrosis factor,TNF)受体的 P75 蛋白的膜外区与人 IgG 的 Fc 段融合构成的二聚体。依那西普与血清中可溶性 TNF-α 和 TNF-β 有较高的亲和力,可结合 TNF-α 和 TNF-β,并由此阻断两者与细胞表面的 TNF 受体结合,抑制由 TNF 受体介导的异常免疫反应及炎症过程。中度至重度活动类风湿性关节炎的成年患者对包括甲氨蝶呤在内的 DMARD(改善病情的抗风湿药)无效时,可用依那西普与甲氨蝶呤联用治疗。重度活动性强直性脊柱炎的成年患者对常规治疗无效时,可使用依那西普治疗。常见不良反应包括注射部位疼痛、肿胀、瘙痒、红斑、上呼吸道感染、支气管炎、膀胱感染、皮肤感染等,也可引起血液系统、神经系统、免疫系统等严重反应。

转 移 因 子

转移因子(transfer factor,TF)是从健康人的淋巴细胞或脾脏、扁桃体等淋巴组织提取的一种核苷酸和低分子量多肽,无抗原性。TF 可将供体的细胞免疫信息转移给受体,使受体的淋巴细胞转化并增殖分化为致敏淋巴细胞,由此获得供体的特异性和非特异性的细胞免疫功能。用于治疗某些抗生素难以控制的病毒性或真菌性细胞内感染(如带状疱疹、流行性乙型脑炎、白假丝酵母菌感染、病毒性心肌炎等),作为恶性肿瘤辅助治疗剂(主要用于治疗肺癌、鼻咽癌、乳腺癌、骨肉瘤等)及治疗某些免疫缺陷病(如湿疹、血小板减少性紫癜、多次感染综合征)等。不良反应较少,个别病例出现皮疹、皮肤瘙痒、短暂发热等。

胸 腺 肽

胸腺肽(thymopeptide)是从动物胸腺提取的一组活性多肽,主要作用为促进 T 细胞分化成熟。胸腺肽还可调节胸腺细胞的末端脱氧核苷酸转移酶水平,刺激 IFN、IL-2 及其受体产生,纠正免疫缺陷,与其他生物反应调节剂如 IFN-α、IL-2、胸腺因子等有协同作用。临床主要作为肿瘤患者和慢性活动性肝炎患者的免疫调节剂。少数患者用药后出现过敏反应,注射前应做皮试。严重不良反应为白细胞减少,用药期间应定期检查白细胞数,若见粒细胞减少,应立即停药。

异 丙 肌 苷

异丙肌苷(isoprinosine)可诱导 T 淋巴细胞分化成熟,增强细胞免疫功能。增强单核-巨噬细胞和自然杀伤细胞的活性,促进 IL-1、IL-2 及 IFN 的产生,恢复低下的免疫功能。对 B 细胞无直接作用,但可增加 T 细胞依赖性抗原的抗体产生。主要用于对病毒性疾病的治疗,如急性病毒性脑炎及带状疱疹等,也可用于对类风湿性关节炎及肿瘤的辅助治疗。不良反应较少,安全范围较大。

免疫核糖核酸

免疫核糖核酸(immunogenic RNA,IRNA)是动物经抗原免疫后从其免疫活性细胞(如脾细胞、淋巴结细胞)中提取的核糖核酸,作用类似于转移因子,可以传递对某些抗原的特异免疫活力,使未致敏的淋巴细胞转为免疫活性细胞,传递细胞免疫和体液免疫。临床用于恶性肿瘤的辅助治疗,并适用于流行性乙型脑炎和病毒性肝炎的治疗。

制剂与用法

1. 环孢素(cyclosporin)　胶囊:25 mg。软胶囊:25 mg,50 mg。口服溶液:5 g/50 mL。注射液:250 mg/5 mL。口服,一天10~15 mg/kg,于器官移植前3 h开始应用并持续1~2周,然后逐渐减至维持量5~10 mg/kg。静脉滴注可将50 mg以200 mL生理盐水或5%葡萄糖注射液稀释后,于2~6 h缓慢静脉滴注,剂量为口服剂量的1/3。

2. 他克莫司(tacrolimus)　胶囊:1 mg,5 mg。软膏:0.03%,0.1%。口服,成人每天150~250 μg/kg,儿童每天200~300 μg/kg,分3次服用。静脉注射,成人每天25~50 μg/kg,儿童每天50~100 μg/kg。外用,在患处皮肤涂上一薄层软膏,轻轻擦匀,并完全覆盖,2次/d,持续至特应性皮炎症状和体征消失后一周。

3. 吗替麦考酚酯(mycophenolate mofetil)　片剂:0.25 g,0.5 g。注射剂:0.5 g。胶囊:0.25 g,0.5 g。分散片:0.25 g,0.5 g。口服,1.0 g/次,2次/d,肾移植患者应在肾移植前72 h给予。肝脏移植患者0.5~1.0 g/次,2次/d。

4. 巴利昔单抗(basiliximab)　注射剂:20 mg。静脉给药,总剂量为40 mg,分2次给予,20 mg/次。首次20 mg应于术前2 h内给予,第2次20 mg应于移植术后4 d给予。

5. 利妥昔单抗(rituximab)　注射液:100 mg/10 mL,500 mg/50 mL。滤泡性非霍奇金淋巴瘤,推荐剂量为375 mg/m^2 BSA(体表面积),静脉给入,每周1次,22天的疗程内共给药4次。弥漫大B细胞性非霍奇金淋巴瘤,应与CHOP化疗联合使用,推荐剂量为375 mg/m^2 BSA,每个化疗周期的第1天使用。

6. 来氟米特(leflunomide)　片剂:5 mg,10 mg。口服,开始3天给予负荷剂量50 mg/次,1次/d,之后根据病情给予维持剂量一日10 mg或20 mg。

7. 雷公藤多苷(triperygium wilfordii multiglucoside)　片剂:10 mg。口服,按1~1.5 mg/kg/d,分3次饭后服用。

8. 皮内注射用卡介苗(bacillus calmette-guerinvaccine)　注射剂:0.25 mg,0.5 mg。上臂外侧三角肌中部略下处皮内注射。

9. 重组人白介素-2(recombinant human interleukin-2)　注射液:5万 IU,10万 IU,20万 IU,50万 IU,100万 IU。静脉滴注,一次用本品10万~80万 IU,加入到500 mL氯化钠注射液中,静脉滴注2~3 h,1次/d,4~6周为一疗程。皮下注射,一次50万~100万 IU,用2 mL氯化钠注射液溶解,皮下注射一周2~3次,6周为一疗程。

10. 盐酸左旋咪唑(levamisole hydrochloride)　片剂:25 mg,50 mg。口服,治疗肿瘤,50 mg/次,3次/d,每两周用药3 d或每周用药2 d。自身免疫性疾病,50 mg/次,2~3次/d,连续用药。

11. 胸腺肽(thymopeptide)　肠溶片:5 mg,10 mg,20 mg。肠溶胶囊:5 mg,15 mg。注射液:5 mg/2 mL,10 mg/2 mL,20 mg/2 mL。口服,5~30 mg/次,1~3次/d。皮下或肌内注射,10~20 mg/次,1次/d。静脉滴注,20~80 mg/次,溶于500 mL 0.9%氯化钠注射液或5%葡萄糖注射液,1次/d。

12. 转移因子(transfer factor)　胶囊:3 mg(多肽):100 μg(核糖)、6 mg(多肽):200 μg(核糖)。注射液:2 mL:3 mg(多肽):100 μg(核糖)、2 mL:6 mg(多肽):200 μg(核糖)。口服,一次3~6 mg/次,2~3次/d。皮下注射,2~4 mL/次,1~2次/周。

13. 依那西普(etanercept)　注射液:25 mg,50 mg。皮下注射,25 mg/次,2次/周(间隔72~96 h),或50 mg/次,1次/周。

(李先伟　杨解人)

第四十六章　抗恶性肿瘤药

恶性肿瘤又称癌症(cancer),是严重威胁人类健康的常见病、多发病,尚无满意的防治措施。治疗恶性肿瘤的方法主要是手术切除、放射治疗和化学治疗,其中化学治疗在肿瘤综合治疗中占有重要地位。近年来,随着肿瘤分子生物学的发展,新型抗肿瘤药物单克隆抗体、细胞分化诱导剂、生物反应调节剂、分子靶向药物等陆续出现,提高了恶性肿瘤治疗的疗效,减少了不良反应的发生。

第一节　肿瘤化疗概述

一、肿瘤细胞的增殖周期

肿瘤细胞根据其增殖规律,可分为增殖细胞群、静止细胞群(G_0期)和无增殖能力细胞群,三群细胞处于动态变化中,抗肿瘤药对不同时期的细胞作用不同(图 46.1)。

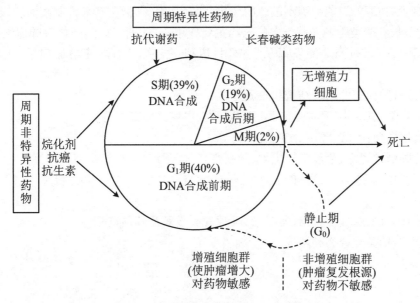

图 46.1　细胞增殖周期及药物作用示意图

1. 增殖期细胞

细胞从一次分裂结束到下一次分裂结束的时间称为细胞周期,共经历 4 个时相,即 G_1 期(DNA 合成前期)、S 期(DNA 合成期)、G_2 期(DNA 合成后期)和 M 期(有丝分裂期)4 期。肿瘤组织中增殖细胞群与全部肿瘤细胞群之比,称为生长比率(growth fraction,GF)。生长比率高的肿瘤,瘤体增大一倍所需的倍增时间(doubling time,DT)较短,对抗恶性肿瘤药的敏感性较高。

2. 静止期细胞

静止期细胞是有能力进入增殖周期的后备细胞,此期细胞对抗肿瘤药敏感性低,是肿瘤复发的主要原因。

二、抗恶性肿瘤药的分类

抗肿瘤药种类繁多且发展迅速,目前尚无统一的分类方法,一般可分为细胞毒类抗肿瘤药和非细胞毒类抗肿瘤药,也可根据药物作用机制、药物来源及化学结构等进行分类。

1. 根据抗肿瘤药对生物大分子的作用机制分类

(1) 干扰核酸生物合成的药物。

(2) 直接影响 DNA 结构与功能的药物。

(3) 干扰转录过程和阻止 RNA 合成的药物。

(4) 干扰蛋白质合成与功能的药物。

(5) 影响激素平衡的药物。

2. 根据抗肿瘤药对各周期肿瘤细胞的敏感性分类

(1) 细胞周期非特异性药物(cell cycle non-specific agents,CCNSA) 可杀灭增殖周期各时相的细胞甚至包括 G_0 期细胞的药物,如烷化剂等。此类药物对恶性肿瘤细胞的作用较强且快,能迅速杀死肿瘤细胞,其杀伤作用呈剂量依赖性。

(2) 细胞周期特异性药物(cell cycle specific agents,CCSA) 仅对增殖周期的某些时相敏感而对其他时相和 G_0 期细胞不敏感的药物,如羟基脲、阿糖胞苷等抑制核酸合成的药对 S 期作用显著,长春碱类影响微管蛋白的药物主要作用于 M 期。此类药物对肿瘤细胞的作用较弱且慢,需要一定时间才能发挥杀伤作用,达到一定剂量后即使增加剂量,作用也不再增强。

3. 根据抗肿瘤药的化学结构和来源分类

(1) 烷化剂:氮芥类、乙烯亚胺类、亚硝脲类、甲烷磺酸酯类等。

(2) 抗代谢药:叶酸、嘧啶、嘌呤类似物等。

(3) 抗肿瘤抗生素:蒽环类抗生素、丝裂霉素、博莱霉素类、放线菌素类等。

(4) 抗肿瘤植物药:长春碱类、喜树碱类、紫杉醇类、三尖杉生物碱类、鬼臼毒素衍生物类。

(5) 激素:肾上腺皮质激素、雌激素、雄激素等激素及其拮抗药。

(6) 杂类:铂类配合物和酶等。

第二节　常用抗恶性肿瘤药

一、影响核酸生物合成的药物

影响核酸生物合成的药物又称抗代谢药,是模拟正常代谢物质,如叶酸、嘌呤碱、嘧啶碱等的化学结构所合成的类似物,与有关代谢物质发生特异性拮抗作用,从而干扰核酸,尤其是 DNA 的生物合成,阻止肿瘤细胞的分裂繁殖。该类药物为细胞周期特异性药物,主要作用于 S 期。根据药物主要干扰的生化步骤或酶的不同,可进一步分为:① 胸苷酸合成酶抑制剂,如氟尿嘧啶等;② 二氢叶酸还原酶抑制剂,如甲氨蝶呤等;③ 阻止嘌呤类核苷酸形成,如巯嘌呤等;④ 核苷酸还原酶抑制剂,如羟基脲等;⑤ DNA 多聚酶抑制剂,如阿糖胞苷等;⑥ 嘧啶类似物,如阿扎胞苷等。

(一)胸苷酸合成酶抑制剂

氟 尿 嘧 啶[基]

氟尿嘧啶(fluorouracil,5-FU)是尿嘧啶 5 位的氢被氟取代的衍生物。

【体内过程】　口服吸收不完全,常静脉给药。分布于全身体液,肝和肿瘤组织中浓度较高,易进入脑脊液内。主要经肝代谢,大部分分解为 CO_2 和尿素,分别由呼气和尿液排出。

【药理作用】　氟尿嘧啶在细胞内转变为 5-氟脱氧尿嘧啶核苷酸而抑制胸腺嘧啶核苷酸合成酶,阻止脱氧尿苷酸甲基化转变为脱氧胸苷酸,影响 DNA 的合成。此外,5-FU 在体内可转化为 5-氟尿嘧啶核苷,以伪代谢产物形式掺入 RNA 中干扰蛋白质合成,故对其他各期细胞也有作用。

【临床应用】　对多种肿瘤有效,主要用于治疗消化道肿瘤(食管癌、胃癌、结直肠癌、胰腺癌、肝癌),或较大剂量氟尿嘧啶治疗绒毛膜上皮癌。亦常用于治疗乳腺癌、卵巢癌、肺癌、宫颈癌、膀胱癌及皮肤癌等。

【不良反应】

1. 胃肠道反应

口腔黏膜炎或口腔溃疡、胃肠道溃疡、恶心、呕吐、腹泻等。

2. 骨髓抑制

可引起贫血、白细胞和血小板减少等,停药后 3~4 周可恢复。

3. 局部反应与神经系统毒性

动静脉推注或滴注时可致静脉炎或动脉内膜炎,长期用药可出现欣快感、失眠、共济失调等。

4. 其他

可引起脱发、皮肤色素沉着等,偶见肝、肾功能损害及心绞痛等。水痘、带状疱疹、严重骨髓抑制患者及孕妇、哺乳期女性禁用。

去氧氟尿苷

去氧氟尿苷（doxifluridine,脱氧氟尿苷）为 5′-脱氧-5-氟尿嘧啶核苷,在体内经嘧啶磷酸化酶转化为 5-FU 发挥抗肿瘤作用。口服后胃肠道吸收良好,血药浓度较高,代谢物经肾脏排出。主要用于治疗胃癌、结直肠癌等消化道肿瘤。

替 加 氟

替加氟（tegafur,FT-207）为氟尿嘧啶衍生物,在体外无抗肿瘤作用,在体内经肝脏细胞色素 P450 酶作用转变为氟尿嘧啶,进一步转化为氟尿嘧啶脱氧核苷酸而发挥抗肿瘤作用。脂溶性高,口服吸收良好,血药浓度维持较久,易透过血脑屏障,化疗指数约为 5-FU 的 2 倍,而毒性仅为 5-FU 的 1/4～1/7。主要用于治疗胃癌、结直肠癌、胰腺癌、肝癌等。

由替加氟、吉美嘧啶、奥替拉西钾组成的复方制剂——替吉奥胶囊（tegafur,gimeracil oteracil potassium capsules）主要用于治疗不能切除的局部晚期或转移性胃癌。其中替加氟在体内转变为 5-FU 发挥抗肿瘤作用,吉美嘧啶抑制肝脏 5-FU 分解代谢酶二氢嘧啶脱氢酶（DPD）活性,增加血中 5-FU 浓度,奥替拉西钾在胃肠组织中分布浓度高,选择性抑制乳清酸磷酸核糖转移酶,抑制 5-FU 转化为 5-氟核苷酸,从而在不影响 5-FU 抗肿瘤活性的同时减轻胃肠道毒副反应。

卡 培 他 滨

卡培他滨（capecitabine）是一种新型氟尿嘧啶抗肿瘤药物,口服吸收迅速,在肝脏经羧基酯酶转化为 5′-脱氧-5-氟胞苷（5′-DFCR）,然后在肝脏和肿瘤组织胞苷脱氨酶作用下转化为 5′-脱氧-5-氟尿苷（5′-DFUR）,最后在肿瘤组织中经胸腺嘧啶磷酸化酶（TP）作用转化为 5-氟尿嘧啶发挥抗肿瘤作用。临床主要用于治疗结直肠癌、胃癌、晚期乳腺癌等。常见不良反应有腹泻、口腔黏膜炎、恶心、呕吐、手足综合征等。手足综合征表现为麻木、感觉迟钝、感觉异常、麻刺感、无痛感或疼痛、皮肤肿胀或红斑、脱屑等。

（二）二氢叶酸还原酶抑制剂

甲 氨 蝶 呤[基]

甲氨蝶呤（methotrexate,MTX）又名氨甲蝶呤（amethopterin）,化学结构与叶酸相似,为抗叶酸药。

【体内过程】 口服吸收良好,1 h 内血中浓度达峰值,血浆蛋白结合率为 $50\%～80\%$,主要分布于肝、肾和骨髓,不易透过血脑屏障。大多以原形经肾排出,少量通过胆道排出,$t_{1/2}$ 约 2 h。

【药理作用】 主要抑制二氢叶酸还原酶,使二氢叶酸不能还原成有生理活性的四氢叶酸,从而使嘌呤核苷酸和嘧啶核苷酸的生物合成受阻,抑制 DNA 合成（图 46.2）,也可干扰 RNA 和蛋白质的合成。主要作用于细胞周期的 S 期,属细胞周期特异性药物,对 G_1/S 期的细胞也有延缓作用,对 G_1 期细胞的作用较弱。

【临床应用】 用于治疗各型急性白血病,尤其是急性淋巴细胞白血病、恶性淋巴瘤、非霍奇金淋巴瘤和多发性骨髓病。也可用于治疗头颈部癌、肺癌、各种软组织肉瘤、银屑病、乳腺癌、卵巢癌、宫颈癌、恶性葡萄胎、绒毛膜上皮癌、睾丸癌等。

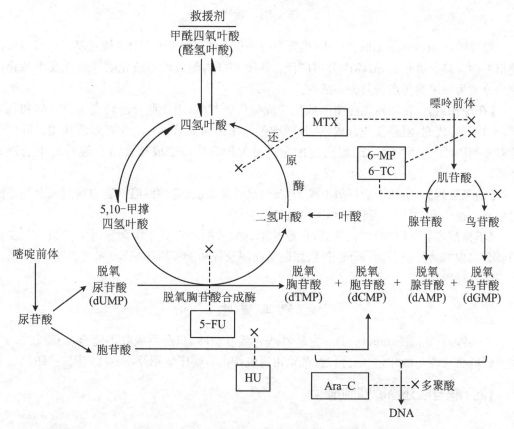

图 46.2　几种药物阻断 DNA 合成的作用环节

5-FU:氟尿嘧啶;Ara-C:阿糖胞苷;6-MP:巯嘌呤;6-TC:硫鸟嘌呤;MTX:甲氨蝶呤

【不良反应】

1. 胃肠道反应

常见不良反应有恶心、呕吐、食欲减退,腹痛、腹泻、消化道出血、口唇溃疡、咽喉炎等,偶见假膜性或出血性肠炎。

2. 骨髓抑制

引起白细胞和血小板减少,严重者可出现全血细胞减少的情况。

3. 肝肾功能损害

可致黄疸、转氨酶增高,长期使用可致肝坏死、脂肪肝、肝纤维化或药物性肝炎,小量持久应用可致肝硬化。大剂量应用可出现血尿、蛋白尿、少尿、氮质血症、尿毒症等。

4. 其他

可引起脱发、皮炎、色素沉着及药物性肺炎,妊娠早期使用可致畸胎、死胎,少数病人出现月经延迟及生殖功能减退等症状。

对本品过敏的患者、孕妇及哺乳期女性、原有贫血或骨髓功能障碍、肝肾功能不全患者禁用。十二指肠溃疡、溃疡性结肠炎、使用过骨髓抑制药及营养不良者、婴幼儿和老年人慎用。

（三）嘌呤核苷酸互变抑制剂

巯 嘌 呤[基]

巯嘌呤（mercaptopurine，6-MP）是腺嘌呤 6 位上的氨基（— NH$_2$）被巯基（— SH）取代的衍生物。口服吸收良好，体内分布广泛。主要在肝内经黄嘌呤氧化酶等氧化及甲基化作用后分解为硫尿酸等产物而失去活性。

【药理作用】 在体内先经酶的催化变成硫代肌苷酸，阻止肌苷酸转变为腺苷酸和鸟苷酸，干扰嘌呤代谢，阻碍核酸合成，对 S 期细胞作用最为显著，对 G$_1$ 期有延缓作用。肿瘤细胞对 6-MP 可产生耐药性，因耐药性细胞内 6-MP 不易转变成硫代肌苷酸或产生后迅速降解。

【临床应用】 适用于治疗绒毛膜上皮癌、恶性葡萄胎、急性淋巴细胞白血病及急性非淋巴细胞白血病，也可用于慢性粒细胞白血病急变期。

【不良反应】 骨髓抑制较常见，食欲减退、恶心、呕吐可见于服药量过大的患者。少数患者会出现肝功能损害、血尿酸过高、尿酸结晶尿及肾功能障碍等情况，偶见口腔炎、间质性肺炎及肺纤维化。

硫 鸟 嘌 呤

硫鸟嘌呤（thioguanine，6-TG）为 2-氨基-6-巯基嘌呤，口服后吸收不完全，约吸收 30％，主要经肝脏代谢与活化，大部分代谢产物由肾脏排出。临床应用及不良反应同 6-MP。

（四）核苷酸还原酶抑制剂

羟 基 脲[基]

口服吸收良好，给药 2 h 血药浓度达峰值，主要由肾排泄。为核苷二磷酸还原酶抑制剂，可阻止核苷酸还原为脱氧核苷酸，干扰嘌呤及嘧啶碱基生物合成，选择性地阻碍 DNA 合成，对 RNA 及蛋白质合成无阻断作用。为细胞周期特异性药，对 S 期细胞敏感，可使肿瘤细胞集中在 G$_1$ 期达到同步化。因 G$_1$ 期细胞对放射线高度敏感，故与放疗合用可双重抑制细胞增殖周期各个环节，提高疗效。对慢性粒细胞白血病（CML）有效，并可用于对马利兰耐药的 CML。对黑色素瘤、肾癌、头颈部癌有一定疗效，与放疗联合对治疗头颈部及宫颈鳞癌有效。

常见食欲减退、恶心、呕吐、白细胞减少、贫血等不良反应，偶见头痛、嗜睡、头晕、幻觉、惊厥等神经毒性。水痘、带状疱疹、骨髓抑制明显患者与孕妇禁用。肾功能不全、严重贫血未纠正前、痛风患者慎用。

（五）DNA 多聚酶抑制剂

阿 糖 胞 苷[基]

阿糖胞苷（cytarabine，Ara-C）为胞嘧啶与阿拉伯糖结合而成的核苷。

【体内过程】 口服吸收少，又极易被胃肠道黏膜及肝脏的胞嘧啶脱氨酶脱氨而失去活性，不宜口服。静脉注射后广泛分布于体液、组织及细胞内，可透过血脑屏障，主要在肝脏被胞苷酸脱氨酶催化为无活性的阿糖尿苷,绝大多数在给药后 24 h 经尿排出。

【药理作用】 阿糖胞苷(cytarabine,Ara-C)在体内经脱氧胞苷激酶催化成二磷酸阿糖胞苷(Ara-CDP)或三磷酸阿糖胞苷(Ara-CTP),进而抑制 DNA 多聚酶的活性而影响 DNA 合成;也可掺入 DNA 中干扰其复制,使细胞死亡。为细胞周期特异性药物,对处于 S 期的细胞最敏感。

【临床应用】 主要用于治疗急性白血病,对急性粒细胞白血病疗效最好,对急性单核细胞白血病和急性淋巴细胞白血病也有效,常与其他药物联用。对治疗恶性淋巴瘤、肺癌、消化道癌、头颈部癌有效。

【不良反应】 常见食欲缺乏、恶心、呕吐、白细胞及血小板减少等不良反应,严重者可发生再生障碍性贫血。部分患者可出现肝功能损害、皮疹、脱发、坏死性结肠炎、血栓性静脉炎等。孕妇、哺乳期女性禁用。

安 西 他 滨

安西他滨(ancitabine,cyclocytidine,环胞苷)为阿糖胞苷脱水衍生物,在体内水解转化为阿糖胞苷而发挥抗肿瘤作用,半衰期较长。主要用于治疗急性白血病,尤以急性粒细胞白血病和脑膜白血病的疗效较好。毒性低于阿糖胞苷。

(六)嘧啶类似物

阿 扎 胞 苷

阿扎胞苷(azacitidine)为胞嘧啶核苷类似物,通过引起 DNA 去甲基化和对骨髓中异常造血细胞的直接细胞毒作用而产生抗肿瘤作用。主要用于治疗国际预后评分系统(IPSS)中的中危-2 及高危骨增生异常综合征、慢性粒细胞-单核细胞白血病、急性髓系白血病等。常见恶心、呕吐、贫血、血小板减少、白细胞减少、腹泻等不良反应。

二、影响 DNA 结构与功能的药物

药物通过破坏 DNA 结构或抑制拓扑异构酶活性,影响 DNA 结构与功能。主要包括:① 烷化剂,如氮芥、环磷酰胺等;② 破坏 DNA 的铂类配合物,如顺铂、卡铂等;③ 破坏 DNA 的抗生素类,如丝裂霉素和博来霉素等;④ 拓扑异构酶(topoisomerase)抑制剂,如喜树碱类和鬼臼毒素衍生物。

(一)烷化剂

烷化剂(alkylating agents)又称烷基化剂,是一类化学性质高度活泼的化合物。烷化剂具有活泼的烷化基团,能与细胞 DNA 或蛋白质中的氨基、巯基、羟基和磷酸基等起作用,常可形成交叉联结或引起脱嘌呤作用,使 DNA 链断裂,在下一次复制时,又可使碱基配对错码,造成 DNA 结构和功能损害,严重时可致细胞死亡。烷化剂对 G_1、S、G_2、G_0 期细胞都有杀伤作用,属于细胞周期非特异性药物。

氮 芥

氮芥(chlormethine)是最早用于临床并取得良好疗效的抗肿瘤药物。选择性低,局部刺

激性强,必须静脉注射。可与鸟嘌呤 7 位氮呈共价结合,产生 DNA 的双链内交叉联结或 DNA 同链内不同碱基的交叉联结,阻止 DNA 复制,造成细胞损伤或死亡。本品作用迅速而短暂,但对骨髓抑制作用却较持久。主要用于恶性淋巴瘤,尤其是霍奇金淋巴瘤的治疗,腔内用药对控制癌性胸腔、心包腔及腹腔积液有较好的疗效。常见恶心、呕吐、骨髓抑制、黄疸、眩晕、耳鸣、听力减退、脱发等不良反应,有致畸作用,孕妇禁用。

环 磷 酰 胺[基]

环磷酰胺(cyclophosphamide,cytoxan,CTX)为氮芥与磷酰胺基结合而成的化合物。

【体内过程】 口服吸收迅速,1 h 后血药浓度达峰值,迅速分布至全身,在肝及肝癌组织中药物较多,少量可通过血脑屏障。$t_{1/2}$ 为 4~6 h,主要经肾排泄,对肾和膀胱有刺激性。

【药理作用与临床应用】 环磷酰胺在体外无活性,进入体内经磷酰胺酶或磷酸酶水解生成活化型的磷酰胺氮芥,作用机制与氮芥相似。抗瘤谱较广,与抗代谢药物间无交叉耐药性,主要用于治疗鼻咽癌、肺癌、乳腺癌、多发性骨髓瘤、白血病等。

【不良反应】

1. 骨髓抑制

白细胞减少最常见,多在用药后 1~2 周出现,对血小板数影响较小。

2. 泌尿道反应

大剂量环磷酰胺静脉注射且缺乏有效预防措施时,可引起出血性膀胱炎,表现为膀胱刺激征、少尿、血尿和蛋白尿,这是因代谢产物丙烯醛刺激膀胱所致,大量饮水、使用碱化尿液和合用美司钠(mesna)可减轻症状。

3. 胃肠道反应

常见食欲减退、恶心及呕吐等不良反应,停药即可消失。

4. 其他

可致脱发、口腔炎、中毒性肝炎等,超大剂量应用可致心肌炎、肾毒性。长期用药可产生免疫抑制、垂体功能低下、不育症和继发性肿瘤。孕妇及哺乳期禁用。

异环磷酰胺[基]

异环磷酰胺(ifosfamide,IFO)水溶液性质较稳定,体外无抗肿瘤活性,进入体内活化过程与环磷酰胺相似,$t_{1/2}$ 为 7 h。主要用于治疗睾丸癌、卵巢癌、乳腺癌、肉瘤、恶性淋巴瘤和肺癌等。骨髓抑制为主要毒性,其代谢产物可引起出血性膀胱炎。中枢神经系统毒性呈剂量相关性,不良反应表现为焦虑不安、幻觉等。严重骨髓抑制、对本品过敏者、妊娠及哺乳期禁用。

苯丁酸氮芥

苯丁酸氮芥(chlorambucil)为芳香族氮芥衍生物,口服吸收完全,$t_{1/2}$ 为 1.5 h。药理作用与环磷酰胺相似,起效缓慢,服药后 2~6 周才出现治疗作用。对淋巴组织有一定的选择性抑制作用,是目前治疗慢性淋巴细胞白血病的首选药物,也用于治疗恶性淋巴瘤、卵巢癌、乳腺癌、多发性骨髓瘤。恶心、呕吐、骨髓抑制不良反应较氮芥轻,偶见肝毒性。

美 法 仑

美法仑(melphalan)为双功能烷化剂,其两个双-2-氯乙基团,可分别形成正碳离子,再与

DNA 中鸟嘌呤第 7 位氮共价结合,产生烷基化作用,使 DNA 双链内交叉联结,阻止细胞复制。主要用于治疗多发性骨髓瘤及晚期骨髓瘤,单独应用或与其他药物合用对于部分晚期乳腺癌病人有显著疗效。主要不良反应为骨髓抑制和胃肠道反应。

卡 莫 司 汀

卡莫司汀(carmustine,卡氮芥)静脉注射后迅速分解,$t_{1/2}$ 为 15～30 min,可通过血脑屏障。由肝脏代谢,代谢物可在血中停留数日,造成延迟骨髓毒性。卡莫司汀及其代谢物可通过烷化作用与 DNA 交联,也可对蛋白质和 RNA 产生烷化作用,为细胞周期非特异性药物。主要用于治疗脑瘤(恶性胶质细胞瘤、脑干胶质瘤、成神经管细胞瘤、星形胶质细胞瘤、室管膜瘤)、脑转移瘤和脑膜白血病,也可用于治疗恶性淋巴瘤、多发性骨髓瘤,与其他药物合用对恶性黑色素瘤有效。不良反应同其他烷化剂。

同类药物洛莫司汀(lomustine)和司莫司汀(semustine)脂溶性高,临床应用及不良反应同卡莫司汀。

达 卡 巴 嗪

达卡巴嗪(dacarbazine)口服吸收不完全,个体差异大,只能静脉给药。为嘌呤类生物合成的前体,能干扰嘌呤的生物合成;进入体内后,在肝脏微粒体中去甲基形成单甲基化合物,具有直接细胞毒作用。主要作用于 G_2 期,抑制嘌呤、RNA 和蛋白质合成,也影响 DNA 的合成。主要用于治疗黑色素瘤、恶性淋巴瘤、软组织肉瘤。不良反应有食欲不振、恶心、呕吐、骨髓抑制、脱发等。

白 消 安[基]

白消安(busulfan,马利兰)属甲烷磺酸酯类,口服吸收良好,组织分布迅速,主要经肝脏代谢,肾脏排泄,$t_{1/2}$ 为 2～3 h。进入体内后磺酸酯基团的环状结构打开,通过对细胞 DNA 鸟嘌呤烷化作用而破坏 DNA 的结构与功能。其细胞毒作用几乎完全表现在对造血功能的抑制,其中对粒细胞生成抑制作用最明显,其次是血小板和红细胞,对淋巴细胞抑制作用弱。主要用于慢性粒细胞白血病的慢性期,对缺乏费城染色体 Ph1 病人的效果不佳。也可用于治疗原发性血小板增多症、真性红细胞增多症等慢性骨髓增殖性疾病。长期用药或用药量过大可出现肺纤维化、男性乳房女性化、睾丸萎缩、女性月经不调等不良反应。

噻 替 派

噻替派(thiotepa,thiophosphoramide,TSPA)结构中含有三个乙撑亚胺基,能与细胞 DNA 碱基结合,影响 DNA 功能。抗瘤谱较广,主要用于治疗乳腺癌、卵巢癌、癌性体腔积液的腔内注射以及膀胱癌的局部灌注等,也可用于治疗胃肠道肿瘤等。本品对骨髓有抑制作用,可引起白细胞和血小板减少,但较氮芥轻。

(二) 破坏 DNA 的铂类配合物

顺 铂[基]

顺铂(cisplatin)为二价铂同一个氯原子和两个氨基结合成的金属配合物。

【体内过程】 口服无效,只能由静脉、动脉或腔内给药。可分布到肝、肾、皮肤、膀胱、卵巢等,极少通过血脑屏障。血浆蛋白结合率达 90% 以上,代谢呈双相型。$t_{1/2\alpha}$ 为 25～49 min,$t_{1/2\beta}$ 为 58～73 h。主要以原形经肾排泄,有蓄积性肾毒性。腹腔内注射后,腔内药物浓度为静脉给药的 2.5～8.0 倍,对治疗卵巢癌有利。

【药理作用与临床应用】 顺铂进入体内后,先解离出所含氯,然后与 DNA 链上的碱基形成交叉联结,从而破坏 DNA 的结构和功能,对 RNA 和蛋白质合成的抑制作用较弱,属细胞周期非特异性药物。抗瘤谱广,用于非精原细胞性生殖细胞癌、晚期顽固性卵巢癌、晚期顽固性膀胱癌、顽固性头颈鳞状细胞癌的姑息治疗。

【不良反应】

1. 胃肠道反应

恶心、呕吐发生率达 90%,可用 5-HT₃ 或 NK1 受体拮抗剂防治。

2. 骨髓抑制

表现为白细胞减少,多发生于剂量超过 100 mg/m² 时,一般在 3 周左右达高峰。

3. 肾毒性

为主要剂量限制性毒性,主要损害肾近曲小管,使肾小管上皮细胞空泡变性、脱落,出现透明管型等。

4. 耳毒性和神经毒性

大剂量反复用药损伤内耳毛细胞,可引起高频听力减退、耳鸣,也可表现为感觉异常、味觉丧失等。肾功能损害、严重骨髓抑制、有中耳炎病史、对本药过敏者及孕妇禁用。

卡 铂[基]

卡铂(carboplatin,CBP,碳铂)为第二代铂类配合物,作用机制与顺铂类似,但抗肿瘤活性较强,毒性较低,主要用于治疗实体瘤,如小细胞肺癌、卵巢癌、睾丸肿瘤、头颈部癌及恶性淋巴瘤等,也可用于治疗子宫颈癌、膀胱癌及非小细胞肺癌等。主要不良反应为骨髓抑制。

奥 沙 利 铂[基]

奥沙利铂(oxaliplatin)为第三代铂类抗肿瘤药,可与 DNA 链形成链内和链间交联,阻断 DNA 的复制和转录,与其他铂类药物无交叉耐药。适用于经氟尿嘧啶治疗失败之后的结肠癌、直肠癌转移患者,可单用或与氟尿嘧啶合用。不良反应包括:① 胃肠道反应:恶心、呕吐、腹泻;② 神经系统毒性:为本品的剂量限制性毒性,表现为感觉迟钝、感觉异常,遇冷加重;③ 骨髓抑制:贫血、白细胞减少、粒细胞减少及血小板减少;④ 其他:少数患者可有发热、便秘和皮疹。

(三) 破坏 DNA 的抗生素类

丝 裂 霉 素

丝裂霉素(mitomycin,自力霉素)是从链霉菌培养液中得到的一种抗生素,在体内活化后具有烷化作用,可与 DNA 发生交叉联结,抑制 DNA 合成,对 RNA 及蛋白合成也有一定抑制作用,为细胞周期非特异性药物。适用于治疗胃癌、肺癌、乳腺癌,也可用于治疗肝癌、胰腺癌、结直肠癌、食管癌、卵巢癌及癌性腔内积液等。常见骨髓抑制、消化道反应、脱发、皮疹等不良反应,偶致间质性肺炎、不可逆性肾衰竭等,用药期间应定期检查肾功能。对本品过敏者、凝血功能障碍者、妊娠及哺乳期妇女、水痘或带状疱疹患者禁用。

博 来 霉 素

博来霉素(bleomycin)为放线菌产生的含多种组分的多肽类抗肿瘤抗生素,主要成分为 A2,平阳霉素[基](pingyangmycin)则为单一组分 A5。

【体内过程】 口服无效。肌内或静脉注射,体内分布广泛,尤以肺和皮肤浓度较高,因该处细胞中酰胺酶活性低,药物水解失活少。部分药物可透过血脑屏障。主要经肾排泄。

【药理作用与临床应用】 能与铁或铜离子形成配合物并嵌入 DNA,引起 DNA 单链和双链断裂,阻止 DNA 复制,干扰细胞分裂繁殖,属细胞周期非特异性药物,但对 G_2 期细胞作用较强。适用于治疗鳞状上皮癌(头颈、口腔、食管、阴茎、外阴、宫颈等)、霍奇金淋巴瘤、睾丸癌及癌性胸腔积液等。

【不良反应】 骨髓抑制作用较轻,约 1/3 的患者出现发热、脱发等,少数患者可有皮肤色素沉着情况。可引起严重肺毒性如间质性肺炎或肺纤维化,可能与肺内缺少灭活博来霉素的酶有关。用药期间应监测肺功能,一旦出现肺功能明显下降,应立即停止使用。对本品过敏者禁用,妊娠与哺乳期妇女及肾功能或肺功能损害者慎用。

(四) 拓扑异构酶(topoisomerase)抑制剂

喜 树 碱 类

喜树碱(camptothecin,CPT)是从我国所特有的珙桐科植物喜树(camptotheca acuminata)的根皮、果实中提取的生物碱。羟喜树碱(hydroxy-camptothecine,HCPT)为喜树碱的羟基衍生物,拓泊替康(topotecan,TPT)、伊立替康(irinotecan)为新型人工合成喜树碱衍生物。

【药理作用】 喜树碱类能与拓扑异构酶 I 及 DNA 形成复合物,即药物-拓扑异构酶 I-DNA 复合物,特异性抑制拓扑异构酶 I 活性,使 DNA 不能复制,造成不可逆的 DNA 链破坏,从而导致细胞死亡。与其他常用抗肿瘤药无交叉耐药性。

【临床应用】 羟喜树碱主要用于治疗原发性肝癌、胃癌、头颈部癌、膀胱癌及直肠癌等,喜树碱可外用治疗寻常型银屑病,伊立替康主要用于成人转移性大肠癌的治疗。

【不良反应】 常见食欲缺乏、恶心、呕吐、腹泻、骨髓抑制,偶致脱发、心电图异常及尿频、血尿等不良反应。孕妇禁用。

鬼 臼 毒 素 类

鬼臼毒素(podophyllotoxin)为小檗科植物华鬼臼根和茎中提取的木脂类化合物,并在此基础上合成了依托泊苷[基](etoposide)、替尼泊苷(teniposide)等衍生物。鬼臼毒素能与微管蛋白结合,抑制微管聚合,从而破坏纺锤丝的形成。依托泊苷和替尼泊苷则主要抑制 DNA 拓扑异构酶 II 的活性,从而干扰 DNA 结构和功能,属细胞周期非特异性药物。鬼臼毒素临床主要用于外生殖器及肛门周围部位的尖锐湿疣。依托泊苷主要用于小细胞肺癌、恶性淋巴瘤、恶性生殖细胞瘤、白血病等,对神经母细胞瘤、横纹肌肉瘤、卵巢癌、非小细胞肺癌、胃癌和食管癌等有一定的疗效。替尼泊苷主要用于治疗恶性淋巴瘤、急性淋巴细胞白血病、中枢神经系统恶性肿瘤,如神经母细胞瘤、胶质瘤和星形细胞瘤及转移瘤、膀胱癌等。不良反应有骨髓抑制及胃肠道反应等。重度骨髓抑制者、对本品有过敏史者禁用。

三、干扰转录过程和阻止 RNA 合成的药物

放线菌素 D

放线菌素 D(dactinomycin,DACT,更生霉素)为放线菌产生的多肽类抗肿瘤抗生素。

【体内过程】 口服疗效差。静脉注射给药后迅速分布至全身,肝、肾中,药物浓度较高,不易透过血脑屏障。体内代谢少,12%～20%经尿排出,50%～90%经胆汁随粪便排出,$t_{1/2}$约为 36 h。

【药理作用】 能嵌入 DNA 双螺旋链中相邻的鸟嘌呤和胞嘧啶(G-C)碱基对之间,抑制 RNA 多聚酶,阻止 RNA 特别是 mRNA 的合成,从而妨碍蛋白质的合成,抑制肿瘤细胞生长。属细胞周期非特异性药物,但对 G_1 期作用较强,且可阻止 G_1 向 S 期的转变。

【临床应用】 对霍奇金淋巴瘤及神经母细胞瘤疗效突出,尤其是可以控制发热。对无转移的绒癌疗效较好,对睾丸癌及儿童肾母细胞瘤有效。

【不良反应】 常见骨髓抑制、胃肠道反应、脱发、皮炎、发热和肝功能异常等,应定期检查血象、肝肾功能。对本品过敏者、妊娠及哺乳期妇女禁用。骨髓抑制、痛风、肝功能损害、感染患者慎用。

多 柔 比 星[基]

多柔比星(doxorubicin,adriamycin,ADM,阿霉素)为蒽环类抗生素,能嵌入 DNA 碱基对之间,并紧密结合到 DNA 上,抑制 RNA 转录,也阻止 DNA 复制,属细胞周期非特异性药物,对 S 期细胞更为敏感。抗瘤谱广,用于治疗急性白血病(淋巴细胞性和粒细胞性)、恶性淋巴瘤、乳腺癌、肺癌(小细胞和非小细胞肺癌)、卵巢癌、骨及软组织肉瘤、肾母细胞瘤、神经母细胞瘤、膀胱癌、甲状腺癌、前列腺癌、头颈部鳞癌、睾丸癌、胃癌、肝癌等。最严重的毒性反应为心肌退行性病变和心肌间质水肿,心脏毒性的发生可能与多柔比星生成自由基有关,右丙亚胺(dexrazoxane)可作为化学保护剂预防心脏毒性。此外,还有骨髓抑制、胃肠道反应、皮肤色素沉着及脱发等不良反应。严重骨髓抑制、水痘和疱疹患者、妊娠和哺乳期妇女禁用;心脏病患者、肝功能不全及老年患者慎用。

柔 红 霉 素[基]

柔红霉素(daunorubicin,DRB,正定霉素)为放线菌产生的蒽环类抗生素,作用机制与多柔比星相似,属细胞周期非特异性药物,但对 G_2 期细胞作用最明显。临床主要用于治疗急性粒细胞白血病和急性淋巴细胞白血病,以及慢性急变者,也可用于治疗淋巴瘤、骨肉瘤及其他类型白血病。主要不良反应为骨髓抑制、心脏毒性、胃肠道反应和脱发。部分患者可出现过敏反应,药物渗出血管外可导致局部组织坏死。

四、抑制蛋白质合成与功能的药物

（一）微管蛋白活性抑制药

长 春 碱 类

长春碱（vinblastine，VLB）及长春新碱[基]（vincristine，VCR）为夹竹桃科植物长春花（Vinca rosea L.）所含的生物碱，长春地辛（vindesine，VDS）和长春瑞滨（vinorelbine，NVB）等为长春碱半合成衍生物。

【药理作用】　长春碱类可与微管蛋白结合，抑制微管蛋白聚集，干扰纺锤丝形成，使细胞有丝分裂停止于中期，长春碱作用强于长春新碱。为细胞周期特异性药物，主要作用于 M 期细胞。此外，该类药物还可干扰 RNA 及蛋白质合成，对 G_1 期细胞也有作用。

【临床应用】　长春碱主要用于实体瘤的治疗，对恶性淋巴瘤、睾丸肿瘤、绒毛膜上皮癌疗效较好，对肺癌、乳腺癌、卵巢癌、皮肤癌、肾母细胞瘤及单核细胞白血病也有一定疗效。长春新碱主要用于治疗急性白血病尤其是儿童急性白血病、恶性淋巴瘤、生殖细胞瘤、小细胞肺癌、乳腺癌等，长春地辛主要用于治疗非小细胞肺癌、小细胞肺癌、恶性淋巴瘤、乳腺癌、食管癌及恶性黑色素瘤等，长春瑞滨主要用于非小细胞肺癌、乳腺癌、卵巢癌和淋巴瘤等的治疗。

【不良反应】

1. 骨髓抑制

长春碱、长春地辛、长春瑞滨骨髓抑制作用较显著，主要表现为白细胞及中性粒细胞减少，对血小板、红细胞也有一定的影响。

2. 神经系统毒性

表现为外周神经症状，包括感觉异常、指端麻木刺痛灼痛、膝及腱反射减弱或消失、共济失调等，长春新碱发生率最高。

3. 胃肠道反应

表现为食欲不振、恶心、腹痛、便秘等。

4. 血栓性静脉炎

反复注射可致血栓性静脉炎。

严重骨髓抑制者、过敏者、孕妇及哺乳期妇女禁用。

紫 杉 醇[基]

紫杉醇（paclitaxel，taxol）是从短叶紫杉（taxus brevifolia）或我国红豆杉树皮中提取的二萜生物碱类化合物。作用机制不同于长春新碱类，能促使微管蛋白组装成微管，抑制微管解聚，破坏组装与解聚之间的平衡，从而使纺锤体失去正常功能，细胞有丝分裂停止。主要用于治疗卵巢癌和乳腺癌，对肺癌、食管癌、大肠癌、黑色素瘤、头颈部癌、淋巴瘤、脑瘤也都有一定疗效。不良反应主要包括骨髓抑制、神经毒性、脱发、心脏毒性和过敏反应等。

多西他赛（docetaxel）为从欧洲红豆杉针叶中提取的巴卡丁（baccatin）经半合成改造而成的，其基本结构与紫杉醇相似，但来源广泛，水溶性较高。作用机制和临床应用与紫杉醇相似,但不良反应较少。

(二) 干扰核糖体功能的药物

三尖杉生物碱类

三尖杉酯碱(harringtonine)和高三尖杉酯碱[基](homoharringtonine)是从三尖杉属植物的枝、叶和树皮中提取的生物碱,可抑制蛋白质合成的起始阶段,使核糖体解离,释出新生肽链,属细胞周期非特异性药物。对急性粒细胞白血病疗效较好,对恶性淋巴瘤、急性单核细胞白血病和慢性粒细胞性白血病等也有效。不良反应包括骨髓抑制、胃肠道反应、心脏毒性等,偶见脱发、过敏反应等。

(三) 影响氨基酸供应的药物

门冬酰胺酶[基]

门冬酰胺酶(asparaginase)为来自埃希菌或欧文菌的酶制剂类抗肿瘤药物,可将血液中门冬酰胺水解为门冬氨酸和氨。由于肿瘤细胞不能合成生长必需的门冬酰胺,因而生长受到抑制。而机体正常细胞能合成门冬酰胺,故较少受影响。主要用于治疗急性淋巴细胞性白血病(简称急淋)、急性粒细胞性白血病、急性单核细胞性白血病、慢性淋巴细胞性白血病、霍奇金淋巴瘤及非霍奇金淋巴瘤、黑色素瘤等。常见过敏反应、胃肠道反应、肝功能损害、急性胰腺炎、凝血功能异常等不良反应。

培 门 冬 酶

培门冬酶(pegaspargase)为左旋门冬酰胺酶与一定量的活化态聚乙二醇(PEG)5000通过共价结合而制得的酶制剂,临床用于儿童急性淋巴细胞白血病的一线治疗。可致过敏反应、血栓形成、肝功能损害、恶心、呕吐、发热等不良反应。以往使用左旋门冬酰胺酶出现急性血栓、胰腺炎,严重出血患者禁用。

五、调节体内激素平衡的药物

某些肿瘤,如甲状腺癌、乳腺癌、卵巢癌、前列腺癌和睾丸癌等与相应的激素失调有关。因此,应用某些激素或其拮抗药改变激素平衡失调状态,可抑制激素依赖性肿瘤的生长。该类药物没有细胞毒类抗肿瘤药的骨髓抑制等毒性反应,属于内分泌治疗药物,但激素作用广泛,使用不当也会对机体造成不良影响。

(一) 肾上腺皮质激素与抗肾上腺皮质激素类

肾上腺皮质激素

肾上腺皮质激素能作用于淋巴组织,诱导淋巴细胞溶解,对急性淋巴细胞白血病及恶性淋巴瘤疗效较好,起效快但短暂,易产生耐药性。对慢性淋巴细胞白血病,除降低淋巴细胞数目外,还可缓解伴发的自身免疫性溶血性贫血和血小板减少症。常与其他抗恶性肿瘤药合用,治疗霍奇金淋巴瘤及非霍奇金淋巴瘤,对其他恶性肿瘤无效,而且可因抑制免疫功能而助长恶性肿瘤的扩展。仅在恶性肿瘤引起发热不退、毒血症状明显时,少量短期应用可以改善症状。常用药物有泼尼松、泼尼松龙等。

米 托 坦

米托坦(mitotane,氯苯二氯乙烷)选择性地使肾上腺皮质束状带和网状带细胞萎缩、坏死,导致肾上腺皮质功能不全。还能抑制皮质的葡萄糖-6-磷酸脱氢酶,阻断氢化可的松合成,用于治疗肾上腺皮质癌以及皮质醇增多症。

氨 鲁 米 特

氨鲁米特(aminoglutethimide)为镇静催眠药格鲁米特的衍生物,在肾上腺皮质内主要阻止胆固醇转变为孕烯醇酮,从而抑制肾上腺皮质中自体激素的生物合成。在周围组织中具有强力的芳香化酶抑制作用,阻止雄激素转变为雌激素。能特异性抑制雄激素转化为雌激素的芳香化酶活性。绝经期女性的雌激素主要来源是雄激素,氨鲁米特可以完全抑制雌激素的生成。本品还能诱导肝脏混合功能氧化酶系活性,促进雌激素的体内代谢。主要用于治疗绝经后晚期乳腺癌,对雌激素受体阳性者效果更好,也可用于治疗皮质醇增多症。

(二)雌激素、抗雌激素、孕激素与生长抑素类

雌 激 素 类

雌激素(estrogens)可通过抑制下丘脑及脑垂体,减少脑垂体前叶促间质细胞激素的分泌,从而减少睾丸间质细胞分泌睾酮,减少肾上腺皮质分泌雄激素。雌激素也可直接对抗雄激素促进前列腺癌组织生长发育的作用,故对前列腺癌有效,也可用于绝经后女性及男性晚期乳腺癌不能进行手术治疗者。临床常用己烯雌酚(diethylstilbestrol)。

他 莫 昔 芬[基]

他莫昔芬(tamoxifen,TAM)为人工合成的抗雌激素类药物,可与雌激素竞争雌激素受体,阻断雌激素促进 DNA 和 mRNA 合成作用,从而抑制雌激素依赖性肿瘤细胞增殖。口服吸收迅速,在肝脏代谢,代谢产物也有抗雌激素活性。主要用于治疗女性复发转移性乳腺癌,也可用做乳腺癌术后辅助治疗,预防复发。主要不良反应有皮肤潮红干燥、月经失调、闭经、外阴瘙痒等。

孕 激 素

孕激素(progesterone)可通过对垂体促性腺激素分泌的影响,控制卵巢滤泡的发育及生长,从而减少雌激素的产生。主要用于治疗晚期乳腺癌和晚期子宫内膜癌,对肾癌、前列腺癌和卵巢癌也有一定疗效。临床所用为黄体酮(progesterone)衍生物,如甲地孕酮(megestrol)、甲羟孕酮(medroxyprogesterone)等。

戈 舍 瑞 林

戈舍瑞林(goserelin)为人工合成的促黄体生成素释放激素类似物,长期使用可抑制垂

体促黄体生成素的分泌,从而引起男性血清睾酮和女性血清雌二醇水平下降。初期用药时可暂时增加男性血清睾酮和女性血清雌二醇的水平。主要用于:① 可用激素治疗的前列腺癌;② 可用激素治疗的绝经前及围绝经期乳腺癌;③ 子宫内膜异位症,减轻疼痛并减少子宫内膜损伤。

亮丙瑞林

亮丙瑞林(leuprorelin)为促黄体生成素释放激素高活性的衍生物,首次给药后可立即产生一过性垂体-性腺系统兴奋作用(急性作用),随后抑制垂体生成和释放促性腺激素。还可进一步抑制卵巢和睾丸对促性腺激素的反应,从而降低雌二醇和睾酮生成(慢性作用)。主要用于治疗前列腺癌、绝经前且雌激素受体阳性的乳腺癌,也可用于治疗子宫内膜异位症、中枢性性早熟等。

奥 曲 肽

奥曲肽(octreotide)为人工合成的八肽化合物,是十四肽人生长抑素类似物。药理作用与天然激素相似,但其抑制生长激素、胰高血糖素和胰岛素的作用较强且较持久。主要用于治疗胃肠胰内分泌肿瘤、肝硬化所致的食管-胃静脉曲张出血、预防胰腺术后并发症及肢端肥大症等。最常见不良反应为疼痛、皮疹等局部反应以及恶心、呕吐、腹痛、腹泻等胃肠道症状。

氟 他 胺

氟他胺(flutamide,氟硝丁酰胺)为口服非甾体类雄激素拮抗剂。氟他胺及其代谢产物2-羟基氟他胺可与雄激素竞争受体,并与雄激素受体结合成复合物,进入细胞核,与核蛋白结合,抑制雄激素依赖性前列腺癌细胞生长。同时氟他胺还能抑制睾丸微粒体 17-α-羟化酶和 17,20-裂合酶的活性,因而能抑制雄性激素的生物合成。主要用于治疗前列腺癌。

托 瑞 米 芬

托瑞米芬(toremifene)为他莫昔芬衍生物,可与雌激素受体结合,产生雌激素样作用、抗雌激素作用或同时产生两种作用。在乳腺癌细胞质内与雌激素竞争性结合雌激素受体,阻止雌激素诱导的肿瘤细胞 DNA 合成及细胞增殖,抑制雌激素受体阳性的乳腺癌生长,主要用于治疗绝经女性雌激素受体阳性转移性的乳腺癌。

来 曲 唑[基]

来曲唑(letrozole)为非甾体类选择性芳香化酶抑制剂。绝经后的女性,其雌激素主要来自于芳香化酶的作用,它可将肾上腺产生的雄激素(主要是雄烯二酮和睾酮)转换为雌酮和雌二醇。来曲唑通过竞争性地与细胞色素 P450 酶亚单位的血红素结合,从而抑制芳香化酶,使雌激素在所有组织中的生物合成减少。主要用于绝经后雌激素和(或)孕激素受体阳性的早期或晚期乳腺癌。

阿 那 曲 唑

阿那曲唑(anastrozole)为高效、高选择性非甾体类芳香化酶抑制药,通过减少循环中雌二醇水平,从而间接地抑制肿瘤生长。适用于绝经后雌激素受体阳性的晚期乳腺癌;对于雌激素受体阴性,但对他莫昔芬治疗有效的患者也可考虑使用;也可用于绝经后雌激素受体阳性的早期乳腺癌的辅助治疗。

(三) 雄激素及同化激素类

雄激素(androgen)可抑制垂体前叶分泌促卵泡激素,使卵巢分泌雌激素减少,并可对抗雌激素作用。可用于治疗晚期乳腺癌,尤其对骨转移者疗效较佳。雄激素的蛋白质同化作用也有利于改善患者的主观症状,增加体重,促进红细胞生成,保护骨髓。常用于恶性肿瘤治疗的有丙酸睾酮(testosterone propionate)、甲睾酮(methyltestosterone)和氟甲睾酮(fluoxymesterone)等。

(四) 甲状腺素

促甲状腺激素(TSH)与甲状腺癌的发生有相关性,甲状腺癌患者手术或/和放射治疗后,要长期服用甲状腺素制剂,如甲状腺片(thyroid tablets)、左甲状腺素钠等,可通过负反馈作用抑制促甲状腺素的分泌。

六、分子靶向药物

分子靶向药物主要针对恶性肿瘤发生、发展的关键靶点进行干预治疗,其作用机制和不良反应类型与细胞毒类药物有所不同,与常规化疗、放疗合用可产生更好的疗效。近年来,随着对肿瘤相关分子靶点认识的逐步深入,分子靶向药物有了迅猛的发展,主要分为两类:小分子化合物类和单克隆抗体类。

(一) 小分子化合物类

1. 单靶点小分子化合物

伊马替尼[基]

伊马替尼(imatinib)为酪氨酸激酶 BCR-ABL 抑制剂。多数慢性粒细胞白血病(chronic myeloid leukemia,CML)的发生与 t(9,22)染色体易位有关,该染色体易位使得位于 9 号染色体上的部分 ABL 基因与 22 号染色体上的 BCR 基因融合。ABL 基因编码的 Abl 蛋白是一个调控细胞增殖的重要信号分子,BCR-ABL 的基因融合使得具有酪氨酸激酶活性的 Abl 分子处于持续的激活状态,因而导致了粒细胞的持续增殖和 CML 的发生。伊马替尼与 ABL 酪氨酸激酶 ATP 位点结合,抑制激酶活性,阻止 BCR-ABL 阳性细胞的增殖并诱导其凋亡。此外,伊马替尼对 c-Kit 受体酪氨酸激酶的抑制作用亦可用于临床治疗胃肠道间质瘤。最常见不良反应是下肢水肿、皮疹和消化不良;较严重的不良反应主要为血液系统毒性和肝损伤。

吉非替尼[基]和厄洛替尼

吉非替尼(gefitinib)为选择性表皮生长因子受体酪氨酸激酶抑制剂(EGFR-TKI),可与受体细胞内激酶结构域结合,阻断 EGFR 的激酶活性及其下游信号通路。主要用于治疗

EGFR敏感突变的晚期或转移性非小细胞肺癌。常见不良反应为皮疹和腹泻。服药期间若出现不可解释的气短、咳嗽，应及时行影像学检查以排除间质性肺病。厄洛替尼（erlotinib）临床应用及不良反应与吉非替尼相似。

埃 克 替 尼[基]

埃克替尼（icotinib）为EGFR酪氨酸激酶抑制剂，口服吸收迅速，体内分布广泛，主要在肝脏代谢，通过粪便和尿液排泄。临床应用和不良反应与吉非替尼相似。

阿 法 替 尼

阿法替尼（afatinib）为EGFR酪氨酸激酶抑制剂，通过与EGFR(ErbB1)、HER2(ErbB2)和HER4(ErbB4)激酶结构域共价结合，不可逆地抑制酪氨酸激酶自身磷酸化，从而导致ErbB信号下调。临床用于治疗EGFR 19外显子缺失或21外显子（L858R）突变的转移性非小细胞肺癌。常见不良反应有腹泻、大疱性和剥脱性皮肤疾病、间质性肺病、肝毒性、角膜炎等。

奥 希 替 尼

奥希替尼（osimertinib）为高效选择性的EGFR抑制剂，适用于既往经EGFR酪氨酸激酶抑制剂治疗时或治疗后出现疾病进展，并经检测确认存在EGFR T790M突变的局部晚期或转移性非小细胞性肺癌成人患者的治疗。

依 维 莫 司

依维莫司（everolimus）是一种丝/苏氨酸蛋白激酶mTOR（哺乳动物雷帕霉素靶蛋白）的抑制剂，阻断PI3K-Akt-mTOR信号通路和其他由mTOR介导的信号转导过程，抑制细胞周期进程和新生血管形成，促进细胞凋亡。临床用于治疗既往接受舒尼替尼或接受索拉非尼治疗失败的晚期肾细胞癌成人患者。可致非感染性肺炎、感染、口腔黏膜炎等不良反应。

硼 替 佐 米

硼替佐米（bortezomib）是一种二肽硼酸盐，属可逆性蛋白酶体抑制剂，可选择性地与蛋白酶活性位点的苏氨酸结合，抑制26S蛋白酶体中的糜蛋白酶或胰蛋白酶样活性。26S蛋白酶体是一种大的蛋白质复合体，可降解泛素化蛋白。蛋白水解会影响细胞内多级信号串联，破坏正常细胞内环境，导致细胞死亡。临床用于多发性骨髓瘤和套细胞淋巴瘤的治疗。常见不良反应包括疲乏、恶心、腹泻、食欲下降、血小板减少、发热等。

伊 沙 佐 米

伊沙佐米（lxazomib）为口服、高选择性蛋白酶体抑制剂，可优先结合和抑制胰凝乳蛋白酶样20S蛋白酶体的β_5亚单位的活性。临床与来那度胺和地塞米松联用，作为多发性骨髓瘤的二线疗法。常见不良反应是腹泻、便秘、血小板减少、外周神经病变、恶心、呕吐和背痛等。

伊 布 替 尼

伊布替尼（ibrutinib）是一种小分子 Bruton's 酪氨酸激酶（Bruton's tyrosine kinase,

BTK)抑制剂,能够与 BTK 活性中心的半胱氨酸残基共价结合,从而抑制其活性。BTK 是 B-细胞抗原受体(BCR)和细胞因子受体通路的信号分子。临床用于既往至少接受过一种治疗的套细胞淋巴瘤(MCL)和慢性淋巴细胞白血病(CLL)的治疗。不良反应包括出血、感染、骨髓抑制、肾毒性等。

维 莫 非 尼

维莫非尼(vemurafenib)是一种小分子量的激酶抑制剂,抑制 BRAF 的丝/苏氨酸激酶 V600E 突变形式。BRAF 是人类最重要原癌基因之一,绝大部分突变发生于 V600E,从而导致下游 MEK-ERK 信号通路的持续激活,引起肿瘤的生长增殖和侵袭。临床用于 BRAF V600E 突变的不可切除或转移性黑色素瘤。常见不良反应包括关节痛、疲乏、皮疹、光敏反应、脱发、恶心、呕吐、皮肤乳头状瘤和皮肤角化症等。

2. 多靶点小分子化合物

索 拉 非 尼

索拉非尼(sorafenib)为多靶点抗肿瘤药物,可抑制血管内皮生长因子受体(vascular endothelial growth factor receptor, VEGFR)1、2、3,也可抑制血小板衍生生长因子受体(platelet-derived growth factor receptor, PDGFR)、Raf、Flt3 和 c-Kit 介导的信号转导。一方面通过阻断 RAF/MEK/ERK 信号传导通路,直接抑制肿瘤细胞增殖;另一方面,又通过阻断 VEGFR 和 PDGFR 途径,抑制肿瘤新生血管的形成,间接抑制肿瘤细胞的增殖。临床用于治疗不能手术的晚期肾细胞癌和肝细胞癌。常见不良反应包括腹泻、乏力、脱发、感染、手足皮肤反应、皮疹。

舒 尼 替 尼

舒尼替尼(sunitinib)可抑制 VEGFR1、2、3 和 PDGFR、干细胞因子受体(KIT)、1 型集落刺激因子受体(CSF-1R)等多种受体酪氨酸激酶活性,抑制肿瘤生长或使肿瘤消退,或抑制肿瘤转移,也可抑制肿瘤血管的生成。临床用于治疗伊马替尼治疗失败或不能耐受的胃肠道间质瘤、不能手术的晚期肾细胞癌和胰腺癌。常见不良反应有疲乏、食欲减退、恶心、腹泻、腹痛、便秘、高血压等。

克唑替尼和塞瑞替尼

克唑替尼(crizotinib)为酪氨酸激酶受体抑制剂,可抑制人肝细胞生长因子受体(c-MET)、间变性淋巴瘤激酶(ALK)和 ROS1 等多个蛋白激酶靶点。临床用于治疗 ALK 阳性的局部晚期和转移性非小细胞肺癌。可致视觉异常、肝功能异常、恶心、腹泻、呕吐、便秘、Q-T 间期延长等不良反应。

塞瑞替尼(ceritinib)是第二代口服小分子 ALK 抑制剂,用于治疗接受过克唑替尼治疗后进展期或者对克唑替尼不耐受的 ALK 阳性的局部晚期或转移性非小细胞肺癌。

阿 昔 替 尼

阿昔替尼(axitinib)可抑制 c-Kit、PDGFR-β 和 VEGFR 多个酪氨酸激酶,为多靶点酪氨酸激酶抑制剂。临床用于治疗既往接受过一种酪氨酸激酶抑制剂或细胞因子治疗失败的进展期肾细胞癌（RCC）的成人患者。不良反应有高血压、血栓栓塞、出血、心力衰竭、胃肠穿孔和瘘管形成、甲状腺功能不全等。

培 唑 帕 尼

培唑帕尼（pazopanib）为 VEGFR-1、2、3、PDGFR 和 c-Kit 等多种酪氨酸激酶抑制剂，可抑制肿瘤血管生成的活性。临床用于治疗晚期肾细胞癌和既往接受化疗的晚期软组织肉瘤患者。不良反应有高血压、腹泻、恶心、呕吐等。

拉 帕 替 尼

拉帕替尼（lapatinib）可抑制 ErbB1/EGFR 和 ErbB2/HER2 的酪氨酸激酶活性，抑制肿瘤增殖和转移。临床用于联合卡培他滨治疗 ErbB-2 过度表达的、既往接受过包括蒽环类、紫杉醇、曲妥珠单抗（赫赛汀）治疗的晚期或转移性乳腺癌。不良反应主要为胃肠道反应、皮疹、背痛、呼吸困难及失眠等。个别患者可出现左心室射血分数下降、间质性肺炎。

安 罗 替 尼

安罗替尼（anlotinib）可有效抑制 VEGFR、PDGFR、FGFR、c-Kit 等酪氨酸激酶，具有抗肿瘤血管生成和抑制肿瘤生长的作用。临床用于治疗晚期或转移性非小细胞肺癌。常见不良反应包括高血压、乏力、手足皮肤反应、胃肠道反应、肝功能异常、甲状腺功能异常和蛋白尿等。中央型肺鳞癌或有大咯血风险的患者、重度肝肾功能不全患者、妊娠期及哺乳期女性禁用。

瑞 戈 非 尼

瑞戈非尼（regorafenib）可抑制 VEGFR1、VEGFR2、VEGFR3、Kit、PDGFR-α、PDGFR-β 等多种激酶，抑制肿瘤形成、肿瘤血管生成、远处转移及肿瘤免疫逃逸等。临床用于肝细胞癌二线治疗、转移性结直肠癌（mCRC）和胃肠道间质瘤（GIST）三线治疗。常见不良反应有疲乏、食欲减低、手足皮肤反应、腹泻、口腔黏膜炎、高血压等。

（二）单克隆抗体类

1. 作用于细胞膜分化相关抗原的单克隆抗体

利妥昔单抗[基]

利妥昔单抗（rituximab）是一种人鼠嵌合型单克隆抗体，能特异性地与跨膜抗原 CD20 结合。CD20 抗原位于前 B 和成熟 B 淋巴细胞表面，95％以上的 B 淋巴细胞型非霍奇金淋巴瘤表达 CD20，而造血干细胞、正常血细胞或其他正常组织不表达 CD20。该抗体与 CD20 抗原特异性结合后通过补体依赖性细胞毒性（CDC）和抗体依赖性细胞毒性（ADCC）等机制引起 B 细胞溶解。利妥昔单抗是全球第一个被批准用于临床治疗 B 细胞非霍奇金淋巴瘤的单克隆抗体，主要用于 CD20 阳性的低度恶性 B 细胞淋巴瘤及弥漫大 B 细胞淋巴瘤的治疗。常见不良反应为发热、畏寒和寒战等，肿瘤负荷大的患者需注意肿瘤溶解综合征样反应。

阿仑单抗

阿仑单抗(alemtuzumab)是人源化单克隆抗体,可靶向结合 CD52。CD52 为高表达于正常的 T、B 淋巴细胞以及恶性淋巴细胞表面的糖蛋白,但在造血干细胞表面不表达。阿仑单抗结合至 T 和 B 淋巴细胞表面后,导致抗体依赖性和补体介导的细胞溶解,临床用于治疗慢性淋巴细胞白血病。常见不良反应有寒战、发热、感染、恶心、呕吐、腹泻、失眠等。

替伊莫单抗

替伊莫单抗(ibritumomab tiuxetan)是放射性同位素与小鼠 CD20 单抗的结合物,螯合剂 tiuxetan 用于结合放射性同位素^{90}Y。该药结合单克隆抗体的靶向性和放射性同位素的放射治疗作用,通过单克隆抗体对肿瘤细胞的靶向作用将同位素^{90}Y 富集在肿瘤部位,通过放射源周围 5 mm 范围内的 β 射线杀灭肿瘤细胞。用于治疗复发性或难治性 B 细胞非霍奇金淋巴瘤。常见不良反应包括血细胞减少、恶心、腹痛、咳嗽、腹泻、发热等。

托西莫单抗

托西莫单抗(tositumomab)为^{131}I 标记的抗 CD20 鼠单克隆抗体,它借助抗体将放射性^{131}I 靶向肿瘤细胞,通过^{131}I 的放射性杀伤肿瘤细胞,用于治疗非霍奇金淋巴瘤。常见不良反应包括粒细胞减少、血小板减少、贫血、感染、发热、恶心等。

2. 作用于表皮生长因子受体(EGFR)的单克隆抗体

曲妥珠单抗[基]

曲妥珠单抗(trastuzumab,赫赛汀,herceptin)是重组 DNA 人源化单克隆抗体,选择性地作用于人表皮生长因子受体-2(HER-2)的细胞外区域,阻断 HER-2 介导的 PI3K 和 MAPK 信号通路,抑制 HER-2 过表达的肿瘤细胞增殖。临床用于治疗 HER-2 过表达的晚期乳腺癌以及早期乳腺癌术后的辅助治疗。主要不良反应有发热、寒战、头痛、皮疹等。

西妥昔单抗

西妥昔单抗(cetuximab,爱必妥,erbitux)是人鼠嵌合型单克隆抗体,可特异性结合表皮生长因子受体(EGFR)以阻止 EGF 激活受体,抑制下游信号转导从而干扰肿瘤生长、侵袭和转移等。临床用于治疗转移性结直肠癌、头颈部鳞癌。常见不良反应有皮疹、腹泻、腹痛、便秘等。

3. 作用于血管内皮生长因子(VEGF)的单克隆抗体

贝伐珠单抗

贝伐珠单抗(bevacizumab,安维汀 Avastin)为重组的人源化单克隆抗体,可选择性地与人血管内皮生长因子(vascular endothelial growth factor,VEGF)结合,抑制 VEGF 与其位于肿瘤血管内皮细胞上的受体结合,抑制肿瘤血管生成,从而抑制肿瘤生长,用于治疗转移性结直肠癌。不良反应主要有头痛、高血压、心肌梗死、脑血管意外、蛋白尿、胃肠穿孔、影响伤口愈合等。

（三）其他

重组人血管内皮抑制素

重组人血管内皮抑制素（recombinant human endostatin，恩度）为血管生成抑制类生物制品，其作用机制是通过抑制血管内皮细胞的迁移达到抑制肿瘤血管的生成、阻断肿瘤细胞的营养供给，从而达到抑制肿瘤增殖或转移的目的。临床主要联合长春瑞滨和顺铂化疗方案用于治疗初治或复治的Ⅲ/Ⅳ期非小细胞肺癌。心脏毒性为其主要不良反应，也可致腹泻、肝功能异常、皮疹等。

七、肿瘤免疫治疗药物

肿瘤免疫治疗是以激发和增强机体的免疫功能，以达到控制和杀灭肿瘤细胞的目的。肿瘤免疫治疗药物可提高肿瘤细胞的免疫原性和对效应细胞杀伤的敏感性，激发和增强机体抗肿瘤免疫应答，协同机体免疫系统高效杀伤肿瘤细胞。

伊匹单抗

伊匹单抗（ipilimumab，易普利姆玛）是一种单克隆抗体，能有效阻滞细胞毒性 T 淋巴细胞抗原-4（CTLA-4）的分子。CTLA-4 是免疫球蛋白超家族的成员，是细胞毒性 T 淋巴细胞表面受体之一，参与免疫反应的负调节。阻断 CTLA-4 可增加 T 细胞激活和增殖。适用于治疗不可切除的或转移的黑色素瘤。最常见不良反应是疲乏、腹泻、皮肤瘙痒和皮疹等，免疫介导的不良反应可能累及多个器官系统，如结肠炎、肝炎、皮炎、神经病变和内分泌病变等，根据反应的严重程度可给予皮质激素。

纳武利尤单抗

纳武利尤单抗（nivolumab）是一种作用于程序性死亡受体-1（programmed death-1，PD-1）的单克隆抗体，通过阻断 PD-1 与其配体 PD-L1 和 PD-L2 间相互作用，从而阻断 PD-1 通路介导的免疫抑制反应，激活肿瘤患者体内的免疫效应细胞杀瘤效应。适用于治疗表皮生长因子受体（EGFR）基因突变阴性和间变性淋巴瘤激酶（ALK）阴性、既往接受过含铂方案化疗后疾病进展或不可耐受的局部晚期或转移性非小细胞肺癌（NSCLC）成人患者。最常见不良反应是皮疹，免疫介导的不良反应包括肺炎、结肠炎、肝炎、肾炎和肾功能不全等，治疗过程中须监测肝、肾、甲状腺功能。妊娠期、哺乳期女性禁用。

帕博利珠单抗

帕博利珠单抗（pembrolizumab）是一种人源化 PD-1 单克隆抗体，适用于经一线治疗失败的不可切除或转移性黑色素瘤。最常见不良反应有疲劳、咳嗽、恶心、瘙痒、皮疹、食欲减低、便秘、关节痛和腹泻。免疫介导的不良反应和纳武利尤单抗类似，根据反应的严重程度可给予皮质激素。

阿替利珠单抗

阿替利珠单抗(atezolizumab)是 PD-L1 单克隆抗体,用于与卡铂和依托泊苷联合用于广泛期小细胞肺癌患者的一线治疗。最常见不良反应包括疲乏、食欲减退、恶心、尿路感染、发热和便秘等。

度伐利尤单抗

度伐利尤单抗(duvalyumab)是 PD-L1 单克隆抗体,适用于在接受铂类药物为基础的化疗同步放疗后未出现疾病进展的不可切除、III 期非小细胞肺癌的治疗。

第三节　联合应用抗肿瘤药的原则

根据抗肿瘤药物的作用机制和细胞增殖动力学,设计出合理的联合用药方案,可以提高疗效,延缓耐药性的产生,减少毒性反应。联合用药原则如下:

1. 根据细胞增殖动力学规律

(1) 招募(recruitment)作用　即设计细胞周期非特异性药物和细胞周期特异性药物序贯应用的方法。其策略是:① 对增长缓慢(生长比率不高)的实体瘤,其 G_0 期细胞较多,一般先用细胞周期非特异性药物,杀灭增殖期及部分 G_0 期细胞,使瘤体缩小而驱动 G_0 期细胞进入增殖周期,继而用细胞周期特异性药物杀灭;② 对增长快(生长比率高)的肿瘤如急性白血病,宜先用细胞周期特异性药物(作用于 S 期或 M 期的药物),使大量处于增殖周期的恶性肿瘤细胞被杀灭,以后再用细胞周期非特异性药物杀灭其他各期细胞。待 G_0 期细胞进入细胞周期时,再重复上述疗法。

(2) 同步化(synchronization)作用　即先用细胞周期特异性药物,将肿瘤细胞阻滞于某时相(如 G_1 期),待药物作用消失后,肿瘤细胞即同步进入下一时相,再选用作用于后一时相的药物。

2. 从药物的作用机制考虑

针对肿瘤的发病机制,联合应用作用于不同生化环节的抗肿瘤药物可提高疗效。用两种药物同时作用于一个线性代谢过程前后两种不同靶点的序贯抑制,如甲氨蝶呤和巯嘌呤合用等。

3. 从药物的抗瘤谱考虑

胃肠道癌选用氟尿嘧啶、表柔比星、奥沙利铂、伊立替康等。鳞癌可用博来霉素、顺铂、紫杉醇类等。骨肉瘤可用异环磷酰胺、顺铂、多柔比星等。脑的原发或转移瘤首选亚硝脲类。

4. 从药物的毒性考虑

(1) 减少毒性的重叠　大多数抗肿瘤药物有抑制骨髓作用,而泼尼松、博来霉素等无明显骨髓抑制作用,可与其他药物合用以提高疗效减少骨髓毒性发生。

(2) 降低药物的毒性　如用美司钠可预防环磷酰胺引起的出血性膀胱炎;用亚叶酸钙

减轻甲氨碟呤的骨髓毒性。

制剂及用法

1. 氟尿嘧啶(5-fluorouracil) 注射剂:0.25 g,0.5 g。片剂:50 mg。静脉注射,每天 10～12 mg/kg,连用 5～10 d,总量 5～10 g 为一疗程。胸腹腔内注射,0.75～1 g/次,5～7 天 1 次。口服,0.15～0.3 g/d,分 3～4 次服用,疗程总量为 10～15 g。

2. 去氧氟尿苷(doxifluridine) 胶囊:0.2 g。片剂:0.2 g。分散片:0.2 g。口服,一天总量 0.8～1.2 g,分 3～4 次服用。

3. 替加氟(tegafur) 片剂:50 mg。胶囊:0.1 g,0.2 g。栓剂:0.5 g。注射剂:0.2 g/5 mL。口服,每日 0.8～1.2 g,分 3～4 次服用。直肠用药,500 mg/次,1～2 次/d。静脉滴注,0.8～1.0 g/d,总量 20～40 g 为一疗程。

4. 卡培他滨(capecitabine) 片剂:0.15 g,0.5 g。口服,每次 1250 mg/m²,2 次/d,治疗 2 周后停药 1 周,3 周为一疗程。

5. 甲氨蝶呤(methotrexate) 片剂:2.5 mg。注射剂:5 mg,50 mg,100 mg,1000 mg。口服,5～10 mg/次,1 次/d,1～2 次/周。静脉滴注,10～20 mg/d,5～10 次为一疗程。

6. 巯嘌呤(mercaptopurine) 片剂:25 mg,50 mg。口服,白血病,每天 1.5～2.5 mg/kg,分 2～3 次口服,病情缓解后用原量 1/3～1/2 维持。绒癌,每天 6.0～6.5 mg/kg,10 d 为一疗程,隔 3～4 周后可再重复疗程。

7. 硫鸟嘌呤(tioguanine,6-TG) 片剂:25 mg。口服,开始 2 mg/kg/d 或 100 mg/m²,每日一次或分次服用,5～7 d 为一疗程。如 4 周后临床未见改进,可慎将剂量增至 3 mg/kg/d,维持量 2～3 mg/kg/d 或 100 mg/m²。

8. 羟基脲(hydroxycarbamide) 片剂:0.25 g,0.5 g。胶囊剂:0.25 g。口服,CML 每日 20～60 mg/kg,每周 2 次,6 周为一疗程。头颈癌、宫颈鳞癌等每次 80 mg/kg,每 3 d 1 次,需与放疗合用。

9. 盐酸阿糖胞苷(cytarabine hydrochloride) 注射剂:50 mg,100 mg,500 mg。静脉注射或静脉滴注,1～3 mg/kg/d,10～14 d 为一疗程。

10. 安西他滨(ancitabine hydrochloride) 注射剂:100 mg。静脉滴注、静脉注射或肌内注射,100～400 mg/d,分 1～2 次注射,5～14 d 为一疗程,疗程间歇为 7～14 d。

11. 阿扎胞苷(azacitidine) 注射剂:100 mg。皮下注射,起始剂量 75 mg/m²,1 次/d,共 7 d,每 4 周为一治疗周期。

12. 盐酸氮芥(chlormethine hydrochloride) 注射剂:5 mg/1 mL,10 mg/2 mL。酊剂:25 mg/50 mL。静脉注射,0.1 mg/kg,每周 1 次,连用 2 次,休息 1～2 周重复。外用适量。

13. 环磷酰胺(cyclophosphamide) 片剂:50 mg。注射剂:0.1 g,0.2 g,0.5 g,0.8 g。口服,每天 2～4 mg/kg,连用 10～14 d,休息 1～2 周重复。静脉注射,单药按体表面积每次 500～1000 mg/m²,加生理盐水 20～30 mL,每周 1 次,连用 2 次,休息 1～2 周重复。联合用药 500～600 mg/m²。

14. 异环磷酰胺(ifosfamide) 注射剂:0.5 g,1.0 g。静脉注射,单药治疗按体表面积每次 1.2～2.5 g/m²,连续 5 d 为一疗程。联合用药按体表面积每次 1.2～2.0 g/m²,连续 5 d 为一疗程。

15. 苯丁酸氮芥(chlorambucil) 片剂:2 mg。口服,每日 0.1～0.2 mg/kg,1 次/d 或分 3～4 次口服,连用 3～6 周。

16. 美法仑(melphalan) 片剂:2 mg。注射剂:50 mg。口服,每日 0.15 mg/kg,分次服用,连

用 4 d,6 周后重复下一疗程。

17. 卡莫司汀(carmustine)　注射剂:125 mg。静脉注射,100 mg/m²,1 次/d,连用 2～3 d;或 200 mg/m²,用一次,每 6～8 周重复。

18. 司莫司汀(semustine)　胶囊剂:10 mg,50 mg。口服,单用为 200～225 mg/m²,每 6～8 周给药 1 次,或 36 mg/m²,每周 1 次,6 周为一疗程。

19. 达卡巴嗪(dacarbazine)　注射剂:100 mg,200 mg,400 mg。静脉滴注,每次 200 mg/m²,1 次/d,连用 5 d。

20. 白消安(busulfan)　片剂:0.5 mg,2 mg。注射液:60 mg/10 mL。口服,总量 4～6 mg/m²,1 次/d。中心静脉导管给药,0.8 mg/kg,输注 2 h,每 6 h 一次,连续 4 d,共 16 次。

21. 噻替派(thiotepa)　注射剂:10 mg/1 mL。静脉注射、动脉注射或肌内注射,每次 0.2 mg/kg/d,连用 5～7 d,以后改为每周 2～3 次,总量 200～400 mg。

22. 顺铂(cisplatin)　注射剂:10 mg,20 mg,30 mg,50 mg。静脉注射或静脉滴注,每次 20～30 mg 或 20 mg/m²,溶于生理盐水 20～30 mL 中静脉注射,或溶于 5% 葡萄糖注射液 250～500 mL 中静脉滴注,连用 5 d 为 1 周期,一般 3～4 周,可间断用药 3～4 个周期。

23. 卡铂(carboplatin)　粉针剂:50 mg,100 mg。静脉滴注,每次 0.3～0.4 g/m²,每 3～4 周给药 1 次。

24. 奥沙利铂(oxaliplatin)　注射剂:50 mg,100 mg。静脉滴注,每次 130 mg/m²,每 3 周给药 1 次。

25. 丝裂霉素(mitomycin)　注射剂:1 mg、10 mg。口服:每日 2～6 mg,100～150 mg 为一疗程。静脉注射,每日 4～6 mg,每周 1～2 次。

26. 盐酸博来霉素(bleomycin hydrochloride)　注射剂:1.5 万 U。静脉或肌内注射,1.5 万～3 万 U/次,每日或隔日一次,总量 300～600 mg 为一疗程。

27. 喜树碱(camptothecin,CPT)　软膏:3 mg,9 mg。外用适量,1 次/d。

28. 羟喜树碱(hydroxycamptothecine)　注射剂:2 mg,5 mg,8 mg,10 mg。静脉注射,10～30 mg/次,1 次/d,每周 3 次,每疗程 6～8 周。

29. 鬼臼毒素(podophyllotoxin)软膏:0.5%。外用,适量。

30. 依托泊苷(etoposide,VePesid,VP16)　软胶囊:50 mg。注射剂:40 mg/2 mL,100 mg/5 mL。口服,日剂量 70～100 mg/m²,连续 5 d。静脉注射,日剂量为 50～100 mg/m²,连续 3～5 d,每疗程 3～4 周。

31. 放线菌素 D(dactinomycin)　注射剂:0.2 mg。静脉注射或静脉滴注,0.2～0.4 mg/次,每日或隔日 1 次,一疗程总量 4～6 mg。

32. 多柔比星(doxorubicin hydrochloride)　注射剂:10 mg,50 mg。静脉注射、静脉滴注或动脉注射,50～60 mg/m²,每 3～4 d 1 次或每日 20 mg/m²,连用 3 d,停用 2～3 周后重复。

33. 盐酸柔红霉素(daunorubicin hydrochloride)　注射剂:20 mg。静脉滴注,每次 30～40 mg/m²,每 3～4 周连用 2～3 d,总量为 400 mg/m²。

34. 硫酸长春新碱(vinblastine sulfate)　注射剂:1 mg。静脉注射,1～2 mg/次,1 次/周。

35. 酒石酸长春瑞滨(vinorelbine,NVB)　胶囊:20 mg。注射剂:10 mg,20 mg,50 mg。口服,每次 60 mg/m²,1 次/周。静脉滴注,每次 25 mg/m²,1 次/周,每疗程总量为 60～80 mg。

36. 硫酸长春地辛(vindesine sulfate)　注射剂:1 mg,4 mg。静脉注射,3 mg/m²,1 次/周,每疗程 4～6 周。

37. 紫杉醇(paclitaxel,taxol)　注射剂:30 mg/5 mL,60 mg/10 mL。静脉滴注,135～

175 mg/m^2。为了防止发生严重的过敏反应,给药前应事先给予预防用药,可口服地塞米松 20 mg。

38. 多西他赛(docetaxel) 注射剂:20 mg/0.5 mL,20 mg/1 mL,40 mg/1 mL,60 mg/1.5 mL。静脉滴注,$70\sim75 \text{ mg/m}^2$,每 3 周一次。接受多西他赛治疗前必须口服糖皮质激素类药物,如地塞米松,滴注一天前服用,每天 16 mg,持续至少 3 d,以预防过敏反应和体液潴留。

39. 高三尖杉酯碱(homoharringtonine) 注射剂:1 mg/1 mL,2 mg/2 mL。静脉滴注,$1\sim4 \text{ mg/d}$,加入 5%葡萄糖注射液 $250\sim500$ mL,缓慢滴入 3 h 以上,$4\sim6$ d 为一疗程,间歇 $1\sim2$ 周再重复用药。

40. 三尖杉酯碱(harringtonine) 注射剂:1 mg/1 mL,2 mg/2 mL。静脉滴注,每日 $0.1\sim0.2 \text{ mg/kg}$,7 d 为一疗程,停 2 周后再用。

41. 门冬酰胺酶(asparaginase) 注射剂:5000 U,10000 U。肌内或静脉注射,每次 $20\sim200$ U/kg,每日或隔日一次,$10\sim20$ 次为一疗程。

42. 培门冬酶(pegaspargase) 注射剂:1500 IU/2 mL。肌内注射,2500 IU/m^2,每 14 d 给药一次。

43. 醋酸戈舍瑞林(goserelin acetate) 缓释植入剂:3.6 mg,10.8 mg。注射埋置,腹前壁皮下,28 天 1 次。

44. 醋酸亮丙瑞林(leuprorelin acetate) 微球:3.75 mg。皮下注射,3.75 mg/次,1 次/4 周。

45. 醋酸奥曲肽(octreotide acetate) 注射剂:0.05 mg/1 mL,0.1 mg/1 mL,0.3 mg/1 mL。皮下注射,$0.05\sim0.1$ mg/次,3 次/d。

46. 枸橼酸他莫昔芬(tamoxifen citrate) 片剂:10 mg。口服,$20\sim40$ mg/d,分 $1\sim2$ 次服用。

47. 来曲唑(letrozole) 片剂:2.5 mg。口服,2.5 mg/次,1 次/d。

48. 阿那曲唑(anastrozole) 片剂:1 mg。口服,1 mg/次,1 次/d。

49. 甲磺酸伊马替尼(imatinib mesylate) 片剂:100 mg。胶囊剂:100 mg。口服,400 mg/次,1 次/d。

50. 尼洛替尼(nilotinib) 胶囊剂:150 mg,200 mg。口服,400 mg/次,2 次/d。

51. 吉非替尼(gefitinib) 片剂:250 mg。口服,250 mg/次,1 次/d。

52. 盐酸厄洛替尼(erlotinib hydrochloride) 片剂:25 mg,100 mg,150 mg。口服,150 mg/次,1 次/d。

53. 盐酸埃克替尼(icotinib hydrochloride) 片剂:125 mg。口服,125 mg/次,3 次/d。

54. 马来酸阿法替尼(afatinib dimaleate) 片剂:40 mg。口服,40 mg/次,1 次/d。

55. 甲磺酸奥希替尼(oshitinib mesylate) 片剂:40 mg,80 mg。口服,80 mg/次,1 次/d。

56. 依维莫司(everolimus) 片剂:2.5 mg,5 mg。口服,10 mg/次,1 次/d。

57. 硼替佐米(bortezomib) 粉针剂:1.0 mg,3.5 mg。静脉注射 $3\sim5$ s,剂量 1.3 mg/m^2,每周给药 2 次(第 1、4、8、11 天给药),之后休息 1 周,3 周为 1 周期。

58. 枸橼酸伊沙佐米(lxazomib citrate) 胶囊剂:2.3 mg,3 mg,4 mg。口服,起始剂量 4 mg,在 28 天疗程的第 1、8、15 天给药。

59. 伊布替尼(ibrutinib) 胶囊剂:140 mg。口服,治疗慢性淋巴细胞白血病,420 mg/次,1 次/d。治疗套细胞淋巴瘤,560 mg/次,1 次/d。

60. 维莫非尼(vemurafenib) 片剂:240 mg。口服,960 mg/次,2 次/d。

61. 甲苯磺酸索拉非尼(sorafenib tosylate) 片剂:200 mg。口服,400 mg/次,2 次/d。

62. 舒尼替尼(sunitinib) 胶囊剂:12.5 mg,25 mg,50 mg。口服,50 mg/次,1 次/d,6 周为 1

疗程,服药 4 周,停药 2 周。

63. 克唑替尼(crizotinib)　胶囊剂:200 mg,250 mg。口服,200 mg/次,2 次/d。

64. 塞瑞替尼(ceritinib)　胶囊剂:150 mg。口服,450 mg/次,1 次/d。

65. 阿昔替尼(axitinib)　片剂:5 mg。口服,5 mg/次,2 次/d。

66. 培唑帕尼(pazopanib)　片剂:200 mg。口服,800 mg/次,1 次/d。

67. 甲苯磺酸拉帕替尼(lapatinib ditosylate)　片剂:250 mg。口服,1250 mg/次,1 次/d。

68. 盐酸安罗替尼(anlotinib hydrochloride)　胶囊剂:8 mg,10 mg,12 mg。口服,12 mg/次,1 次/d。连续服药 2 周,停药 1 周,3 周为一个疗程。

69. 瑞戈非尼(regorafenib)　片剂:40 mg。口服,160 mg/次,1 次/d,于每一疗程的前 21 d 口服,28 d 为一疗程。

70. 利妥昔单抗(rituximab)　注射剂:100 mg/10 mL,500 mg/50 mL。静脉滴注,推荐剂量为 375 mg/m²,每周 1 次,每 4~8 次为一疗程。

71. 曲妥珠单抗(trastuzumab)　注射剂:440 mg。静脉滴注,初次负荷剂量为 4 mg/kg,滴注 90 min,维持剂量每周 2 mg/kg。

72. 西妥昔单抗(cetuximab)　注射剂:100 mg/20 mL。静脉滴注,每周 1 次,初始剂量 400 mg/m²,滴注时间 120 min,以后每周剂量 250 mg/m²,滴注时间 60 min。

73. 贝伐珠单抗(bevacizumab)　注射剂:100 mg/4 mL,400 mg/16 mL。静脉滴注,转移性结直肠癌,5 mg/kg,每 2 周一次;非小细胞肺癌,15 mg/kg,每 3 周一次;神经胶质瘤和转移性肾癌,10 mg/kg,每两周一次。

74. 重组人血管内皮抑制素(recombinant human endostatin)　注射液:静脉滴注,7.5 mg/m²,滴注时间 3~4 h,1 次/d,连续给药 14 日,休息一周。

75. 伊匹单抗(ipilimumab)　注射剂:50 mg/10 mL,200 mg/40 mL。静脉滴注,3 mg/kg,每 3 周 1 次,4 次为一疗程。

76. 纳武利尤单抗(nivolumab)　注射剂:40 mg/4 mL,100 mg/10 mL。3 mg/kg,静脉滴注 60 min,每 2 周 1 次,直至疾病进展或不可接受毒性。

77. 帕博利珠单抗(pembrolizumab)　注射剂:100 mg/4 mL。静脉滴注,每 3 周给予 2 mg/kg。

78. 阿替利珠单抗(atezolizumab)　注射剂:1200 mg/20 mL。每 3 周给予 1200 mg,静脉滴注 60 min。

79. 度伐利尤单抗(duvalyumab)　注射剂:120 mg/2.4 mL,500 mg/10 mL。每 2 周给予 10 mg/kg,静脉滴注 60 min。

(杨志敏　丁伯平)

参 考 文 献

[1] 朱大年.生理学[M].北京:人民卫生出版社,2007.

[2] 金惠铭,王建枝.病理生理学[M].北京:人民卫生出版社,2007.

[3] 杨宝峰.药理学[M].北京:人民卫生出版社,2007.

[4] 陆再英,钟南山.内科学[M].北京:人民卫生出版社,2007.

[5] 杨解人,宋建国,黄正明.护理药理学[M].北京:军事医学科学出版社,2010.